移植病理学

Transplantation Pathology

主　编　Phillip Ruiz（菲利普·鲁伊斯）

主　译　沈中阳　陈新国

人民军医出版社
PEOPLE'S MILITARY MEDICAL PRESS
北　京

图书在版编目（CIP）数据

移植病理学／（美）鲁伊斯（Ruiz,P.）主编；沈中阳，陈新国主译．－北京：人民军医出版社，2015.8
ISBN 978-7-5091-8558-2（2020.11重印）

Ⅰ．①移…　Ⅱ．①鲁…　②沈…　③陈…　Ⅲ．①器官移植－移植术（医学）－病理学　Ⅳ．① R617.02

中国版本图书馆 CIP 数据核字（2015）第 156778 号

Transplantation Pathology 1e,ISBN9780521879958 by PHILLIP RUIZ first published by Cambridge University Press 2009

All rights reserved.

This Translation edition for the People's Republic of China is published by arrangement with the Press Syndicate of the University of Cambridge, Cambridge, United Kingdom.

© Cambridge University Press & People's Military Medical Press 2015

This book is in copyright. No reproduction of any part may take place without the written permission of Cambridge University Press and People's Military Medical Press.

The edition is for sale in the People's Republic of China (excluding Hong Kong SAR, Macau SAR and Taiwan Province) only.

此版本仅限在中华人民共和国境内（不包括香港、澳门特别行政区及台湾省）销售。

版权登记号：图字：军-2014-233

策划编辑：杨德胜　朱晓康　**文字编辑**：侯永微　**责任审读**：余满松
出版发行：人民军医出版社　　**经销**：新华书店
通信地址：北京市 100036 信箱 188 分箱　　**邮编**：100036
质量反馈电话：（010）51927290；（010）51927283
邮购电话：（010）51927252
策划编辑电话：（010）51927300－8065
网址：www.pmmp.com.cn

印刷：北京米开朗印刷有限责任公司　　**装订**：胜宏达印装有限公司
开本：889mm×1194mm　1/16
印张：19　　**字数**：547 千字
版、印次：2020 年 11 月第 1 版第 5 次印刷
印数：0001－1500
定价：226.00 元

版权所有　侵权必究
购买本社图书凡有缺、倒、脱页者，本社负责调换

主译简介

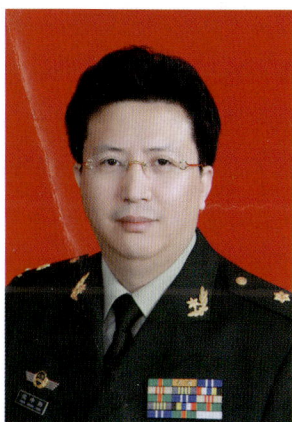

沈中阳　1962年出生，1984年毕业于中国医科大学，1998年于日本大学医学部获博士学位。现任武警总医院器官移植研究所所长，天津市第一中心医院院长，南开大学器官移植及危重病研究院院长、南开大学博士研究生导师，天津市政协副主席，中华医学会器官移植学分会副主任委员。我国著名器官移植专家，国家高技术研究发展计划(863计划)现代医学技术领域主题专家，国家卫生部突出贡献专家，全国五一劳动奖章获得者。从事肝移植临床和研究20年，在我国临床肝移植领域做出一系列开拓性的工作，建成亚洲最大的器官移植中心，并协助我国22个地区66家医疗单位开展临床肝移植工作，占我国现有肝脏移植中心的三分之二，推动了我国肝移植的普及与发展，使得肝移植患者的生存质量和长期生存率整体上接近世界先进水平，为我国肝移植医学的发展做出了重大的贡献。获吴阶平—保罗·杨森医学研究奖移植医学专家，中央保健专家组成员。

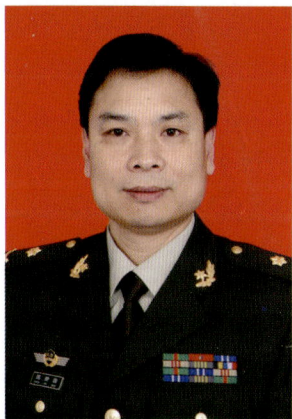

陈新国　主任医师，医学硕士，硕士研究生导师。现任武警总医院器官移植研究所副所长，移植外科主任，北京市医学会器官移植专业委员会常委，北京医师协会器官移植专家委员会委员，中国研究型医院学会器官移植专业委员会常委，中国研究型医院学会心肺复苏专业委员会委员。从事肝脏移植临床工作14年，完成肝脏移植手术近2000例，开创国内多项首例，包括多米诺肝移植、亲体血型不合肝移植、年龄最大肝移植、中期孕妇肝移植等，肝肾联合移植、劈离式肝移植、三次肝移植、门静脉血栓形成等高难度手术。协助京内外10余家单位开展肝脏移植手术。承担国"863"、"973"重大子课题各1项，省部级、武警部队科研课题各2项。获国家科技进步二等奖1项，武警部队科技进步一等奖、二等奖各2项、三等奖1项，中华医学科技三等奖1项。发表医学论文50余篇，主编参编《临床肝移植》等医学著作5部。

内容提要

　　本书是国际知名权威专家编写的器官移植学科经典专著，中文版由武警总医院从事器官移植病理工作的专业人员及临床医师共同翻译完成。本书全面介绍了目前器官移植领域中所有专业的病理特征，还论述了与器官移植密切相关的免疫、检验、移植并发症以及移植术后相关的临床疾病。本书内容丰富，科学性强，图文并茂，言简意赅，是一本非常专业的器官移植病理诊断和临床会诊的参考书，适于从事器官移植的病理医师、临床医师及相关工作人员阅读参考。

译者名单

主　译　沈中阳　陈新国

副主译　刘　航　史　屹　陈　虹　徐光勋

译　者（以姓氏笔画为序）

王乐天　王　毅　王　颖　王建立

牛玉坚　毛　莎　尹利华　朱雄伟

朱晓丹　刘　煜　关兆杰　杨　洋

李　威　吴凤东　邹卫龙　张　庆

岳　扬

原著前言

实体器官和干细胞移植的出现，是 20 世纪的医学奇迹之一，由于频繁和广泛的合作，该领域汇聚了其他专业众多研究人员，整个团队包括基础科学家和临床医师。病理学家已经被置于该团队中的重要位置，因其需要经常解释移植后的组织学改变，以确定移植是否成功。移植活检目前是对病理学家的一个重大挑战，因为一些形态学的改变是相对较为前沿的，在日常工作中较为少见，临床报告需要经常性调整，常常与其他改变共存于器官中。最后，病理学家更应该明白移植患者的临床特点，尤其是需要指导进行活检的时候，以及患者移植前的其他相关信息。后者说明了病理医师必须与移植专业医师及团队相伴这一至关重要的关系，才能提供最为有效和准确的临床信息。本书也尝试着提供与患者有关的其他一些信息，以及现代病理生理学发病机制和活检组织的形态改变。

我之所以想编写这本教材，一方面由于我长期以来作为理论病理学家对移植学的积极参与，另一方面是因为我发现需要对目前常见的多种类型的移植进行综合编纂。本书的内容也超出了移植学的范畴，包括移植受者多个关键器官中出现的变化，如皮肤、胃肠组织和淋巴器官。现在，病理学家在移植团队中的角色显然已经超出了组织形态学家和科学家的范围。像其他医学领域的病理学家一样，移植病理学家应具有很强的实用知识，应领导不断进步的临床检验医学的发展，满足监测和评价通常在临床上较复杂的移植患者的需要；因此，本书包含了检验医学和移植术的章节。尤其突出的是，作为评价移植患者的手段，基于分子生物学的检验方法的重要性不断提高，本书中含有大量这方面的例子。

如果没有许多朋友以及研究人员的帮助，是不可能编写这本《移植病理学》的，他们功不可没。因为他们在百忙之中竭尽全力参与编写这本书，让我深深感激。如果没有患者以及剑桥大学中的好心人的帮助，我也不可能完成本书， Marc Strauss，他是第一个建议我完成这项工作以及提出编写该书的建设性意见的人。我深深地感谢 Cristina Hersh, Yasmine Perez，以及 Iliana Grana，他们帮助我排版以及工作的组织。我也同样感激其他一些长年相伴的同志，尤其应该提及的是 Juan Scornik, Andreas Tzakis 和 Late Wayne Streilein。他们对于移植和免疫学的献身与热情，深深地感染和支持着我。

非常感谢在迈阿密大学组成这个优秀移植团队的医师、护士、检验师和支持人员—他们无限的精力和对患者的激情一直激励着我，这使工作成为一件快乐的事。另外，如果没有我的家人一直以来的支持和牺牲，就不可能有这本书，我也不会有时间进行学术工作。他们从不质疑我长时间的工作，他们帮助我更好地参与这个有益的医学领域。最后，我要感谢那些移植患者，感谢他们能够将自己的生命交付于我们这个团队。

Phillip Ruiz

译者前言

　　器官移植病理是古老的病理学中一个年轻的分支，对于大多数临床病理工作者而言，还是一个比较陌生的研究领域。国外的器官移植病理诊断医师要经过多年严格的住院医师培训，并且需要结合器官移植的临床管理经验才会具备诊断能力。在我国，受过系统的、专业训练的移植病理诊断医师非常有限，某些移植中心至今仍没有专业的病理医师从事器官移植病例的诊断工作。我国目前的器官移植病理诊断严重落后于临床，已成为制约该领域发展的因素，诊断技术的进一步规范化和国际化是当务之急。

　　由 Phillip Ruiz 博士主编的《移植病理学》是近年来一本非常专业的、涉及器官移植全学科的著作，也是世界上普遍采用的权威专业用书。本书除涵盖了目前器官移植领域中所有专业的病理特征以外，还包括与器官移植密切相关的免疫学、检验学、移植并发症，移植术后相关的临床疾病的论述。该书图文并茂，文字叙述简明扼要，充分反映了器官移植病理领域的新概念、新技术和新进展，可以作为器官移植病理诊断和会诊的参考用书，也是一本非常好的、专业的移植病理医师的教科书。

　　本书由从事器官移植病理以及临床工作的医师合作翻译完成，几易其稿，反复斟酌，力求译意准确，不失原著风格。但由于水平所限，在文字修辞和表达上仍有许多不尽如人意之处，同时，由于原著参考文献众多，因篇幅原因，未能罗列，望广大读者多提宝贵意见。

沈中阳　陈新国

目　录

第一章　器官移植的免疫病理学

James M.Mathew,ph.D

Phillip Ruiz,M,D.,ph.D

一、引言

移植术的历史概览

移植术的早期历史来自神话传说。传说生活在公元 3 世纪的圣徒科斯马斯和达米安为一位白种人患者治病，他们卸下他的一条腿，并将同一天死去的一位黑种人的腿移植到他身上（图 1-1）。进入现代后，在 20 世纪的 20 和 30 年代，人们尝试了很多实验性移植，这些移植大多先在狗和猫身上进行，然后在人体中进行。这个时代的先驱包括卡尔、雅布莱和沃罗诺伊。如大家所料，这些试验大多失败了。

得益于 Peter B.Medawar 爵士的突破性工作，我们现在才知道器官移植的失败是由于发生了免疫反应。Medawar 等发现在多处烧伤的患者中，自体的皮肤移植可以完全愈合，而异体的移植物会发生排斥反应且这种排斥反应在二次移植后更加剧烈。之后对这一发现进行了大量的动物实验，结果使得人们对移植有了基本的了解。①移植物既具有抗原性，同时又可能含有大量的免疫细胞；②为了移植物及

宿主的存活，需要对供体及受体之间的免疫反应进行免疫抑制；③我们的最终目标应该是诱导或者维持移植的免疫耐受。

移植物之间的免疫原性的发现十分偶然。George Snell 在利用同代小鼠持续兄妹杂交研究肿瘤遗传时，制造了近交小鼠模型。他发现在近交的动物之间肿瘤移植物可以被接受，而在不同种系的动物之间却不能。在正常组织中也发现了这种情况。Snell 与 Peter A Gorer 把起主要作用的基因位点命名为组织相容性抗原 2（H-2）。进一步的研究显示该位点在遗传上非常复杂，因此被称为主要组织相容性复合物（MHC）奠定了移植免疫及免疫遗传的基础。人类的 MHC 最早是在 20 世纪 50 年代免疫血液学中首次被描述的。Jean Dausset 发现在多次输血的患者可以产生黏合白细胞的抗体，且这些白细胞都是供血者来源而非患者自身的白细胞。接下来的家系研究揭示了其遗传决定系统，即与小鼠 H-2 类似的人类白细胞抗原（HLAs），使得对小鼠和人类的研究可以相互补充，Dasset 和 Snell 也因此获得了 1980

年的诺贝尔奖。Rolf Zinkernagel 和 Peter Doherty 进行了更深入的研究，发现 MHC 基因区产物在调节免疫应答中起着重要的作用，它们在抗原多肽向 T 细胞受体呈递过程中是必不可少的（MHC 限制）。然而在个体间移植中，MHC 成为最主要的移植抗原也是生物不相容的最重要的标志。

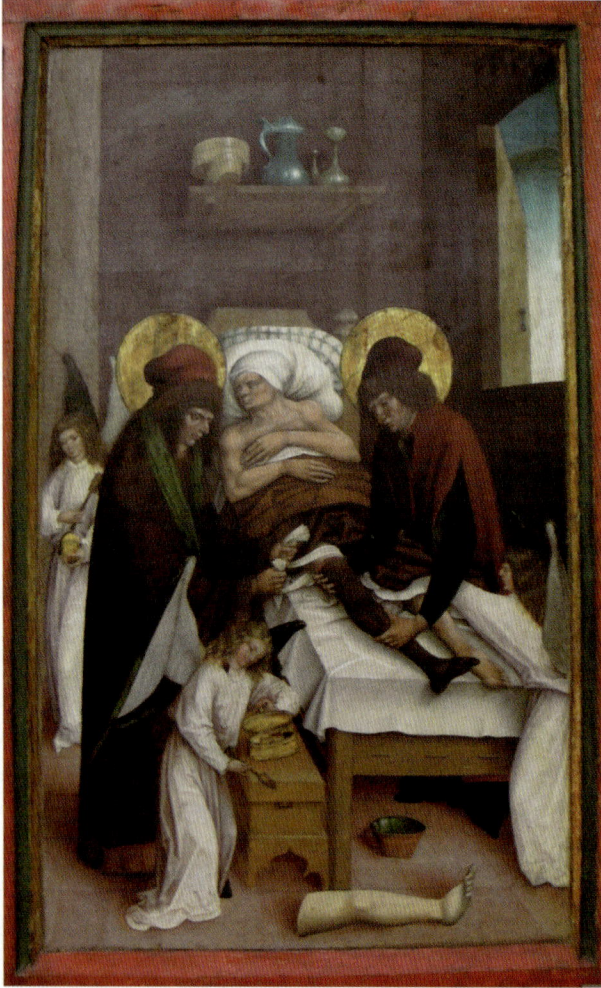

图 1-1　圣徒科斯马斯和达米安，源自 Master of Los Balbases（约 1495 年）

二、同种异体反应性 – 组织相容性抗原与非主要组织相容性复合体基础；移植致免疫性

同种异体反应的基础是具有遗传不相容性的组织成分，这些成分在供体及受体之间具有抗原性。可以大体分为 3 类：MHC 抗原，次要组织相容性抗原（mHags），非 MHC 或组织特异性抗原。

（一）主要组织相容性抗原

人体主要组织相容性复合体有 2 大类蛋白质编码，分别是人类白细胞抗原 I 类（HLA-A,HLA -B, 和 HLA-C）和人类白细胞抗原 II 类（HLA-DP、HLA-DQ 和 HLA-DR）。I 类分子是在几乎全部不同密度的有核细胞的表面上表达。II 类分子主要是通过 B 淋巴细胞、巨噬细胞和树突细胞（DC）表达；然而，类似 γ - 干扰素这类分子可以上调它们在多种细胞类型中的表达，包括内皮细胞、上皮细胞和 T 淋巴细胞。

MHC 的功能主要是呈递抗原，将胞内产生的蛋白或胞外基质中的蛋白抗原呈递给 T 细胞。位于抗原呈递细胞（APCs）上的 MHC I 类分子可以呈递胞内产生的内源性抗原，像病毒或者癌基因产物以 8 ~ 10 个氨基酸长度的多肽。细胞毒性的 CD8$^+$ T 细胞可以识别这些 MHC- 多肽复合物，进而清除所有感染的及恶变的细胞。正常情况下，位于 APC 上的 MHC II 类分子呈递外源性的抗原多肽给 CD4$^+$ 辅助性 T 细胞（图 1-2）然而也会出现外源性抗原通过 MHC I 类分子呈递给 CD8 阳性细胞的交叉呈递。两种抗原呈递的途径主要是由 APC 细胞摄取抗原的方式决定的。在 I 类限制呈递中，表面的甘露糖受体将抗原传递到早期稳定内涵体中，在这里抗原多肽会与 MHC I 类分子结合。同时同种抗原会通过胞饮作用进入溶酶体被 MHC II 类分子呈递。APCs 就是这样激活并调节 T 细胞的不同反应。激活的辅助性 T 细胞会产生各种细胞因子促进 T 细胞的活性，同时也促进 B 细胞分泌抗体以清除外源性抗原。

MHC 具有很高的多态性，因此可以更好地免疫识别不断变化的病原体。但是，移植过程中正是由于 MHC 的多态性导致移植排斥反应的发生。MHC 分子本身成为导致异体免疫反应的主要抗原。

（二）次要组织相容性抗原

首个关于 mHags 对骨髓移植（BMT）的可能影响的报道是在一位女性再生障碍性贫血患者身上观察到的，这名患者对移植的骨髓产生了排斥，骨髓来自和她具有相同 HLA 的兄弟。从患者的血液中分离出的细胞毒性 T 细胞（CTL）溶解了与 HLA 匹配且源自男性的细胞。在该案例的宿主抗移植方向中观察到的 T 细胞反应限制为男性细胞，说明目标结构由 Y 染色体上的基因编码。类似地，HLA 相合的骨髓移植后，从遭受严重移植抗宿主疾病（GvHD）的患者身上分离出的 CTL 溶解了在患者骨髓移植前收集的造血细胞，但是没有溶解供体的造血细胞。这名患者体内的 mHag 反应被引导为与常染色体编码的抗原相对。此后研究者使用了多种生化和分子方法来描述人类 mHag。至今为止超过 19 个常染色体和 Y 染色体编码的 mHag 在人体内被识别出来（表 1-1）。mHag 在细胞表面呈现为肽，主要由 A4HC Ⅰ 类呈递，偶尔由 Ⅱ 类分子呈递。

（三）组织特异性抗原

在同种异体移植物上表达的第 3 组抗原为组织特异性抗原。这些抗原的表达限制在多个组织和器官内。大量的组织特异性抗原已被描述，通常通过癌症免疫和自身免疫的研究获得。但是在抑制免疫生物学领域，笔者对这些重要的蛋白质和糖蛋白组织标记类别的理解十分模糊和零碎。除了趣闻轶事报道，没有可用的对这些抗原进行的综合性研究，主要的原因是技术限制。关于这类抗原的知识大多数来自对 MHC 匹配的器官和骨髓移植中的排斥移植物进行的免疫化学分析。但是，我们承认它们在个体之间显示了一定程度的多态性，因为它们的初级和次级结构存在变种。这些差异是同种异体反应性的病原体。

三、同种异体反应涉及的免疫网络：宿主抗移植物（HVG）和移植物抗宿主（GVH），免疫耐受性

供体和受体之间在 MHC、mHag 和组织特异性抗原方面的差异导致同种异体反应性回应，临床表现为 HVG 或 GVH 反应。在极端情况下，这些反应会导致移植物的损失或可能引起患者死亡的移植物抗宿主病（GvHD）。但是，在缺乏免疫反应的情况下或在克服免疫反应之后，患者可能实现移植物的接受和真正的免疫耐受性。

（一）HVG 反应活性

器官移植时，供体来源的多态性的 MHC、mHags、非 MHC 或组织特异性分子被受体识别为外源性物质。若不采取有效的免疫抑制措施，损坏移植器官的免疫反应便在移植后启动。临床上将器官

排斥反应分为超急性、急性、亚急性和慢性 4 种类型。超急性反应发生在移植后的几分钟内，是抗体介导的具有不可逆性倾向的一种免疫反应，急性和亚急性反应一般是细胞或抗体介导的，它发生在移植后的数天到数月，并且可以被多种免疫抑制药所逆转。慢性反应发生在移植后的数月到数年内，大部分对现有的治疗无效，是目前困扰移植生物学家的主要问题所在。

长期的观察发现供体抗原通过直接或间接的抗原呈递途径被受体免疫系统所识别（图 1-2）。在直接的抗原呈递途径中，表达在供体抗原呈递细胞表面的供体主要组织相容性复合物（MHC）的 Ⅰ 类及 Ⅱ 类分子，分别被受体的 CD8+ 以及 CD4+ 的 T 细胞直接识别。在间接的抗原呈递途径中，通过受体主要组织相容性复合物（MHC）分子，供体异种多肽被识别、转运以及呈递给受体的 CD8+ 以及 CD4+ 的 T 细胞。在直接途径中，T 细胞受体在同种异体反应性 T 细胞上发挥着主导作用，而在间接途径中，则并非是作用的主体。这些预示着在排斥反应的早期，直接途径是异体识别占主导地位。而间接途径的异体识别则在排斥反应的后期发挥主要作用。这一概念是与供体抗原呈递细胞（APC）在移植器官中逐渐消失是一致的，通过这个过程，从而使直接途径逐渐失效。与此相反，供体抗原的识别，呈递以及表达是一个缓慢的过程，在移植的后期才会体现出更高的效率。近期，第三条通路的概念也已经被提出，即介于两者之间的半直接通路。在这一通路中，受体的树突状细胞可以获取完整的主要组织相容性复合物（MHC）分子，并将之直接呈递给受体的 T 细胞。越来越多的证据表明，在直接和间接途径中均具有特异性的同种反应性 CD4+ 和 CD8+T 细胞在抑制物排斥反应中起到重要作用。

受体或供体的 T 淋巴细胞（CD4+）可以识别同种异体移植中的外来 HLA Ⅱ 类抗原（图 1-2），并被活化，进而增殖、分化和分泌多种细胞因子。这些细胞因子可以提高 HLA Ⅱ 类抗原在移植组织上的初期表达。这些介质也可刺激 B 淋巴细胞产生针对同种异体移植物的高亲和性和高滴度的抗体，并加强 CTL、巨噬细胞和自然杀伤（NK）细胞，形成针对移植物的毒性（图 1-2 和图 1-3）。

表 1-1　mHags 及其在分子水平识别的表位

mHag*	HLA 限制	肽序列 **	mHag 基因 #	参考资料
常染色体基因编码的 mHags				
ACC1^Y	A24	DYLQYVLQI	*BCL2A1*	245
ACC2^D	B44	KEFEDDIINW	*BCL2A1*	245
ACC-4^R	A*3303	WATLPLLCAR	*CTSH*	246
ACC-5^R	A*3101	ATLPLLCAR	*CTSH*	246
ACC-6	B44	MEIFIEVFSHF	*HMSD*	247
CTL-7A7^R	A3	RVWDLPGVLK	*PANE1*	248
DNR-7^R	A3	SLPRGTSTPK	*SP110*	249
HA-1^H	A*0201	VLHDDLLEA	*HMHA1*	250
HA-1^H	A*0206	VLHDDLLEA	*HMHA1*	251
HA-1^H	B60	KECVLHDDL	*HMHA1*	252
HA-2^V	A*0201	YIGEVLVSV	*MY01G*	253, 254
HA-3^T	A1	VTEPGTAQY	*AKAP13*	255
HA-8^R	A"0201	RTLDKVLEV	*KIAA0020*	256
HB-1^H	B44	EEKRGSLHVW	*HMHB1*	257
HB-1^Y	B44	EEKRGSLYVW	*HNHB1*	258
LB-ADIR-1^F	A*0201	SVAPALALFPA	*TOR3A*	259
LRH-1	B7	TPNQRQNVC	*P2RX5*	260
RDR173^H	B7	RPHAIRRPLAL	*ECGF1*	261
UGT2B17	A29	AELLNIPFLY	*UGT2B17*	262
Y 染色体基因编码的 mHags				
ACC-3	A*3303	EVLLRPGLHFR	*TMSB4Y*	246
DBY	DQ5	HIENFSDIDMGE	*DDX3Y*	263
DBY	DRB1*501	GSTASKGRYIPPHLRNREA	*DOX3Y*	264
DFFRY	A*0101	IVDCLTEMY	*USP9Y*	265
RPS4Y	B*5201	TIRYPDPVI	*RPS4Y1*	266
RPS4Y	DRB3*0301	VIKVNDTVQI	*RPS4Y1*	16
SMCY	A*0201	FIDSYICCQV	*JARID1D*	254
SMCY	B7	SFSVDKARAEL	*JARID1D*	254
UTY	B60	RESEEESVSL	*UTY*	267
UTY	B8	LPHNHTDL	*UTY*	268

*　原始 mHags 名称（如适用），以等位基因为上标

**　多态残留以下划线表示；在 Y 染色体编码的 mHags 中，氨基酸与其 X 同源染色体（如适用）以下画线表示

\#　可能受移植物抗白血病效应（GVL）影响、主要在造血细胞中表达的基因显示为黑体

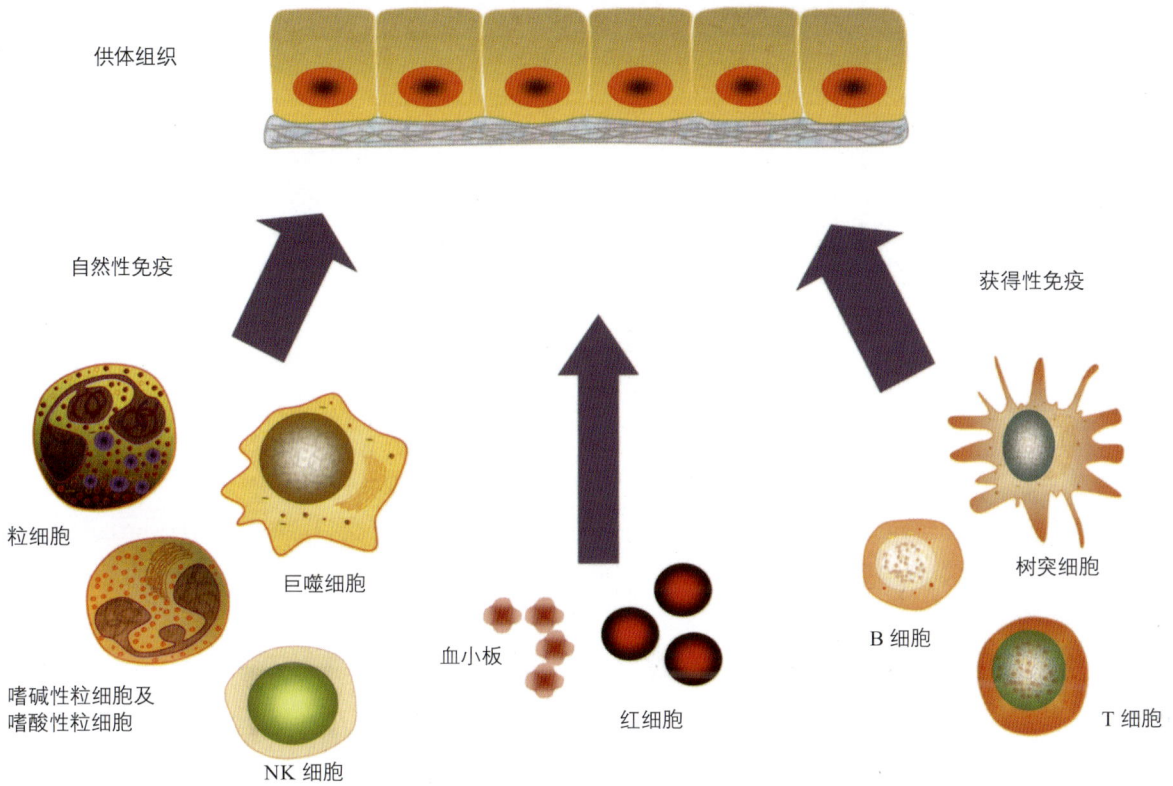

图 1-2　同种异体移植接受与排斥中的抗原呈递机制

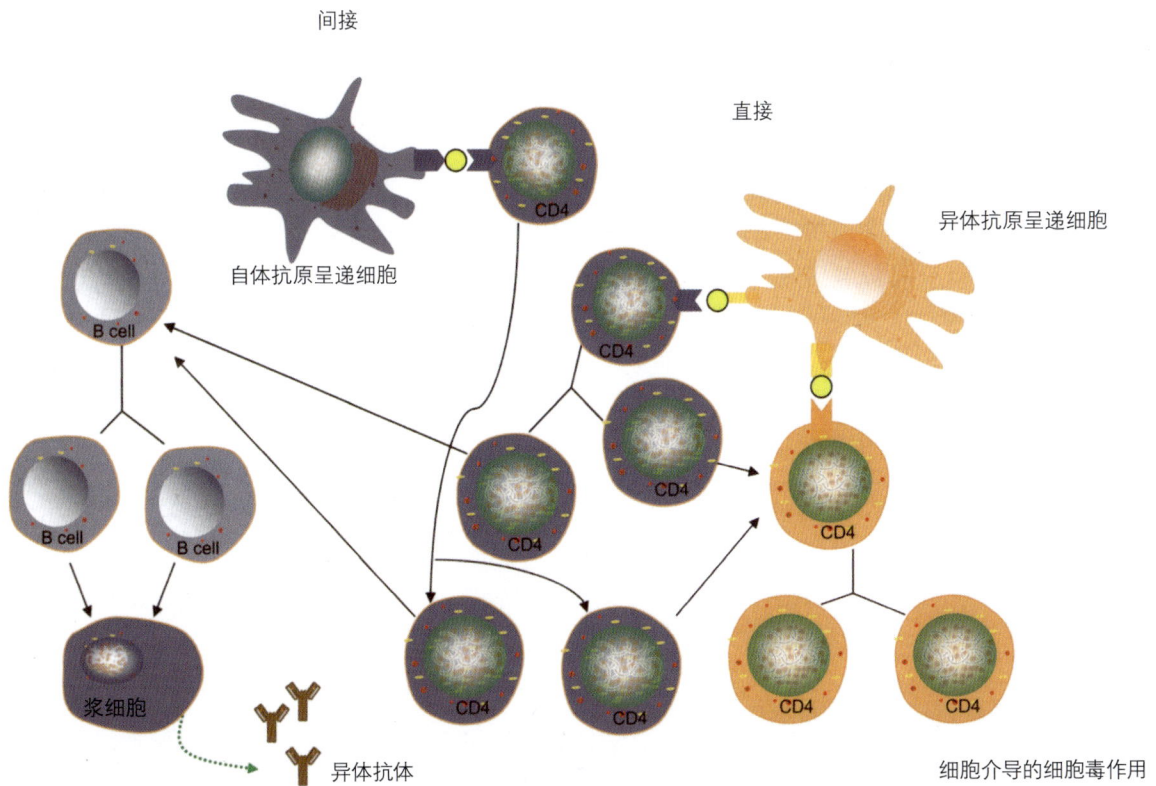

图 1-3　同种异体移植排斥反应中涉及的细胞种类

（二）GvHD

移植物抗宿主疾病是异基因造血干细胞移植中的常见并发症，实体器官移植后也可能发生，但是频率较低。GvHD 发病率估计为 1% ～ 2%。虽然 GvHD 在非肝移植的其他实体器官移植中的发生率相对较低，但当出现可疑临床表现时，它仍是一种不可被忽略的并发症（见第九章）。在小肠移植、小肠和肝脏联合移植、或者多内脏器官移植；肾移植、肾和胰腺联合移植、胰腺脾同种异体移植；心脏移植、肺移植或者心肺联合移植中观察到移植物抗宿主病（GvHD）是逐渐降低的。这些资料表明 GvHD 取决于"培养液"的转换，这种可能是通过移植物内淋巴样组织产生的转换培养液含有大量足够的供体淋巴细胞，围绕在被移植器官的周围。这些供体的免疫效应细胞接下来介导对受体组织的一系列强有力和持久的损害。GvHD 的病死率非常之高；因此，虽然 GvHD 只影响相对少的一部分患者，然而它一旦发生，其后果是致命性的。在肝移植中，受体发生 GvHD 的风险因素包括供体和受体组织相容性抗原（HLA）配型相近，受体年龄较大，受体内在的免疫缺陷也是 GvHD 的一个重要风险因子。

GvHD 的发生分为急性和慢性两种形式，每种形式均具有不同的动力学和独特的病理特征。常见的急性 GvHD 目标器官是皮肤、肝脏、肠道、肺和淋巴组织。笔者对 GvHD 过程的很多理解是源于对骨髓移植（BMT）的研究。这些研究表明急性 GvHD 可以被认为是 3 种序贯阶段组成的框架。这 3 种阶段依次是：调节（阶段 1），供体 T 细胞活化（阶段 2），细胞和炎症效应子（阶段 3）。供体 T 细胞进入已被内在疾病、感染和移植调整系统明显损害的受体内，导致内皮细胞和上皮细胞内大量的炎症前改变。此后抗原递呈和供体 T 细胞的序贯活化、增殖和分化导致与 2 级淋巴器官的同种异体反应发生。直接和间接抗原呈递均参与了此过程，即供体 T 细胞可以被受体来源或供体来源的抗原呈递细胞直接激活，上述 2 种抗原呈递细胞可以交叉呈递受体抗原。阶段 1 的改变对抗原的呈递影响重大。受体的树突细胞可以成熟并被以下物质所激活：① 炎症细胞因子，像肿瘤坏死因子 α（TNF-α）和白介素 -1（IL-1）；② 微生物产物，如因调整阶段损害小肠黏膜而进入体循环的脂多糖（LPS）和 CpG 寡核苷酸；③ 调整阶段损伤所致的坏死细胞。这一激活反应将增强供体成熟 T 细胞对 MHC 抗原或 mHags 的识别。

（三）免疫耐受

耐受是对特定抗原的特异性免疫应答的缺失，也是器官移植在临床领域所希望达到的最高目标。在现有的临床器官移植知识的基础上，真正的免疫耐受发生率是较低的，对其内在机制的了解颇少。移植中理想的耐受状态是特异性病理应答的缺失。虽然我们可以通过适当的定期破坏动物体内大量的免疫机制在动物体内实现免疫耐受，然而在临床器官移植中用相同的方法还没有取得类似的成功。然而，所有有关免疫耐受的有意义的讨论绝大部分是建立在对动物模型的研究上的。耐受是对多种自身和环境抗原应答的缺失，许多维持自身耐受的机制均可以促进同种异体移植免疫耐受机制的产生。免疫耐受机制可以大体分为中枢或外周性免疫耐受。外周免疫耐受的机制依次包括免疫忽视，无能，调节或抑制，凋亡或外周丢失（表 1-2）。

表 1-2　移植中的耐受机制

耐受性	介导方式	机制
中枢	消除	通过阳性或阴性选择在胸腺中消除的反应性克隆
外周	调节	对反应性克隆的反应进行积极抑制的 T 细胞、自然杀伤细胞、树突细胞和 B 细胞谱系的调节细胞亚群
	无应变性	在不存在第二种信号的情况下，通过同源抗原结合初级受体（TCR 或 BCR），实现克隆的不完全活化
	克隆耗竭	长期和持续的刺激导致克隆过度劳累，使它们无法进一步反应
	消除	通过积极杀伤、依赖抗体的细胞毒、细胞凋亡、细胞因子饥饿等方法清除反应性克隆

（1）中枢耐受：中枢耐受是指产生 T 细胞的胸腺因为对自身抗体的亲和性过高并可能因此导致自身免疫时发生的消除。骨髓移植后，新生小鼠对移植器官表现出的耐受性或小鼠显示出的造血干细胞混合嵌合体就是中枢消除机制的例子。除中枢消除外，有报道认为外周的多个机制对耐受状态也有贡献。

（2）免疫忽视：免疫忽视作为一种耐受机制已被 Lakkis 等证实，他们的研究发现缺乏 2 级淋巴器官的新生小鼠不确定是否可接受同种的皮肤或心脏移植。这一模型中排斥反应受损是由于 T 细胞在淋巴器官外接触供体抗原未被有效筛选募集导致的。然而，随后的观察发现在某些特定环境下，受体 T 细胞接触同种异体移植物后可以在移植物内聚集，同时记忆性 T 细胞在 2 级淋巴器官外接触抗原后可以被再次激活，提示这一机制的作用是有限的。

（3）免疫抑制：20 世纪 70 年代首次报道了对抗原特异性的免疫应答的有效抑制。虽然人们对这一现象的兴趣逐渐降低，但当研究证实在鼠科动物模型中敲除 CD4$^+$CD25$^+$ T 细胞致自身免疫紊乱后，大家对免疫抑制的兴趣再次被点燃。大量的实验和临床证据表明调节性 T 细胞在诱导和维持免疫耐受中的重要作用。虽然 CD4$^+$CD25$^+$ T 细胞组成大部分被广泛认同的调节性 T 细胞亚型，其他系列的细胞如 NK1.1，CD8$^+$CD28$^-$ 和 CD3$^+$CD4$^-$CD8$^-$ 细胞也具有调节作用。调节性 T 细胞的其他标志物还有 CD45RB，GITR，CTLA4 和 CD103。然而，细胞内 forkhead/winged-helix(FoxP3) 转录因子被认为是真正调节性 T 细胞的缺陷标志物（图 1-4）。

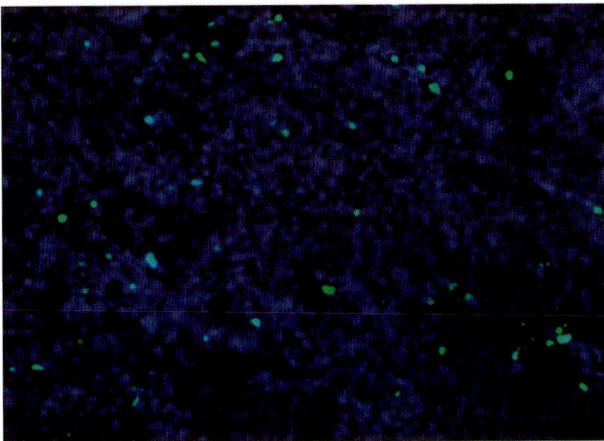

图 1-4　福尔马林固定的人类组织中的 FoxP3+ 细胞（免疫荧光检测，200 倍）

至少有 3 个机制似乎对调节 T 细胞介导的耐受性十分重要。临床前和临床证据显示 T$_R$1、T$_H$3 和 NKT 细胞介导的调节影响至少部分是通过制造细胞因子 IL-10 和转化生长因子 - β（TGF-β）实现的。CD5$^+$CD25$^+$T 调节细胞似乎也受细胞表面分子 GITR 和 CTLA4 的影响，这两者可能是导致调节细胞接触依赖效应的原因之一。最后，无反应性 CD4$^+$ T 细胞可以通过抑制 DCs 的成熟和功能介导它们的调节影响。

虽然调节 T 细胞在实验系统中经过大量的研究，但是人们对其在临床耐受性中的作用还知之甚少。Salama 等报道称，肾移植后的 3 个月内 CD25$^+$ 调节细胞就已经形成并持续存在数年。我们自己的研究支持和补充了这些发现。使用体外 ELISPOT 分析在不排斥的受体身上发现了其他的调节证据，在经受了排斥的受体上则无此发现。使用转移体内迟发过敏反应（DTH）检测方法分析具有手术耐受性的移植受体，结果也显示存在依赖于 TGF-β 和（或）IL-10 的生成和 CTLA4 的表达的调节作用。虽然移植耐受性可能因为自发调节机制而形成，但是调节的临床应用很可能需要生成特定调节细胞的干预。这些方法包括供体特有的输血、供体骨髓细胞（DBMC）输注和临床使用体外生成的调节 T 细胞。这些方案通常依赖于供体细胞自身作为调节细胞和（或）依赖暴露于致耐受性供体抗原以引导受体形成调节 T 细胞。或者，暴露于移植器官表达的优势供体抗原，帮助受体 T 细胞耐受大多数其他供体抗原。这种现象称作联锁抑制。在啮齿类和大型动物模型中，调节 T 细胞组织的一个 MHC 分子的表达可有效抑制对其他错配 MHC 分子的反应。与调节机制的临床应用相关的最后一个考虑因素是当前使用的免疫抑制药对 T 细胞的影响。虽然尚存在争议，一些制剂（如磷酸酶抑制药）可能通过抑制调节 T 细胞的活性或功能来抑制耐受性的形成。其他制药可能优先放过 T 细胞，消灭其他的免疫细胞群。

（4）无能和丢失：除免疫无视和调节外，具有同种异体活性的 T 细胞的外周丢失也参与了免疫耐受。这种机制可以发生在慢性同种异体抗原刺激的情况下或者在 T 细胞活化的次优条件下接触同种异体抗原时。报道的肝移植后克隆耗竭就是慢性刺激如何诱导外周 T 细胞丢失的例子。缺乏最优抗原呈递或致延长（微量）嵌合的供体骨髓细胞的注入可以易化克隆耗竭。此外，在 T 细胞接触同种异体抗原时封闭共刺激信号如 CD28 或 CD154，可以导致 T 细胞活化不完全、无能和凋亡。持续无能致反应性克隆丢失的可能性是很明显的。凋亡可以介导 T 细胞克隆的外周丢失，这对同种异体移植物的长期耐受具有一定作用。T 细胞的凋亡可以通过细胞表面的凋亡受体或细胞因子的减少来启动。掌控细胞凋亡的细胞表面的凋亡受体是由在细胞质死亡功能位点绑定有诸如 TRADD，FADD，FLICE 以及 caspase-3 这样的细胞信号蛋白的肿瘤坏死因子（TNF）受体超家族成员组成的。细胞因子促进 T 细胞存活包括常见的 γ 链细胞因子 IL-2，IL-4、IL-7 以及 IL-15，这些细胞因子的缺乏，会导致细胞的凋亡。

四、移植物损伤的机制

移植物损伤的主要原因可以总结为由缺血，先天的免疫激活，伴随着可溶性因子展开的长期炎症，通过供体特异性抗体介导的急性以及慢性排斥反应的发生，和（或）活跃的细胞浸润等因素共同作用的结果。实际上，各种各样的细胞类型（表 1-3）以及介质对于移植物都会造成损伤。感染以及复发 / 原发的免疫性疾病在此期间也是导致损伤的原因（表 1-3）。

表 1-3　移植物损伤的机制

有害因素	介质	机制
先天性免疫激活	TLRs，炎症因子以及趋化因子	损伤，死亡的创伤，缺血，其他原因导致的炎症，以及抗原呈递细胞的激活。这些因素反过来可能导致适应性免疫的激活
急性排斥反应	抗体抗体介导	针对 MHC, ABO, mHags 以及组织特异性抗原产生抗体，并绑定在移植物的同源性受体上同时激活补提通路
	细胞介导	趋化因子以及细胞因子吸引并上调黏附分子保留免疫细胞，主要激活 CD4 以及 CD8 T 细胞，并破坏单核细胞，B 细胞以及 NK 细胞，从而导致组织损伤
慢性排斥反应	细胞浸润,辅助 T 细胞，炎性细胞因子分泌，抗体沉积	免疫中介物在移植后期的出现并逐渐增多,可能会导致移植物结构的各种纤维化
感染	病毒 - CMV, EBV, 多瘤病毒, 丙型肝炎病毒等	直接的病因学影响以及间接的抗感染免疫可能导致炎症,动脉粥样硬化或移植物的硬化
复发 / 新发的免疫性疾病	移植器官原发病的复发	

1. 缺血和先天免疫激活的影响　在获取供体器官时由于缺乏适当的血液灌注（缺血）以及供体器官随后重新获得足够的血液供应可以导致各种各样的炎性反应以及氧化反应，这些改变最终会影响移植物短期以及长期的功能（图 1-5）。此外，缺血再灌注损伤（I/R），感染以及受体的遗传多态性可以导致先天性免疫机制的激活，从而放大抗原特异性导致发生免疫应答。然而，这些因素可能作为急性排斥反应的诱因，并且通过加重慢性排斥反应，从而导致长期的移植物损伤。根据状况不同，在尸体供者中，通过各种形式的损伤，导致先天性免疫系统的激活。尽管在这方面活体供体较尸体供体轻。

缺血再灌注损伤以及近期刚移植器官的感染，不包括先天性免疫系统的激活，也会导致各种分子的出现。这些大量出现的分子会增大免疫通路并有可能在宿主身上成为后天同种免疫应答反应的基础。而这些被早期非特异性移植物损伤的分子（如 HLA 抗原，黏附分子，各种补体分子以及影响先天免疫性应答的激活的分子）是可以被修改的（图 1-6）。早期这些分子的存在可能会对于判断患者是否存在移植物早期失功能的高危因素有帮助。

在诸如缺血再灌注损伤或感染这些非特异性损伤之后，移植物中会出现各种各样的黏附因子。如细胞间黏附分子 1（ICAM-1），激活时可调节的正

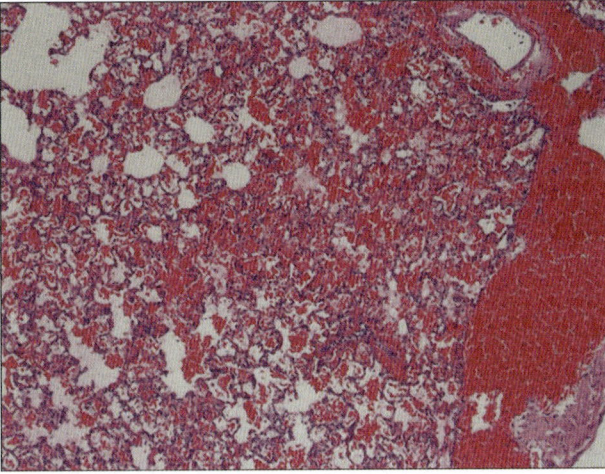

图 1-5　由于缺血再灌注损伤导致的严重的肺泡出血，中性粒细胞浸润，坏死以及血管充血（HE，200×）

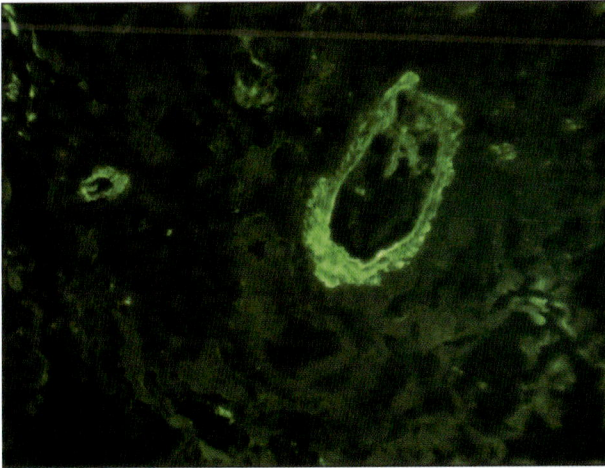

图 1-6　由于缺血再灌注损伤导致的 C3 补体在肾脏上的沉积（免疫荧光检测，400×）

常 T 细胞表达和分泌的因子（RANTES），血管细胞黏附分子-1（VCAM-1），淋巴细胞功能相关抗原-1（LFA-1），LFA-3，以及白细胞分化抗原 40 配体（CD40L）。这些因子随着缺血时间的延长而逐渐增多。这些分子出现在一些类型的细胞上会导致移植物功能延迟。

由于缺血再灌注损伤对移植物的影响，主要以及次要组织相容性分子会在移植的各种类型的细胞中大量表达。伴随着主要组织相容性复合体 Ⅰ，MIC-A，MIC-B 以及新发主要组织相容性复合体 Ⅱ 等分子的增高，移植物的缺血再灌注损伤也同样被观测到是明显加重的。一些异常的主要组织相容性

复合体 Ⅱ 在某些实质结构（如肾小管细胞）中的表达，可能预示着炎性损伤的危险因素的增加。移植物中 Ⅰ 类和 Ⅱ 类分子表达的诱导，在不同类型的移植中没有特殊的表达模式，同时，预测也是非常困难的。当然，上述提到的一些应激源如缺血再灌注损伤可以增加 MHC 抗原在移植物中的表达，这种表达完全依赖于供体获取的状态以及类型。Ⅱ 类分子的表达是典型并且是直接与初始损伤相关联的，但是它的表达也同样支持远期（如移植术后 1 年）的损伤，这主要由于抗原在移植物内皮和上皮结构内的持续性刺激。

抗体介导的移植物排斥反应近年来被再度认为是非常重要的并且是未被发现的一种排斥反应形式，对于移植来说，抗体介导的排斥反应可能存在着一种亚临床型的损伤形式。在这个过程中，补体蛋白是关键性的介质，并且也是移植物炎性损伤的其他形式。这些分子可以诱导在移植术后早期非特异性损伤的发生。在这些损伤的病理穿刺活检切片中显示，许多脏器结构中都广泛分布着 C3 补体以及其他分离产物。这种情况可以根据损伤的程度、状况以及获得的供体器官的类型而改变。增加的补体产物主要来源于供体器官内在的（许多类型的细胞能产生补体）和（或）来自于浸润的炎性细胞。

Toll 样受体（TLRs）是一种用于识别来源于微生物的分子结构的跨膜受体，通过识别，这些分子可能通过先天性免疫系统从而激活免疫细胞的免疫应答。TLRs 在存在缺血再灌注损伤的供体中可以被发现。在心肌缺血的模型中，可以发现 TLR2 和 TLR4 的表达与梗死面积以及随后的左心室功能障碍相关联。同时，"内因性"的先天免疫配体在炎症过程中可能被释放。这些配体包括热休克蛋白（HSPs）、尿酸、透明质酸的低聚体、纤维蛋白原以及染色质。其中一些配体通过 TLRs 被标记，主要的是 TLR4。由于不能完全排除 LPS 的作用，这些研究目前仍然存有争议。

热休克蛋白（HSP）是细胞质伴随蛋白，它具有多种功能，并且这些功能在应激状态下（如高温以及损伤）具备诱导性。在器官移植，缺血再灌注损伤以及感染时，根据供体器官的类型以及损伤的程度，可以诱导一系列分子的表达。基本上，热休克蛋白在移植物损伤中的作用目前仍然是未确定的。有可能这些蛋白有助于加强同种免疫应答，和（或）

具有细胞保护并起到伴随蛋白的作用，从而使细胞在生物化学的环境中生存。

所有器官移植本身具有的先天免疫防御系统和大量的上述分子有助于激活的这种形式的免疫力。在影响移植物特异性的适应性免疫应答的背景下，先天免疫的重要性仍不确定。当然，浸润的炎性细胞同移植物的上皮细胞成分之间，产生复杂的相互作用，并受到激活的先天性免疫系统的影响。未来的研究将继续解决免疫系统在这两个方面之间的关系，以及如何导致移植物的损伤或耐受。

除了各种分子表达的增加以外，术后早期阶段还会有多种细胞群的出现，缺血再灌注损伤和其他损伤，包括特异性抗原呈递的树突细胞，NK 细胞和增多的定居 T 细胞。

2. 急性排斥反应 同种异体移植物发生急性排斥反应的机制非常的复杂，免疫系统的所有组分基本上都参与了急性反应的发生。受体对移植物的异体免疫反应主要是通过抗体介导的体液免疫，免疫细胞介导的细胞免疫两者共同起作用的。

（1）抗体介导的急性排斥反应：受体体内有可能本身存在抗移植物的抗体，或者当移植发生后，受体会很快产生新生抗移植物的抗体，急性排斥反应一定程度上是由于抗移植物抗体介导的。有输血、妊娠或者移植史的患者体内会存在抗 HLA 的抗体。同时 ABO 抗体也会参与到抗体介导的急性排斥反应中。

如同机体在面对病原体（如细菌）时的免疫反应一样，抗体会对移植物产生损伤。此时的抗体主要是 IgM 或 IgG，它们会特异性的与移植物表面（比如内皮）的异体多肽结合（图 1-7）。这种结合的亲和力有高有低，伴随着抗体与抗原的相互反应，接着便是补体的固定。大量的可溶性因子的释放会促进像 T 细胞及单核细胞等免疫细胞的激活，进而通过一系列内在事件保证补体的级联激活。进而导致血管损伤（通常由于内皮细胞受损），出血及移植物广泛的炎症反应。由于一些补体组分会以共价结合的方式与细胞成分结合，因此可以通过检测组织样本来确定体液免疫过程是否发生。举个例子，像 C4d 甚至 C3d 这些剪切产物会在组织切片（石蜡或冰冻）中检测到，可以作为抗原抗体反应的标记（图 1-8）。事实上，C4d 在毛细血管周围的染色会随着时间而改变，但是 C4d 染色已经成为判断在肾中发

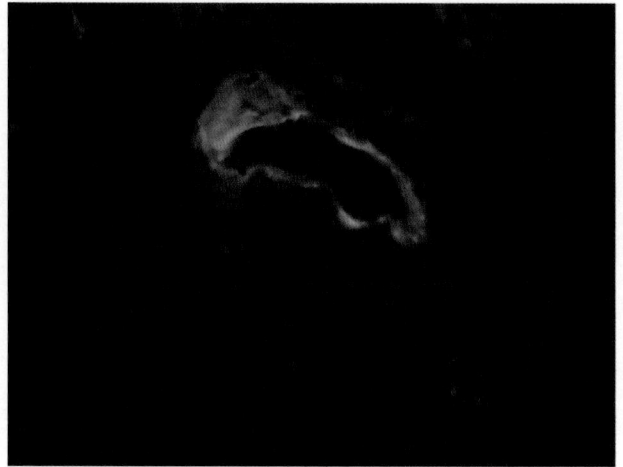

图 1-7 体液性急性排斥反应中 IgG 沿肾内血管分布（免疫荧光，400×）

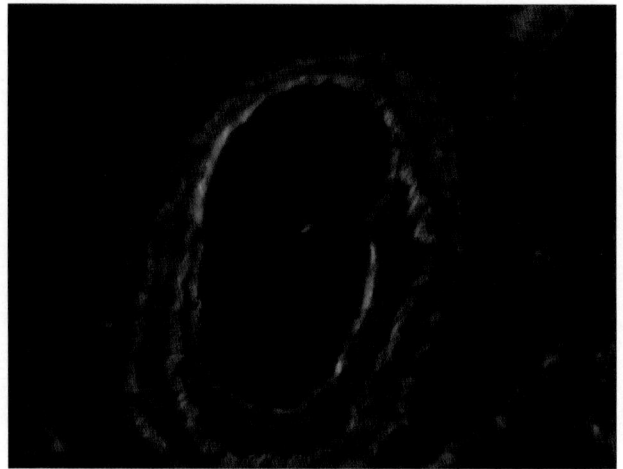

图 1-8 体液性急性排斥反应中 C4d 沿肾内血管分布（免疫荧光，400×）

生抗体介导的排斥反应的标准之一，也有报道在肾移植或其他移植中发生抗体介导的急性排斥反应时其 C4d 染色为阴性。尽管如此，通过特定的形态学、免疫染色或者特定的细胞组分（如单核细胞）所鉴定出的在移植物中的抗体介导的急性排斥反应与受体外周特异性抗供体来源的抗体密切相关，且与移植物的低存活率明显相关。

（2）细胞介导的急性排斥反应：细胞媒介急性排斥是最常见的同种异体移植排斥形式之一，并取决于诸如不相容性的程度、排斥的时间、免疫抑制的级别以及拟进行的移植类型等各种因素，而表现出明显不同的强烈程度。目前还没有具代表性的能

确诊的或者独特的病变损伤，而只有一系列的形态变化。大多数移植物表现出来的共同改变是在结缔组织间隙中广泛的慢性炎性细胞的聚集（如淋巴细胞、巨噬细胞）。这些细胞中主要是 T 淋巴细胞会渗入到上皮组织（如肾小管、肝胆管、肠隐窝）和血管组织（图 1-9）中并引起这些组织的损伤。其他一些细胞，包括 NK/NKT 细胞，单核 / 巨噬细胞和B 淋巴细胞也会对细胞介导的对移植物的急性排斥反应产生促进作用，但其影响都不如 T 细胞明显。它们可以发挥抗原呈递、细胞裂解及聚集激活炎性细胞及炎性分子的作用。鉴定哪些细胞可以引起细胞介导的急性排斥反应的方法有常规组织学方法、免疫组织化学、细胞荧光记录器分析及分子水平的检测。对发生排斥反应的移植物检测其不同 T 细胞组分，发现不同的 T 细胞亚型的组成与排斥反应的严重程度十分相关（图 1-10）。检测 T 细胞的分化等级及激活的水平也有其他的方法，但是对于这些侵入 T 细胞的精细特征来说不仅仅满足于通过组织学或组织化学的方法来提高其诊断效能，而是其含有的实际用途。我们希望通过研究在移植器官中 T 细胞亚型的具体特征来最终获得用于治疗的工具，并且逐渐摆脱移植后的免疫抑制。

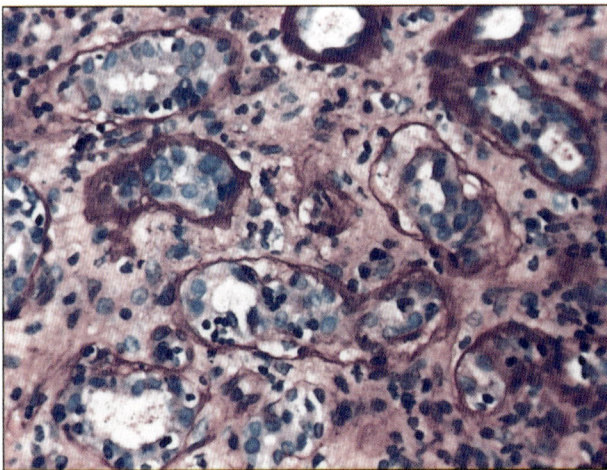

图 1-9　肾急性排斥反应伴广泛肾小管炎（过碘酸希夫染色，400×）

在细胞介导的排斥反应中，T 细胞会特异地识别并定位到移植物中，这在不同的器官中具有特定的机制，我们对其也有了更好的理解。比如，CD103是上皮或者肾移植时的特异性受体（图 1-11）。在

其他的实体器官移植物中也存在特定的反应机制。类似的，可诱导的淋巴细胞共刺激分子 CD40L 和CTLA-4 会存在于移植物的细胞间隙中，对潜在的异体反应细胞的迁移及分化具有重要的作用。虽然特异性细胞（如 T 细胞）和非特异性细胞（NK 细胞）对移植物细胞造成损伤或凋亡的机制是不同的，但是都经过一个很重要的途径，那就是穿孔素 / 颗粒酶家族分子。效应性的 CD8 阳性 T 细胞可以表达这类酶分子并且引起细胞的裂解。因此穿孔素 / 颗粒酶分子的表达可以作为进展性的细胞介导的急性排斥反应的检测指标。这两种分子的检测可以通过原位免疫组织化学（图 1-12）或聚合酶链反应。聚合酶链反应通过检测穿孔素及颗粒酶在组织或体液如尿液中的 mRNA 水平来预示急性细胞介导的排斥反应的发生。

如前文所述，I 类和 II 类组织相容性分子的异常表达在存在"压力"（如缺血再灌注损伤）时出现。与此相似，急性排斥也可能导致同种异体移植物内的 HLA I 类和 II 类抗原上调；这种变化和其他变化可以帮助维持急性排斥。黏附分子，如选择素、VLA4-VCAM 和 LFA-1-ICAM，也因排斥的存在而受影响。这些分子肯定对多种免疫细胞群的定位和结合具有影响。

趋化因子在白细胞聚集中发挥着至关重要的作用。在器官移植的实验模型及临床样本中都发现了趋化因子浓度的增高。同在移植排斥中起作用的其他分子一样，趋化因子也可以通过免疫组化或分子途径检测。尤其是像 CXCR3 和 CCR5 在急性排斥反应的进展中发挥着重要作用，阻断这种分子会减弱器官排斥反应。另外一些趋化因子如 RANTES/CCL5 在发生排斥的肾多个解剖结构中发现了其蛋白的表达。

3. 慢性排斥反应　器官同种异体移植的慢性排斥是获得长期移植功能和移植物存活面临的主要挑战。虽然在过去的 20 年里，治疗急性排斥获得了显著的成功，但是问题仍然存在，很多临床移植物仍然会因为慢性排斥典型的封闭性血管损伤在器官的很多部分经历持续的纤维弹性材料沉积（图 1-13）。结果长期移植存活率相比 20 年前没有明显的提高。慢性排斥背后的原因多种多样，似乎牵涉受体内免疫和非免疫变量的相互作用。与急性和亚临床排斥相关的同种免疫过程、缺血再灌注损伤、供体和受

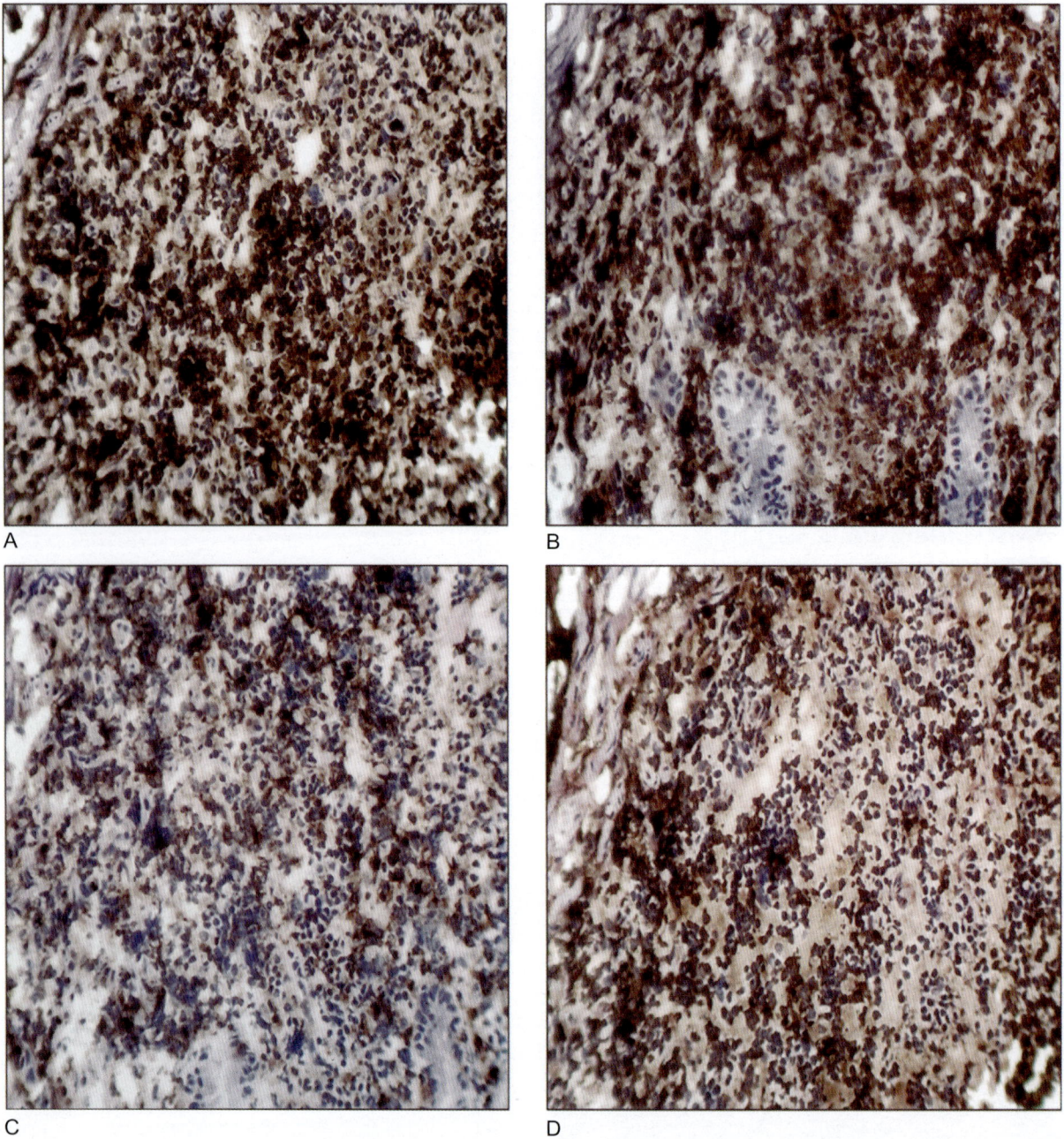

图 1-10　遭受急性排斥的肠同种异体移植物（中度，II 级）。左上：CD3；右上：CD4；左下：CD8；右下：HLA II 类（200 × ）

体变量以及迄今为止确定的因素共同导致了表现为慢性排斥的整体损伤。

　　慢性排斥反应中最重要的核心损伤是动脉病变。该病变与动脉硬化性血管损伤相比明显不同，其病变更加弥散，较少有脂质沉积，由于内膜增生及瘢痕形成引起损伤的同轴层叠。在移植物中动脉病变会接着导致实质及间质的其他慢性损伤，且在干预后会逆转。在同基因移植模型中并没有动脉病变，

因此同种异体免疫反应在移植物动脉损伤中起关键作用。尽管细胞免疫在慢性排斥反应中发挥一定的作用，但是实验及临床证据表明抗体介导的排斥反应在同种异体免疫导致血管病变中起最主要的作用。抗体及细胞毒性 TI/R 排斥，慢性排斥反应及其他分子造成的一过性损伤。

　　内皮细胞和平滑肌细胞很可能是同种异体抗体和杀伤性 T 细胞（CTL）的主要目标——对这些细

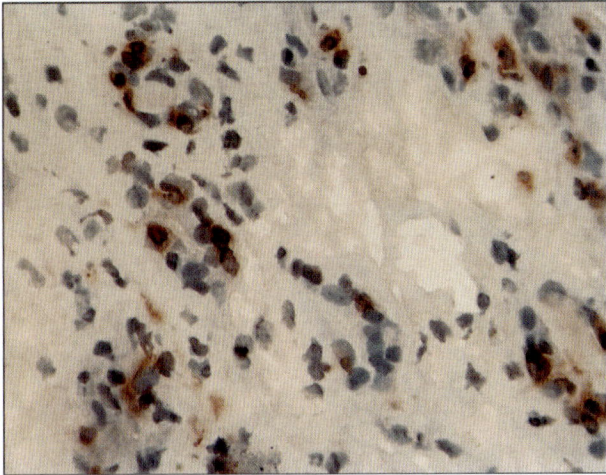

图 1-11　排斥中的同种异体移植物肾小管中的 CD103⁺ 细胞

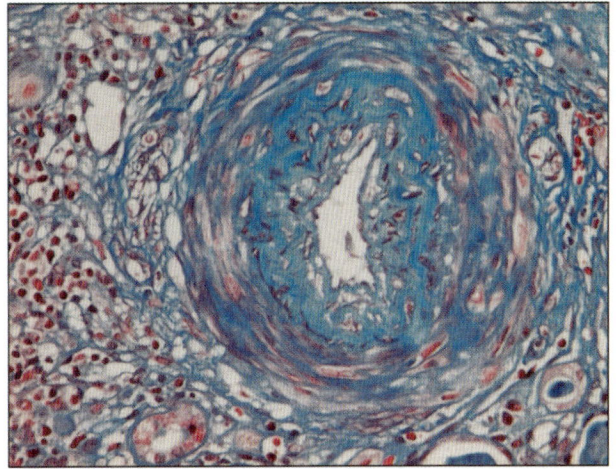

图 1-13　肾移植显微照片，显示特有的发生在慢性排斥中的血管病变，伴随有纤维内膜增厚和中膜增生。周围的间质中包含大量的纤维化现象（三色，400×）

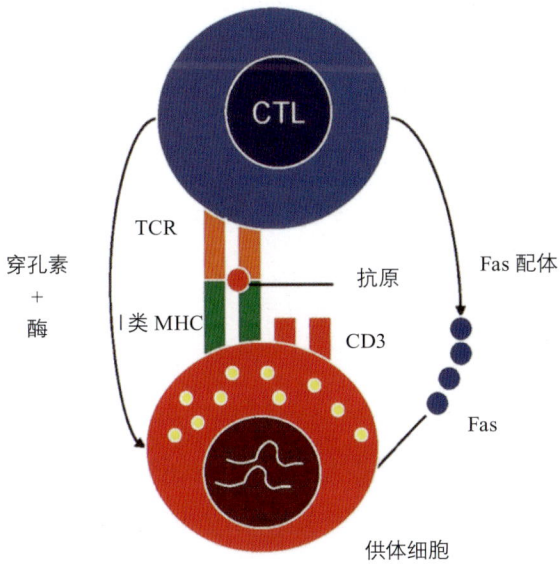

图 1-12　对供体细胞施加伤害的 CTL 机制图解

胞造成的损伤会导致它们的凋亡和清除，以及"修复"细胞群的增殖变化。同时同种异体移植物内的分子会上调，受损伤的内皮细胞和平滑肌细胞会释放细胞因子，促进细胞群（如活化的巨噬细胞和淋巴细胞）向血管中的流动。这最终导致了基质合成和细胞增殖。最后，宿主前体细胞平滑肌细胞随着其发展继续添加到同心圆形病变中。

　　间质区移植物纤维化的病因主要在于急性排斥的炎症细胞群，即 T 淋巴细胞和单核细胞/巨噬细胞。存在基质蛋白和纤维化因子的诱发，似乎是从血管的周围区域开始，并最终导致末期慢性排斥器官中

广泛分布的弥散性纤维化。移植物纤维化形成的机制与在其他本体器官紊乱中显示的纤维化类似，因而防止移植和本体器官的纤维化过程的目标最终将是相似的。存在一个再生阶段和纤维组织形成阶段，在这 2 个阶段中炎症、修复和组织重塑过程同时发生。简单地说，受损的移植组织（相比其他部分血管更可能）将组织决定基暴露于血小板，接着会发生一系列的事件，包括血小板脱颗粒和基质金属蛋白的产生，这些事件会进一步破坏基底膜，并让炎症细胞及其制造的细胞因子和生长因子流入血管。然后内皮细胞包围受损区域，促纤维化介质促进成纤维细胞分化为肌成纤维细胞，并沉淀于细胞外基质（ECM）成分，如胶原蛋白。不幸的是，这个过程没有得到很好的控制，存在多余的 ECM 沉积和无效的重塑，最终导致纤维化。趋化因子可以帮助调节这一过程，以及参与这些途径的先天免疫和适应性免疫细胞群的组成；TGF-β 及其异构体以及血管紧张素 II 和纤溶酶原激活物抑制药似乎在移植物纤维化中具有非常关键的作用。

　　4. 感染　所有的器官移植受体都在经历逐渐增大的感染风险。这种并发症不仅是这类患者群面临的最频繁的问题，还是导致高发病率和病死率的最常见原因。虽然这个问题仍然是实现移植成功的最常见的障碍，但在预防和治疗感染方面的重大进步降低了这种并发症的发生率。感染的范围十分广泛，导致的因素也很多，包括移植类型、受体类型、潜

在的并存疾病、免疫抑制的程度、移植后的淤化过程、医源性以及环境条件。所有的器官都会受到影响，感染的病原体包括细菌、病毒、原生生物和真菌，通常都是共存的情况。出现感染除了直接对宿主产生毒性作用，还会间接地加强急性排斥和慢抑制过程，在一定情况下，还会引起受体自身免疫。

有几种特定的感染在移植患者群体中出现很多，比如，巨细胞病毒 (CMV) 是引发移植感染的一个高频因素 (图 1-14)。巨细胞病毒，一种 β 疱疹病毒可以终生潜伏和存在于宿主之中。专门针对它的抗体会上升，这通常是出现在移植后的前 3 个月。从 CMV 血清反应阳性的供体获得器官的 CMV 血清反应阴性受体所面临的患病风险最大。患者可能出现病毒引起的综合症状，包括发热和肌痛。感染通常会发生在移植器官上，但也可能包括身体其他部位 (如中枢神经系统、眼部、泌尿生殖系统、消化系统)。

巨细胞病毒会通过启动免疫细胞繁殖来加强移植排斥反应。此外，巨细胞病毒还有可能增加同种异体移植血管病变，这种情况是由其他病毒引起的，比如肠道病毒、细小病毒和腺病毒多瘤病毒（BKV）是一种 DNA 病毒，许多人的血清反应呈阳性（估计为 60% ～ 90%）。这种病毒倾向于没有主要症状地潜伏在体内，然后在肾移植的受体内再活化（估计为 10% ～ 68%）。他们中很少一部分患者（为 1% ～ 10%）会由 BKV 再活化转化为 BKV 肾病；后者可以被组织学、免疫组织化学和分子手段诊断出。膀胱上皮受到病毒感染，循环病毒的出现与活跃的肾病相关，因为病毒粒子是在管状损害之后通过管周毛细血管网进入人体循环的（图 1-15）。

乙型肝炎和丙型肝炎依然是晚期肝病的主要原因，同时也是许多肝移植的原因。不幸的是，丙型肝炎在肝移植中的再发率较高，而且通常很难与急性排斥鉴别。目前没有可靠的生物标记可用来帮助区分这两类病症。乙型肝炎在移植中也有再发的情况，但这一过程在肝移植中的识别可以很大地借助于特殊免疫探测（图 1-16）。

移植后淋巴组织增殖性疾病（PTLD）（参见第十章）是一种器官移植后的常见的并发症，并且通常却并不绝对地与爱泼斯坦 - 巴尔病毒相关（EBV）。除了 FFLD 以外，EBV 有可能对移植受体产生多种急性的和慢性的影响。除了典型病理改变之外，免疫组织化学、原位分子杂交以及其他分子手段都被

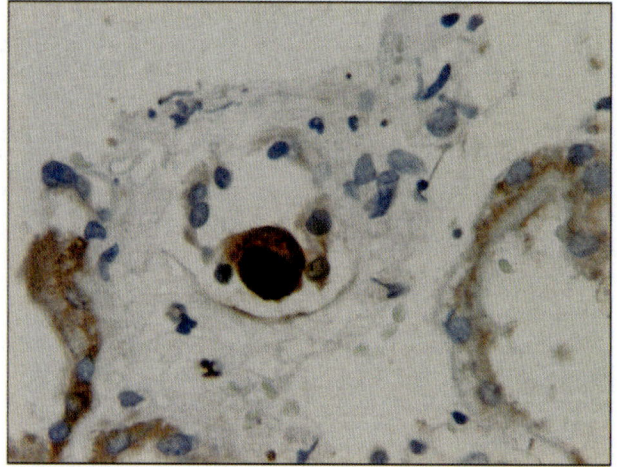

图 1-14 肠同种异体移植腺窝中的巨细胞病毒杂质 (免疫过氧化物酶，600×)

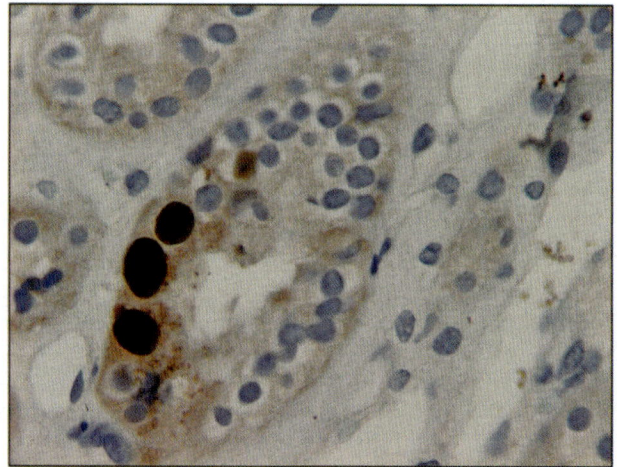

图 1-15 同种异体移植中的感染多瘤病毒管状细胞 (免疫过氧化物酶，SV-40 抗体，600×)

用于从其他在临床表现上相似的病例中将这种病毒识别和区分出来。通常来说，EBV 感染的治疗是免疫抑制的终止处理；因此，一定要经过细致的识别将病毒（与移植患者体内的其他病毒并存）与需要增加免疫抑制的排斥反应区别开。

5. 复发 / 再感染免疫疾病 一些同种异体移植物，特别是肾和肝容易在移植后出现复发疾病，其中肾移植后复发率比较高的疾病有局灶性节段性肾小球硬化症、膜增生性肾炎以及膜性肾病（图 1-17）。最后，如前所述，肝移植中再发的乙型肝炎和丙型肝炎感染较为常见。

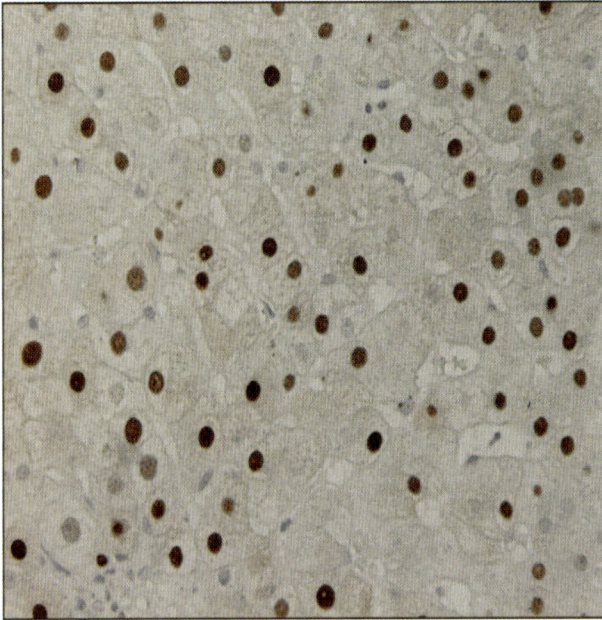

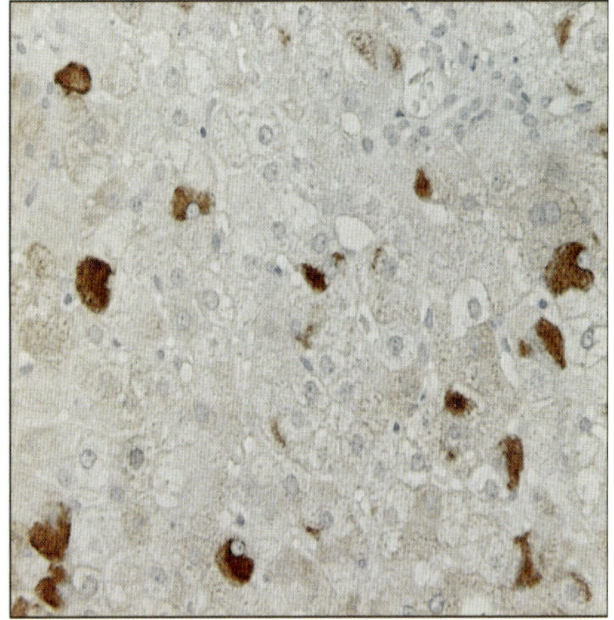

图 1-16　肝移植中的乙肝复发感染（左：肝炎核抗原 - 阳性细胞；右：乙肝表面抗原 - 阳性细胞，免疫过氧化物酶，400×）

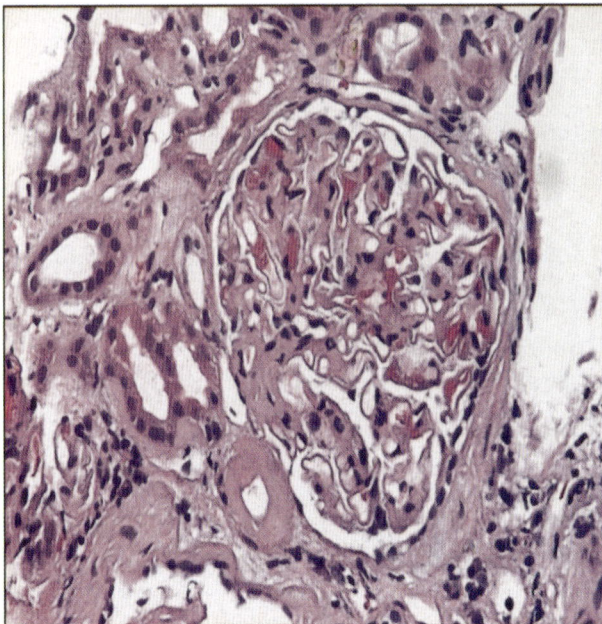

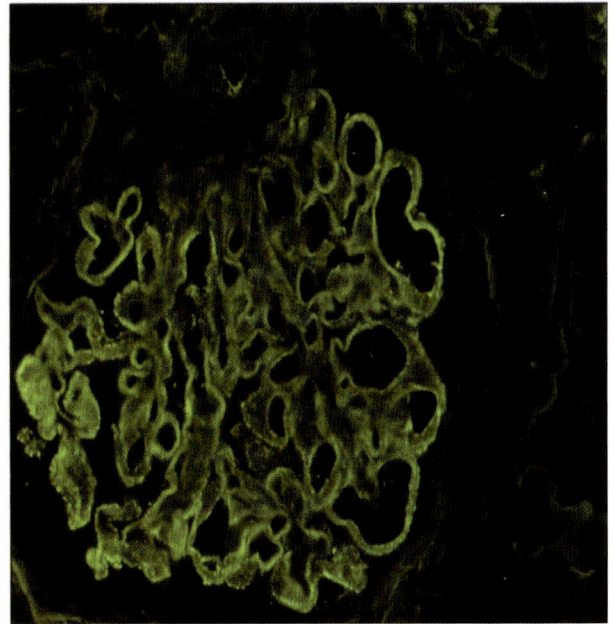

图 1-17　肾移植 4 年后膜性肾小球肾炎复发（左：H&E, 400×；右：荧光免疫检验法，IgG, 400×）

五、总结

　　显然，从供体获取时产生的创伤和损伤，到结束时受体的免疫反应，同种异体移植器官一直面临着生存挑战。免疫抑制药和其他药物对于移植器官的存活至关重要。不过，归根结底，只有诱导供体特有的免疫耐受性的能力可以保证受体能够享受移植器官的好处，而不会产生与当前药物疗法相关的疾病。

（译者　王　颖）

CHAPTER 2

第二章 移植患者皮肤并发症和复合组织异体移植病理学

Emma L. Lanuti, M.D.

Brian R. Keegan, M.D., Ph.D.

Ingrid H. Wolf, M.D., Ph.D.

Marco Romanelli, M.D., Ph.D.

Phillip Ruiz, M.D., Ph.D.

Paolo Romanelli, M.D.

一、引言

移植受者易于发生多种大家较为熟悉的并发症，包括药物反应、器官排斥、器官功能障碍、感染和癌症。这些并发症的类型和严重程度通常取决于免疫抑制的治疗方法和程度。长期以来认为皮肤体现躯体的整体功能，并且是患者与周围环境之间最重要的接触界面。因此，有必要回顾器官移植受者常见的皮肤表现并描述几种少见的现象。

二、移植患者药物反应

药疹在移植患者较为常见，因为患者免疫反应过程中可接触多种药物，包括抗生素、抗病毒药物和免疫反应期间的细胞因子。鉴于多种免疫抑制药会导致复杂后果，因此通常很难确定何种特定药物引起了皮肤的药物反应。引起皮肤药物反应的药物最常见的是 β - 内酰胺类、磺胺类和非甾体消炎药。可引起麻疹样药物性皮疹的化疗药物包括苯丁酸氮芥、阿糖胞苷、依托泊苷、氟尿嘧啶、羟基脲、美

法仑和丙卡巴肼。大多数药物反应发生于开始服药 1 周内，抗生素和别嘌醇除外，它们在药物治疗 2 周之后才出现反应。其他与皮肤黏膜并发症相关的免疫抑制药包括硫唑嘌呤、皮质类固醇、环孢素、麦考酚酸、西罗莫司和他克莫司。

尽管皮肤活组织检查可明确皮肤反应的类型及其机制（例如出现免疫复合物、白细胞碎裂性血管炎或嗜酸性粒细胞增多），但很难确定其致病因子。组织学上，药疹的特征表现多样，常包括界面性皮炎伴基底层空泡变性、角质形成、细胞角化不良和轻度的血管周炎细胞浸润。嗜酸性粒细胞计数具有一定敏感性，在所有患者中占 22% ~ 36%，因此，对诊断药物反应并无多大价值。由于移植受者整个早期移植阶段血小板持续减少，皮肤活组织检查可鉴别药疹性皮肤病变与皮肤小血管炎。肢端红斑是一种对化疗药物的局限性皮肤反应，主要表现为手掌或足底疼痛性红斑，并可进展为水疱和脱屑。该病变组织学研究较少，基底层空泡变性、棘细胞层

水肿、角质形成细胞角化不良、真皮乳头水肿和轻度血管周淋巴组织细胞浸润都有描述。

　　痤疮是由免疫抑制药引起的一种常见的皮肤病变。西罗莫司最常见的皮肤不良反应就是引起毛囊皮脂腺的病理学改变、慢性水肿、血管性水肿和黏膜受损。有报道肾移植受者在使用西罗莫司治疗后，痤疮发生率明显增高（45%），西罗莫司治疗一开始即可出现。在西罗莫司引起的痤疮，仅观察到炎症性病变。可累及皮脂腺区，通常延伸至前臂、手臂的内侧面、颈部和头皮。有些患者可表现为颈部和面部少见的疼痛性结节性水肿病变。细菌学和组织学检查提示为非特异性毛囊炎。接受西罗莫司的患者必须注意该药与黏膜炎相关，并且难以与单纯疱疹病毒（HSV）感染鉴别。依维莫司常用于成年人肾和心脏移植受者预防器官排斥。痤疮和血管性水肿是使用依维莫司后早期典型的不良反应（图 2-1A 和 B，图 2-2A 和 B，图 2-3）。依维莫司性痤疮通常是暂时性的，一般可在几周内好转。

三、肾源性系统性纤维化

　　肾源性系统性纤维化是一种发生于肾疾病患者的少见疾病，可见于血液透析或肾移植的肾疾病患者。本病常见皮肤受累，曾经认为它是一种纯粹的皮肤病变。临床上，皮肤受累的患者表现为硬化小结。与硬化性黏液水肿不同，本病主要分布于躯干和四肢，面部少见，无副蛋白血症，无真皮黏液池和浆细胞浸润。组织学特征包括真皮梭形纤维母细胞样细胞（CD34/ Ⅰ型前胶原阳性）增生、组织树突细胞聚集、胶原束增厚且周边呈裂隙状、弹性纤维增多以及真皮黏液沉积。此外，还可见Ⅷ a 因子阳性和 CD68 阳性的单个核细胞和多核细胞的数量增多。横膈、腰肌、肾小管和睾丸网钙化和纤维化；最近报道了面部、肺及心脏的纤维化；以及证实广泛的骨骼肌受累，以上这些改变显然提示本病为系统性受累。患者通常表现为受累区域瘙痒、皮肤灼痛、锐痛，可突然发生关节挛缩、虚弱。

四、移植物抗宿主病

　　移植物抗宿主病（GVHD）是一种多系统性疾病，来自同种异体移植器官的 T 淋巴细胞识别宿主体内外源性组织抗原，从而引起本病（见"第九章 造血干细胞移植病理"）。皮肤通常是移植物抗宿主病

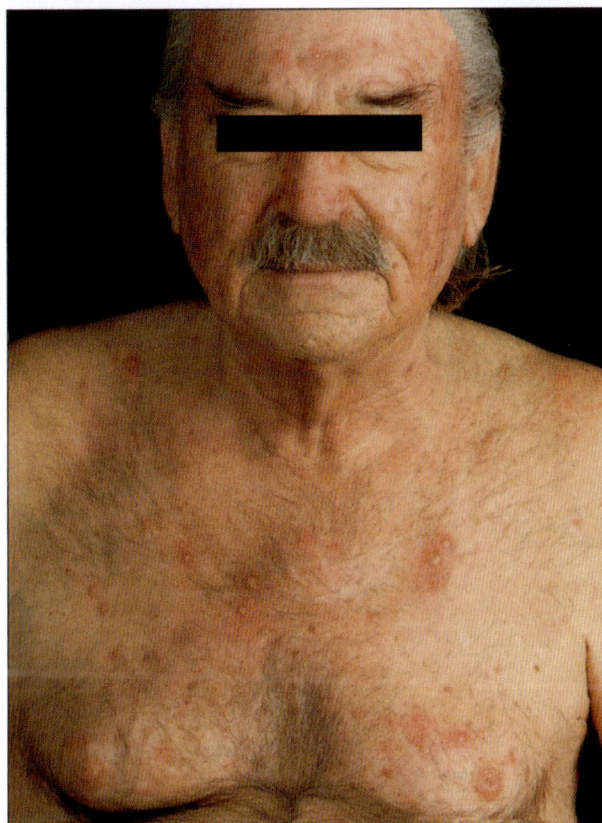

A

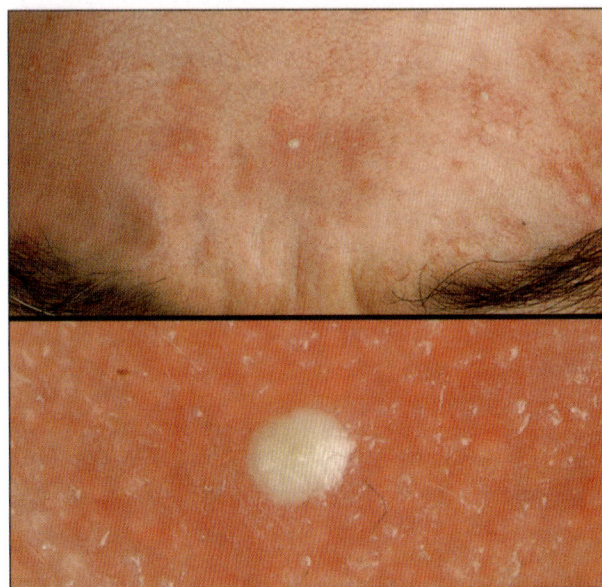

B

图 2-1　（A 和 B）肾移植患者依维莫司导致的痤疮样皮疹。注意没有黑头的红斑状丘疹和脓疱

最早累及的部位，并且容易观察到。可发生于未被辐照的血液制品输血后、实质器官移植后、免疫缺陷胎儿输入母血后。移植物抗宿主病分为急性和慢

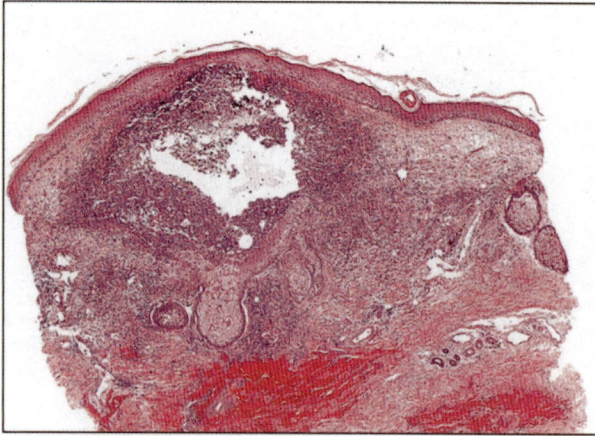

A

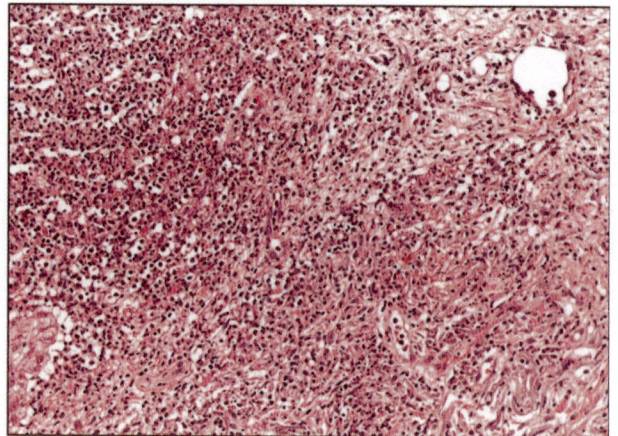

B

图 2-2 （A 和 B）肾移植患者依维莫司导致的痤疮样皮疹。中性粒细胞（化脓性）浸润（累及毛囊漏斗部）。依维莫司对毛囊的直接作用导致毛囊破裂

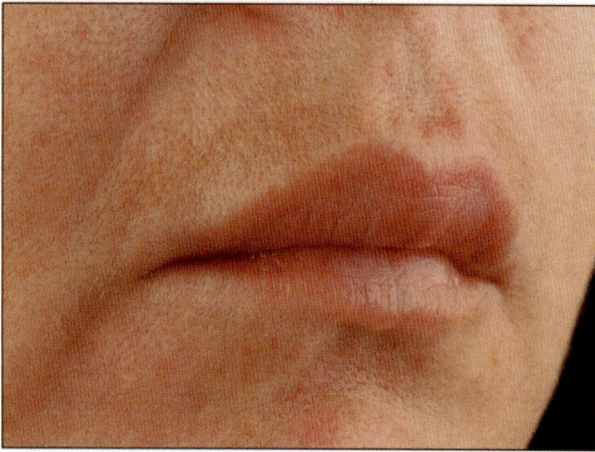

图 2-3　肾移植患者依维莫司导致的血管性水肿

性 2 型，两者具有不同的疾病表现，通常是依据在移植后 100d 之前或之后发病来分型。

（一）急性移植物抗宿主病

急性移植物抗宿主病继发于靶向为皮肤上皮、胃肠道上皮和肝上皮的移植物抗宿主反应，表现为皮疹、腹泻、肝功检查结果异常。早期的急性移植物抗宿主病常表现为毛囊中央的烫伤样红斑或丘疹或猩红热样皮疹，肢端表现明显。这些病变可发展为大疱，延伸为红皮病和表皮坏死（图 2-6）。组织学上，皮肤急性移植物抗宿主病特征性表现为不同程度的表皮角质形成细胞的损伤。Ⅰ级：基底层角质形成细胞空泡形成（图 2-4A 和 B）；Ⅱ级：出现角化不良的角质细胞，基底细胞空泡变得明显；Ⅲ级：

出现大量角质细胞坏死，基底层局部形成裂隙；Ⅳ级：表皮全层坏死，并与真皮完全分离（图 2-5）。淋巴细胞浸润和角质形成细胞的特征性病理改变是急性移植物抗宿主病的主要特征。淋巴细胞围绕角化不良和（或）坏死的角质形成细胞具有特征性，称为卫星细胞坏死。通常认为这一现象可以解释移植物抗宿主病的发病机制，因为出现了能识别宿主细胞的供者活化淋巴细胞。移植物抗宿主病可出现局灶性或弥漫性棘细胞层水肿。毛囊浸润首先影响生长期毛囊的膨大部分，随后累及邻近毛囊间的真皮。急性移植物抗宿主病患者皮肤活组织检查标本直接免疫荧光标记可见免疫球蛋白 IgM 和（或）C3 颗粒状沉积，类似于狼疮带试验。

已有多项研究检测了急性移植物抗宿主病患者皮肤中浸润性淋巴细胞的亚群，其结果各不相同。例如，淋巴细胞浸润可由 CD4$^+$ 和 CD8$^+$ T 细胞混合构成，或以其中一种亚型为主。两项研究提出 NK 细胞可出现在急性移植物抗宿主病皮肤病变中。其中未发现 B 细胞，并且表达 γ/δ T 细胞受体的细胞在浸润细胞中仅占少数。

对于伴有可疑移植物抗宿主病皮疹的患者，皮肤活组织检查的诊断价值仍不明确。实际上，所有治疗患者中仅 3% 是依据皮肤活组织检查结果开始移植物抗宿主病治疗的，说明活组织检查对指导临床医师开始急性移植物抗宿主病治疗似乎只有很小的帮助。皮肤活组织检查结果的解释也可能很困难，因为大剂量的细胞毒类药物和放射治疗后，即使是临床上正常的皮肤也可能产生与急性移植物抗宿主

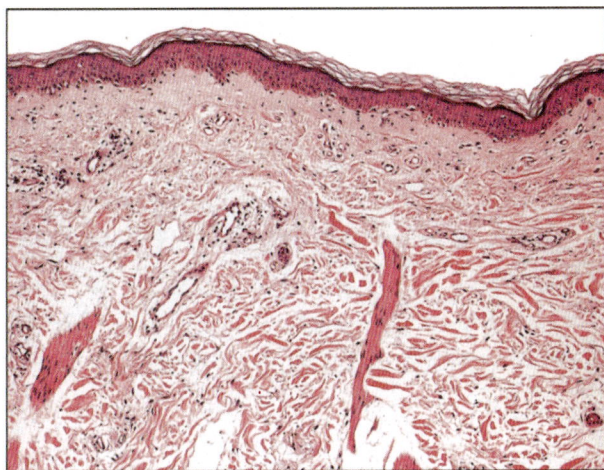

A

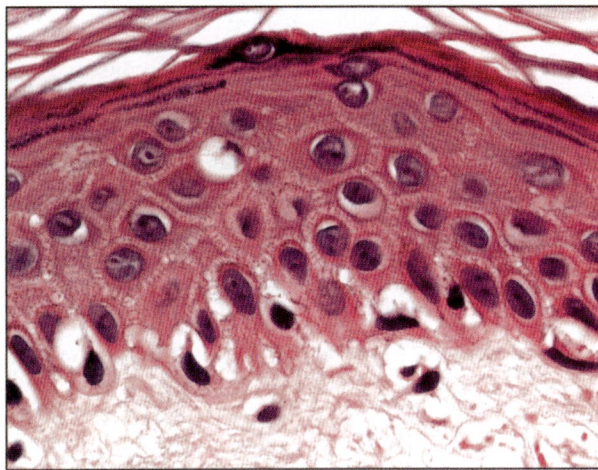

B

图 2-4 （A 和 B）急性移植物抗宿主病。Ⅰ级：基底细胞空泡形成。图 B 为图 A 的高倍

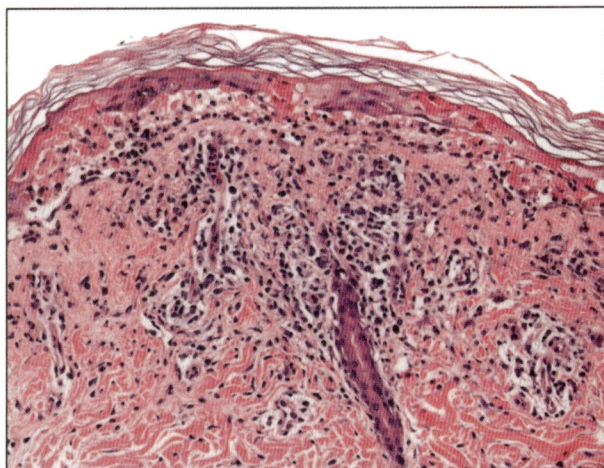

图 2-5　急性移植物抗宿主病。Ⅳ级：坏死的表皮开始与真皮分离；并可见淋巴细胞浸润

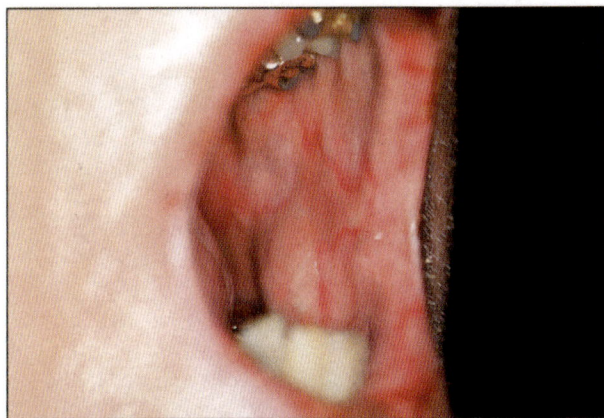

图 2-6　急性移植物抗宿主病。唇和颊黏膜糜烂

病无法区别的组织病理学变化。对这种现象的一种可能解释就是这 2 种疾病的病理生理学改变是由相同的效应细胞——T 淋巴细胞介导性。两者活组织检查中均可见到人类白细胞抗原（HLA）-DR 在角质形成细胞和浅表血管丛的内皮细胞表达，表皮内出现细胞毒性 / 抑制性 T 细胞，真皮炎性浸润中显著的辅助 / 诱导 T 细胞。另有研究发现皮肤和直肠活组织检查对预测治疗反应均无预测价值。尽管存在诸多争议，仍然对患者常规进行皮肤活组织检查。据我们所知，对此类患者临床处理，皮肤活组织检查即使有价值也非常小。

（二）慢性移植物抗宿主病

慢性移植物抗宿主病发生在 25%～50% 的患者，通常继发于急性移植物抗宿主病，但也可能一开始发病就表现为慢性移植物抗宿主病。慢性移植物抗宿主病在急性移植器官抗宿主病发作平均 4 个月后发生，但皮肤移植物抗宿主病（cGVHD）样的表现可能早在移植后 40 d 即可出现。几乎所有的皮肤移植物抗宿主病病例均有皮肤受累，90% 的患者累及口腔。两者均可自发发生，或被一些因素激活，特别是紫外线照射、物理创伤、带状疱疹或伯疏螺旋体（Borrelia）感染。临床上，慢性皮肤移植物抗宿主病可分为苔藓样或硬皮病样病变。苔藓样期可能早于硬皮病样期。但也有研究发现苔藓样和硬皮病样皮肤移植物抗宿主病是各自独立发生的，没有先前苔藓样期的病变也可直接发生真皮硬结。此过程一开始表现为全身性红斑或紫罗兰色皮疹，并进展为伴有皮肤硬化性紧绷的皮肤异色病（图 2-7A 和 B）。丘疹鳞屑亚型移植物抗宿主病也有报道，包括银屑病状、角化病毛发样和皮脂缺乏型，极少数移植物抗宿主病亚型表现为自身免疫性结缔组织病（如皮肌炎和红斑狼疮）的特征。最近湿疹样移植物抗宿主病也有报道。

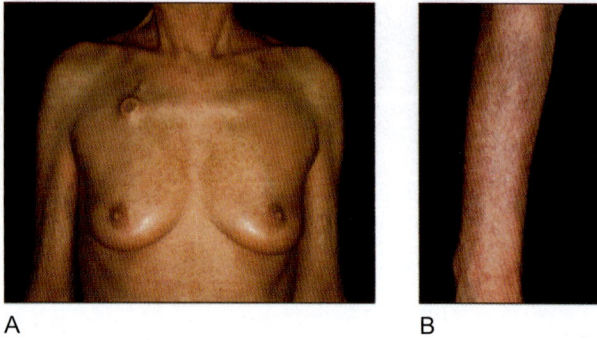

A　　　　　　　　　　　　　B

图 2-7 （A 和 B）慢性移植物抗宿主病。皮肤色素沉着和鳞屑

所谓的早期皮肤移植物抗宿主病可见于苔藓样病变中。病变呈红斑状或紫罗兰色丘疹或斑块，伴有鳞屑性表面，有时形成大的融合性区域。这些特征性的紫罗兰色硬化的丘疹和斑块类似扁平苔藓。眼眶周围区域、耳、手掌和足底是最常见的受累部位。在一些病例，苔藓样丘疹可发生在毛囊周围或局限在一个皮区。有时，中央的大水疱与小水疱相通，

当发生在手部时类似出汗不良症。扁平苔藓样移植物抗宿主病也可发生于指（趾）甲伴有甲萎缩和翼状胬肉，并且，累及生殖器者有包茎或阴道狭窄的危险。组织学上，真皮浅层淋巴细胞浸润伴有中度淋巴细胞外排现象，类似急性移植物抗宿主病。在真皮，浸润有时发生在神经周围。表皮增厚，棘层肥大，角化不全性角化过度，颗粒层增厚，不同程度的角质细胞坏死，有时可见卫星细胞坏死（图 2-8A 和 B）。最近研究表明，具有所有苔藓样移植物抗宿主病组织学标准的患者更可能会死于移植物抗宿主病。

所谓的晚期皮肤移植物抗宿主病对应于硬皮病样病变。硬皮病样移植物抗宿主病（ScGVHD）具有多种临床病理形态，包括类似硬斑病、硬化性苔藓、嗜酸性筋膜炎的病例（图 2-9）。弥漫型硬皮病样移植物抗宿主病与深在性纤维化和关节挛缩相关。3 种主要的形态硬化型包括表皮全层型、斑块状和皮肤深部型。活组织检查可见表皮基底层空泡变性和一些坏死的角质形成细胞，提示界面性皮炎，但组织学上不足以归类为苔藓样病变。有数名学者认为硬皮病样移植物抗宿主病中空泡变性是一种少见现象，若出现可能提示该病仍处于进展的早期阶段。同时，会出现明显的表皮萎缩，附属器结构逐步破坏，表皮真皮连接处线性化（linearization）和浅表胶原纤维化。纤维化和皮肤附件结构破坏通常见于真皮，纤维化可延伸至皮下脂肪组织。角质形成细胞体积

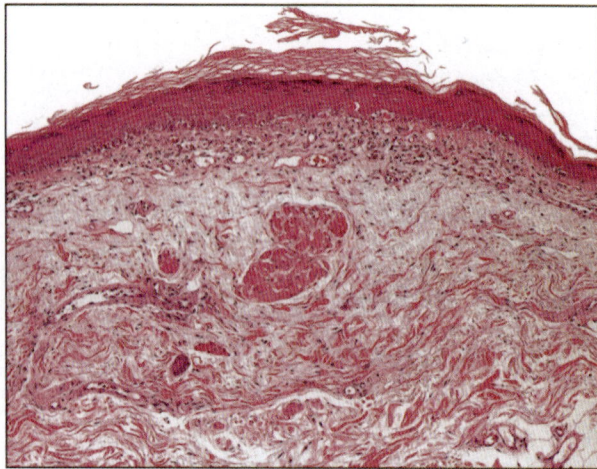

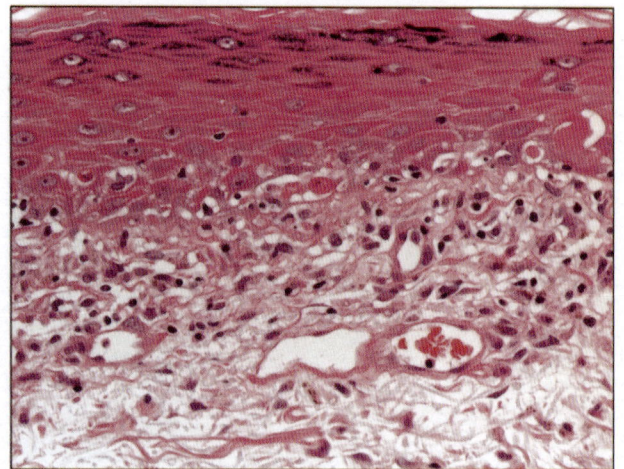

A　　　　　　　　　　　　　　　　　　　　　B

图 2-8 （A 和 B）慢性移植物抗宿主病。苔藓样界面性皮炎。可见多个坏死的角质形成细胞及卫星细胞坏死

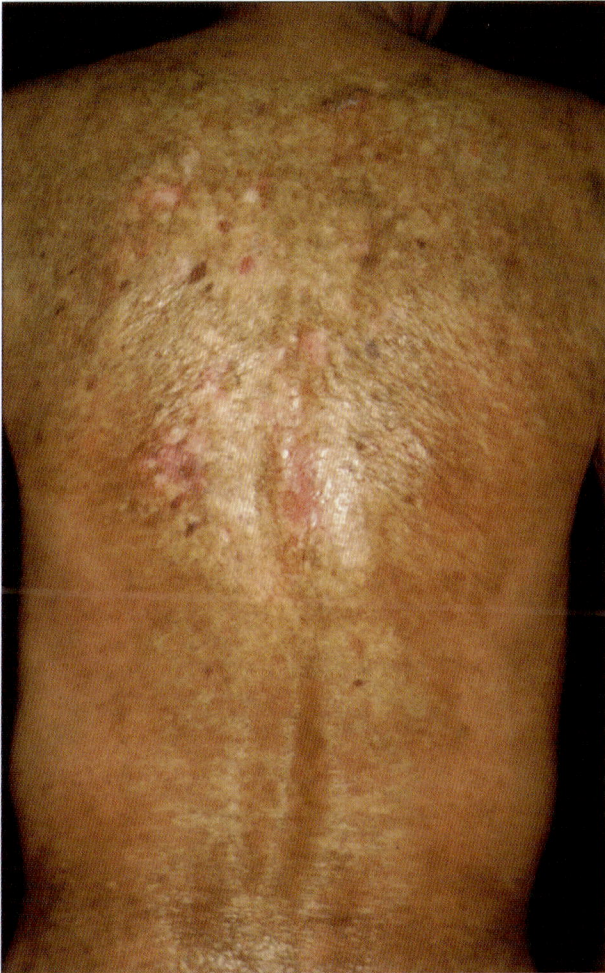

图 2-9　慢性移植物抗宿主病。丘疹和硬皮病样改变

小，扁平，含有黑色素。空泡变性和坏死的角质形成细胞很少，多位于基底层（图 2-10A 和 B）。真皮内稀疏的毛细血管周围炎性细胞浸润，无毛细血管周硬化。最终，慢性移植物抗宿主病患者活组织检查标本中可见颗粒状 IgM 沉积于真皮表皮连接处。

多达 75% 的硬皮病样移植物抗宿主病患者皮肤出现类似嗜酸性筋膜炎的波纹状纤维化。这一特征可能是病程加重的标志。硬化性苔藓样病变、硬斑病样病变、波纹状皮肤的出现以及间隔纤维化和筋膜炎的组织学表现提示硬皮病样移植物抗宿主病的硬化可能启动，可影响皮肤各层，并可延伸累及全层皮肤、皮下组织，甚至筋膜。临床上，皮下受累的患者通常出现波纹状皮肤，提示如果活组织检查取材不够深，这一组织学表现可能无法观察到。

皮肤异色病在首次皮肤移植物抗宿主病报道中被描述为一种常见的表现（图 2-11A ～ D）。然而从此很少被描述，尽管超微结构研究结果中可见膨大的真皮毛细血管。有报道硬皮病样移植物抗宿主病患者空泡腔隙中可见黏蛋白沉积。

硬皮病样移植物抗宿主病患者可出现豹纹状皮疹（广泛的界限清楚的色素斑），这些色素改变几乎总是先于显著硬化的发生，并且非常具有特征性。组织学表现为真皮网状层硬化，表皮轻度空泡变性，无苔藓样疹的其他表现。毛囊受累更常见于苔藓样皮肤移植物抗宿主病患者，但在硬皮病样移植物抗宿主病第 1 阶段可见毛囊角化病。随着疾病进展，毛囊角化病消失，并且不伴随于豹纹状皮疹。组织

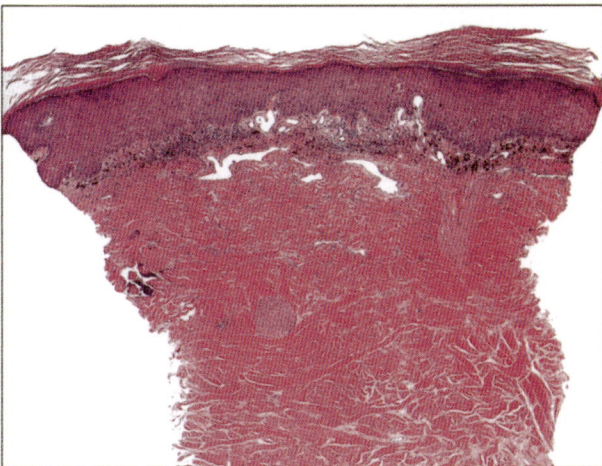

A

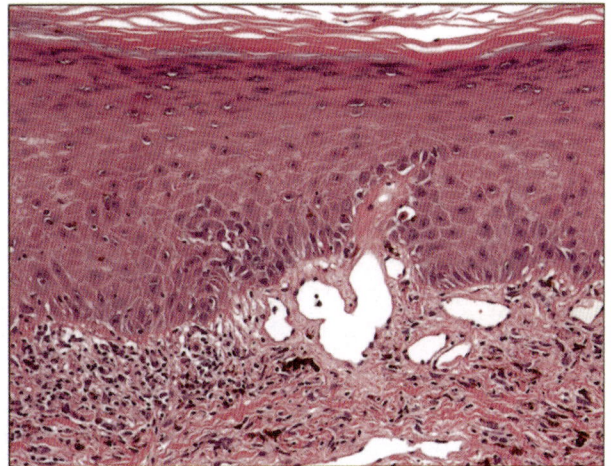

B

图 2-10 （A 和 B）慢性移植物抗宿主病。苔藓样淋巴细胞浸润，真皮纤维化 / 硬化。可见扩张性血管、噬黑素细胞和坏死的角质形成细胞

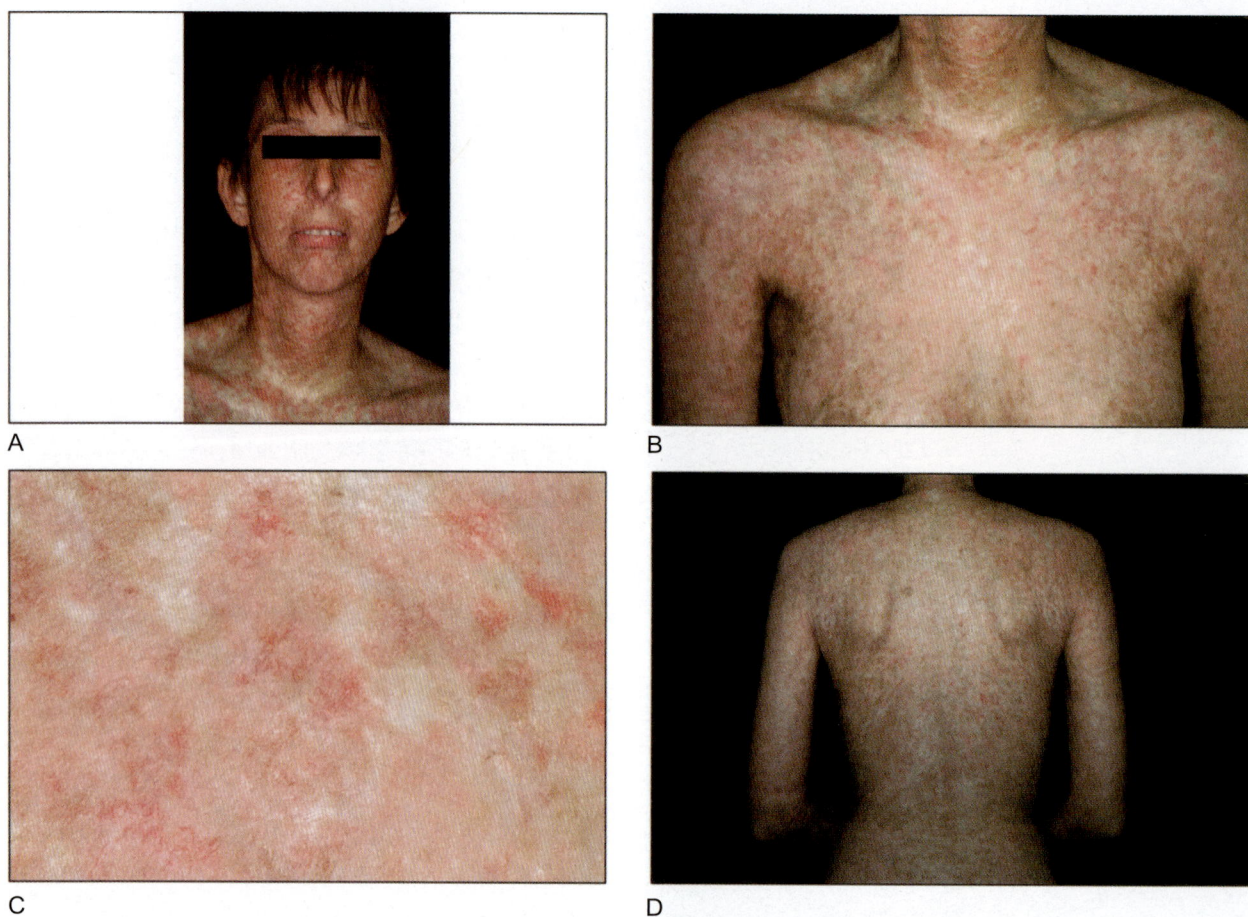

图 2-11（A ~ D）慢性移植物抗宿主病。硬皮病样和皮肤异色病样特征

学上，毛囊角化病与表皮和毛囊壁空泡变性的出现有良好的相关性。

大多数的皮肤移植物抗宿主病患者可观察到口腔病变。皮肤移植物抗宿主病的皮肤黏膜改变在临床上表现为多种类型的皮肤病，包括扁平苔藓、苔藓样疹、干燥综合征、硬斑病、硬皮病和硬化性苔藓。苔藓样病变常累及所有黏膜表面，形成显著的网状和丘疹样形态；舌的病变常呈斑块状。溃疡性病变并不常见，如果出现，则多位于颊黏膜、上腭和舌背侧。口腔黏膜萎缩也可发生，散布于角化过度的区域。皮肤移植物抗宿主病累及涎腺表现为口腔干燥症状加重，并且伴有唾液免疫球蛋白水平降低和口腔感染发病率增高。唇活组织检查标本常用于移植物抗宿主病的诊断和明确分期，需要注意唇活组织检查标本需包含黏膜和涎腺组织。涎腺活组织检查所见与移植物抗宿主病的表现及临床严重性相关，也可用于评估治疗方法的有效性。移植物抗宿主病

患者涎腺分泌物的定性和定量改变提示局部免疫被抑制，导致糜烂性溃疡性黏膜病变发生，使念珠菌和革兰阴性厌氧菌得以进入而感染。

湿疹样移植物抗宿主病是一种侵袭性慢性皮肤病，需要充分的免疫抑制治疗才能控制病情，大多数预后不良。移植物抗宿主病的组织学特征与皮炎改变并存。卫星细胞坏死、角化不全细胞出现、淋巴细胞外排现象提示移植物抗宿主病反应，表皮棘细胞层水肿反映了湿疹的临床表现。真皮改变不明显，常表现为血管周少量淋巴细胞浸润，并伴有嗜酸性粒细胞。

五、移植患者感染

免疫抑制药物和治疗方法的进步延长了移植受者的存活时间。但移植患者的免疫抑制程度与感染的严重程度明显相关。皮肤感染是移植患者致病和死亡的主要原因，可由病毒、细菌或真菌引起。移

植后皮肤感染的临床处理极具挑战性，往往需要及时治疗。

（一）移植患者病毒性皮肤感染

病毒性皮肤感染在器官移植受者十分常见。病毒性皮疹表现为斑块或丘疹。多数病毒性皮疹无特异性组织学表现。常见基底层空泡变性，有时也可见到角化不良的角质形成细胞和血管周围少量淋巴组织细胞浸润。真皮出血不常见于药物引起的反应，但可出现于一些病毒性皮疹。

水痘带状疱疹病毒（VZV）（又称为带状疱疹病毒）可发生于 10% 的实质器官移植受者，并有自限性倾向。免疫抑制患者带状疱疹的发生率增加 20 ～ 100 倍，病变的严重程度亦增加。在加拿大一所医疗中心的回顾资料中，实质器官移植后带状疱疹的总体发生率是 8.6%，发病的中位时间为 9 个月；这些患者的带状疱疹伴有皮肤瘢痕形成（18.7%）和疱疹后神经痛（42.7%）的高度发生率。水痘带状疱疹病毒复活主要表现为胸神经支配区皮肤水疱状感染，通常称为带状疱疹（图 2-12A 和 B）。组织学上可见表皮内气球样角质形成细胞和真皮淋巴细胞浸润（图 2-13A ～ C）。播散性带状疱疹可发生于一个或多个皮区，伴有痂皮和瘢痕形成（图 2-14A ～ C）。尽管非常少见，移植患者原发性水痘带状疱疹病毒感染未经治疗可发生播散，引起出血性肺炎、肝炎或脑炎。免疫力低下的患者，可发生复发性带状疱疹。水痘带状疱疹病毒的诊断由临床上做出，常规实验室检查没有帮助，但可行察恩柯

（Tzanck）涂片检查。最终的水痘带状疱疹病毒感染诊断是通过病毒培养获得。单克隆抗体免疫荧光染色可能有助于确定水痘带状疱疹病毒感染或复活。血清学检查可提供水痘带状疱疹病毒感染的回顾性诊断。

单纯疱疹病毒复活是移植患者的常见问题。器官移植受者单纯疱疹病毒感染常表现为口腔、肛门和生殖器的病变（图 2-15）。50% ～ 66% 的血清学阳性的肾脏异体移植受者移植后 5 ～ 14 d 可检测到单纯疱疹病毒脱落，尽管仅 15% ～ 45% 的受者会发生小囊泡或溃疡等症状（图 2-16）。通常疱疹性小囊泡从浅层破裂，簇状糜烂和溃疡形成。免疫抑制患者，溃疡可增大，融合，转为慢性，颗粒状，愈合缓慢。感染可并发于严重的食管炎、支气管肺炎和脑炎。皮肤广泛播散性单纯疱疹病毒感染不常见，但与高病死率相关。单纯疱疹病毒感染也可引起多形性红斑，病变具有同心圆状多彩改变（靶样病变）特征，对称性分布，主要位于四肢和肢端。单纯疱疹病毒感染的诊断可通过直接观察其特征性病变做出，但最终活动期感染的诊断则依赖于囊泡液、黏膜拭子、脑脊髓液或尿液的培养。也可应用这些标本的细胞直接免疫染色，采用与荧光染料偶联的单纯疱疹病毒 -1 和单纯疱疹病毒 -2 抗原特异性单克隆抗体。察恩柯涂片可见气球样角质形成细胞或巨细胞，但对单纯疱疹病毒并非特异性。分子技术，如多聚合酶链反应（PCR）已用于检测疱疹性脑炎、角膜感染和皮肤病变（包括单纯疱疹病毒相关的多形性红斑）中的单纯疱疹病毒。

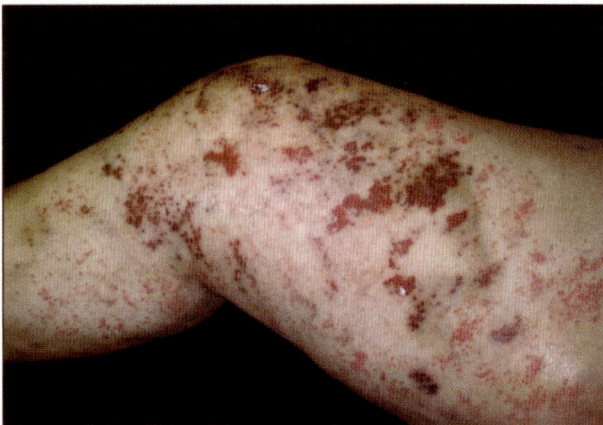

A

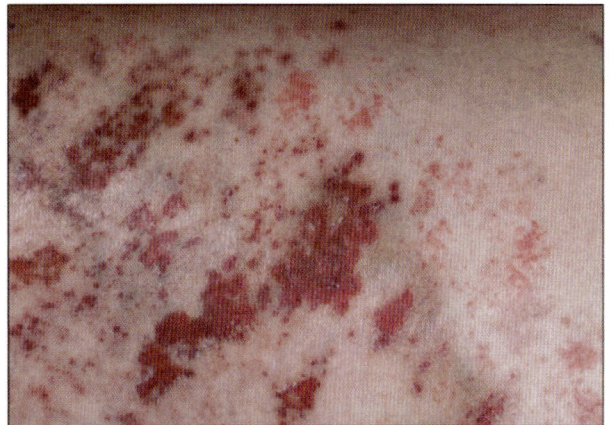

B

图 2-12 （A 和 B）肾移植患者严重的出血性带状疱疹累及腰神经皮区

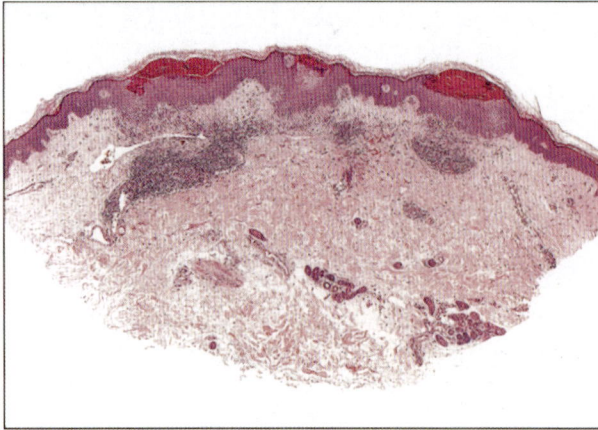

A

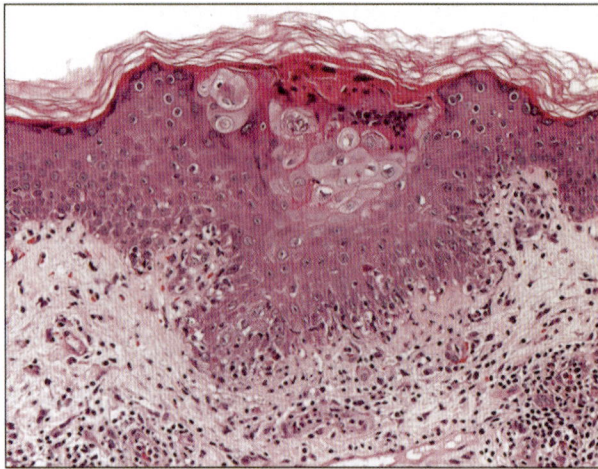

B

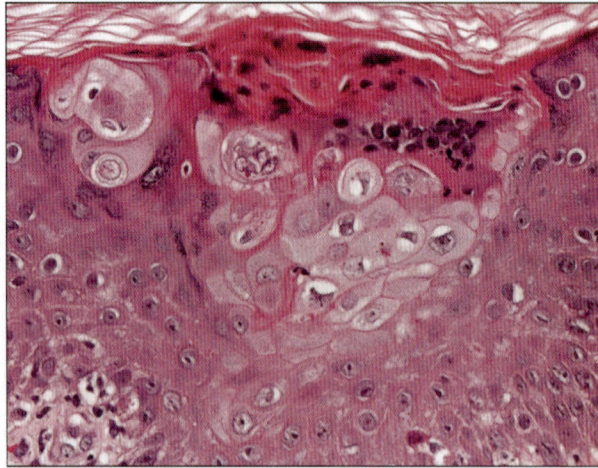

C

图 2-13（A ~ C）肾移植患者，带状疱疹表皮内可见气球样变角质形成细胞，真皮内淋巴样细胞浸润

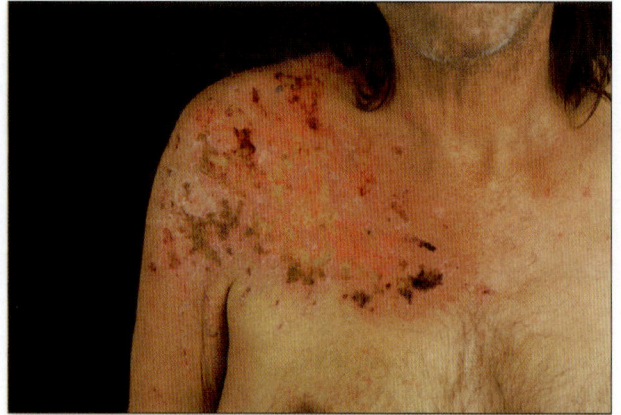

A

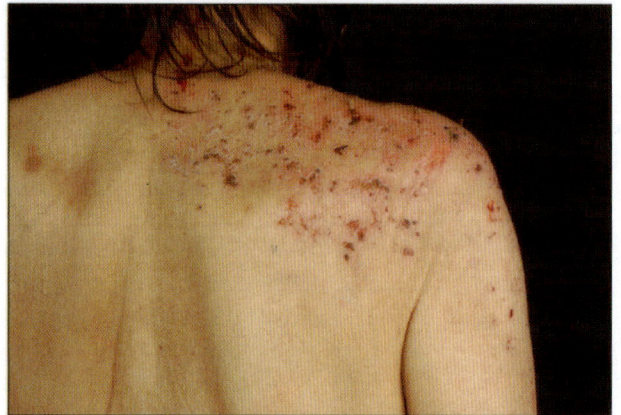

B

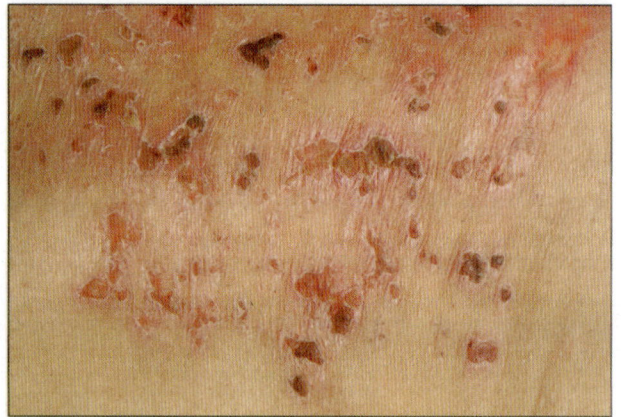

C

图 2-14（A ~ C）肝移植患者，坏死性带状疱疹伴有痂皮和瘢痕形成

　　器官移植受者巨细胞病毒（CMV）感染的来源包括潜伏病毒的复活或供体携带病毒。症状性巨细胞病毒感染发生在 20% ~ 60% 的移植受者，此类感染也是移植患者病死率及发病率的主要原因。症状性病变的高危因素是血清学阳性的供者匹配给血清学阴性的受者。巨细胞病毒原发性感染或复活可导致无症状性病毒脱落甚至致死性多器官受累。患者可表现为单核细胞增多症综合征，伴有发热、乏力、白细胞减少和斑疹，或进展性肺炎、肝炎、胃肠炎

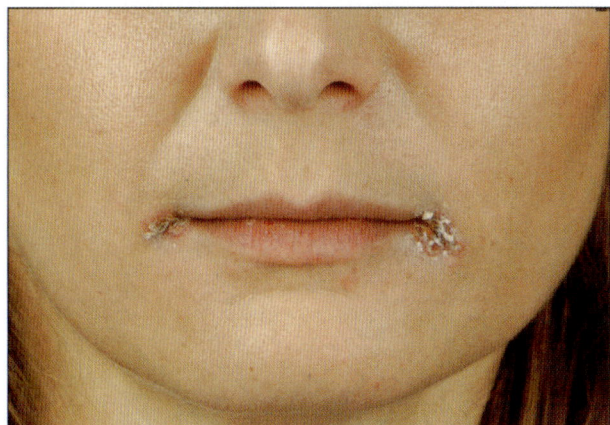

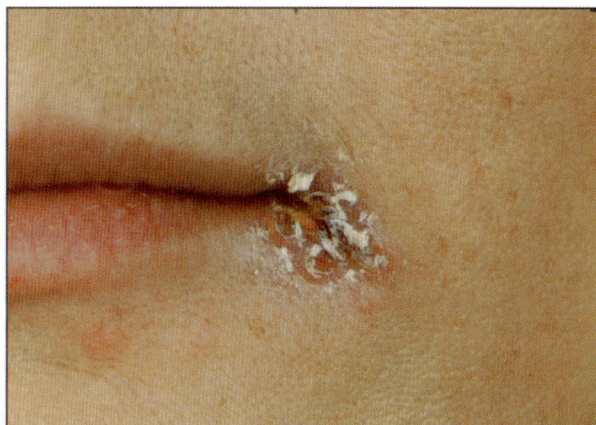

图 2-15 （A 和 B）肾移植患者，口角炎

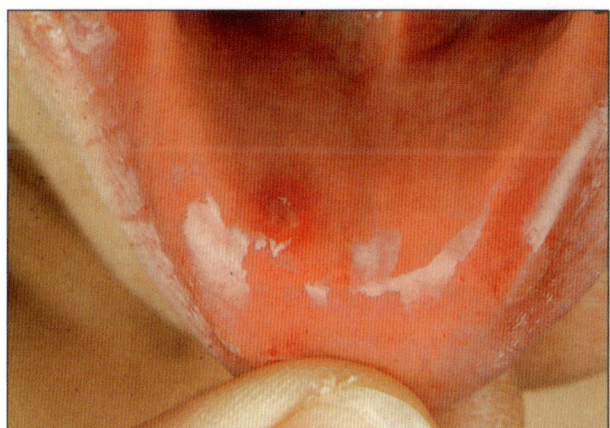

图 2-16　肾移植患者，口腔单纯疱疹病毒感染

和视网膜炎。皮肤受累可发生于 10%～20% 的系统性巨细胞病毒感染患者，并且是预后较差的一种标志。皮肤病变是非特异性的，可包括溃疡、麻疹样皮疹、瘀斑、紫癜性出疹、坏死性丘疹和水疱大疱性出疹。慢性巨细胞病毒感染与器官排斥风险相关，也可造成移植受者细菌和真菌感染的风险增高。组织学内皮细胞可见大的核内包涵体并伴有核周空晕。确诊需要证实皮肤、尿液、咽喉洗液和红细胞沉降率棕黄层病毒的存在。血清学检查也有助于确定既往巨细胞病毒感染暴露，但移植受者保持增加抗体反应的能力可能会减弱。定性巨细胞病毒 PCR 分析检测巨细胞病毒 DNA 十分敏感，很多移植中心常规用于诊断活动性巨细胞病毒疾病，筛选优先治疗的患者，监测抗病毒治疗反应。

　　尽管移植患者可发生来源于移植组织的原发性人类疱疹病毒（HHV-6）感染，但移植患者活化

人类疱疹病毒 -6 感染最常见的原因是潜伏病毒复活。据报道可发生于 38%～60% 的骨髓移植受者和 31%～55% 的实质器官移植受者。与儿童期的幼儿急疹有关，可能是成年人单核细胞增多症综合征的病毒原因之一。一项研究表明，异体骨髓移植后，在直肠和（或）皮肤活组织检查标本中发现人类疱疹病毒 -6 DNA 者，其发生移植器官抗宿主病的风险增高。

　　爱泼斯坦 - 巴尔病毒（EB 病毒，EBV）（人类疱疹病毒 -4）与传染性单核细胞增多症、伯基特（Burkitt）淋巴瘤、口腔毛状白斑与鼻咽癌密切相关。EB 病毒经唾液排出，通过密切接触传播，常感染年轻患者。口腔毛状白斑表现为舌外侧缘边界不清的角化区域，皱缩或呈"毛状"表现，是强烈免疫抑制的征象。EB 病毒最严重的并发症是移植后淋巴组织增生病（PTLD），这是一种众所周知的器官移植并发症（见"第十章 移植后淋巴组织增殖性疾病病理及发病机制"）。尽管大多数移植后淋巴瘤为 B 细胞来源，移植后原发性皮肤 T 细胞淋巴瘤也有报道，表现为面部和胸部的肿瘤。

　　人乳头状瘤病毒（HPV）是移植受者一种常见的感染病毒。疣可出现于移植后数年，并在此期间持续增长和繁殖（图 2-17A 和 B）。移植受者人乳头状瘤病毒感染也非常重要，因为它与某些皮肤癌的发生有关，特别是鳞状细胞癌（SCC）。器官移植受者良性、癌前病变和恶性皮肤病变中可检测到极其多样的人乳头状瘤病毒类型，主要是疣状表皮发育不良相关人乳头状瘤病毒亚型（图 2-18A 和 B，图 2-19A 和 B）。

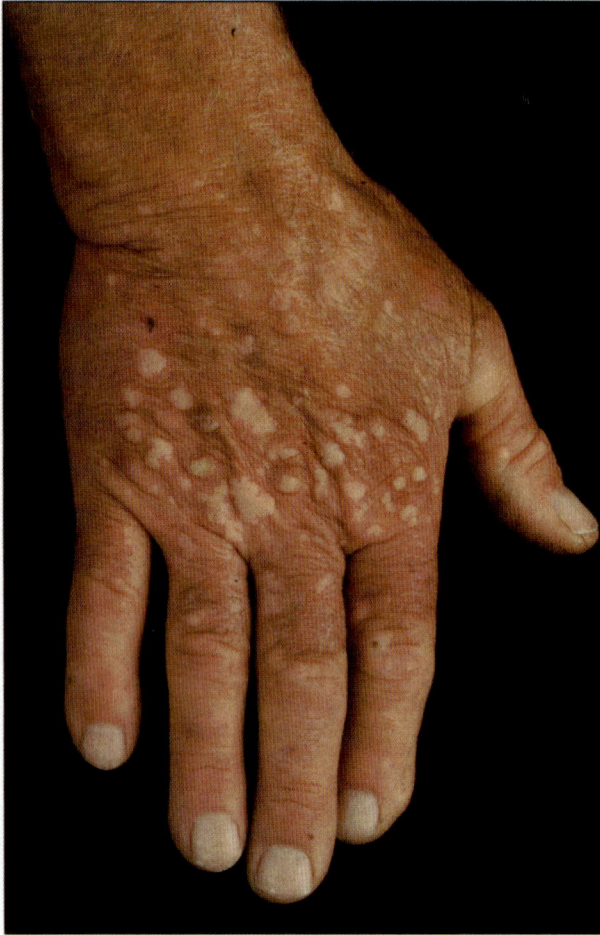

A

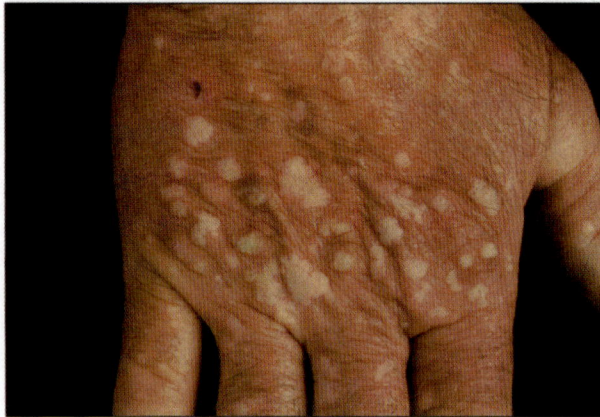

B

图 2-17（A 和 B）肾移植患者可见大量寻常疣

（二）移植患者细菌性皮肤感染

全身性细菌感染是移植患者致病和致死的主要原因。移植后第 1 个月，抗生素耐药菌株（万古霉素耐药的肠球菌和甲氧西林耐药的金黄色葡萄球菌）引起的伤口感染逐渐增多。除了伤口感染，细菌引起的临床病变还包括脓疱疮、毛囊炎、脓肿、蜂窝组织炎和疖。与正常组织一样，A 组链球菌和金黄色葡萄球菌是最常见的病原菌。金黄色葡萄球菌感染可表现为脓皮病，但有报道肝移植后可发生葡萄球菌性烫伤样皮肤综合征（葡萄球菌性莱尔综合征）及中毒性表皮坏死松解症。

少数情况下，埃希菌、军团菌、诺卡菌和沙门菌也可感染移植受者。非典型分枝杆菌感染（堪萨斯分枝杆菌、龟亚科分枝杆菌、偶发分枝杆菌、海分枝杆菌）是一种罕见的并发症，可发生在移植后数月至数年，病变可累及皮肤、肌腱滑膜和（或）四肢关节。器官移植受者皮肤病变多位于四肢，表现为对称性皮下和肌腱滑膜肉瘤样病，未见全身性（内脏性）病变的报道。

（三）移植患者真菌性皮肤感染

器官移植受者的感染风险明显高于一般人群，因为免疫抑制治疗以及移植器官的功能恢复延迟。真菌感染通常发生在移植后 2 个月内，常见的感染部位包括手术缝合处、皮肤、食管和泌尿道。常见的真菌包括念珠菌和曲霉菌。尽管随着预防措施的实施，真菌感染有所减少，但它们仍是致病和致死的重要原因。

虽然侵袭性念珠菌病发病率已降低，但念珠菌属仍是真菌感染最常见的病原体，以白色念珠菌最多。口腔念珠菌感染可表现为上述数种类型之一，最常见的表现是假膜（易剥离的白色斑块），其他少见的临床表现包括慢性增生型（不易擦去的黏膜白斑样斑块）、红斑型（斑片或弥散性红斑）和口角炎（图 2-15A 和图 2-15B）。本质上为红斑和斑丘疹的皮肤病变可能是播散性念珠菌病的首要证据。

随白色念珠菌之后，曲霉菌属是第二常见的人类机会性真菌感染的病原体。肺是最常见的感染部位，皮肤可为原发也可为继发。继发性皮肤曲霉菌病可能是血源性播散的结果，或是邻近解剖结构的病变延伸至皮肤，表现为出疹性斑丘疹，少数情况下，原发性皮肤曲霉菌病可表现为出血性大疱或硬结状、红斑状、紫罗兰色斑块，并可进展为坏死性溃疡，伴有黑色结痂。最近报道，有一种新的机会性曲菌——焦曲菌（Aspergillus ustus）感染实质器官移植受者。

其他真菌，如隐球菌、甄氏外瓶霉菌（Exopbiala jeanselmei）、皮炎瓶霉菌（Wangiella dermatitidi）

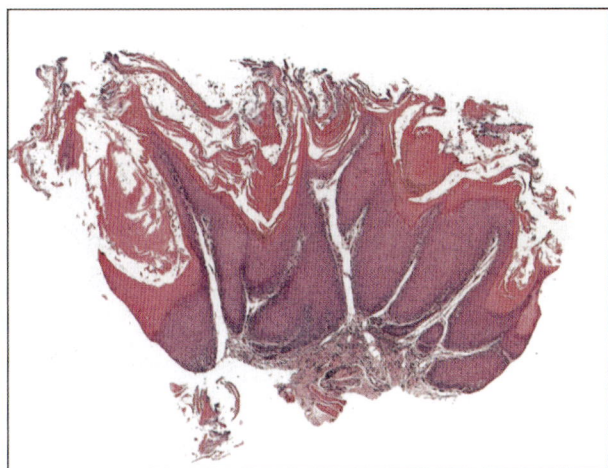

A

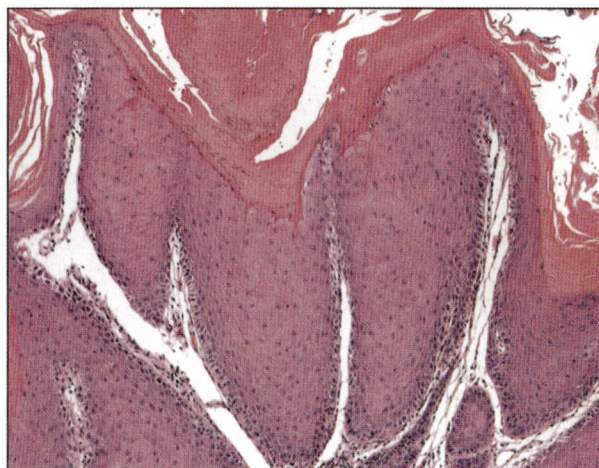

B

图 2-18 （A 和 B）骨髓移植患者舌寻常疣

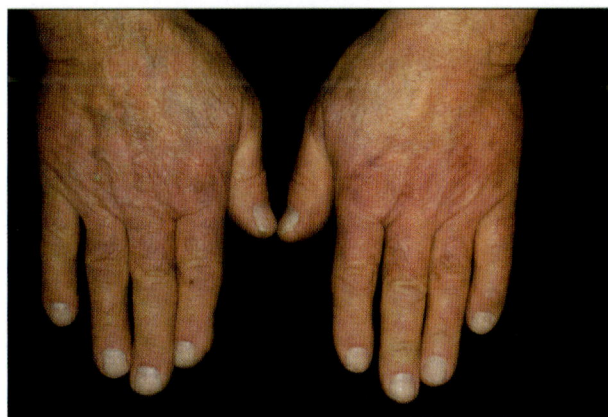

A

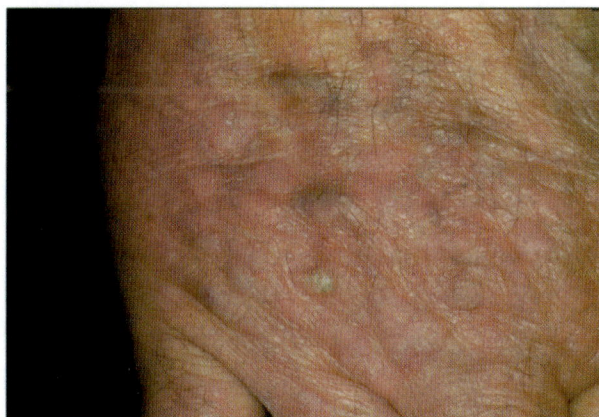

B

图 2-19 （A 和 B）肾移植患者日光性角化病和人乳头状瘤病毒相关扁平疣

或链格孢属，很少有皮肤感染报道。器官移植患者皮肤隐球菌病最常见的表现是细菌性蜂窝织炎。皮肤隐球菌病可为播散性感染，其本身也可表现为红斑状隆起、结节状硬化、囊性突起、肉芽肿、痤疮样丘疹或脓疱、结痂性或浸润性斑块、溃疡。生活在地方性组织胞浆菌病、球孢子菌病和芽生菌病感染地区的器官受者，免疫抑制后具有原发感染或复活的风险。皮肤受累是最常见的播散征象之一，对此类患者应及时采取治疗措施。

移植受者皮肤真菌感染可引起严重的皮肤病变，包括体癣、足癣、头皮感染和指甲感染。局灶性病变通常发生在面部和臀部。指甲感染和多指甲受累更常见于免疫低下者。花斑糠疹在移植患者也有更高的感染率。

六、皮肤癌

现已证实移植患者皮肤癌的发病率增高，其中最常见的恶性肿瘤包括鳞状细胞癌（SCC）、基底细胞癌（BCC）、黑色素瘤、卡波西肉瘤（Kaposi 肉瘤，KS）和移植后淋巴组织增殖性疾病（PTLD）。此外，还证实这些恶性肿瘤在免疫抑制的患者侵袭性更强、发病率更高。皮肤恶性肿瘤发病率增高和侵袭性增强，一部分可能原因是致癌微生物感染、免疫监视缺失和 DNA 直接损伤。

值得注意的是，约 25% 的患者在移植后 5 年内发生第一个鳞状细胞癌，多位于身体的日光暴露部位，其发病率是非移植患者的 60 ~ 100 倍（图 2-20A 和 B）。危险程度最高的移植患者为心、肾和肝受者。发生鳞状细胞癌的危险因素包括鳞状细胞癌病史，Ⅰ型、Ⅱ型或Ⅲ型 Fitzpatrick 皮肤，年龄增长，人乳头状瘤病毒感染（人乳头状瘤病毒 −5、人乳头状瘤病毒 −8、人乳头状瘤病毒 −16 和人乳头状瘤病毒 −18）、紫外线暴露史（图 2-21）。有趣的是，最后两个因素之间相互具有负影响，已证实紫外线暴露可灭活人乳头状瘤病毒的 E6 蛋白，从而限制其致癌潜能，这一有趣现象需要进一步研究加以证实。鉴于鳞状细胞癌的发生需要一定的时间过程，因此可能移植后即激活了其致癌连锁反应。组织学上，器官移植患者的鳞状细胞癌与其他人群鳞状细胞癌相似，表现为来源于表皮的鳞状上皮细胞巢，并向真皮内延伸。其细小的差异也有报道，包括梭形细胞增多、皮肤棘层松解改变、早期真皮浸润、伴或不伴结缔组织增生的浸润性生长方式、伴有癌的鲍恩病（Bowen 病）以及诊断时就已经存在深层浸润。鳞状细胞癌的腮腺转移率较高，可能与头颈部发病

率较高、浸润较深和免疫抑制有关。器官移植患者鳞状细胞癌的处置已有详细介绍，必须强调的是要采取更积极的治疗，更频繁的检查，及时采取活组织检查以及结合影像学结果考虑。

移植受者基底细胞癌的发病率增高 10 倍。这一增高不像其他皮肤恶性肿瘤那样重要，所以笔者认为免疫系统在调控这一恶性肿瘤中并没有那么至关重要。最近发现的一个差异就是移植患者基底细胞癌表浅成分增加。组织病理学表现很少有差别，均表现为由基底细胞巢或岛构成，外周细胞呈栅栏状排列。核深染，可有异型性，核分裂象易见，细胞质稀少，细胞凋亡和坏死率增高。与鳞状细胞癌一样，器官移植患者的基底细胞癌需要更积极的治疗。

有报道移植患者黑色素瘤发病率增高 3.8 ～ 8 倍。比预想值更高比例的肿瘤来源于异型增生痣（或发育异常痣，dysplastic nevi），令人怀疑可能主要是免疫抑制功能缺失所致。黑色素瘤的组织病理学

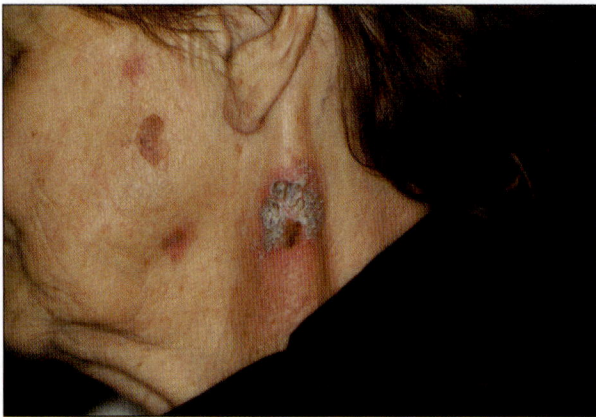

A

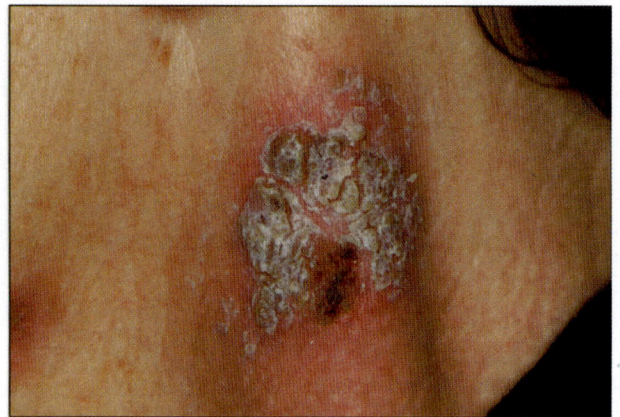

B

图 2-20 （A 和 B）肾移植患者日光性角化病并进展为浸润性鳞状细胞癌

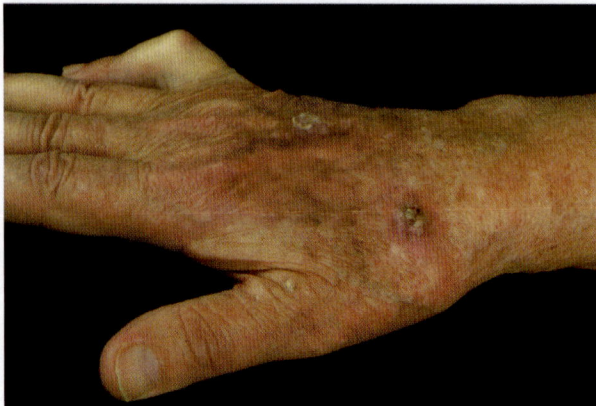

A

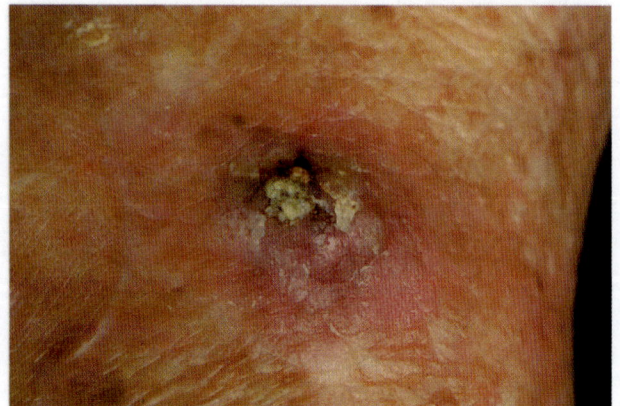

B

图 2-21 （A 和 B）肾移植患者日光暴露皮肤的鳞状细胞癌

诊断复杂且进展多，虽然 van Dijk 等对黑色素瘤做了一个详细的综述，但器官移植患者黑色素瘤特异性的组织学表现还没有专门的介绍。器官移植患者黑色素瘤处理中建议降低免疫抑制的程度，但这是一个复杂的临床问题，需要多方面的检查分析以及与患者的沟通。

卡波西肉瘤与人类疱疹病毒 −8 感染有关，是一种肾移植后相对常见的恶性肿瘤，最近报道其发病率是非移植患者的 500 ～ 1000 倍，常发生在移植后 16 个月左右。属于医源性卡波西肉瘤，被认为继发于所用的免疫抑制药。组织学上，医源性卡波西肉瘤与其他卡波西肉瘤没有明显的区别，胶原纤维背景中，梭形细胞呈相互编织的束状排列，其间可见血管裂隙样腔隙。常见红细胞外溢和含铁血黄素沉积的巨噬细胞。对于浅表性病变的患者停用免疫抑制药后不会出现严重的肾功能不全。

移植后淋巴组织增殖性疾病是一种已知的实质器官或骨髓移植并发症。异体移植受者移植后淋巴组织增殖性疾病总体的发病率各不相同，取决于器官移植的类型、免疫抑制治疗的程度和患者的年龄（见第十章 移植后淋巴组织增殖性疾病病理及发病机制）。皮肤病变较内脏病变有更好的预后，可表现为溃疡、结节或红斑。通常情况下，皮肤的移植后淋巴组织增殖性疾病表现为 EB 病毒介导性 B 淋巴细胞增生，组织学上呈增生或恶性淋巴瘤改变。尽管大多数移植后淋巴组织增殖性疾病来源于 EB 病毒转染 B 细胞的异常增生，也可发生 EB 病毒阴性的移植后淋巴组织增殖性疾病和 T 细胞来源的移植后淋巴组织增殖性疾病，特别是移植 1 年之后发生的移植后淋巴组织增殖性疾病。

移植患者也可发生梅克尔细胞癌（Meckel 细胞癌）、血管肉瘤、纤维黄色瘤、疣状癌和转移性疾病，但还没有相关的大规模研究，因此我们只能提及上述观察到的现象。

七、复合组织异体移植病理学

复合组织异体移植（CTA）是一种相对较新的异体移植领域，主要针对各种严重的组织或肢体缺损进行的外科治疗，包括手移植、腹壁移植和颜面移植。复合组织异体移植通常包含皮肤，用来监测移植功能障碍和（或）排斥的迹象。皮肤可表现为红斑、水肿、皮疹、脱屑、溃疡或坏死。皮肤活组织检查可用于监测急性细胞排斥反应，迄今为止，已提出多个分级方案来评估这种并发症。2007 年，在西班牙拉科鲁尼亚召开了由全世界范围内在临床复合组织异体移植方面有经验的病理医师和临床医师参加的班夫会议，确定了一个公认的组织学分类标准（表 2-1）。组织学上，皮肤活组织检查表现为单个核细胞（小或大淋巴细胞、巨噬细胞）浸润，常伴有中性粒细胞（图 2-22）。浸润可累及表皮、皮肤附件结构和真皮，位于血管周围和（或）间质内（图 2-22）。也可出现棘细胞层水肿、角质形成细胞凋亡、角化不良和坏死（图 2-22）。可出现嗜酸性粒细胞，但此细胞成分不计入分级。急性体液排斥尚未在复合组织异体移植排斥中有一致性描述，因此没有出现在班夫分类中。伴有供者人类白细胞抗原特异性抗体以及血管炎、中性粒细胞趋化、坏死等组织学表现的病例需要评估是否出现 C4d 沉积。

复合组织异体移植中的慢性排斥目前还没有准确定义。目前，已观察到复合组织异体移植皮肤中

表 2-1 2007 年班夫含复合组织异体移植器官的皮肤病理学分类

0 级		无或少量炎性细胞浸润
I 级	轻度	轻度血管周围炎症细胞浸润，未累及被覆表皮
II 级	中度	中度到重度血管周围炎，伴或不伴轻微的表皮和（或）附件受累（定义为棘细胞层水肿和淋巴细胞外移），无表皮角化不良或凋亡
III 级	严重	重度炎症并累及表皮且伴有上皮细胞凋亡、角化不良和（或）角蛋白分解
IV 级	坏死性急性排斥反应	表皮或其他皮肤结构显著坏死

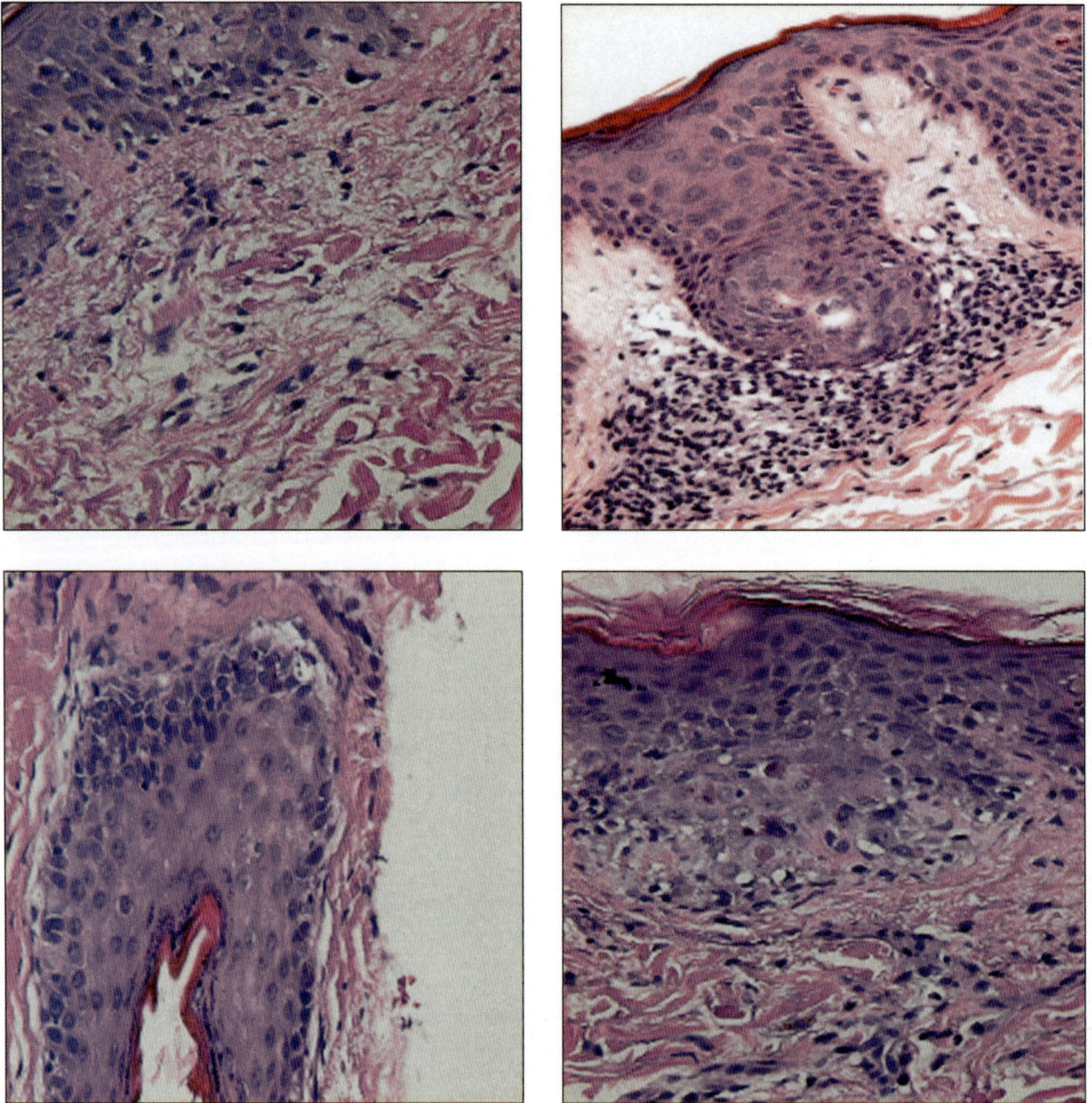

图 2-22　腹部异体移植患者皮肤活组织检查显微照片。左上：患者表现为早期急性细胞性排斥反应（1 级，轻度）伴轻度淋巴细胞浸润；患者表现为 2 级（中度）急性排斥反应伴皮下更多量炎症细胞浸润（右上）和皮肤附件受累（左下）；患者表现为局部角质形成细胞坏死的急性排斥反应（右下）（3 级，重度）。苏木素 - 伊红（HE）染色，原始尺寸放大 200 倍

对皮肤和附件的慢性损伤，但异体移植器官引起纤维化改变、损伤和萎缩的潜在的原因还没有很好的认识或辨别。免疫和非免疫病因重叠，同时引起皮肤慢性损伤。可观察到的改变包括真皮和皮下纤维化、血管狭窄伴有肌血管内膜增生、附属器减少、肌萎缩和指甲改变。

（译者　毛　莎）

CHAPTER 3

第三章 肾移植病理学

Volker Nickeleit M.D.

一、引言

目前，肾移植是世界上最常用的实体器官移植。自从掌握了基本的外科和免疫学问题后，肾移植发展成一个经济的、"常规的"治疗，不仅改善了患者的生活质量，也延长了各种病因导致的终末期肾疾病患者的生存期。

从大约 30 年前使用环孢素（CsA）开始，对同种异体肾移植受者的临床治疗中使用新的有效的免疫抑制药物，移植器官的存活率和患者的生存期不断地提高，特别是在移植后的第 1 年急性排斥反应发生率低，抗排斥反应治疗效果比较理想。移植器官 1 年存活率活体供肾（L）与标准的尸体供肾（D）

明显提高，活体供肾（L）与尸体供肾（D）的移植物生存率，从 1990 年的 91.3% 和 80.5% 提高到 2000 年的 94.2% 和 89.3%，10 年间移植物生存率分别提高了 2.9% 和 8.8%。然而同种异体移植的长期存活期没有特别提高，后期移植器官生存曲线总体没有改变。移植器官 5 年存活率从 1990 年的活体供肾的 76.1% 和尸体供肾的 58.8% 提高到 2000 年的 79.4% 及 68.2%，10 年间分别提高了 3.3% 和 9.4%（基本上反映了 1 年存活率的提高水平）。"早期"和"后期"移植器官存活率提高之间出现差异的原因有多种因素，不仅仅受到免疫抑制程度的影响，还有其他很多影响因素，包括：主要组织相容性复合物（MHC）

匹配情况、供者器官来源（尸体供者或活体供者）和供者器官的年龄、新发生的疾病（如高血压引起肾小动脉硬化症、钙调磷酸酶抑制药引起药物毒性）和复发的肾疾病(如肾小球肾炎、糖尿病肾病)。另外，急性排斥反应的数量和类型、供受者年龄和种族、受者对药物治疗的依从性都是影响长期疗效的重要因素。移植肾病理活组织检查样本的专业性评估对于优化同种异体肾移植的临床治疗具有关键性的作用。

很难针对同种异体移植功能障碍进行治疗，需要特别的专业知识。血清肌酐和血尿素氮水平，血尿或蛋白尿等移植器官"失功能（failure）"的临床症状体征，常常不完全地反映了移植器官的病理改变。为了做出明确的诊断并给予有效的治疗，同种异体肾移植的活组织检查通常被作为诊断的金标准。有研究证实，肾移植活组织检查修正了 27%～46% 临床诊断的病例，改变了 42%～83% 患者的治疗，阻止了对 19%～30% 移植受者的多余的免疫抑制治疗，凸显了病理形态学诊断的临床意义。由于肾移植放入髂窝，容易进行粗针穿刺活组织检查取样。为了在光学显微镜下和免疫荧光显微镜下正确解读，活组织检查样本量必须充分。所谓的 Banff 1997 年充分性标准只能被认为是能够做出有诊断意义的最低要求标准。在笔者看来，上述标准并非最好的实践指南。在早期 / 急性期同种异体移植功能障碍时，病变过程表现为活动性，并且对治疗干预有反应，形态学活组织检查诊断最有用。对移植器官功能不断恶化的患者进行后期移植活组织检查，获得的有用信息最少，常常只见到硬化的征象。

肾病理医师解读同种异体移植活组织检查，经常是在紧急的情况下，面对复杂的挑战：几种病变可能同时影响移植的器官；不够理想的组织选取和保存会影响诊断；而患者可能有多种有效、有时具有毒性反应的治疗方法也可选择，确定使用哪种治疗方法更要建立在准确的组织学诊断基础之上的。所有已知发生于自体肾脏的疾病都可见于移植肾脏，移植器官可新发或复发排斥反应外的病变，偶尔甚至在排斥反应基础上发生的。移植肾在供者体内作为自体肾已有了"第一次生命"，因此在进行移植时肾可能已经出现病变。

本章主要讨论最重要的、移植特有的形态学改变和病变。非移植特有的病变包括复发的和新发的

肾小球肾炎，其形态学改变与自体肾和移植肾相同。读者可以参考肾病理标准的教科书对所有非移植特有的改变的深入探讨。

二、同种异体移植器官的活组织检查和组织学评估

对自体的或移植的肾脏进行活组织检查是临床上采用的一种侵袭性操作，目的是进行形态学诊断，获取预后信息，并指导治疗。因此，一旦患者必须冒着风险进行侵袭性活组织检查时，活组织检查就应当尽可能取到足够组织，做出最佳诊断。除了光学显微镜和免疫荧光显微镜检查以外，也常常需要用到免疫组织化学和电子显微镜分析来做出确定的组织学解读。如果需要进行活组织检查，就要选用大小合适的穿刺针（根据笔者的经验，需要 14 或 15 号针）和 2～3 条 1～1.5cm 的组织条。由有经验的肾科医师或放射科医师进行活组织的采取。外科医师在手术室进行移植手术时也能成功进行粗针活组织检查。

目前，开展最广泛的经皮同种异体肾移植活组织检查是在超声引导下使用活组织检查枪进行的。当充分考虑到移植肾穿刺活检的禁忌证后，一般来说，穿刺活检是非常安全的，一般与针的粗细无关(14 号与 18 号比较）。一项大样本多中心研究显示，超过 2000 例活组织检查都没有患者死亡，仅有 1 例潜在可避免的移植肾损伤的报道。最近，德国一项大样本单中心研究发表了相似的结果。超声引导穿刺将获取肾皮质的可能性从 75% 提高到超过 90%；利用解剖显微镜进行现场检查，获取足够组织的可能性提高到近 100%。值得注意的是，由于 18 号针太小，会导致肾脏移植活组织检查出现高比例的取样不足。在德国汉诺威（Hannover）医院，取样不足发生率达到 47%，并且与一般观念相反，较小的针头并不会降低并发症的发生率。较大的活组织穿刺针（14 或 15 号）可以采取到更多的组织样本，特别是在对移植肾活组织检查评估的情况下，由于需要仔细地分析血管树（图 3-1），因此对于诊断更有帮助。尽管现代活组织检查枪能取出长的组织条，看起来有丰富的组织，其实是个误解，因为组织条大约有一半主要是肾髓质，诊断价值非常有限。如果是在手术室对暴露的移植肾使用活组织检查枪，整个组织条可能都含有髓质。开放式 - 楔形活组织检查往往需

要麻醉，在移植后一般不做麻醉。楔形活组织检查更常用于器官获取时进行的，即摘取肾脏时活组织检查，或在移植时，即植入零点活组织检查。外科医生常常更倾向于楔形活组织检查因为出血更容易控制，并且取样看起来能取得更大的组织块。然而，楔形活组织检查并不理想，因为组织取自外皮质区，缺乏大的小叶间动脉，无法充分观察动脉树。另外，包膜下区域可出现显著的、1～2mm宽的间质纤维化和球形肾小球硬化的区带，导致作出"慢性损伤"的过度诊断。而缺乏代表性的"楔形"活组织检查可能使这种影响进一步增强，即手术时实质的瘢痕形成吸引了外科医师的注意力而从该处取样。

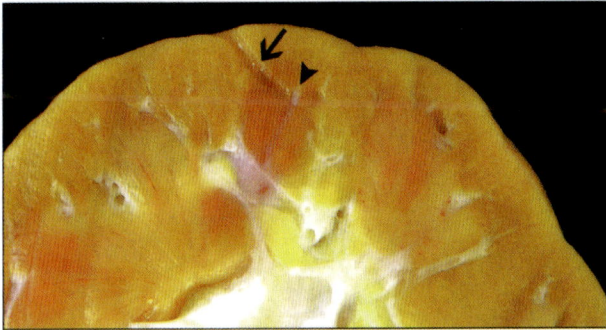

图 3-1　使用 15 号穿刺针的弹簧"枪"进行活组织检查采样后留下的针道（箭号）。针头以切线方向进入肾皮质和外层髓质。样本包含一个"大"弓形血管（箭头），这在楔形活组织检查中不会检测到

　　两项研究显示，单一活组织检查组织条诊断排斥反应的敏感性为 90%；相应的，两条组织条应该有 99% 的预测敏感性，这些数据支持以下观点，即需要两条活组织检查组织条来做出确切的排斥反应组织学诊断。

　　笔者推荐的标准操作程序是用 14 或 15 号针取2～3 条活组织条。组织条分别用于光学显微镜和免疫荧光显微镜检查。电子显微镜应用一般限于疑似肾小球肾炎或肾小球病的病例，即临床有血尿和（或）蛋白尿的证据时，或者用于移植术后时间较长的移植肾，来评估肾小球和肾小管周围的毛细血管壁重建情况。笔者对所有移植 1 年以后的移植肾进行超声检查。最大的组织部分一定要用于光学显微镜检查。我们的实验室常规制备 10 张切片，每张有 3 条2～3μm 厚的组织，染色分别用苏木素和伊红（HE染色，3 张）、过碘酸雪夫（PAS，3 张）、三色法（3 张）以及弹力组织染色（1 张）。笔者也会另外多制备 3张没有染色的切片，以防需要做另外的研究，避免在切片机上再调整蜡块导致的组织损失。如果无法做出确凿诊断，需要进一步切片。北卡罗来纳大学给出的组织量足以诊断的标本满意度评估标准（表3-1）如下：①至少 2 条活组织检查组织可用于标准光学显微镜检查；②可见到 12 个或更多的肾小球（离开包膜下区域，包膜下区域常常显示非特异性硬化）；③取到 2 个或更多的"大"小叶间动脉 / 弓形血管的分支（也就是至少有 2～3 层中膜平滑肌细胞的血管）；④有髓质部分（以排除多瘤病毒性肾病）。

　　用于免疫荧光显微镜镜下检查的组织可以从 1条（新鲜的）活组织检查组织条上切 1/2，即大约7mm，并且在解剖显微镜的监测下进行以取得肾皮质。勿将整条活组织检查组织条纵向分离，因为这样会造成严重的挤压伤假象。用于免疫荧光显微镜研究的肾组织最好在最适合切片温度（O.C.T.）媒介中包埋并在预冷异戊烷中冷冻；使用液氮冷冻过于剧烈，而用低温冰箱冷冻太慢，会导致严重的固定假象。如果新鲜组织不能迅速冷冻在异戊烷里，那么作为替代，组织可以放入 Michel's 液中，它可以保存抗原数天。然而，Michel's 液中会引起肾小管和间质的明显扭曲，因此会限制一些免疫荧光染

表 3-1　同种异体肾移植活组织检查获取诊断所需充分组织的"北卡罗来纳大学"标准

1. 至少 2 条活组织检查组织可用于标准的光学显微镜检查
2. ≥ 12 个肾小球（位于深部皮质）
3. ≥ 2 个大的小叶间动脉 / 弓形动脉的分支（至少有 2～3 层中膜平滑肌细胞）
4. 髓质部分

色的镜研究，如 C4d 的评估或肾小管主要组织相容性复合物Ⅱ类抗原的着色方式。笔者推荐所有的同种异体移植肾活组织检查，包括零点植入活组织检查，常规进行免疫球蛋白 IgG、IgA、IgM、补体因子 C3、纤维蛋白原、κ 和 λ 轻链以及补体降解产物 C4d 的免疫荧光染色。另外笔者还将所有的活组织检查进行主要组织相容性复合物 Ⅱ类抗原（HLA-DR）表达的染色。由于免疫荧光显微镜研究仅能对组织结构改变作较有限的观察，而冰冻的组织条可能含有其他组织条所没有的需要作出诊断的病变，因此冰冻组织块需要另外切片并用 HE 染色和 PAS 染色。有些移植中心，特别是在欧洲，不做免疫荧光显微镜研究，而是在福尔马林（甲醛）固定、蜡块包埋的组织切片上做免疫组织化学染色，也能取得很好的效果。

如果组织需要进行电子显微镜（EM）检查，可以从新鲜活组织标本组织条上切取一小部分（取 1 ～ 2mm 肾皮质）。值得注意的是，电子显微镜分析只需要非常少的组织样本，大约 3 个肾小球。用于电子显微镜检查的组织样本可以用环氧树脂包埋，制成"厚"切片，使用甲苯胺蓝染色进行其余的（标准的）光学显微镜评估。

通常不建议对冷冻后的同种异体肾移植活组织标本进行诊断性"快速"解读，因为冷冻（除了在预冷异戊烷中冷冻）常常造成假象，影响组织学的评估，例如移植肾间质增宽看起来像水肿的改变。肾移植中，除了评估标本质量以外，没有其他需要立刻作出病理诊断的情况。因此有时间做出高质量的组织切片，以获得最佳的诊断解读。在北卡罗纳大学，通常所有组织都进行常规处理。活组织检查后 4 ～ 5h，制成初步的 HE 染色切片和免疫荧光显微镜切片，转交移植病理医师。

三、供者器官与移植肾穿刺活组织检查

所有移植器官在移植以前都已经有了"前生"，特别是那些来自于所谓的扩大标准范围的供者人群的尸体器官（在美国大约占尸体器官移植的 15%）。所以，实际上除了儿童和青少年供者的器官，其他所有的移植肾都有不同程度的获取器官前就存在而临床上没有表现出来的"慢性"损伤，常见的是肾动脉硬化（图 3-2）。活动性肾疾病，如肾小球肾炎很少随移植肾传播，而且可以在移植后解决。

来自于供者的肾小球系膜区域 IgA 沉积，大约占北卡罗来纳大学植入活组织检查的 2%，在智利的圣地亚哥移植中心约占 14%，在比利时布鲁塞尔移植中心约占 19%，在中国南京移植中心大约占 24%），常常在手术后几个月内消失；病变很少在对移植器官存活没有明显影响的情况下持续存在。在中国南京移植中心的研究中，IgA 沉积伴有明显的系膜增生，并且大部分为一过性的蛋白尿、血尿和高血压，以及急性排斥反应发病率增加；然而，移植肾 3 年存活率与对照组没有差异。

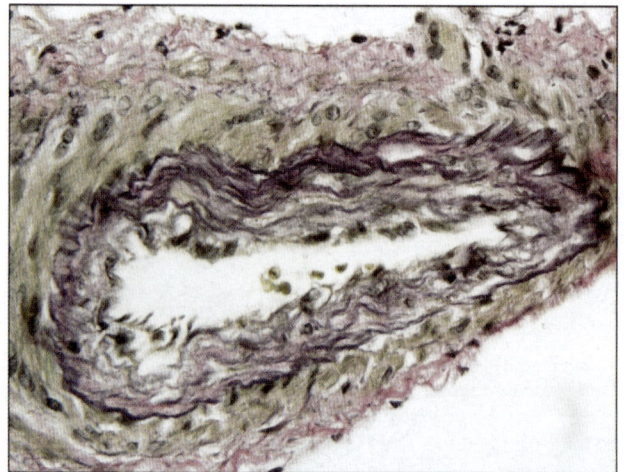

图 3-2　一例尸体供者来源的器官移植，出现了移植器官功能延迟，在移植后 11d 检查出来自于供者的中等至显著的动脉内膜弹力纤维增生症。弹力组织染色突出了增厚的内膜中有多层弹力层；这是高血压导致的损伤的特征性表现（与图 3-21 比较）。原始尺寸放大 80 倍

在摘取器官和外科手术时病理医师可以发挥两种作用：①决定供者器官是否适合移植；②记录已存在的供者病变，用来与移植后做对比分析。先前存在的病变达到何种程度会预示较差的临床结局或可能表明不适合作为移植器官，还没有在对照试验中进行过系统性研究。到目前为止还没有建立起一套确凿的标准，作为适用于移植的肾脏的肾小球、间质和动脉硬化的上限。如果设置很武断的标准，那么宝贵的供者器官可能会被不必要地丢弃，当诸如"老年供者供给老年受者"这样的情况时可以使用这样的肾。值得注意的是，以整个肾中全肾小球硬化的肾小球所占比值作为适合移植的标准还没有

通过多中心前瞻性研究得到确定。一篇重要的回顾性分析建议使用占全部肾小球的 20% 作为全肾小球硬化的临界，来区分有总体良好预后的移植肾和不良预后的移植肾（慢性移植器官失功能的百分率分别为 7% 和 38%）。部分学者报道了相似的研究结果。甚至在一项研究中提示显著的动脉硬化并没有增加移植器官失功能率，而另一报道中"仅仅"影响了远期移植存活率（平均 50 个月随访期）。

移植肾活组织穿刺检查在血管再通之前或之后进行，可以在一些没有明显临床病变的病例中观察到一些肾的病理改变。这些活组织样本必须具有足够的样本量，让病理医师可以充分观察血管树。要对这些组织进行完整的组织学检查，即完整的光学显微镜评估包括特殊染色，特别是在预先致敏的和再次进行移植的患者需要做 C4d 染色免疫荧光显微镜检查。假如"获取活组织检查标本"是用于评分的，冰冻组织块必须再加工做标准的光学显微镜分析。大部分近期研究主要侧重于对移植术后新发的病理改变进行详细的评估包括：动脉内膜弹力纤维增生症（大的小叶间动脉和弓形血管分支）、有玻璃样变性的小动脉硬化、间质纤维化和肾小管萎缩，以及全肾小球性肾小球硬化。为了统一，可以按照 Banff 1997 年标准进行评分；结果标记前缀"D"（表明是先前存在的供者的病变）从而与新发生的改变加以明确区分。

我们发现在 68% 的活体供者和传统的尸体供者的肾中均存在玻璃样变性的小动脉硬化和（或）动脉内膜弹力纤维增生症。其中 18% 有中度至重度的血管硬化。这与移植后 3 个月及 6 个月基础的血清肌酐水平上升相关（移植后 6 个月血清肌酐 1.55mg/dl，而供者肾脏没有或仅有轻度血管硬化者该值为 1.22mg/dl；$P < 0.02$）。在北卡罗来纳大学的研究提示，供者肾的中度或重度小动脉硬化不会增加移植器官失功能率。有其他研究者报道了相似的观察结果，其中一项研究中移植肾来自扩大的尸体供者群。北卡罗来纳大学的患者，全肾小球性硬化症或间质纤维化以及肾小管萎缩都没有影响，并且组织学改变与移植肾功能恢复延迟无关。然而，其他中心报道，接受了捐赠者欠佳的肾的受者与发生重度动脉硬化和高风险的移植肾功能恢复延迟相关。

在血流开放后进行的移植肾穿刺活组织检查中，偶尔会发现肾小球毛细血管内可见散在少量多形核白细胞。这样的改变多数是由缺血性内皮细胞损伤引起的；如果呈局灶性且没有并发 C4d 沉积，该改变就没有预后意义。局灶性、节段性、小的肾小球内纤维栓塞可能会引起肾功能恢复延迟，但并不表示预后不良，推测可能是由于被正常的宿主纤维蛋白溶解系统快速溶解了。在一项研究中发现，尸体供肾在灌注后进行活组织检查，其中 11% 病例在少量肾小球内和肾小管周围毛细血管内发现了微小的"外来糖类样"颗粒。这些可极化的颗粒在标准 HE 染色中不明显，但 PAS 染色着色很强。它们被认为来自外科手套，通过机器灌注被带入微脉管系统；这些颗粒并不预示预后不良。我们并没有发现这样的颗粒。

四、缺血性再灌注损伤

如果手术后需要透析，就称为"移植肾功能恢复延迟"，而"原发性无功能"定义为一个移植肾从没有产生过尿液。尤其是来自尸体或没有心脏搏动的供者肾出现移植肾功能恢复延迟主要是由于延长的冷缺血和温缺血时间所导致的。来自没有心脏搏动供者的肾，移植肾功能恢复延迟的发生率为 33%～84%，原发性无功能的发生率为 7%～18%。相反，标准尸体供者的肾，移植肾功能恢复延迟的发生率为 15%～23%；北卡罗来纳大学的研究结果为 19%（相比之下，来自活体供者肾为 2%）。报道的平均移植肾功能恢复延迟持续时间为 10～15d。有 95%～98% 移植肾的功能会恢复；50% 移植肾功能在术后 10d 内恢复，83% 在 12d 内恢复，长期内 93%～98% 会恢复。来源于活体和标准尸体的肾很少发生原发性无功能（2%～3%）。需要注意，移植肾功能恢复延迟是一个描述症状的临床术语。鉴别诊断包括（单独或并发）缺血性肾小管损伤、手术并发症、钙调磷酸酶抑制药引起的毒性反应、高钾血症、西罗莫司治疗、抗体或细胞介导性排斥反应（后者早在移植后 5d 就可出现），以及供者肾原有的重度肾小动脉硬化。为了诊断和治疗，经常需要进行移植肾穿刺活组织检查。

大多数有功能恢复延迟的同种异体移植肾，出现与缺血时间相对应的急性缺血性损伤。组织学改变与自体肾发生的所谓的急性肾小管损伤（ATI）相似，会出现包括肾小管扩张、肾小管顶端刷状缘缺失、上皮细胞变扁平、核分裂象和肾小管内蛋白质碎片。有些病例可以出现明显的肾小管内蛋白管型和间质内散在的中性粒细胞、嗜酸性粒细胞（图 3-3）；鉴别诊断包括逆行性肾盂肾炎（参见本章"七、感染"）和 C4d 阳性抗体介导性排斥反应（参见本章"五、排斥反应"）。缺血性肾小管损伤常常伴有细胞质不规则的空泡化，在移植前、移植时、移植后可以因为使用药物进一步加重这种细胞质的空泡化（图 3-4；表 3-2）。最近一篇报道描述了一例长时期的肾小管空泡化，持续了 5 个多月。急性肾小管损伤患者，间质可能出现局灶轻微水肿和炎症细胞浸润（单个核细胞，少量中性粒细胞，甚至出现嗜酸性粒细胞）。急性肾小管损伤和移植肾功能恢复延迟可伴有肾小管周围毛细血管扩张，毛细血管内存在单核细胞和中性粒细胞（图 3-3）。这样的毛细血管改变继发于肾功能不良和实质损伤；这种改变也可见于自体肾，并不表明有抗体介导性排斥反应（除非有 C4d 沿着肾小管周围毛细血管弥漫分布）。动脉炎仅见于同时伴有排斥反应的病例。一些急性肾小管损伤和先前原有的且明显的肾小动脉硬化，纤维化的动脉内膜层可出现水肿和肌纤维母细胞及内皮细胞显著增大。这种组织学改变没有意义；与 C4d 阳性无关，不能误认为排斥反应（图 3-5）。尽管，诸如见于来自无心脏搏动供者的器官，重度缺血再灌注损伤可能导致甘露糖结合凝集素路径活化而引起补体活化，缺血性损伤通常不出现沿着肾小管周围毛细血管补体降解产物 C4d 的聚集。如果在缺血再灌注损伤的情况下出现 C4d，需要考虑"纯粹的"抗体介导性排斥反应可能是移植肾功能障碍的主要原因。

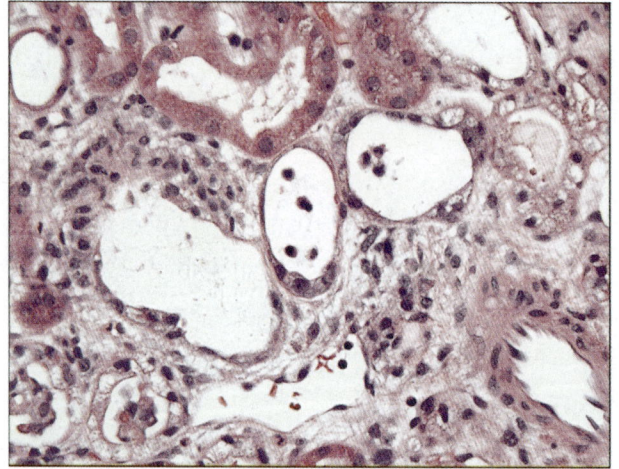

图 3-3   一个移植后 8d 出现肾功能恢复延迟的移植肾的活组织检查（肾来自活体供者，没有经过延长的热缺血时间）。出现明显的重度缺血性肾小管损伤，肾小管扩张，上皮细胞扁平。两个肾小管的横截面内有散在的炎症细胞。间质中度水肿，有散在的单个核炎症细胞，灶性肾小管周围毛细血管扩张。没有排斥反应的证据，包括没有 C4d 着色、肾小管没有表达主要组织相容性复合物 Ⅱ 类（人类白细胞抗原 -DR）。这种缺血性损伤的组织学形态需要与肾盂肾炎（图 11-53）和抗体介导性同种异体移植排斥反应（图 11-32）鉴别。HE 染色，原始尺寸放大 150 倍

表 3-2   引起肾小管细胞质空泡化的常见原因

缺血性	非等距
钙调磷酸酶抑制药引起的毒性肾小管病	等距
蔗糖	等距
羟乙基淀粉	等距
葡聚糖	等距
甘露醇	等距
放射对比造影剂	等距
静脉注射免疫球蛋白	等距

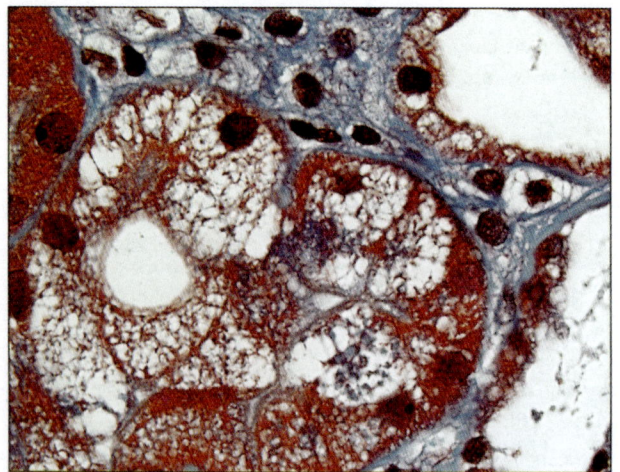

图 3-4   缺血性肾小管上皮细胞损伤常常导致细胞质不规则空泡化。这种损伤需要与细胞质形成大小均匀的空泡相鉴别，后者见于由包括钙调磷酸酶抑制药在内的药物引起的所谓的渗透性肾病（与图 3-35 比较）。本图与图 3-3 所示为同一病例，三色染色法，油镜，原始尺寸放大 400 倍

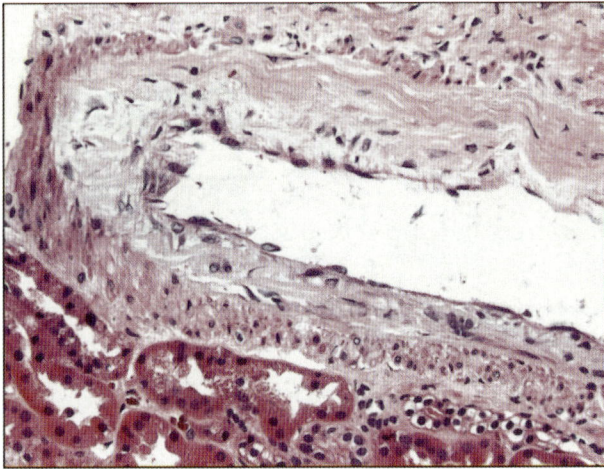

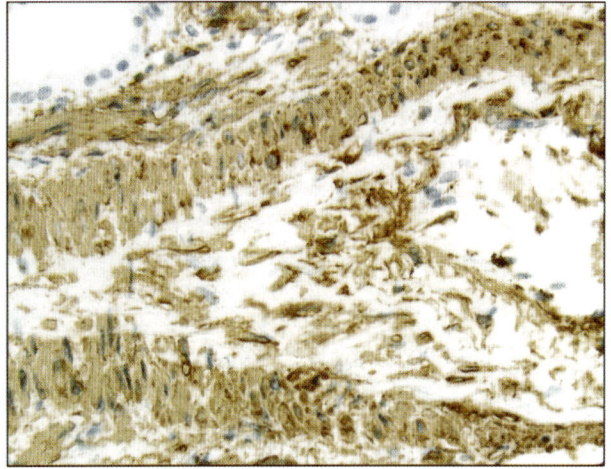

图 3-5　一个移植后 11d 功能不良的移植肾的活组织检查（肾来自尸体）。一个移植前就存在中至重度内膜弹力纤维增生的弓形动脉，示内皮细胞的特殊活化和内膜肌纤维母细胞增大。没有证据表明有包括移植性动脉内膜炎在内的排斥反应，即，没有内膜炎症、没有 CD3 或 CD68 阳性的细胞、没有 C4d 表达。肾小管和间质有缺血性损伤。这种动脉的改变没有诊断意义；不要将其误认为排斥反应。（A）HE 染色，原始尺寸放大 100 倍，（B）福尔马林固定、蜡块包埋的组织免疫组织化学染色，肌纤维母细胞表达 α 平滑肌特异性肌动蛋白（αSMA）染色，原始尺寸放大 100 倍

越来越多的证据表明 T 细胞，特别是 CD4$^+$T 淋巴细胞、自然杀伤细胞和 γ 干扰素（而不是中性粒细胞）在缺血性再灌注损伤的发展中起着关键作用，可能是由于活化的 T 淋巴细胞和微血管的内皮细胞间的直接"对话"及黏附分子的上调。T 细胞的活化和黏附分子的上调也能解释肾小管损伤和肾小管主要组织相容性复合物表达间的相关性。在小鼠自体肾一侧动脉暂时性夹闭导致肾小管主要组织相容性复合物 I 在损伤后 3d 内表达升高（高达 3.6 倍），主要组织相容性复合物 II 在损伤后 7d 内升高（1.5 ～ 3 倍）。这些实验为缺血如何能促进急性排斥反应提供了一个可能的解释。典型的缺血性再灌注损伤（即除外其他引起移植肾功能恢复延迟的病因，如早期排斥反应、手术并发症、原有的供者肾疾病）是否能作为预测移植肾脏长期存活时间较短的独立危险因素仍无定论。通过多变量分析，移植肾功能恢复延迟本身并不是移植肾失功能的重要危险因素。然而，与移植肾功能恢复延迟有关的不良预后可能涉及排斥反应发病率增加。有报道指出，在移植后第 1 个月内进行移植肾穿刺活组织检查，与没有功能恢复延迟的患者相比，移植肾功能恢复延迟的患者发生移植肾的急性排斥反应的发病率明显增高。

五、排斥反应

（一）背景和分类

多种不同损伤可以影响同种异体移植肾的功能，实际上，除了排斥反应引起的炎症，所有自体肾会发生的病变都可以发生在移植肾。病理医师必须作出明确诊断并恰当地指导治疗。

排斥反应的主要风险因素是受者和移植肾之间的组织相容性程度、受者先前致敏、免疫抑制药治疗、受者年龄、性别、种族，以及很重要的是患者的依从性。最新研发的第三代免疫移植药物（包括他克莫司、霉酚酸酯、西罗莫司）和有效的免疫诱导方案已经显著地减少了临床上明显的急性排斥反应的发生率。目前，在移植后最初的 6 个月内，12% ～ 18% 活体供者的肾和 14% ～ 30% 尸体供者肾会发生所谓的急性排斥反应。当前，在移植后第 1 年内发生移植肾失功能的病例中，11% ～ 16% 是由于急性排斥反应所致。

排斥反应可以通过不同体系进行分类，指导治疗方案的确定，影响包括药物试验在内的多中心研究的结果分析。然而，所有分类体系都是临时的、动态的。不论是已有的知识、经验和技术，还是传统、趋势和各种观点都对分类体系有很大的影响。

通常，移植医师更倾向于一个主要基于手术后

排斥反应的发生时间的"简单"分类方法。根据这种观念，"超急性"或"急性加速性"排斥反应指在手术后很短时间发生的排斥反应（移植后几小时或几天内），"急性"排斥反应在几天或几周内出现，"慢性"排斥反应是晚期事件，发生在移植后数月或数年。然而，这些笼统的临床术语并不确切，没有将排斥反应引起的移植损伤和组织重建分类，无法指导治疗，也不能给出预后的信息。例如，组织学上急性和慢性改变通常并不是截然不同的病变，而是相互具有连续性的。"急性"排斥反应可能影响肾小管间质和（或）动脉，可能是细胞和（或）抗体介导的，发生较早的病例可以出现在移植后几天内，较晚的病例可以在移植后几十年发生；它可能与其他类型移植损伤相叠加，例如原有的供者病变或钙调磷酸酶抑制药毒性，对治疗和预后均有不同的影响。同样地，其他两个常用的分类法也有问题：细胞介导性排斥反应和体液/抗体介导性排斥反应。在过去的30年，"急性细胞性"排斥反应作为一个流行的术语，包含了以下情况：①肾小管-间质排斥反应；②移植性动脉内膜炎；③移植性肾小球炎。相反，抗体介导性损伤，通常引起动脉壁纤维素样坏死和超急性排斥反应和急性加速性排斥反应的少见类型。然而，由于近来移植肾活组织检查的评估中使用了C4d染色，笔者了解到在移植肾损伤和排斥反应中，抗体所起的作用比传统观点认为的更频繁，像过去那样将"细胞性"和"体液性"排斥反应截然分开并不合适。

标准的临床数据，特别是血清肌酐和血尿素氮水平，并不能很好地反映移植肾脏病变。移植肾损伤包括排斥反应发生时，可以没有明显的肾功能不全，即所谓的亚临床排斥反应，反之亦然，血清肌酐升高并不一定说明有移植肾排斥反应。一些排斥反应可能处于无临床症状及生化指标改变的焖燃状态，并不迅速进展为严重的移植肾损伤和衰竭。

普遍认为同种异体移植肾的活组织检查是评估临床或亚临床移植肾损伤的金标准，也是排斥反应分类和分型的金标准（见本章"二、同种异体移植的活组织检查和组织学评估"小节）。Banff和CCTT（移植临床试验合作研究）这两个分类体系结合了排斥反应的组织学、临床和病理生理学改变，并且定义了明确的病变分类。1993年提出的所谓的Banff系统（班夫系统，以加拿大落基山脉的一个度

假小镇命名，1991年在加拿大Alberta省的Banff国家公园召开了第一届移植病理学会议）被接受和使用最为广泛（表3-3）。

多年来，这个分类方案经历了几次改动（表3-3为最新版本），大大影响了肾移植排斥反应分类的标准化。Banff方案的使用便于比较性研究，在出版的大多数研究报道中应用了该方案，包括几乎所有需要移植肾活组织检查分析的药物试验。多年来，Banff方案力争提供一个"基于病因的"肾移植排斥反应分类，一个最后的理想的方法，但目前仍然存在问题。Banff方案像其他许多多学科共识的分类一样，有如下不足。

①诊断肾小管-间质细胞性排斥反应的标准（Banff分类：4类，1型）设置较高，致使对排斥反应有潜在漏诊。

②交界性类别（Banff分类：3类）诊断标准不能令人满意。常常被用作"垃圾筐"，甚至可能含有没有被识别的重度排斥反应，如"未知的"移植性动脉内膜炎。

③供者原有的肾病变还没有分类，如肾小动脉硬化症。Banff分类（2～6类）中所列的所有病变都可以叠加发生在"供者病变"的基础上，目前其临床意义未定。

④令人惊讶的是，尽管移植肾活组织检查的C4d染色情况得到很高重视，关于如何最好地评估C4d染色状况（冰冻组织样本和免疫荧光显微镜对福尔马林固定的样本和免疫组织化学染色）和如何将局灶C4d染色阳性充分地整合入Banff方案的认识和指导性意见却很少。另外，C4d阴性的抗体介导性排斥反应当然也可能发生，但到目前为止没有被充分讨论和研究。

⑤"急性抗体介导性"排斥反应（分类2）项所列的组织学亚型没有预后意义，并且不是抗体介导性移植损伤特有的（包括肾小管周围毛细血管炎症）。动脉v3被归类两次：分别为分类2和分类4类型3。预先形成的抗体导致的伴有大面积血管内血栓形成的排斥反应（所谓的超急性排斥反应）不再被有针对性地甄别。

⑥对于混合性的抗体/C4d阳性和细胞性排斥反应的分类和评分没有充分的重视。

⑦对于所谓的慢性活动性抗体介导性排斥反应分类（分类2）知之甚少，对于该分类的介绍看起来

表 3-3　2007 年更新的 Banff 分类系统

1. 正常

2. 抗体改变（可能伴有本分类系统 3、4、5、6 的病变），根据循环血中抗供者特异性抗体、C4d 和移植肾病理来分类

C4d 沉积，没有活动性排斥反应的多种形态学证据

C4d 阳性，有循环血中抗供者特异性抗体，没有急性或慢性的 TCMR 或 ABMR 表现（即 g0、cg0、ptc0、没有 ptc 夹层）。同时伴有交界性改变或急性肾小管坏死的病例视为未确定的类型

急性抗体介导性排斥反应

C4d 阳性，有循环血中抗供者特异性抗体，有急性组织损伤的形态学证据，例如（类型 / 分级）

　　Ⅰ. ATN 样轻度炎症

　　Ⅱ. 毛细血管和（或）肾小球炎症（ptc/g > 0）和（或）血栓形成

　　Ⅲ. 动脉 -v3

抗体介导性慢性活动性排斥反应

C4d 阳性，有循环血中抗供者特异性抗体，有慢性组织损伤的形态学证据，如肾小球毛细血管基底膜双轨征、肾小管周围毛细血管基底膜多层改变、间质纤维化 / 肾小管萎缩和（或）动脉内膜纤维性增厚

3. 交界性改变："可疑"急性 T 细胞介导性排斥反应（可以伴有本分类系统 2、5 和 6 的病变）。没有动脉内膜炎，但是有局灶的肾小管炎（t1、t2 或 t3）伴少量间质炎症细胞浸润（i0 或 i1）或有间质炎症性浸润（i2，i3）伴轻度（t1）肾小管炎。

4. T 细胞介导性排斥反应（TCMR，可能伴有 2 和 5）

急性 T 细胞介导性排斥反应（类型 / 分级）

　　Ⅰ A. 有明显的间质炎症性浸润（25% 的间质受累，i2 或 i3）和局灶性中度肾小管炎（t2）

　　Ⅰ B. 有明显的间质炎症性浸润（25% 的间质受累，i2 或 i3）和局灶性重度肾小管炎（t3）

　　Ⅱ A. 轻至中度的动脉内膜炎（v1）

　　Ⅱ B. > 25% 的管腔区域有重度动脉内膜炎（v2）

　　Ⅲ. "透壁性"动脉炎和（或）动脉纤维素样变性及中膜平滑肌细胞坏死伴有淋巴细胞性炎症（v3）

慢性活动性 T 细胞介导性排斥反应，"慢性同种异体移植器官动脉血管病"（动脉内膜纤维化，其中有单个核细胞浸润，形成新内膜）

5. 质纤维化和肾小管萎缩，没有明确病因的证据（可能有非特异性的血管和肾小球硬化，但病变程度的分级依据肾小管 - 间质的特征）

分级

　　Ⅰ. 轻度间质纤维化和肾小管萎缩（< 25% 的皮质区域）

　　Ⅱ. 中度间质纤维化和肾小管萎缩（26% ~ 50% 的皮质区域）

　　Ⅲ. 重度间质纤维化和肾小管萎缩 / 消失（> 50% 的皮质区域）

6. 其他：非急性或慢性排斥反应引起的改变

不够成熟。未来这方面的研究需要针对细胞和抗体介导性移植肾损伤间的时间关系和引起硬化的潜在原因进行仔细分析。

⑧如果存在"慢性活动性"排斥反应（分类 2 和 4），那么肯定也存在"慢性非活动性 / 既往的 / 瘢痕性的"排斥反应。然而，该病变在 Banff 方案中没有被定义。

⑨所谓的伴有肾小球毛细血管基底膜双轨征（duplication）的移植性肾小球病的各种病因并没有被充分阐释。

⑩组织取样的建议应该清晰明确："最少但够用"标准和"按标准而言足够"标准不应并行使用。

笔者倾向于使用一个主要以组织学为基础的、动态的排斥反应分类。在接下来的章节里，笔者会介绍在 3 个主要组织中——动脉（血管）、肾小球、肾小管 - 间质间隙，排斥反应引起的改变，重点内容在重要的诊断和临床方面。间质 / 肾小管、肾小球和动脉可受到排斥反应导致的组织损伤和炎症影响，可以是单独或多个受累。排斥反应可以发生在没有病变的肾，也可以发生在原有病变的肾，如来自供

者的肾小动脉硬化。按照诊断的时间、疾病的自然进程和对治疗的反应，排斥反应可见于早期的渗出性/炎症性浸润性/增生性、或焖燃性/硬化性、或既往性/瘢痕性阶段。排斥反应，尤其是处于炎症性浸润性疾病期，可以被治愈，功能和形态完全恢复（亦即完全恢复）。焖燃的排斥反应和"非经典的"炎症细胞成分，例如肌纤维母细胞增加时，特别会刺激组织重建和硬化。重度或持久的排斥反应的最终结局是伴有不同程度瘢痕形成的硬化（见"本章五、硬化性/硬化的移植性动脉血管病"章节）。

排斥反应引起的移植肾纤维化需要作出诊断，而且其病因要与其他类型的移植肾损伤和瘢痕形成的病因区别，例如，供者原有的肾疾病、新发的高血压引起的肾小动脉硬化、钙调磷酸酶抑制药引起的结构性毒性和各种复发或新发的肾疾病。当引起移植肾硬化的原因无法确定时，"间质纤维化和肾小管萎缩，非特异性"这样的描述性术语可能最为合适。Banff方案中的"垃圾筐"，即"慢性移植肾肾病（CAN）"近来已经弃用。

一个基于组织学的排斥反应引起移植肾损伤的分类，可以通过一些分类相关的诊断性的结果作进一步修正，比如C4d染色结果（标志抗体介导性组织损伤）或其他结果。一份基于组织学的诊断报告举例如下："移植后动脉内膜炎（轻度）合并来自供者的小动脉硬化症（中度），伴发局灶性肾小管-间质排斥反应；C4d阳性。评注：这种改变模式提示混合性抗体介导性排斥反应和细胞性排斥反应，需要寻找循环血中供者特异性抗体。"笔者认为这样一个谨慎的分类方法是可靠的、详细的、灵活的，并且反映了组织损伤的关键因素。这个分类方法也提供了所有与治疗、预后相关的信息，很大程度上避免了引起误导的分类，例如急性或慢性，细胞性或体液性。将来，分类时甚至可能使用基因转录组学和基因芯片作为"分类指标"，用于修正组织学标准并提供具体的生物学、临床和预后信息。

（二）肾小管-间质排斥反应

（1）常用同义词：急性细胞性排斥反应（Banff分类：4类，1型；CCTT 1型）。

（2）定义：炎症细胞浸润（主要是单个核细胞）间质（主要是皮质）伴有水肿和肾小管炎（即单个核细胞浸润非萎缩性肾小管）。

（3）肉眼改变：肾增大，灰白色，黄棕色。切面见髓质稍灰暗，特别是沿着皮质-髓质交界区（所谓的白色移植排斥反应）。除了少数例外情况外，当前的治疗方案使得患者在单纯的肾小管-间质细胞排斥反应后失去肾脏。

（4）组织学改变：单个核炎症细胞局灶性或弥漫性浸润，特征性地伴有轻至中度水肿，通常见于肾皮质，而髓质一般不受累（图3-6）；只有在严重的排斥反应时才会累及髓质。炎症细胞处于活化状态，可以出现少量核分裂象，表达细胞增殖的标记，如Ki-67（图3-7）。聚集的炎症细胞排列松散，没有明显的边界，通常在没有纤维化的区域以指状方式围绕着非萎缩性肾小管（图3-8）。浸润的炎症细胞主要是活化的T淋巴细胞（CD3、CD4、CD8均阳性），大量的并且有时占主要成分的巨噬细胞/组织细胞（CD68阳性），还有数量不等的浆细胞（CD138阳性），有时有大量浆细胞形成"富于浆细胞的"排斥反应（图3-9）。另外，也可见CD20⁺B细胞、嗜酸性粒细胞和中性粒细胞。CD20阳性的淋巴细胞可以弥漫浸润皮质，形成小结节，甚至偶尔出现生发中心。它们在浸润性炎症细胞中通常占不到50%。散在的中性粒细胞一般见于重度损伤的肾小管内或邻近重度损伤的肾小管；梗死周围可以有大量中性粒细胞。嗜酸性粒细胞（和水肿）标志炎症反应的"活动性和急性"期；出现嗜酸性粒细胞不能误认为是过敏/过敏性间质性肾炎（图3-8和3-9）。在炎症区域，肾小管周围毛细血管扩张，其内可含有大量淋巴细胞和单个核细胞，这些细胞从毛细血管进入间质，最终进入肾小管。炎症细胞从毛细血管迁移时经常伴有毛细血管内皮细胞的破坏和间质出血。

非萎缩性肾小管，以远段最常见，显示不同程度的肾小管炎，往往是局灶性的。弥漫性肾小管炎少见。肾小管炎的特征是单个核细胞[一个或多个T淋巴细胞和（或）巨噬细胞]位于基底膜内、上皮细胞下方或上皮细胞之间。在PAS染色的组织切片上最容易识别。浸润的T淋巴细胞的细胞核染色非常深并且有核周空晕（鉴别诊断：凋亡小体），通常可以和周围活化的肾小管上皮细胞区分开。肾小管上皮细胞的细胞核一般比浸润性炎症细胞大，常常有小核仁，染色质不如炎症细胞致密，呈细颗粒状（图3-10）。排斥反应引起的肾小管炎，特别

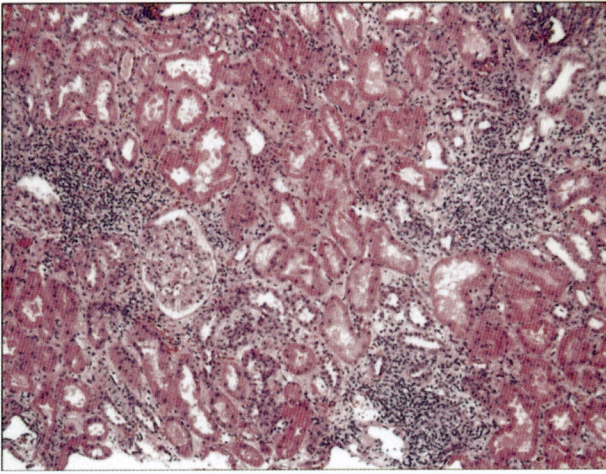

图 3-6　肾小管 - 间质排斥反应。移植后 2.5 个月，患者血清肌酸水平从 1.2mg/dl 上升至 1.8mg/dl。肾小管间质出现以单个核细胞为主的弥漫性炎症细胞浸润和中度水肿，局灶区域水肿较重。肾小管弥漫表达主要组织相容性复合物 Ⅱ 类抗原（人类白细胞抗原 -DR）；C4d 染色阴性。HE 染色，原始尺寸放大 40 倍

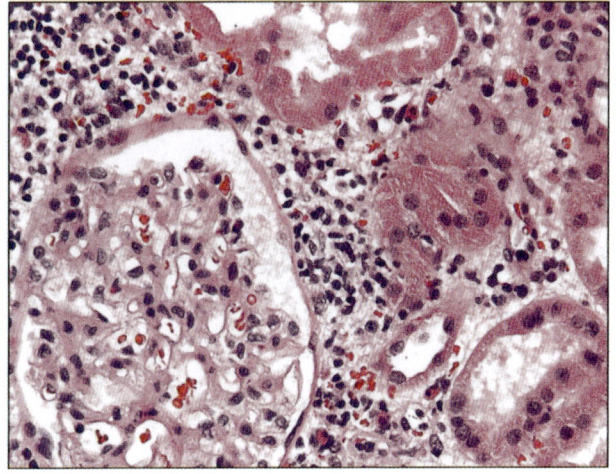

图 3-8　肾小管 - 间质排斥反应（与图 3-6 为同一病例）。高倍镜可见水肿的间质中有混合性炎症细胞浸润，包括嗜酸性粒细胞和散在分布的少量浆细胞。肾小管炎不明显，一个肾小球也无明显炎症。HE 染色，原始尺寸放大 100 倍

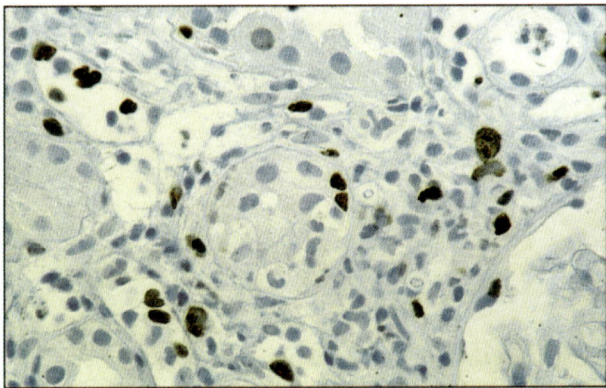

图 3-7　肾小管 - 间质排斥反应。浸润的单个核细胞处于活化状态，表达与 DNA 复制和各细胞周期相关的细胞核抗原。注意图片中间的肾小管切面，有肾小管炎，并且浸润的炎症细胞的细胞核表达 MIB-1/Ki-67，没有明显的肾小管坏死。这是肾小管 - 间质排斥反应的典型表现。福尔马林固定和蜡块包埋组织切片的免疫组织化学 MIB-1/Ki-67 核抗原染色，原始尺寸放大 160 倍

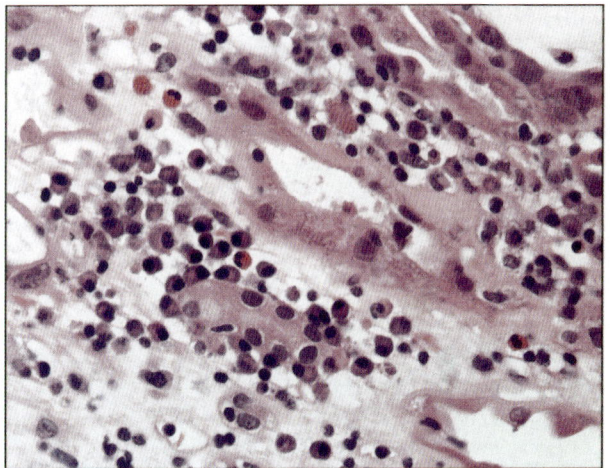

图 3-9　肾小管 - 间质排斥反应，有大量浆细胞。移植后 8 年，患者不遵从医嘱，先前已出现排斥反应，血清肌酐从 1.1mg/dl 上升至 13mg/dl。间质水肿，间质内有嗜酸性粒细胞和大量浆细胞围绕着即"拥抱"着受损的肾小管，没有引起肾小管炎。肾小管弥漫表达主要组织相容性复合物 Ⅱ 类抗原（人类白细胞抗原 -DR）；C4d 阴性。没有感染的证据，包括巨细胞病毒、爱泼斯坦 - 巴尔病毒（EB 病毒，EBV）和多瘤病毒。HE 染色，原始尺寸放大 200 倍

之处是几乎从来不是嗜酸性粒细胞、中性粒细胞或浆细胞浸润所导致，并且没有明显的肾小管细胞坏死。没有重度的肾小管破坏是一个重要特征，因为这可能可以解释肾小管 - 间质排斥反应的可逆性（图 3-6 ～图 3-10）。有些少见的病例，如肾小管破裂，可以伴有间质中没有坏死的小灶性组织细胞性肉芽

肿或 Tamm-Horsfall 蛋白渗出。肾小管 - 间质排斥反应出现弥漫性改变的病例，肾小球囊可以受累而导致小的节段性炎性"假新月体"，即"肾小球囊的肾小管炎"。

在不伴有血管或肾小球排斥反应的单纯性肾小管 - 间质细胞性排斥反应中，除了肾小球内的循环血

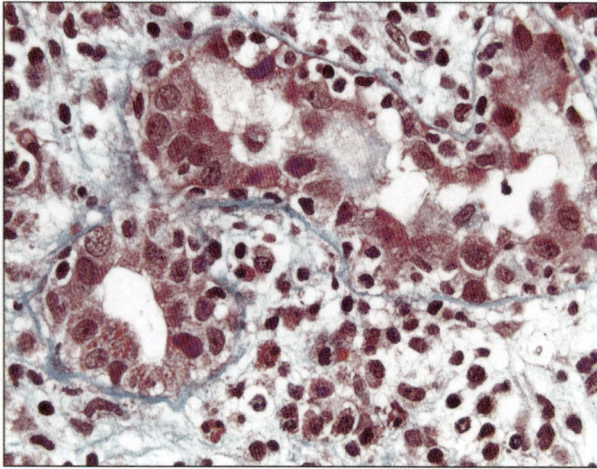

图 3-10　肾小管 - 间质排斥反应。该区域示明显的肾小管炎。浸润的单个核细胞，主要是淋巴细胞，位于活化的和受损的肾小管上皮细胞下方，衬覆在肾小管基底膜的内侧面。出现核周空晕有助于鉴别淋巴细胞和肾小管上皮细胞。间质水肿，间质内有单个核的炎症细胞、嗜酸性粒细胞和浆细胞。三色染色，原始尺寸放大 200 倍

中的单个核细胞成分数量增加之外，肾小球和血管没有改变 [鉴别诊断：移植性肾小球炎，见本章五（四）"移植性肾小球炎"]。肾小球 - 间质排斥反应可以伴有其他组织的排斥反应现象，最常见的是移植性动脉内膜炎，[见本章五（三）"移植性动脉内膜炎"]。

除了典型的形态学改变，很多同种异体肾移植出现一些目前认为没有诊断意义的病变如：边界清晰密集的淋巴细胞聚集在中等大小的动脉外膜层内和皮质髓质交界区，即在淋巴细胞再循环的区域，但没有邻近硬化性间质水肿和肾小管炎。淋巴细胞常见于间质纤维化的区域，肾小管炎可见于基底膜增厚的萎缩的肾小管。目前，认为这些改变对于诊断排斥反应没有意义。然而，这样的病变对长期移植肾的功能可能产生的损害越来越受到关注，将来我们的诊断标准可能因此而有所改变。

除了上面提到的"经典的"炎症细胞成分，肾小管 - 间质细胞性排斥反应中可以出现许多其他类型的炎症细胞，如自然杀伤细胞、肥大细胞或树突细胞；目前，这些炎症细胞并没有直接的诊断意义。

（5）免疫组织化学：间质排斥反应的典型病例中，免疫组织化学方法没有检测到免疫球蛋白或补体因子。在组织重建区域，水肿的间质通常含有大量纤维素和萎缩的肾小管基底膜，常常有非诊断性

的补体因子 C3 和 C4d 沉着。免疫组织化学方法检测到肾小管上皮细胞中出现的"活动性"标志物 HLA-DR 和（ICAM-1），可能有助于证实排斥反应的诊断（图 3-11）。

有 20% ～ 65% 的肾小管 - 间质排斥反应出现沿

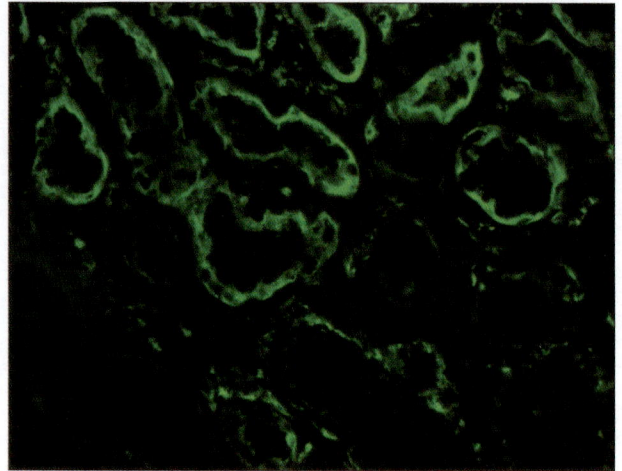

图 3-11　一例肾小管 - 间质细胞性排斥反应，肾小管上皮细胞的细胞质典型地呈局灶性表达主要组织相容性复合物 Ⅱ 类抗原（人类白细胞抗原 -DR）（图上方）。相反，视野下半部分大多数肾小管不表达 Ⅱ 类抗原。肾小管表达主要组织相容性复合物 Ⅱ 类表明上皮细胞活化，可以作为细胞介导性排斥反应的辅助标记物。直接免疫荧光显微镜检查，荧光结合的抗主要组织相容性复合物 Ⅱ 类抗体，原始尺寸放大 200 倍

着肾小管周毛细血管的 C4d 沉着。这些病例为混合性细胞介导和抗体介导性移植肾脏损伤伴有毛细血管内 CD68 阳性单核细胞增加。

（6）鉴别诊断：鉴别诊断主要包括药物诱导的过敏性间质性肾炎，后者可出现相同的组织学改变 [见本章六（二）"药物诱发的急性肾小管 - 间质性肾炎"]。过敏性肾炎常常（但不是全部）在皮质髓质交界区最明显并且以 C4d 阴性为特征。然而，有时无法明确区分"肾小管 - 间质排斥反应"和"过敏性间质性肾炎"。因为两种病变都对类固醇治疗有效，病理医师如果无法明确区分两者，最好诊断为"排斥反应"。需要注意的是，在自体肾发生的间质性肾炎，包括 CD20 阳性淋巴细胞在内的 B 细胞非常突出，有时形成结节和淋巴滤泡；但在移植肾炎症中并不一定出现这样的情况。富于 B 细胞的排斥反应有大量浆细胞或 CD20 阳性的淋巴细胞，需要与

移植后淋巴组织增殖性疾病 [移植后淋巴组织增殖性疾病，见本章七（四）"EBV/ 移植后淋巴组织增殖性疾病（PTLD）"] 进行鉴别，移植后淋巴组织增殖性疾病通常表达丰富的 EB 病毒相关抗原和 EB 病毒 -mRNA。

（7）评注：肾小管 - 间质排斥反应属细胞介导性，主要由 T 淋巴细胞和巨噬细胞驱动。如果活组织检查样本足够大，能除外并发移植性动脉内膜炎、肾小球炎和 C4d 阳性，该病变对类固醇治疗反应良好并且肾功能通常可以回到基线水平。C4d 阳性肾小管 - 间质排斥反应，即混合性细胞和抗体介导性移植肾损伤（Banff 分类：4 类、1 型合并 2 类排斥反应）在临床上更严重，更常见导致移植肾衰竭，需要有针对性、更积极的治疗。同时并发移植性动脉内膜炎有特殊的治疗和预后影响 [见本章五（三）"移植性动脉内膜炎"]。还不清楚炎性浸润的细胞的主要类型，即 T 细胞、CD20+B 细胞、浆细胞、巨噬细胞或嗜酸性粒细胞，是否会明显而独立地影响长期的移植肾功能和生存期，这个问题目前仍存在争议。但是，主要的炎症细胞类型可能影响对抗排斥反应治疗的反应（类固醇药物、抗淋巴细胞血清、利妥昔单抗）。

肾小管 - 间质炎症的程度，通过实质炎症和肾小管炎的程度来界定，但是与移植性动脉内膜炎的出现或临床结局较差均无关。这个观察结果特别重要，因为它挑战了临床上常用的基于肾皮质炎症程度来简单地给排斥反应严重程度分级的做法。它也质疑了 Banff 分类系统主张的"交界性"排斥反应的概念。

在实践工作中，笔者避免做出"交界性"这个诊断。如果活组织检查示轻微的肾小管 - 间质炎症伴有移植性肾小球炎、动脉内膜炎或 C4d 阳性，很容易作出"排斥反应"的诊断。对于诊断（单纯性）肾小管 - 间质细胞性排斥反应，笔者使用最初由 CCTT 分类系统定义的标准和临界值（表 3-4）：至少 5% 的肾皮质必须出现间质内单个核细胞的浸润，并伴有水肿和炎症区域内 3 个或更多的肾小管出现肾小管炎（肾小管炎的定义为一个非萎缩性肾小管横断面内有一个或更多的单个核细胞浸润）。排斥反应中，肾小管通常表达主要组织相容性复合物 Ⅱ 类抗原（附加的免疫组织化学诊断分类条件）。如果需要鉴别诊断肾小管 - 间质细胞性排斥反应而又没

有达到上面所提到的组织学临界值（通过对组织块多层面切片观察之后），那么笔者建议在肾小管显著表达主要组织相容性复合物 Ⅱ 类抗原的情况下诊断为排斥反应。笔者实践经验证实这个诊断方法很有价值。在将来，可能有其他（肾小管）标志物有助于更准确地诊断排斥反应引起的肾小管 - 间质损伤。

肾小管 - 间质排斥反应在早期的炎症性浸润和增生时，亦即"炎症"病变期特征最明显、最容易诊断，通常对抗排斥反应治疗反应良好，治疗常常可以达到组织学上的病变清除。持续性和焖燃性排斥反应可导致间质纤维化和肾小管萎缩加重。然而，在自体肾和移植肾，许多不同的病变单独或合并存在的情况下都可以导致"间质瘢痕化"，在纤维化的区域也常见到淋巴细胞浸润。"血管性"及"肾小球性"排斥反应会出现独特的"慢性排斥反应引起的组织重建"，而与"血管性"及"肾小球性"排斥反应相反，局限于肾小管 - 间质的慢性排斥反应难以诊断。

（三）动脉 / 血管排斥反应

动脉或血管排斥反应这一术语属于性质的描述，用于定义与排斥反应相关的动脉树（微动脉、小动脉和大动脉）的改变。动脉或血管排斥反应并没有指明特定的病因，不能与"体液或抗体介导性排斥反应"相混淆。炎症和排斥反应相关的病变也可以见于小静脉和淋巴管。一般认为这些改变常常与炎症细胞流动和回流有关，没有诊断意义。肾小球或肾小管周围毛细血管的排斥反应的相关改变另外讨论。

显著的动脉排斥反应通常伴有血液供应受影响，并导致不同程度的缺血性损伤，主要影响肾小管 - 间质成分：缺血性损伤、肾小管上皮细胞内明显的细胞质内蛋白质重吸收小滴（在没有肾病综合征性蛋白尿的情况下）、明显的间质性水肿和硬化性水肿，以及间质内嗜酸性粒细胞数量增多。偶尔，"肾小球低血液量"可能导致结构皱缩，类似"塌陷性局灶性和节段性肾小球硬化"。这些描述性改变都是"怀疑"血管排斥反应的有用线索，并且促使病理医师通过对其余组织块进行多层面切片并且有目的地寻找相关证据。

1. 移植性肾动脉血管病伴巨大血栓形成

（1）常用同义词：超急性排斥反应（Banff 分类：2 类急性抗体介导性排斥反应，非特指）。

表 3-4 诊断（单纯性）肾小管 - 间质细胞性排斥反应的最低组织学标准——"北卡罗来纳大学"标准

1. ≥ 5% 的非瘢痕化的实质内，肾皮质有单个核的炎症细胞浸润

2. 轻或中度的间质水肿

3. 炎症最明显的区域，≥ 3 个非萎缩性肾小管有肾小管炎（肾小管炎指肾小管内 ≥ 1 个单个核细胞的浸润）

• 常见散在的嗜酸性粒细胞和急性肾小管损伤

• 肾小管上皮细胞一般都表达主要组织相容性复合物 Ⅱ类抗原

• 如果不满足 1～3 条标准，但肾小管强烈表达主要组织相容性复合物 Ⅱ类抗原，那么建议诊断为排斥反应

• 如果不满足 1～3 条标准，但是有移植性动脉内膜炎、移植性肾小球炎或 C4d 阳性，那么必须作出排斥反应的诊断并根据不同情况给予不同定义

（2）定义：由于预存抗体沉积和严重血管内皮细胞损伤，各种口径的动脉和毛细血管内形成堵塞性血栓。

（3）肉眼改变：通常在手术中发现移植器官肿胀，变成红蓝色，颜色斑驳，并且形成梗死。目前的患者术后治疗方案使继发于移植性肾动脉血管病伴巨大血栓形成所导致的移植肾功能丧失已经变成极其罕见的事件。

（4）组织学改变："移植性肾动脉血管病伴巨大血栓形成"的特征是形成纤维素性血栓，位于大、小口径动脉以及肾小球毛细血管内（图 3-12）。动脉血栓可能显示多形核白细胞反应，沿着内皮细胞表面分布，这是一种"非特异性"改变，不应误诊为"抗体介导性损伤"。除了血栓形成，血管壁通常保持存活，即使在梗死区域也是如此。如果同种异体移植肾能够存活下来，在后续活组织检查时，血栓的数量会少得令人惊奇。这种局限化现象是由于受者体内的纤维蛋白溶解功能仍然正常，导致同种异体移植肾内血栓被溶解。血栓形成导致严重的急性缺血性损伤、局部出血、多形核白细胞浸润，最严重病例可出现明显的梗死。多形核白细胞位于间质内，或位于存活组织与梗死区域之间的分界面，或位于严重的缺血性损伤的肾小管附近。显著的淋巴组织细胞浸润间质和动脉内排斥反应的表现，在本病一般不会出现，但是如果移植肾存活数周则可能演变成上述现象。值得注意的是，作为一般规律，如果在实质梗死区域发现明显的血栓，那么不应当视为原发性事件，也不应视为继发性、反应性现象。

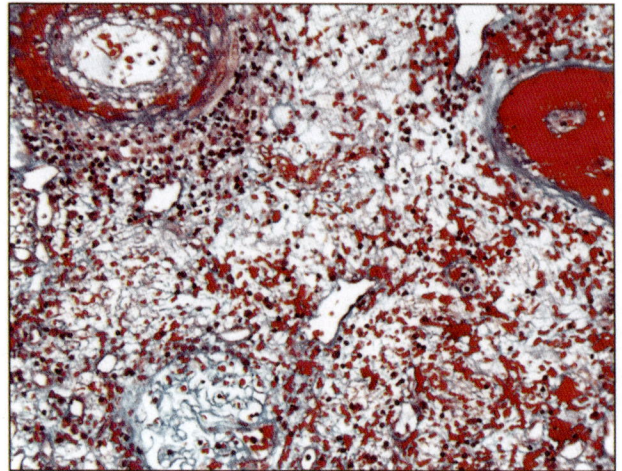

图 3-12 移植性肾动脉血管病伴巨大血栓形成。移植后 2 个月，由于发现血尿、疼痛和梗死而采取移植肾切除术。大多数动脉含有部分闭塞性新鲜血栓。间质严重的水肿和梗死。由于严重的坏死，C4d 染色结果无法正确判读。三色染色，原始尺寸放大 80 倍

（5）免疫组织化学：在排斥反应的早期，IgG 和 IgM 以及补体因子（包括 C4d）沿着血管内皮的动脉、肾小球和肾小管周围毛细血管的血管内皮呈线性沉积。在完全坏死的肾脏切除术标本，免疫球蛋白沉积可能稀少甚至缺乏。移植性肾动脉血管病伴巨大血栓形成一般呈 C4d 阳性（特别是肾髓质，因为皮质的毛细血管可能严重地损伤）。

（6）鉴别诊断：鉴别诊断主要包括手术并发症和潜在的未发现的凝血病。移植性肾动脉血管病伴巨大血栓形成特征性地影响整个动脉树，包括门部

大血管和肾小球毛细血管，其 C4d 沉积沿着肾小管周围毛细血管；另外，手术并发症和"凝血"疾病呈 C4d 阴性并且主要局限于吻合口部位附近的动脉和静脉。

（7）评注：由于采取了有效的交叉配型，伴有广泛血栓的排斥反应事件已经极其罕见。目前，在某些情况下，如 ABO 血型不合的器官移植仍然是一种能够导致巨大血栓形成的主要因素。这种排斥反应事件通常在移植后立即发生（数分钟＞数小时＞数天）。受者血液循环血中预存抗体与移植器官的动脉和毛细血管的内皮相结合，并且快速地导致巨大血栓形成并出现梗死。移植性肾动脉血管病伴巨大血栓形成是抗体介导性一种排斥反应现象的"表型"。充分形成的病例，临床结局往往险恶。病程稍有迁延的病例可以试用血浆置换。

　　2. **坏死性移植性肾动脉血管病**

　　（1）常用同义词：加速的急性排斥反应（Banff 分类：4 类，3 型，或者 2 类急性抗体介导性排斥反应，3 型；CCTT 分类：3 类）。

　　（2）定义：透壁性或者血管壁内"纤维素样"动脉壁坏死，影响所有口径的动脉（小叶间动脉、弓形动脉、小叶内动脉），合并有不同程度的动脉炎症。

　　（3）肉眼改变：肾通常出现肿胀，出血性区域和缺血性梗死区域相间分布，颜色斑驳。在最严重的病例中，肾切除术标本可呈现深红色、水肿样表现，很像移植性肾动脉血管病伴巨大血栓形成的病例。

　　（4）组织学改变：病变通常呈局灶性，仅累及血管树的部分节段。纤维素样动脉壁坏死可表现为透壁性（从内膜层到外膜层）或者壁内性（仅累及中膜层伴或者不伴内弹性膜破坏），可累及血管一周或者仅累及部分血管。动脉坏死通常伴不同程度的血管内膜炎或者透壁性炎症，程度从轻微到显著不等（图 3-13）。除了血管壁的严重改变，血管内膜表面仍然可能衬覆内皮细胞，并且少见闭塞性血栓形成，但是血管内膜可有小灶纤维素性或者血小板性聚集物。如果排斥反应事件对治疗有效，那么坏死的血管壁可发生纤维化，偶尔形成微小动脉瘤。对于动脉壁坏死和"慢性"瘢痕形成的评估，通过弹性组织染色并且证实内弹性膜显著破坏最具有诊断意义。

　　间质通常显示细胞性排斥反应（包括水肿和局灶性的肾小管炎），严重病例可出现斑片状出血或者梗死。肾小球可能为正常表现，或因"低血流"而显得毛细血管塌陷，或含有纤维素血栓，或者表现为比较典型的排斥反应诱发的肾小球炎。同时发生的移植性动脉内膜炎也很常见。鉴别诊断包括其他血管炎，例如抗中性白细胞细胞质抗体疾病／抗中

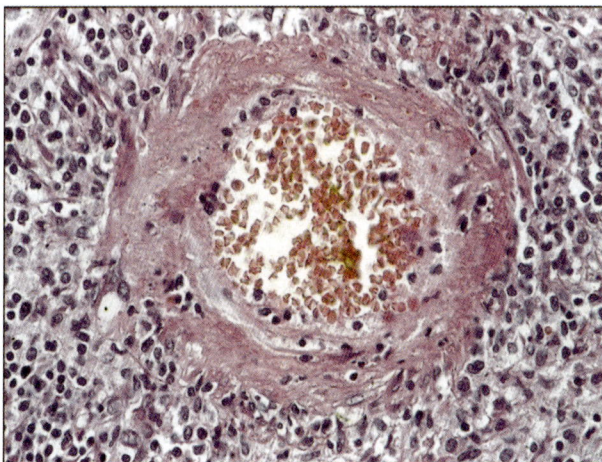

A

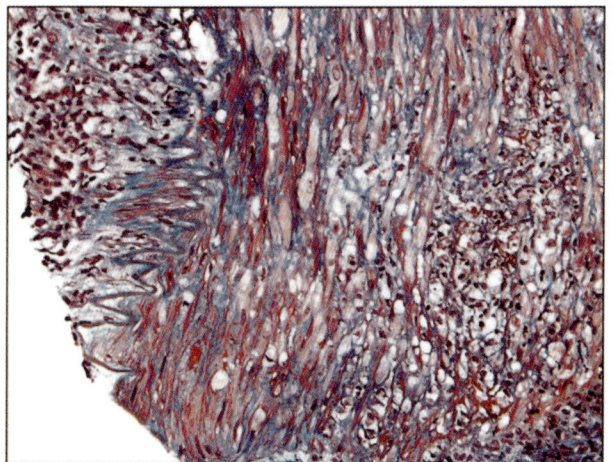

B

图 3-13　坏死性移植性肾动脉血管病（A，B）。（A）小叶内动脉显示环绕血管壁一周的透壁性中膜平滑肌层纤维素样坏死。注意散在的壁内炎症细胞。动脉腔开放和含有红细胞。间质内可见弥漫性炎症。移植后 21d，移植肾切除术标本。（B）移植后 2 个月，尸检肾，患者表现为血清肌酐升高，从基线水平的 2.1mg/dl 增加到 3.1mg/dl。弓形动脉不仅具有显著血管内膜炎症（图片左侧），并且还有血管壁内炎症细胞聚集伴局灶性纤维素样坏死。也出现肾小管 - 间质排斥反应，未检测 C4d。（A）HE 染色，原始尺寸放大 100 倍；（B）三色染色，原始尺寸放大 100 倍

性白细胞胞质抗体诱发的，损伤或者炎症和坏死均不明显的小血管发生的非血栓性微血管病。

（5）免疫组织化学：典型病例通过免疫组化检测免疫球蛋白或者补体因子没有诊断价值。纤维素可见于坏死性动脉壁，水肿性间质和局灶性的出血区或者最近感染区。根据笔者的经验，约50%伴有坏死性移植性肾动脉血管病的病例证实C4d沉积沿着肾小管周围毛细血管分布。

（6）鉴别诊断：鉴别诊断主要包括血栓性微血管病（TMA）伴显著动脉壁坏死。虽然有时很难区分排斥反应和血栓性微血管病，但是显著的血管壁炎症、累及大口径的动脉、排斥反应诱发的肾小管 - 间质或者肾小球改变，以及C4d阳性沿着肾小管周围毛细血管分布，这些特征通常有助于诊断排斥反应而排除"血栓性微血管病"。罕见病例，例如针对血管紧张素受体的抗体诱发的病例，可能表现为重叠的组织学特征。

（7）评注：坏死性移植性肾动脉血管病通常见于移植后第1周内，然而，也可能见于移植后数年因停用免疫抑制药而导致的移植器官失功能。这是一种少见的排斥反应（占所有排斥反应事件的1%～4%，发生于移植后第1周内）。纤维素样动脉壁坏死的特异性病因尚未明确。在C4d阳性病例，抗体（新形成？）可能导致损伤，然而在其他病例，细胞性排斥反应（包括移植性动脉内膜炎）可能表现为血管壁坏死。临床结局一般较差；大多数移植在活组织检查后数周内发生移植器官失功能。

3. 移植性动脉内膜炎

（1）常用同义词：浸润性和增殖性移植性血管病，急性移植血管炎，血管内膜炎，血管内皮炎，内膜性动脉炎（Banff分类：4类，2型；CCTT分类：2类）。

（2）定义：所有口径的动脉发生血管内皮下或血管内膜炎症（淋巴细胞和巨噬细胞浸润），不伴血栓形成，不伴新形成内膜硬化，中膜平滑肌层无改变。

（3）肉眼改变：失功能的移植器官显示小灶缺血性梗死，局灶性出血，通常伴有实质纤维化。移植器官失功能通常是由于同时发生的严重的移植性动脉内膜炎，由硬化性移植性肾动脉血管病和肾小管 - 间质排斥反应所导致。

（4）组织学改变：移植性动脉内膜炎可能影响所有口径的动脉，可位于肾实质内，也可以累及位

于门部脂肪组织（移植的）肾外血管和沿着输尿管分布的血管。肾活组织检查，通常仅有很少动脉受累，或呈环周性，或呈节段性，优先累及血管分支处。弓形血管常常是病变的"热点部位"。未累及的动脉可以正常，也可以显示非诊断性改变，例如内皮细胞活化（包括形成所谓有拱形结构），或者含有较多循环性淋巴细胞（图3-14）。与排斥反应中所有（血管）改变相似，移植性动脉内膜炎，可能与供者原有疾病相叠加，例如动脉性肾脏硬化（图3-20）。

移植性动脉内膜炎可发展为不同的"炎症阶段"：为最早的非诊断性改变，沿着血管腔表面分布，伴内皮细胞活化，包括核增大，细胞质膨胀和空泡化（图3-14）。这种活化（包括表达黏附分子）促进了淋巴细胞和巨噬细胞的迁移。移植性动脉内膜炎定义为血管内皮下 / 内膜内一个或多个淋巴细胞或组织细胞聚集。浸润性单个核炎症细胞通常聚集在一起形成小簇并伴有水肿（图3-15）。另外，偶尔可见散在的极少数嗜酸性粒细胞，而B淋巴细胞极其罕见。炎症部位上方的内皮细胞通常呈活化状态；没有明显的内皮细胞坏死或者闭塞性血栓形成。在内膜炎症的持续期间，组织细胞可能转化成泡沫细胞。增殖阶段：浸润性不可察觉地演化成为增殖性阶段，表现为不仅有内皮下单个核细胞成分的数量增多，而且梭形细胞即肌纤维母细胞数量增多，并且Ki-67/MIB-1表达呈高增殖活性。由于肌纤维母细胞的数量随着时间而增加，淋巴细胞数量减少，组织细胞通常轻度减少。泡沫细胞通常持续存在。肌纤维母细胞聚集同时伴有"早期"细胞外基质蛋白的沉积，特别是纤维联结素和IV型胶原。注意I型和III型"瘢痕"胶原，出现I型和III型胶原是移植性动脉内膜炎转变为硬化性移植性肾动脉血管病的标记（图3-16）。由于炎症性病变局限于内膜，内弹性膜和中膜都保持不变。

移植性动脉内膜炎通常伴有肾小管 - 间质排斥反应，后者可能富于嗜酸性粒细胞并且显示明显的水肿。在5%～10%的病例中，排斥反应诱发的炎症局限于动脉。约30%的患者，肾小球可能正常或者显示移植性肾小球炎 [见第三章五、（四）1. "移植性肾小球炎"]。

（5）免疫组织化学：许多浸润至动脉内膜的细胞为CD68阳性单核细胞 / 巨噬细胞。另外，检测

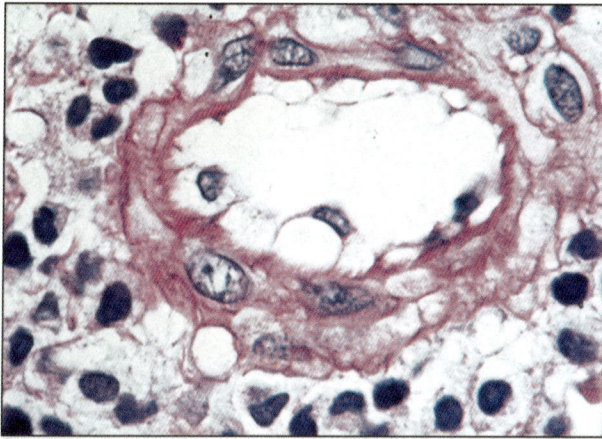

A

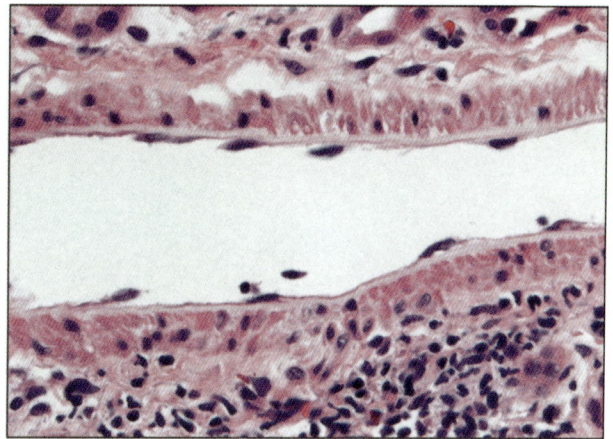

B

图 3.-14 内皮细胞活化—非诊断性改变（A，B）。（A）一条小的小叶间动脉显示显著内皮细胞活化，包括形成的所谓的拱形结构；（B）这条动脉显示内皮细胞核增大和血管腔内极少数单核细胞。未见内皮下炎症细胞，不能诊断为"移植性动脉内膜炎"（与图 3-15 比较）。（A 和 B）HE 染色，原始尺寸放大 160 倍

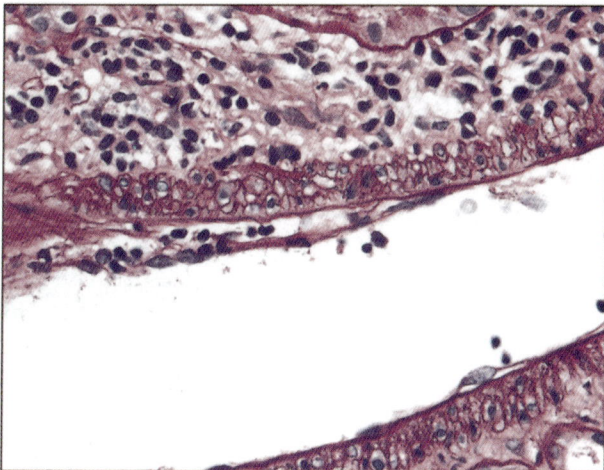

图 3-15 移植性动脉内膜炎。移植后 8d，肾脏活组织检查显示沿着小叶内动脉的一段，可见炎症细胞位于活化内皮细胞之间及其下方。中膜平滑肌层不明显。间质可见肾小管 - 间质排斥反应，未检测 C4d。PAS 染色，油镜，原始尺寸放大 200 倍

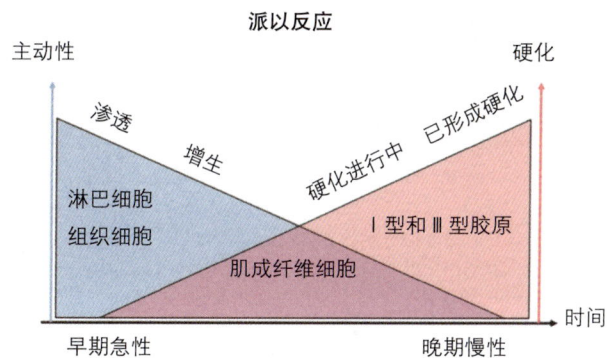

图 3-16 排斥反应的诊断流程示意图。活动性 / 浸润性 / 增殖性—硬化性—非活动性 / 瘢痕化排斥现象，这引起病变过程通常是连续的，而没有明显的界限。肌纤维母细胞是整个过程中重要的细胞成分，在排斥反应的早期浸润性阶段就已经募集。通过合成胶原而促进硬化。图中所描述的改变在血管排斥反应事件中最容易辨认

到 T 淋巴细胞，并且 CD8 细胞多于 CD4 细胞（约 2∶1）。甚至在早期浸润性阶段的移植性动脉内膜炎，已经能够检测到散在的 α 平滑肌特异性肌动蛋白（αSMA）阳性的肌纤维母细胞，它们于增殖性阶段在内弹性膜附近成簇分布。内膜炎症性病变通常缺乏 B 细胞成分（非常罕见 CD20 阳性的单个细胞或者 CD138 阳性浆细胞）。活化的内皮细胞和浸润性单个核细胞上调主要组织相容性复合物 Ⅱ 类抗原（人类白细胞抗原 -DR）和黏附分子，例如细胞

间细胞黏附分子（ICAM）或者血管细胞黏附分子（VCAM）。如果用一组标准抗体进行免疫荧光显微镜检查，不会发现动脉或者肾小球有显著的和有诊断意义的染色结果。

根据检测到 C4d 沿着肾小管周围毛细血管分布，很大比例的伴有移植性动脉内膜炎的排斥反应事件显示同时伴有抗体介导性移植肾损伤的发生（占 30%～70% 的患者，见"抗体介导性排斥反应和 C4d 染色"章节，图 3-17 和图 3-18）。

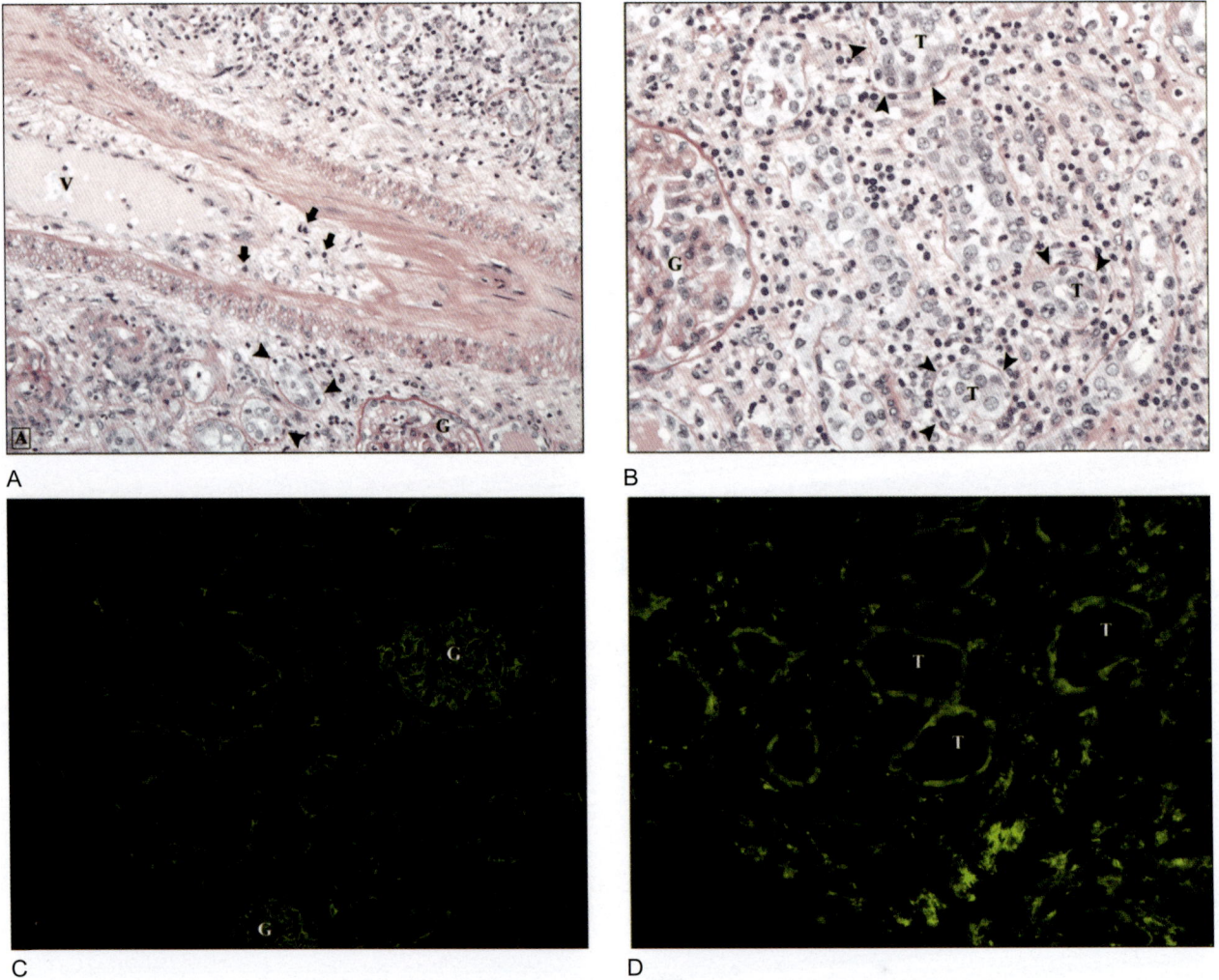

图 3-17　移植性动脉内膜炎和肾小管 - 间质排斥反应，C4d 阳性（所谓的混合性细胞和抗体介导性排斥反应，A ~ D）。移植后 18d，患者表现为移植器官功能恶化。在活组织检查时要检测到高滴度的抗供者 I 类抗体。（A 和 B）一条肾实质内动脉（V）显示显著的移植性动脉内膜炎（粗箭头；注：内膜炎症与供者动脉硬化叠加）。间质显示显著的、弥漫的、单个核细胞为主的炎症性浸润和肾小管炎（T- 肾小管；图 A 和图 B 中的箭头示具有严重炎症的肾小管横切面上的基底膜）。肾小球（G）没有显著的改变。PAS 染色，（A）原始尺寸放大 200 倍。（B）原始尺寸放大 300 倍。（C）C4d 呈弥漫的阳性，沿着肾小管周围毛细血管分布，标志着另外还有抗体介导性损伤（G- 肾小球）。间接荧光显微镜检查，用针对补体降解产物 C4d 的单克隆抗体，对冰冻切片组织检测，原始尺寸放大 200 倍。（D）肾小管上皮细胞表达主要组织相容性复合物 II 类抗原（人类白细胞抗原 -DR）（T- 肾小管），直接荧光显微镜检查，用结合荧光素的主要组织相容性复合物 II 类抗体，原始尺寸放大 300 倍

（6）鉴别诊断：移植性动脉内膜炎高度提示排斥反应诱发的移植器官损伤。相似的血管改变可能偶见于其他类型的血管炎，例如狼疮肾炎或者抗中性白细胞胞质抗体诱发的小血管血管炎。然而，后面几种病例通常伴有肾小球肾炎或者显著免疫复合物沉积。如果在炎症性内膜层发现许多 B 细胞，即 CD20 阳性细胞，那么应当考虑移植后淋巴组织增殖性疾病 [见本章七、（四）"爱泼斯坦 - 巴尔病毒 / 移植后淋巴组织增殖性疾病"]。

（7）评注：移植性动脉内膜炎是一种细胞介导类型的损伤，由 T 细胞和巨噬细胞驱动。C4d 阳性病例代表混合性"细胞"和"体液"排斥反应，应当给予特殊诊断（Banff 分类：4 类 II 型和 2 类排斥反应，见"抗体介导性排斥反应和 C4d 染色"）。移植性动脉内膜炎是常见现象，在过去大约见于 30% 的排斥反应事件。笔者曾经早在移植后第 6 天、晚至移植后 17 年诊断过此病。由于活组织检查样本小（样本量不足），缺乏足够的小叶内动脉 / 弓形动

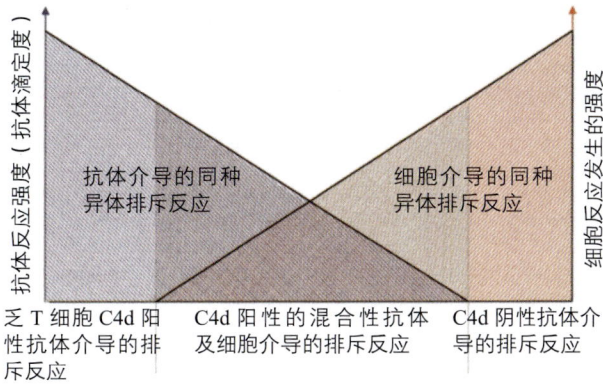

图 3-18　排斥反应的示意图。活动性排斥反应可能不是"纯粹的"抗体介导性就是纯粹的细胞介导性事件，或为混合性排斥反应伴不同程度的体液和细胞成分

脉的分支，此病可能被漏诊（低诊断或诊断不足）。

　　诊断移植性动脉内膜炎具有重要的预后意义和治疗意义。患者通常不能从传统的大剂量类固醇治疗中获益，而需要使用强力的抗淋巴细胞血清进行治疗。与肾小管间质排斥反应相比，移植性动脉内膜炎具有较差的长期预后；随访 1 年已经发现明显差异，并且具有严重的内膜炎症的病例最明显。C4d 阳性移植性动脉内膜炎，即细胞性和同时发生的抗体介导性移植器官损伤，在临床上比相应的 C4d 阴性病例更严重，并且常常导致移植器官失功能。

　　当淋巴细胞和组织细胞浸润局限并且不以肌纤维母细胞为主时，对疾病早期、浸润性阶段的内膜炎症治疗最有效。然而，即使采取积极的抗排斥反应治疗，通常也不会取得组织学上内膜炎症完全消除的疗效，而是持续存在，在笔者的重复活组织检查病例或者可回顾病例中，约 20% 成为焖燃状态。"焖燃性"内膜炎症和肌纤维母细胞活化导致进行性内膜硬化，即硬化性移植性肾动脉血管病。在这方面，肌纤维母细胞发挥着最为重要的作用，因为它们是 Ⅰ 型和 Ⅲ 型胶原合成以及内膜瘢痕形成的"机器"。肌纤维母细胞的来源不明；它们可能潜在地来自受者循环血中的祖细胞。

　　4．硬化性 / 硬化的移植性动脉内膜炎

　　（1）常用同义词：慢性血管排斥反应，慢性移植性血管病，Banff 分类：4 类慢性活动性 T 细胞介导性排斥反应，或者 2 类慢性活动性抗体介导性排斥反应，在 CCTT 没有分类。

　　（2）定义：由于新形成的 Ⅰ 型和 Ⅲ 型胶原沉积，

导致排斥反应诱发的动脉内膜增厚；无内膜弹性组织变性；同时发生不同程度的内膜炎症（从无到显著）。

　　（3）肉眼改变：丧失功能的移植物通常萎缩和瘢痕化；可能罕见钙化。移植物失功能通常是由于同时发生的严重的移植性动脉内膜炎以及显著的、硬化性移植肾动脉血管病。可见小灶出血性梗死（图 3-19）。

　　（4）组织学改变：硬化性 / 硬化的移植性肾动脉血管病代表炎症（即移植性动脉内膜炎）诱发的向心性或者偏心性内膜瘢痕形成，通常在动脉分支部位最为明显。其组织特征包括：①不同程度的内膜硬化伴 Ⅰ 型和 Ⅲ 型纤维胶原沉积；②缺乏的弹性层，即没有显著的内膜纤维弹性组织变性；③不同数量的随机排列的肌纤维母细胞伴核增大；④散在的单个核炎症细胞，在某些病例可能形成小簇；⑤偶尔有泡沫细胞；⑥在少数病例中，内皮下层具有不完善的新的中膜形成；⑦增大和深染的内皮细胞。内弹性层通常保持完好；仅仅在严重的中层炎症和坏死情况下才会继发性破坏。

　　继发于炎症和内皮细胞损伤的典型的内膜瘢痕形成没有弹性组织变性。这种特征可以通过弹性组织染色很容易被证实（图 3-20 和图 3-21）。要注意的是，为了证实菲薄的小叶内动脉的内弹性膜，弹性染色必须具有足够的敏感性；主动脉壁通常不适合作为阳性对照，因为它的弹性膜太厚。

　　在某些患者，由于炎症刺激，内膜瘢痕形成可能处于活跃状态，并且呈进行性疾病（图 3-16）。对于这些病例，增厚的内膜层可见数量不等的淋巴细胞、组织细胞并且常有丰富的肌纤维母细胞（图 3-22）。白细胞，甚至嗜酸性粒细胞也可能对内膜硬化的形成，具有显著作用。炎症细胞偶尔形成小灶聚集物，位于内弹性膜附近或者位于内皮下方（图 3-20B 和 C）。

　　笔者使用"硬化性动脉血管病"这个术语，以强调炎症驱动的活动性和进行性纤维化重建。注意，出现泡沫细胞不应当作为提示"活动性"的唯一指标。目前，尚未明确内膜内需要多少炎症细胞才能将某一病例称为"活动性"。至少出现 2 个或更多成簇的淋巴细胞笔者才会诊断为"硬化性动脉血管病"。笔者在诊断时倾向于忽略非常罕见的散在的单个核炎性细胞。

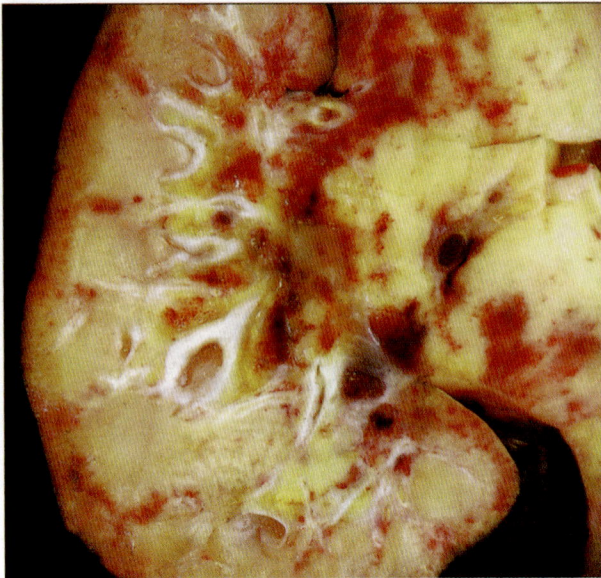

图 3-19　移植肾切除标本。移植后 10 年，由于严重的（活动性）硬化性移植性肾动脉血管病伴局灶的闭塞性血栓形成、移植性肾小球病和显著实质纤维化，移植肾被切除。注意多发性局灶性的出血，因位于皮质内和门部周围脂肪内的、肾实质内动脉和肾实质外动脉的严重的血管排斥反应所致。临床怀疑"占位性病变"并考虑"结外淋巴瘤"导致手术切除了移植器官，结果显示没有肿瘤生长，而是相当广泛的门部周围脂肪坏死

　　如果硬化的内膜缺乏炎症表现，笔者将这种动脉血管病视为非活动性，伴有硬化的瘢痕形成（图 3-16 和图 3-21）。笔者使用"硬化的动脉血管病"这个术语以强调这种表现（图 3-23）。

　　硬化性或者硬化的移植性肾动脉血管病常常与不同程度的先前存在的供者疾病相叠加，即高血压诱发的肾动脉硬化（图 3-20）。在这些病例中，远处的、致密的纤维 - 弹性组织变性沿着增厚的内膜的外侧部分分布，而叠加的典型的硬化性 / 硬化的动脉血管病主要累及内膜区域的内侧部分。

　　硬化性或者硬化的移植性肾动脉血管病通常伴有移植性肾小球病和肾小球炎，即兼有肾小球排斥反应（根据笔者的经验大约见于活组织检查的 40%）和可能的肾小管 - 间质排斥反应的表现。严重的移植性肾动脉血管病可能导致动脉狭窄、缺血、肾小管萎缩和间质纤维化。偶尔可见所谓的硬化水肿，即持续存在的和严重的间质水肿的病例形成毛玻璃样质地的间质纤维化。

　　（5）免疫组织化学：免疫组织化学没有诊断价

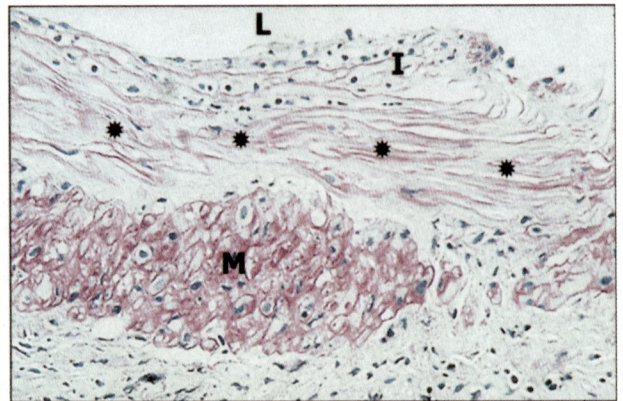

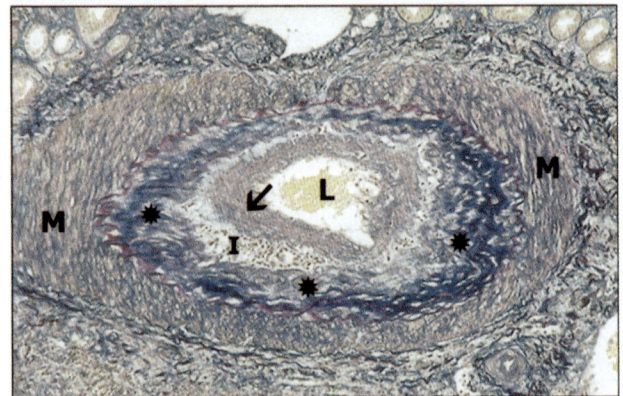

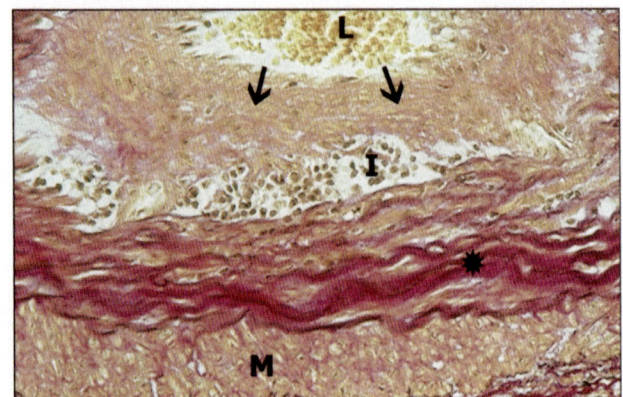

图 3-20　移植性动脉内膜炎叠加的先前存在的供者动脉硬化：从早期浸润性动脉内膜炎到后来的硬化性动脉血管病（A ~ C）。（A）移植后 12d，一条弓形口径的动脉显示显著的移植性动脉内膜炎伴单个核炎症细胞浸润，与先前存在的内膜纤维弹性组织变性相叠加（星号：供者起源的内膜纤维弹性组织变性，L- 动脉腔，I- 内膜层单个核细胞浸润，M- 中膜平滑肌层）。（B 和 C）5 个月后重复活组织检查，显示（活动性）硬化性移植性肾动脉血管病伴单个核炎症细胞聚集，位于内膜层深部，邻近供者起源的远处的纤维弹性组织变性。作为迁延性内膜炎症的后续改变，内皮下硬化形成，后者没有弹性层（图 B 和图 C 中的小箭头）。（A）PAS 染色，原始尺寸放大 80 倍；（B）三色染色，原始尺寸放大 40 倍；（C）弹性组织染色，原始尺寸放大 80 倍

值。在某些病例，沉积的 IgM、补体因子 C3，C4d
和 C5b-9 出现于动脉壁（非诊断性现象）。在硬化
性动脉血管病的病例中，30%～ 60%的活组织检查
可见 C4d 沿着肾小管周围毛细血管分布。C4d 沉积
少见于终末期硬化的移植动脉血管病。

　　（6）鉴别诊断：硬化的移植性肾动脉血管病的
主要鉴别诊断包括高血压引起的动脉性（肾）硬化。

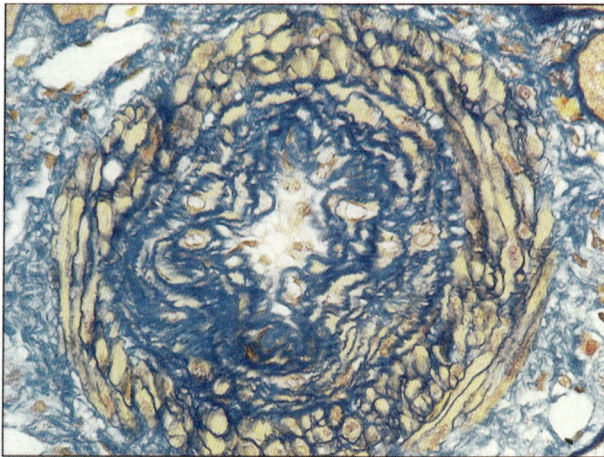

A

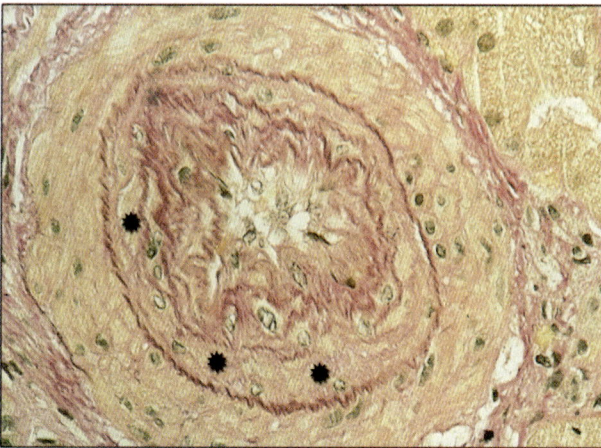

B

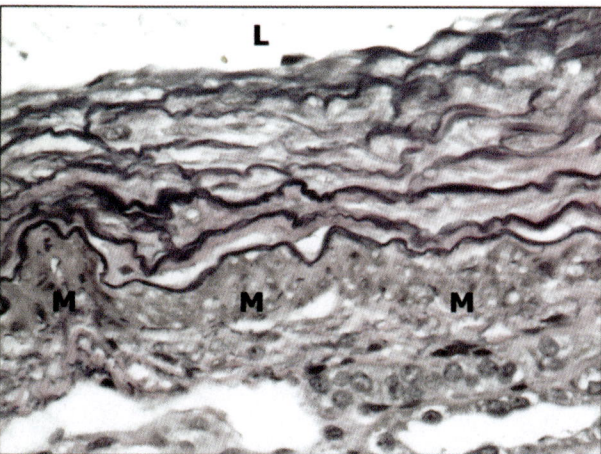

C

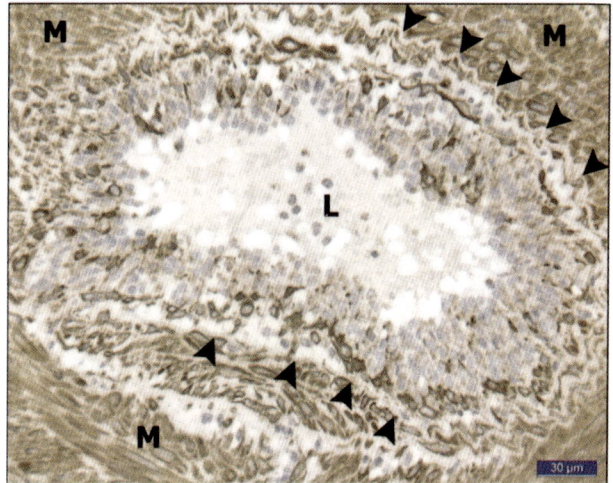

D

图 3-22　一例非人类灵长类动物模型的硬化性移植性肾
动脉血管病，在增厚的和炎症性内膜层内可见丰富肌纤维
母细胞（箭头示内弹性膜，M- 中膜平滑肌层，L- 动脉腔）。
其他染色证实新形成的 I 型和 Ⅲ 型胶原沉积，上述改变发
生于诱导移植性动脉内膜炎后 45d。用 α 平滑肌特异性
肌动蛋白（ αSMA）单克隆抗体作免疫组化检测福尔马
林固定的石蜡包埋组织切片，原始尺寸放大 200 倍

动脉性（肾）硬化通常显示内膜细胞少，仅有极少
数小梭形纤维，深陷于致密的、纤维化的、弹性膜
丰富的内膜，即显著纤维弹性组织变性。泡沫细胞
的聚集或者新的中膜形成不是动脉性（肾）硬化的
特征，而是"排斥反应"的标记。注意，排斥反应
诱发的动脉血管病可能与（先前存在的）硬化相叠加。

图 3-21　硬化的移植性肾动脉血管病与高血压诱发的动
脉硬化相比较（A ～ C）。（A 和 B）一条弓形口径动脉
的分支显示显著内膜纤维化伴散在的肌纤维母细胞。内皮
细胞增大。没有内膜炎症的表现。注意，在增宽的内膜区
域没有显著的弹性层（图 B 中的星号）。这是一例燃尽
和非活动性内膜瘢痕形成的典型图像，继发于先前存在的
内膜炎症，即移植性动脉内膜炎（与图 3-20 比较）。活
组织检查取自移植后 7.3 年，患者在移植后 4 个月发生移
植性动脉内膜炎。（C）硬化的移植性肾动脉血管病必须
与普通的高血压诱发的动脉内膜纤维弹性组织变性相区
分，如图 C 所示。由于高血压诱发的迁延性活化和损伤，
多层弹性膜沉积并成为内膜纤维弹性组织变性的基础（L-
动脉腔，M- 中膜平滑肌层）。（A）三色染色，原始尺
寸放大 180 倍。（B）弹性组织染色，原始尺寸放大 180 倍。
（C）弹性组织染色，原始尺寸放大 300 倍

偶尔，硬化性阶段的血栓性微血管病（TMAs）可能类似排斥反应诱发的移植肾动脉血管病。在这两种病例中，内膜层可见显著肌纤维母细胞增殖，但缺乏纤维弹性组织变性。由于血栓性微血管病主要影响非常小的动脉，小动脉和肾小球血管极，而排斥反应诱发的改变主要累及弓形口径的血管，因而，一般能够作出明确诊断。而且，与排斥反应诱发的纤维性内膜重建相比，硬化性血栓性微血管病病例的肌纤维母细胞增殖倾向于规则分布不伴有显著的炎症，并且通常没有 C4d 沉积沿着肾小管周围毛细血管分布。

（7）评注：硬化性和硬化的移植性肾动脉血管病是一种免疫介导性损伤类型，即代表瘢痕形成阶段的移植性动脉内膜炎。它可能在数周内形成。内膜炎症和多种细胞因子和生长因子的释放，包括血小板衍生的生长因子、转化生长因子 β、碱性纤维母细胞生长因子，刺激肌纤维母细胞的增殖和细胞外基质蛋白的合成，特别是纤维瘢痕 I 型和 III 型胶原沉积。除了细胞介导性动脉排斥反应 / 炎症，循环血中的供者特异性抗体也可能在内膜硬化的发病机制中发挥作用，至少在 C4d 阳性病例如此，但是目前对此认识不足。由于肌纤维母细胞不是正常内膜层内的定居细胞，它们在动脉内膜炎和硬化中必须被募集。

硬化的、非活动性、移植性肾动脉血管病对治疗没有反应（并形成内膜瘢痕）。然而，如果在活组织检查标本中注意到同时发生的活动性排斥反应（图 3-23），即硬化性移植性肾动脉血管病，肾小管间质排斥反应或者肾小球排斥反应，或者潜在的 C4d 阳性沿着肾小管周围毛细血管分布，那么特异性抗排斥反应治疗可能获益（抗淋巴细胞药物、大剂量他克莫司或者麦考酚酯，静脉滴注免疫球蛋白等）。虽然轻度局灶性硬化的移植性肾动脉血管病可能对移植器官存活没有显著的影响，大多数表现为向心性内膜增厚、狭窄的病例通常在数月内发生移植器官失功能。

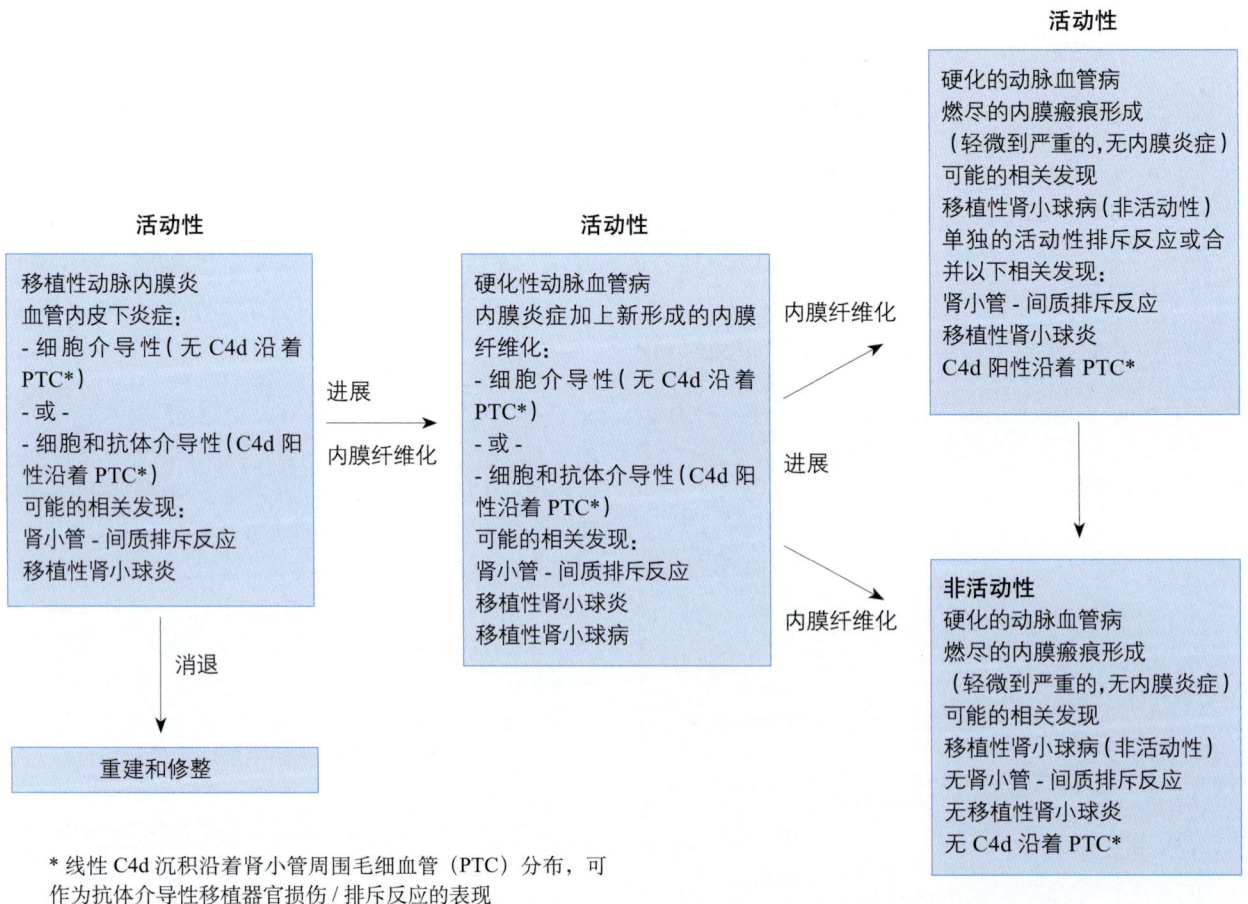

活动性

移植性动脉内膜炎
血管内皮下炎症：
- 细胞介导性（无 C4d 沿着 PTC*）
- 或 -
- 细胞和抗体介导性（C4d 阳性沿着 PTC*）
可能的相关发现：
肾小管 - 间质排斥反应
移植性肾小球炎

进展
内膜纤维化 →

活动性

硬化性动脉血管病
内膜炎症加上新形成的内膜纤维化：
- 细胞介导性（无 C4d 沿着 PTC*）
- 或 -
- 细胞和抗体介导性（C4d 阳性沿着 PTC*）
可能的相关发现：
肾小管 - 间质排斥反应
移植性肾小球炎
移植性肾小球病

内膜纤维化 →

进展

内膜纤维化 →

消退 ↓
重建和修整

活动性

硬化的动脉血管病
燃尽的内膜瘢痕形成
（轻微到严重的, 无内膜炎症）
可能的相关发现
移植性肾小球病（非活动性）
单独的活动性排斥反应或合并以下相关发现：
肾小管 - 间质排斥反应
移植性肾小球炎
C4d 阳性沿着 PTC*

↓

非活动性
硬化的动脉血管病
燃尽的内膜瘢痕形成
（轻微到严重的, 无内膜炎症）
可能的相关发现
移植性肾小球病（非活动性）
无肾小管 - 间质排斥反应
无移植性肾小球炎
无 C4d 沿着 PTC*

* 线性 C4d 沉积沿着肾小管周围毛细血管（PTC）分布，可作为抗体介导性移植器官损伤 / 排斥反应的表现

图 3-23　排斥反应事件伴移植性动脉内膜炎的进展过程：从活动性、经过硬化性、到非活动性和燃尽的过程

（四）肾小球排斥反应

类似于"动脉或者血管排斥反应"，"肾小球排斥反应"也是描述性质的术语，定义为肾小球相关的排斥反应。它不提示特异性潜在病因，不应当误认为体液或者抗体介导性损伤。排斥反应诱发的肾小球炎症和重建必须与其他潜在的肾小球疾病相区分，例如免疫复合物介导性肾小球肾炎或者血栓性微血管病。根据临床表现通常可以作出明确诊断，例如尿沉渣异常（血尿、红细胞管型和蛋白尿），通过免疫荧光显微镜和电子显微镜仔细寻找免疫复合物沉积，以及评估所有组织学"完整形态"。注意，移植性肾小球炎和肾小球病的意义通常没有被完全理解。这两种病变可以根据 Banff 系统评分，但是在排斥反应的最终分类中却没有太多考虑。

1. 移植性肾小球炎

（1）常用同义词：急性移植性肾小球病。

（2）定义：毛细血管内细胞增生伴单个核细胞和（或）多形核细胞，充满扩张的毛细血管环。

（3）组织学：移植性肾小球炎是毛细血管内炎症的一种类型，伴有"炎症性浸润增殖"。本病通常局灶性或节段性影响毛细血管丛；而弥漫性和整体病变是较少见现象。受累的肾小球环通常扩张和充满／闭塞，有 3 个或更多活化的和有时核分裂活跃的单个核细胞——淋巴细胞、单核细胞、内皮细胞；偶尔也可见多形核白细胞（图 3-24）。可以发现微

小纤维素聚集灶或者微小血栓，特别是在 C4d 阳性的活组织检查伴抗体介导性移植器官损伤的病例。然而，广泛的和弥漫性肾小球毛细血管血栓形成不是"移植性肾小球炎"的特征，而是仅限于同时发生的"移植性肾动脉血管病伴巨大血栓形成"的病例。移植性肾小球炎，特别是严重病例，可能偶尔表现为节段性肾小球膜溶解，后者是显著的毛细血管内炎症和肾小球丛损伤的表现。然而，除了肾小球炎症，通常没有纤维素样丛状坏死、毛细血管外新月体形成、肾小球系膜增殖和肾小球基底膜（GBM）旁结构不规则。如果注意到基底膜双轨征，则表明"移植性肾小球病"的形成[见本章五、（四）2."移植性肾小球病"]。

移植性肾小球炎几乎从来不是孤立性事件（根据笔者的经验不到病例的3%），而是通常与肾小管-间质排斥反应和血管排斥反应伴发。根据笔者的经验，如果活组织检查标本量足够（见"本章二、同种异体移植器官的活组织检查和组织学评估"章节），那么移植性肾小球炎（如上文所定义）伴移植性动脉内膜炎或者坏死性移植性肾动脉血管病具有统计学意义（在北卡罗来纳大学的发生率约60%）。其他学者也报道过这种并发现象。注意，移植性肾小球炎的程度与肾小管-间质排斥反应或者血管排斥反应的程度并不相关。

（4）免疫组织化学：肾小球内所发现的最常见

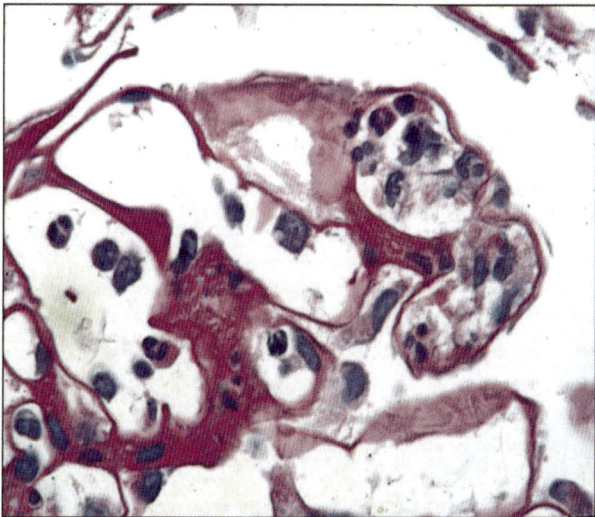

A

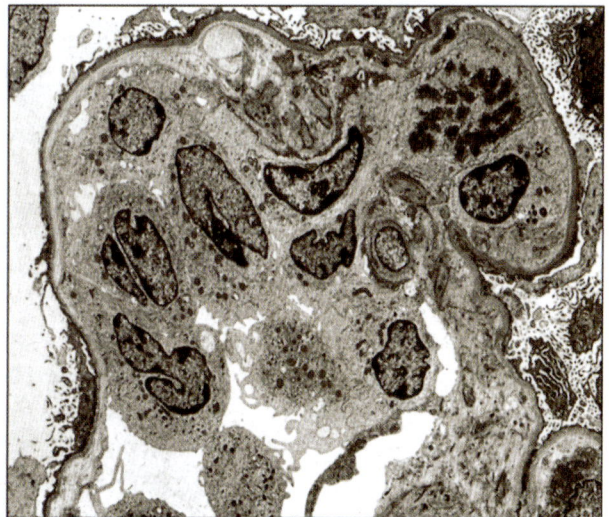

B

图 3-24　移植性肾小球炎（A，B）。（A）患者表现为移植后 35d 出现同种异体移植器官功能障碍和轻微的蛋白尿。扩张的肾小球毛细血管，被炎症细胞呈节段性堵塞，即肾小球显示移植性肾小球炎。另外，注意到肾小管-间质排斥反应和移植性动脉内膜炎；未发现 C4d。（B）同一病例的电子显微镜检查，证实丰富的毛细血管内单个核细胞，并有一个核分裂象（右上角）。毛细血管周围的基底膜不明显。（A）PAS 染色，油镜，原始尺寸放大 200 倍；（B）电子显微镜，原始尺寸放大 6000 倍

抗原是 C4d、IgM 和补体因子 C3，少量纤维素沉积和其他免疫球蛋白均是罕见现象。免疫荧光染色通常没有意义，视为非诊断性，因毛细血管壁损伤所致。通常情况下，染色结果呈一过性，并且沿着基底膜呈线性分布，特别是在毛细血管内炎症累及毛细血管丛的病例。没有显著的颗粒状免疫复合物沉积（鉴别诊断：免疫复合物型肾小球肾炎）。伴有移植性肾小球炎的病例大约 60% 显示 C4d 沉积，沿着肾小管周围毛细血管分布。移植性肾小球炎显示增多的单核细胞和 T 淋巴细胞，特别是 CD8 阳性细胞毒性细胞成分。在肾小管周围毛细血管 C4d 阳性和抗体介导性同种异体排斥反应的病例，移植性肾小球炎主要是 CD68 阳性单核细胞。

（5）鉴别诊断：移植性肾小球炎必须与多种类型的复发性或者新形成免疫复合物介导性肾小球肾炎相鉴别，后者沉积荧光显微镜检查和电子显微镜检查通常表现为活动性尿沉渣（血尿、蛋白尿）、弥漫性和广泛性系膜增殖、毛细血管内增殖和显著的免疫复合物沉积。相比之下，移植性肾小球炎通常伴有其他形态学表现，提示肾小管 - 间质排斥反应和（或）血管排斥反应，从而有助于诊断性决策过程。最初报道提示移植性肾小球炎与巨细胞病毒(CMV)感染存在直接的致死性关联，然而在后来的研究中可能没有得到证实。

当确定肾小球排斥反应伴移植性肾小球炎的诊断时，严格坚持上文定义是很重要的，即肾小球毛细血管必须扩张，并且充满单个核细胞或者多形核白细胞而闭塞。移植性肾小球炎必须严格地与非诊断性病理改变（即肾小球毛细血管内散在的血液中的炎性细胞成分）相区分（图 3-25）。

（6）评注：目前，移植性肾小球炎很少发现，在具有肾小管 - 间质排斥反应表现的活组织检查中其检出率大约只有 15%。它在 19 世纪 70 年代和 80 年代较为流行。移植性肾小球炎主要是细胞介导性损伤类型，由 T 细胞和巨噬细胞所驱动。肾小球排斥反应患者中大约 60% 的病例是供者特异性抗体所致，显示 C4d 阳性沉积物沿着肾小管周围毛细血管分布。移植性肾小球炎的同种异体排斥反应是针对未知的（肾小球）内皮细胞抗原。它导致内皮细胞活化和损伤，最终导致肾小球壁重建，即移植性肾小球病 [见本章五、（四）2. "移植性肾小球病"]。导致内皮细胞损伤的途径并不特异，而是与其他多种疾病相

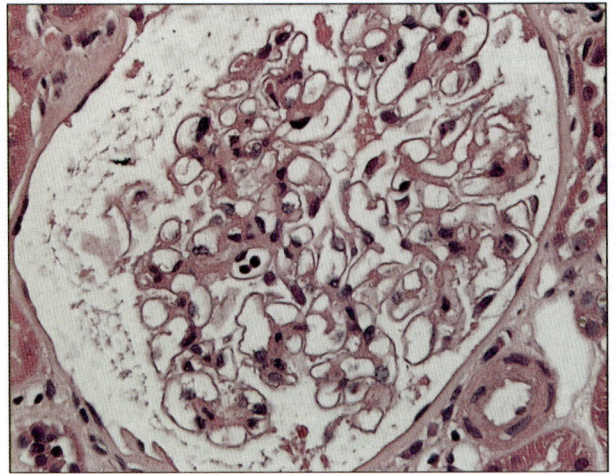

图 3-25　肾小球改变——非诊断性。这个肾小球显示在毛细血管环内存在两个循环血中的炎症细胞，但毛细血管环不扩张也不闭塞。这些改变对"移植性肾小球炎"的诊断没有意义。HE 染色，原始尺寸放大 100 倍

同，例如血栓性微血管病（表 3-5）。由于内皮细胞是同种异体排斥反应的主要损伤靶点，不仅见于移植性肾小球炎而且包括所有血管排斥反应事件，后者包括移植性动脉内膜炎，因此，"肾小球"排斥反应和"血管"排斥反应之间存在密切关联也就不足为奇。因此，一旦检测到移植性肾小球炎就应当努力寻找同时发生的血管排斥反应，包括对组织块进行多层面切片。

类似于所有其他类型的排斥反应诱发的浸润性和增殖性炎症疾病，移植性肾小球炎也是主要见于移植后第 1 周或者移植后最初数月内。根据笔者的经验，诊断时的中位时间大约为手术后 60d，但是时间跨度很大，从 10d 到 11 年。

如何最有效地治疗排斥反应事件伴移植性肾小球炎，目前尚无公认的指南。笔者通常将肾小球排斥反应视为"比较严重的"，并且作为血管排斥反应 / 移植性动脉内膜炎的表现，后者通常需要抗淋巴细胞血清治疗，如兔抗胸腺细胞球蛋白（thymoglobulin）。最近有两则报道提示，富含单核细胞的移植性肾小球炎的临床结局较差。C4d 阳性病例可能需要针对低滴度的循环血中供者特异性抗体进行治疗。不伴有其他排斥反应表现的孤立性移植性肾小球炎病例的是否能够从特异性治疗中获益，仍然未知。

表 3-5　移植性肾小球病：鉴别诊断时应当考虑的病原学因素

A. 导致肾小球重建／肾小球病的典型情况	
1. 排斥反应：纯粹的细胞介导性	（C4d 阴性）——常见
2. 排斥反应：混合性细胞和抗体介导性	（C4d 阳性）——常见
3. 排斥反应：纯粹的抗体介导性	（C4d 阳性）——少见
4. 血栓性微小血管病（复发性，新形成的）（HUS/TTP）	（C4d 阴性）——少见
5. 钙神经素抑制剂诱发的毒性	（C4d 阴性）——少见
B. 类似移植性肾小球病的情况	
6. 免疫复合物介导性系膜增殖性肾小球肾炎（膜性增生性肾小球肾炎类型 1）	（C4d 阴性）——少见

HUS/TTP，溶血性尿毒症综合征／血栓性血小板减少性紫癜

2. 移植性肾小球病

（1）常用同义词：慢性移植性肾小球病。

（2）定义：轻微到显著的基底膜双轨征，没有显著的细胞插入，即血栓性微血管病样肾小球重建。

（3）组织学：移植性肾小球病代表炎症诱发的（即移植性肾小球炎）毛细血管壁重建。在 PAS 染色、三色染色或者银染色切片中，外围的基底膜片段特征性地增厚伴双轨征，其范围从局灶性、节段性轻微改变到广泛性、弥漫性显著改变（图 3-26）。一般没有显著的、所谓的肾小球系膜细胞插入。这些改变非常类似肾小球重建，可见于迁延性病例的血栓性微血管病，包括肾小球膜溶解。系膜区通常扩大，由于基质沉积所致。然而，显著的肾小球系膜增殖或者新月体形成不是移植性肾小球病的重要特征。最终，毛细血管丛重建和损伤导致节段性肾小球硬化，即继发性"局灶性和节段性肾小球硬化"、广泛的肾小球消失和肾单位消失。

电子显微镜检查发现移植性肾小球病伴内皮细胞活化的最早期改变，包括细胞核向外围毛细血管壁转位、窗孔消失和轻微增宽的内层板。这些早期改变都是可逆的。它们在普通光学显微镜检查时不明显，在通常情况下不做电子显微镜检查时一般在诊断决策过程中不予考虑。持续存在的内皮细胞活化和损伤，例如移植性肾小球炎所驱动者，导致血管内皮下基底膜／致密板样物质沉积和基底膜双轨征（图 3-26B 和图 3-27），这在标准光学显微镜下容易识别。由于内皮细胞经历活化阶段后进入休止期，

血管内皮下聚集的新生致密板样物质可能偶尔呈波浪状，具有模糊的分层表现。肾小球系膜或者沿着内层板可见散在分布的、小的、界限不清的、"疏松的"电子致密沉积物，通常伴有插入的小的内皮细胞突起。后一改变不要误认为系膜增殖性免疫复合物介导性肾小球肾炎的证据。

类似于移植性肾小球病所定义的肾小球毛细血管壁异常以及肾小管周围毛细血管都可能显示基底膜板，很可能也是由内皮细胞损伤所诱发。在非常严重病例的 PAS 染色切片中可能已经能够观察到肾小管周围毛细血管增厚，然而，通常在电子显微镜下更容易辨认。在肾小管周围毛细血管发现超过 5 圈环周性基底膜层时，笔者提示"排斥反应诱发的"重建。

根据笔者的经验，大约 50% 的活组织检查中，移植性肾小球病显示持续存在活化的证据，即肾小球炎和（或）间质排斥反应（图 3-27）。其他学者也报道相似的发现。肾小球病和血管排斥反应之间存在密切关系，即移植性动脉内膜炎与硬化性或者硬化的动脉血管病（北卡罗来纳大学发生率为 60%）。

（4）免疫组织化学：免疫组织化学表现变化很大，在不同肾小球之间和不同肾小球节段之间均不相同。最常见的抗原是 C4d、IgM 和补体因子 C3，其次是非常稀少沉积的 IgG 或者维生素。C4d 局限于肾小球并且不在肾小管周围沉积，通常呈中等至强阳性染色，沿着双轨征和严重改变的肾小球毛细

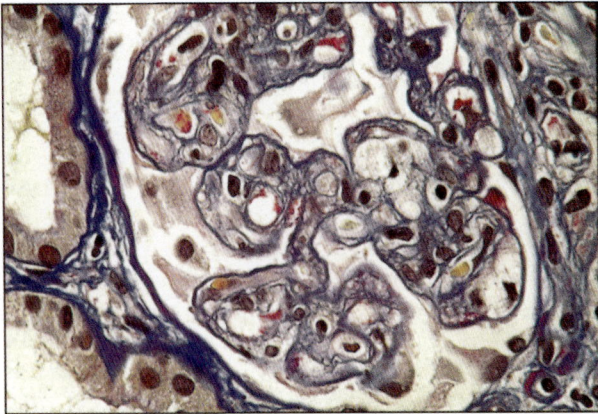

A

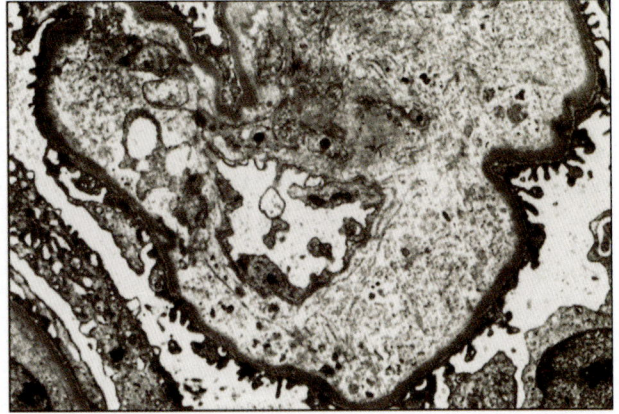

B

图3-26 移植性肾小球病（A和B）。（A）肾小球显示广泛的肾小球毛细血管基底膜双轨征，没有显著的细胞增生或者细胞插入，即"血栓性微血管病样"改变。（B）另一病例的电子显微镜检查，显示活化的毛细血管内皮细胞和非常显著的内层板增宽。产生了人工假象：血管内皮下成分含有不完全的、薄层致密板样物质。这些微结构改变代表移植性肾小球病早期阶段的基底膜重建。（A）三色染色，原始尺寸放大160倍；（B）电子显微镜检查，原始尺寸放大5000倍

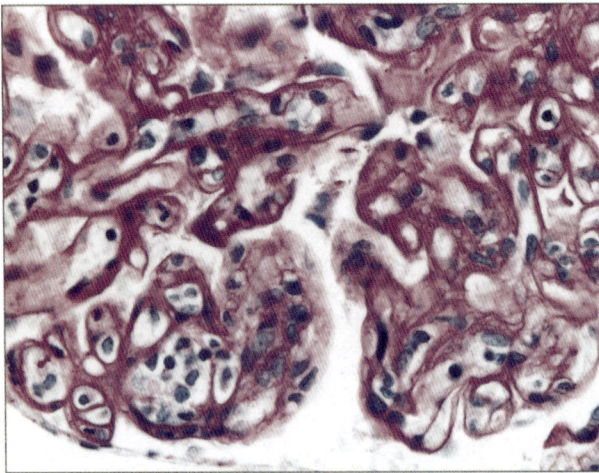

图3-27 移植性肾小球病和同时发生的移植性肾小球炎。外围基底膜广泛增厚，形成节段性双轨征。一个扩张毛细血管环因炎症细胞而闭塞。PAS染色，油镜，原始尺寸放大200倍

血管壁外围分布（无诊断意义的现象）。另外，大约50%的移植性肾小球病活组织检查（特别是那些同时发生移植性肾小球炎的病例）显示C4d聚集，沿着肾小管周围毛细血管分布。如果注意到同时发生的移植性肾小球炎，那么免疫分型显示增多的毛细血管内T淋巴细胞和巨噬细胞；多形核白细胞通常少见。

（5）鉴别诊断：移植性肾小球病的鉴别诊断包括多种疾病和多种病因，列于表3-5。重要的是记

住，肾小球毛细血管壁重建，即移植性肾小球病，不是由于单一致病因素所致。然而，基底膜双轨征代表一种常见的最终通路，它由不同的"血栓性微血管病样"损伤诱发的多种形式的内皮细胞损伤所导致，其中细胞和抗体介导性/C4d阳性同种异体移植器官排斥反应事件是最常见类型。为了识别移植性肾小球病同时发生的组织学改变的最可能的潜在病因，需要评估以下方面：移植性肾小球炎或者动脉内膜炎（提示细胞介导性排斥反应过程）、C4d阳性沿着肾小管周围毛细血管分布（表明抗体介导类型的移植器官损伤）、在输入小动脉的钙神经素抑制药诱发的毒性（倾向于肾小球病的毒性变异型），或者在尿沉渣异常情形下显著的免疫复合物类型沉积（提示免疫复合物介导类型的损伤）。如果溶血性尿毒症综合征/血栓性血小板减少性紫癜（HUS/TTP）是曾经导致慢性肾脏失功能的潜在疾病，那么应当考虑疾病复发。免疫荧光/免疫组化和电子显微镜检查都是作出特异性诊断的辅助技术。

（6）评注：移植性肾小球病少有发现，大约见于所有移植器官活组织检查的5%。它在移植后第1个月内少见，但随后显示其发生率增加，在一项研究中，移植后10年以上肾移植患者中高达25%。移植性肾小球病代表排斥反应诱发的肾小球损伤，并且非常类似于伴有基底膜双轨征的血栓性微血管病。根据笔者的经验，大约50%的病例显示活动性表现

伴有持续存在的移植性肾小球炎和（或）抗体介导性类型的损伤，后者的依据是 C4d 沉积沿着肾小管周围毛细血管分布；其他研究小组发现同时发生的移植性肾小球炎并检测到人类白细胞抗原抗体者在所有患者中占 76%。在非人类灵长类动物模型中，循环血中供者 - 特异性抗体与移植性肾小球病的形成密切相关。类似于移植性肾小球炎，移植性肾小球病也伴有血管排斥反应事件，最常见的是硬化性或者硬化的动脉血管病。

移植性肾小球炎，特别是移植性肾小球病，临床上可能类似原发性肾小球肾炎或者肾小球病，例如"局灶性和节段性肾小球硬化（FSGS）"，由于患者通常表现为不同程度的血尿和蛋白尿，在显著基底膜双轨征的病例可能达到肾病的程度。

（五）抗体介导性排斥反应和 C4d 染色

1. 背景　H. Feucht 10 多年前的先驱工作促进了免疫组织化学检测同种异体移植肾中补体降解产物 C4d 的表达，加深了我们对肾移植病理学的理解和分类，并产生了重大改变。

C4d 是活化补体 C4 的降解产物，C4 是经典型补体系统的成分之一，通常因抗体与特异性靶分子相结合而启动。随着 C4 激活和降解，含硫脂的基团暴露，允许降解产物 C4d 与内皮细胞表面和 C4 激活部位附近血管的基底膜的细胞外基质成分短暂结合。C4d 也可见于内皮细胞的细胞质内空泡中。另外描述了抗体非依赖性 C4 激活途径，即结合甘露聚糖的植物血凝素途径；然而，这种机制在肾同种异体移植器官损伤和排斥反应中似乎不起重要作用。由于在自体肾脏中 C4d 只是极少观察到沿着肾小管旁毛细血管分布，例如极少数系统性红斑狼疮或者抗基底膜疾病的病例（个人观察），C4d 聚集沿着肾皮质和髓质内肾小管旁毛细血管壁的分布特征具有"移植特异性"，并且有理由认为，在肾同种异体移植器官中免疫组织化学检测 C4d 可以当作抗体反应的"脚印"。观测 C4d 可作为组织切片中检测供者特异性抗体的重要工具，可能由于内皮细胞表面的免疫球蛋白快速脱落和被内皮细胞吞噬，以往在体液排斥反应事件中的努力大部分都不成功。因此，过去许多具有抗体成分的排斥反应事件仍然无法诊断。引入 C4d 用于评估肾同种异体移植器官活组织检查，有助于克服这种缺点。

在 C4d 阳性病例，常常检测到循环血中针对主要组织相容性复合物 Ⅰ 类或 Ⅱ 类的抗体，也就是说，见于约 90% 的患者。大约 10% 的 C4d 阳性同种异体移植受者无法检测到抗体，可能是由于所用检测方法的技术局限性或存在少见抗体，例如那些直接针对血管紧张素 Ⅱ 的 1 型受者相关抗原的抗体（图 3-28）。很多患者循环血中也检测到不与肾活组织检查中 C4d 沉积物相对应的抗体，在最近研究中这种现象高达患者总数的 70% ~ 90%。这种现象的临床意义目前还不明确。

2. C4d 和组织学　根据笔者的经验，在很大程度上不敏感的标准人群中，在所有诊断性移植器官活组织检查中 C4d 检出率约为 30%，相当于所有活组织检查患者中检出 35%。然而，C4d 阳性率变化很大，并且在不同移植中心也不一致。C4d 通常在移植后早期检测到（中位数 35d，范围：7 ~ 5646 d），它偶尔甚至在灌注后移植活组织检查时检测到。C4d 沉积表现为动态模式；它能在 4d 内积聚并在 8d 内消失。在一些患者，C4d 能持续至抗排斥治疗之后，对移植器官的功能和存活具有长期不利影响。C4d 有时也罕见于移植器官稳定期活组织检查，并且常见于 ABO 血型不合的器官移植受者。

在肾同种异体移植器官中，根据 C4d 免疫组织化学检测或者免疫荧光研究进行评分，可使用福尔马林固定、石蜡包埋的活组织检查标本或者选用新鲜的冰冻组织。在非纤维化、非坏死的皮质和（或）髓质区域出现围绕肾小管旁毛细血管完整一圈的强烈而弥漫染色时，一般视为具有诊断意义（图 3-29）。罕见病例具有明显的皮质水肿和纤维化，仅在髓质区出现诊断性染色。C4d 也可沉积于其他部位，包括小动脉硬化的血管、萎缩的肾小管基底膜、大动脉的内皮细胞表面和肾小球基底膜，目前认为这些部位均无诊断意义（图 3-30），并且，在制订临床决策过程中不应当使用。

虽然人们对 C4d 染色结果产生了巨大兴趣，但是，令人吃惊的是，如何最佳评价和解释 C4d 染色结果，却无一致观点。近来一项研究提出，单克隆抗体免疫荧光显微镜检查优于使用福尔马林固定组织标本的多克隆抗体免疫组织化学检查。至于如何报告局灶性 C4 阳性，即少于 50% 肾小管旁毛细血管壁显示染色，也没有一致性建议或指南。

在肾同种异体移植器官 Banff 分类系统的更新

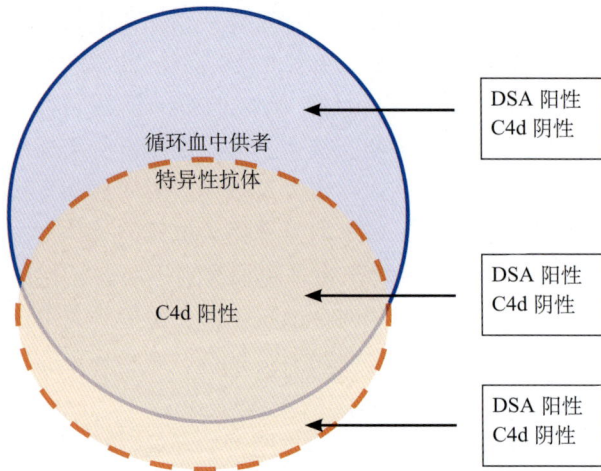

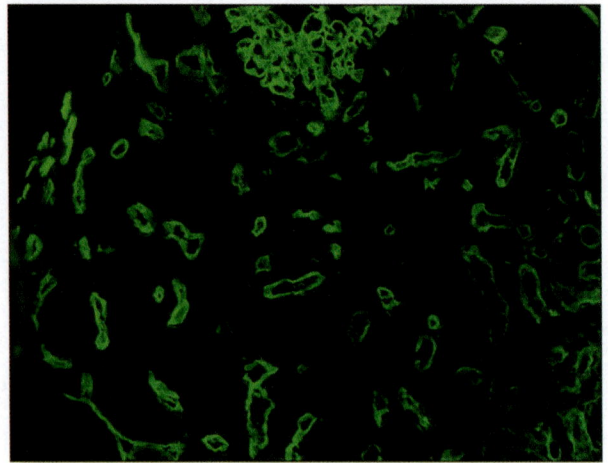

图 3-28　C4d 阳性只能标记一部分补体激活的供者特异性抗体，这些抗体与肾脏微血管系统的抗原相结合。大约 10％的 C4d 阳性病例无法检测到循环血中抗体，目前仍不明确这种现象表明抗体不存在还是检测方法不够灵敏导致的技术问题，例如，常用检测方法漏诊了少见抗体，抗体滴度低等。在缺乏 C4d 沉积物的情况下，出现非补体激活的抗体的临床意义仍然不明；它们似乎只有很少临床意义

　　*DSA：供者特异性抗体

版中，引入 C4d 染色结果的评分方案（表 3-6），鉴于我们在这方面的知识有限，这种评分方案似乎对日常工作很有帮助。只要有可能，笔者都使用冰冻组织切片进行 C4d 分析，并且，在诊断报告中包括阳性结果的强度／百分率，作为"分级器"。如图 3-31 所示，可见许多组织学改变符合循环血中供者特异性抗体和 C4d 阳性，也应当在最终诊断中有所体现。某些相关内容已经在本章（一）～（六）节特别讨论过，只有少数排斥反应事件具有毛细血管内皮细胞的原发性损伤，即毛细血管移植性血管病，代表抗体稀少的纯粹 T 细胞介导性移植器官损伤（图 3-18 和图 3-31）。

　　3. 毛细血管移植性血管病，C4d 阳性

　　（1）常用同义词：急性 T 细胞稀少的急性单纯性抗体介导的排斥反应（Banff 分类：2 类，Ⅰ型和Ⅱ型，急性排斥反应；在 CCTT 系统中未分类）。

　　（2）定义：弥漫性毛细血管损伤伴毛细血管内多形核白细胞和单个核细胞成分聚集，偶有微血栓形成，C4d 染色阳性；血浆内出现循环性供者特异性抗体；缺乏肾小管 - 间质性排斥反应和移植性动脉内膜炎。

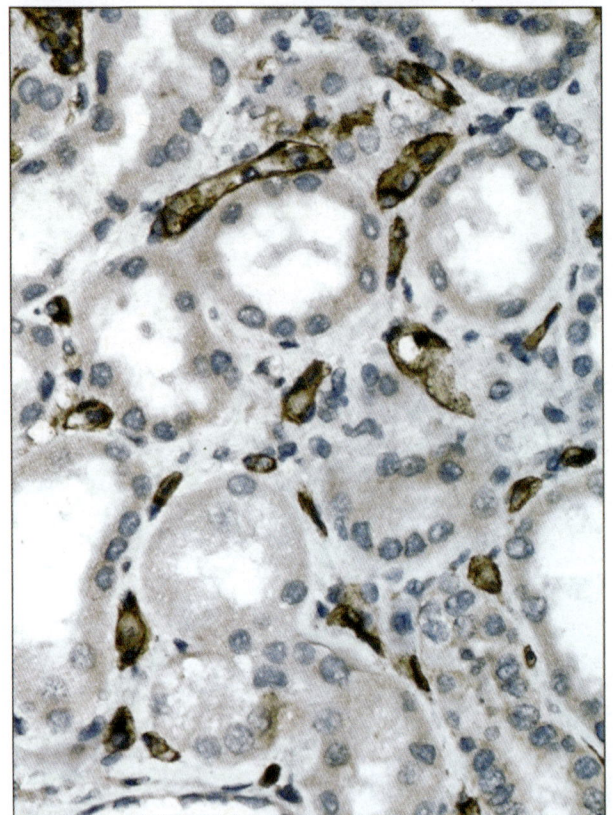

B

图 3-29　C4d 染色的诊断模式（A，B）。（A）检测到 C4d 在非纤维化区域沿着肾小管旁毛细血管壁的线状强阳性。一般认为这种毛细血管染色模式具有诊断意义。而沿着肾小球基底膜通常伴有 C4d 阳性着色，视为无诊断意义。使用新鲜冰冻组织和直接针对补体降解产物 C4d 的单克隆抗体进行直接荧光显微镜检查，原始尺寸放大 100 倍。（B）使用福尔马林固定、石蜡包埋组织切片，C4d 沿着肾小管旁毛细血管显色，产生清晰的阳性反应。然而，福尔马林固定、石蜡包埋组织 C4d 检测的敏感性降低，并且免疫荧光研究（图 A）被认为是"金标准"。使用福尔马林固定、石蜡包埋组织切片和针对 C4d 的多克隆抗体进行直接免疫组化检测，原始尺寸放大 200 倍

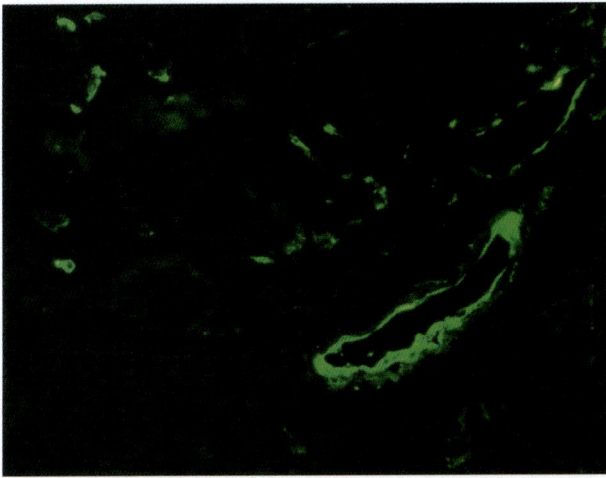

A

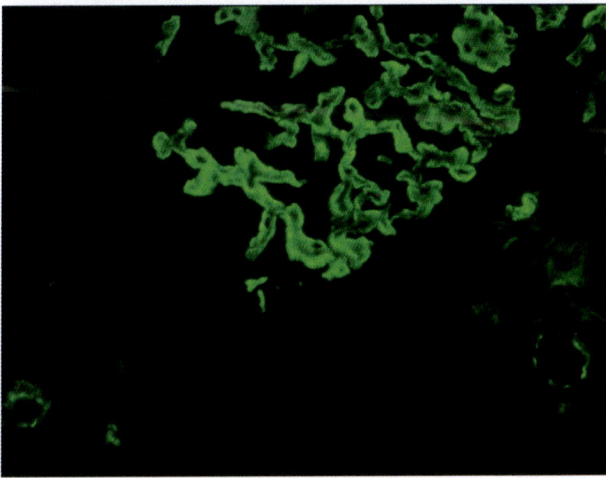

B

图 3-30　C4d 染色——无诊断意义的改变（A，B）。（A）在硬化性小动脉壁上，在小动脉硬化伴透明变性的病灶内，以及沿着血管壁内弹性膜的部位，可检测到无诊断意义的 C4d 沉积。在视野中部为一个口径非常小的小叶间动脉，具有非特异性血管壁内 C4d 沉积。另外，沿着萎缩性肾小管基底膜也有 C4d 沉积。（B）这一病例为他克莫司诱发的结构性肾小球毒性，图示广泛的毛细血管壁复层化以及肾小球基底膜（GBM）呈 C4d 强阳性（线状、颗粒状和粗块状）。沿着肾小球旁毛细血管未检测到 C4d 沉积，并且临床上没有血液供者特异性抗体的检测证据。这种孤立性肾小球 C4d 染色反映了严重的基底膜结构重建，并且不应当作为抗体介导性同种排斥反应的表现。（A 和 B）用新鲜冰冻组织直接针对补体降解产物 C4d 的单克隆抗体进行直接免疫荧光学显微镜检查，原始尺寸放大 200 倍

（3）大体病理学：移植器官是肿胀、出血和梗死。其表现与"移植性肾动脉血管病伴巨大血栓形成"相同［见本章五、（三）1."移植性肾动脉血管病伴巨大血栓形成"］。

（4）组织学：典型病例可见皮质内肾小管旁毛细血管呈局灶性或者弥漫性损伤。这些毛细血管扩张，充满多形核白细胞和（或）单个核细胞，偶尔含有纤维素血栓。毛细血管渗漏，导致间质出血和水肿伴极少量炎症细胞，包括淋巴细胞、组织细胞和多形核白细胞（图 3-32）。毛细血管血液供应受损，导致急性缺血性的肾小管损伤（AIN），有时甚至明显坏死。缺乏细胞排斥反应伴显著的肾小管炎。动脉一般不受累并缺乏血栓形成。罕见病例可能表现为动脉壁纤维素样坏死。然而，缺乏移植性动脉内膜炎或者明显的透壁性炎症是其特征。血管损伤伴血栓性微血管病样改变也有报道，但少见。

毛细血管损伤通常不仅累及肾小管旁，也累及肾小球毛细血管，其中含有单个核细胞和多形核炎症细胞（即移植性肾小球炎的表现）和纤维素血栓。肾小球膜溶解和节段性丛状坏死仅限于非常严重的病例。

（5）免疫组化：用于识别本病的最特征性表现是 C4d 沿着肾小管旁毛细血管呈强烈和弥漫性线状聚集。另外可发现 C3d，但是一般认为它不会增加诊断意义。检测到线状免疫球蛋白（IgG、IgM）沿着毛细血管壁沉积是极其罕见的。在出血和坏死区域，可见显著的纤维素沉积。沿着肾小球外周基底膜常见 C4d 沉积伴线状染色，然而，这种现象仍然没有直接的诊断意义。

（6）评论：C4d 阳性的毛细血管移植性血管病是由循环性供者特异性抗 I 类或者通常为抗 II 类抗体所致，然而，可能也有其他的目前认识不足的抗体涉及其发病机制。与移植性血管病伴巨大血管内血栓形成相比，供者特异性抗体通常是在移植后沿着内皮表面"重新"形成的，对其抗原特异性的认识非常欠缺。

C4d 阳性的毛细血管移植性血管病，或急性单纯性体液排斥反应，是新近认可的疾病实体，仍有许多细节需要研究。根据笔者的经验，本病少见，在所有的排斥反应事件中占不到 5%。其发生率在致敏前患者人群和 ABO 血型不合的移植器官受者中显著增高。急性单纯性体液排斥反应通常在移植后前

表 3-6 C4d 染色的评分方案

C4d0	阴性	0%
C4d1	轻微的 C4d 染色 / 检测	1% ~ 10%
C4d2	局灶的 C4d 染色 / 阳性	10% ~ 50%
C4d3	弥漫的 C4d 染色 / 阳性	> 50%

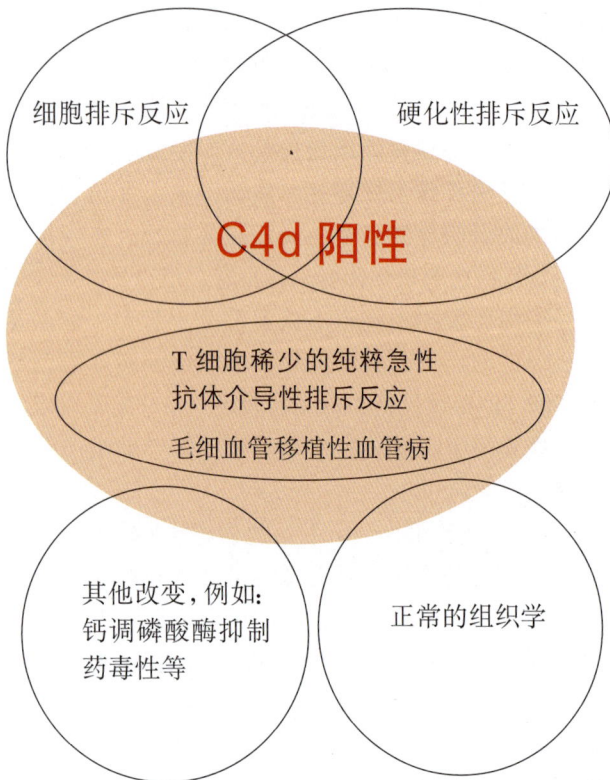

图 3-31 供者特异性抗体和组织学改变。供者特异性抗体（C4d 阳性）可能并存其他多种组织学改变，甚至可见于正常组织学背景之下。仅有少数急性排斥反应事件代表 T 细胞稀少的纯粹急性抗体介导性排斥反应，即毛细血管移植性血管病。免疫状态、抗体滴度和抗体特征性影响这种组织学表型，也是主要临床表现

几周内被诊断。可试用大剂量静脉滴注免疫球蛋白治疗和（或）血浆去除术或者免疫吸附治疗。移植器官存活情况不一致。有明显的毛细血管血栓形成和实质坏死的病例似乎预后差。然而，本病的临床经验目前仍然有限。

笔者认为，C4d 阳性的毛细血管移植性血管病必须与其他的伴有 C4d 沉积的组织学改变相区分，

特别是 C4d 阳性细胞排斥反应事件（肾小管 - 间质性排斥反应和移植性动脉内膜炎）。从病理生理学角度看，后两种排斥反应现象反映了混合性细胞和体液性病因，应该分开研究，区别治疗。然而，这些疾病有时很难明确区分，因而形成了不确切的命名和文献中的混乱。

六、钙调磷酸酶抑制药及其他药物诱发的毒性改变

（一）钙调磷酸酶抑制药

1. 背景 钙调磷酸酶抑制药，主要是环孢素（CsA）和他克莫司（FK506），这类药物极大地改进了器官移植的临床结局。从 19 世纪 80 年代早期使用环孢素治疗后，尸体供者肾脏移植器官的 1 年存活率大大增加，从环孢素年代之前的 60% 以下上升到 1993 年的 82%（UNOS 数据）。环孢素是钙调磷酸酶抑制药的原型药物，是一种环形、亲脂性十一氨基酸多肽，从土壤真菌（Tolypocladium inflatum Gams）中分离而来。他克莫司（FK506）是一种大环内酯物，从日本的一种真菌（链霉菌属 tsukubaensis）中分离而来，从 19 世纪 90 年代早期进入临床使用。他克莫司与环孢素之间并无任何结构相似性，然而，这两种药物的作用机制和不良反应都极其相似。

环孢素和他克莫司与细胞质内受者蛋白质相结合，后者为一种嗜免疫药。这种嗜免疫药 / 环孢素或他克莫司复合物与钙神经素（一种磷酸酶）相结合并抑制钙神经素。钙神经素将淋巴细胞的细胞质内核调节蛋白质脱磷酸化，促进其向核移动并激活核内因子，后者调节多种介质（如 IL-2、IL-4、γ - 干扰素和肿瘤坏死因子 α）。钙神经素通常促进 T 细胞激活。治疗剂量的环孢素和他克莫司大约阻断

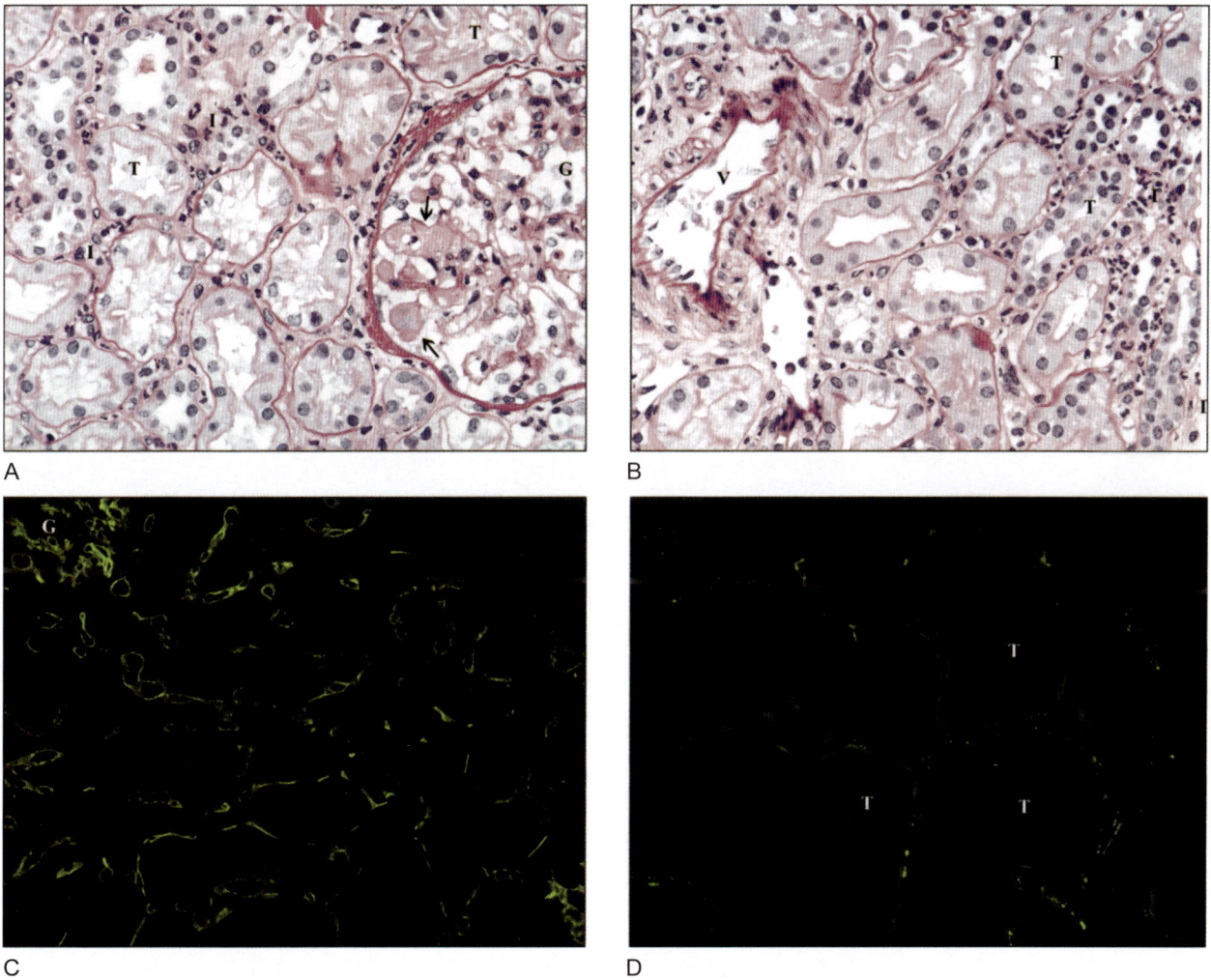

图 3-32 毛细血管移植性血管病，C4d 阳性 [所谓 T 细胞稀少的纯粹急性抗体介导性排斥反应（A ～ D）]。肾脏移植后 7d，患者突然出现严重的肾功能恶化。在活组织检查时，发现高滴度的抗供者 Ⅱ 类抗体和一组反应性的抗体滴度从 0 升高到移植时的 5%（A 和 B）。间质成分（I）显示局灶性水肿和混合性炎症细胞浸润，伴多形核白细胞呈手指状围绕肾小管（T）。一些肾小管显示急性上皮细胞损伤的表现；未见肾小管炎。在肾小球毛细血管内可见明显的小的纤维素血栓（G，箭头），但肾间质动脉（V）内没有血栓。（C）沿着肾小管旁毛细血管（G-肾小球）发现弥漫性 C4d 阳性。（D）肾小管上皮细胞（T-肾小管）不表达主要组织相容性复合物 Ⅱ 类分子（人类白细胞抗原 -DR）。（A 和 B）PAS 染色切片，原始尺寸放大 250 倍。（C）用直接针对补体降解产物 C4d 的单克隆抗体对新鲜冰冻组织进行间接免疫荧光学显微镜检查，原始尺寸放大 200 倍。（D）用荧光素结合抗主要组织相容性复合物 Ⅱ 类抗体进行直接免疫荧光学显微镜检查，原始尺寸放大 300 倍

50% 的钙神经素活性。

钙调磷酸酶抑制药对同种异体移植器官受者的免疫抑制发挥重要作用。目前在美国，他克莫司比环孢素常用，2003 年他克莫司用于 67% 的肾脏移植受者。许多临床医师使用他克莫司是因为它减少急性排斥反应事件的发生率，并且能改进一些临床结局，包括美容问题，如多毛症或者牙龈增生。而环孢素较少诱发低血糖。一些研究似乎证实，目前优

化剂量的治疗方案后，环孢素和他克莫司在抑制急性排斥反应事件和提高移植器官长期存活方面具有相同的功效。

不幸的是，钙调磷酸酶抑制药疗法伴有肾脏毒性作用，包括两种主要形式：①功能性毒性（血管痉挛，缺少形态学改变）；②结构性毒性（各种各样、早期或晚期组织学改变，通常伴有功能性毒性）（图 3-33 和图 3-34）。不良反应具有剂量依赖性，并且

最常见于大剂量波谷式冲击治疗，然而，也可能发生于最佳治疗浓度，提示部分患者存在异质性反应。环孢素和他克莫司均证实相同的结构性毒性，主要累及自体肾脏和移植肾的肾小管、小动脉和肾小球，称为"钙调磷酸酶抑制药诱发的毒性（CNIT）"。在本章中笔者主要遵从 J. Mihatsch 有关钙调磷酸酶抑制药诱发的毒性的先驱分类工作。

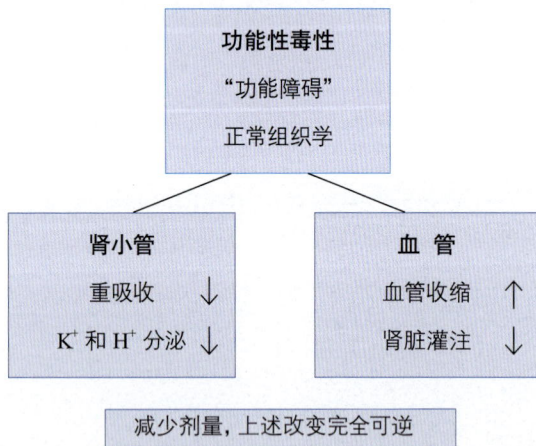

图 3-33　钙调磷酸酶抑制药诱发的功能性改变示意图

　　虽然环孢素和他克莫司可能导致移植肾功能逐年地慢慢衰退（可能并存其他不利因素，如高血压或者血脂过多），钙调磷酸酶抑制药导致终末阶段肾失功能很少见（据报道，手术后数年 125 名儿童心脏移植受者中发生率为 3.2%）。Ojo 等发现，在钙调磷酸酶抑制药治疗非肾移植的患者中，终末阶段肾脏疾病的发生率为 4.8%（通常伴有其他的风险因素，如年龄、种族、性别、高血压、糖尿病、丙型肝炎病毒感染）。在一系列肾移植切除手术研究中，M.J. Mihatsch 发现，神经素抑制药毒性单独引起同种异体移植器官失功能只占病例总数的 1%，而神经素抑制药毒性加上其他并存因素引起的同种异体移植器官失功能率占 6%（个人通信）。目前一致认为，整体而言，同种异体移植器官使用钙调磷酸酶抑制药疗法的临床结局仍然非常好，和其毒性作用导致终末阶段肾疾病只有非常小的风险。

　　2. 功能性毒性　功能性毒性见图 3-33。用钙调磷酸酶抑制药治疗的患者，特别是那些表现为"功能性毒性"的患者，通常显示肾小球过滤比率（由于小动脉的血管痉挛）显著下降，并有动脉性高血

压的证据。"功能性钙调磷酸酶抑制药诱发的毒性"最显著的病例，临床上表现为急性肾失功能和少尿。形态学方面，同种异体移植器官活体组织检查为正常表现。"功能性钙调磷酸酶抑制药诱发的毒性"是排除性诊断，只有对整个组织块进行多层面切片并且排除导致肾移植器官功能障碍的其他因素（包括孤立性"移植性动脉内膜炎"）之后，才能如此诊断。功能性钙调磷酸酶抑制药诱发的毒性更严重和迁延性病例，特别是缺血性（前）损伤的移植器官在移植后早期可能显示急性肾小管损伤、水肿和肾小管旁毛细血管充血并含有单核细胞成分。剂量减少后，功能性毒性往往可逆转，甚至迁延性少尿的毒性表现通常也能消退。

　　3. 结构性毒性　结构性毒性见图 3-34。钙调磷酸酶抑制药导致的结构改变主要见于肾小管、小动脉和肾小球。另外，"有斑纹的"间质纤维化没有诊断意义，反映了肾单位减少而产生的继发性现象。结构性毒性一般伴有功能性毒性，即由于血管痉挛而导致血清肌酐上升。

　　（1）肾小管：近端肾小管一般显示最严重的形态学改变，而髓质内导管通常保持未受累。与钙调磷酸酶抑制药诱发的毒性有关的肾小管形态学改变包括 3 种：①大小均匀的空泡形成；②肾小管钙化；③巨大线粒体。它们可以单独发生或者在同一份活组织检查标本中合并存在，可通过光学和电子显微镜检查。免疫组织化学或者免疫荧光学显微镜检查没有帮助。间质一般正常，或者表现为局灶性轻微水肿。仅有 1 例毒性肾小管病患者伴有先前存在的缺血性的损伤，可以显示明显的水肿和缺血性的急性肾小管损伤类型。间质炎症细胞浸润特征性地非常稀疏，缺乏肾小管炎。如果出现明显的单个核炎症细胞和肾小管炎，要考虑同时发生的急性细胞排斥反应事件。

　　大小均匀的透明空泡形成，定义为细胞充满大小一致的小空泡，位于肾小管上皮细胞的细胞质内，有时合并刷状缘消失。有人认为它主要位于近端小管直部，但是根据笔者的经验，它也可以发生于卷曲部，甚至可能偶尔见于一部分鲍曼（Bowman）囊腔壁的上皮细胞。空泡的大小远远小于细胞核，含有透明水样液体（图 3-35）。它们是由于内质网扩张，内质网中出现空隙，用显微镜检查容易检测。在目前的治疗剂量下，大小均匀的细胞质内空泡最常见

```
                          ┌──────────────┐
                          │   结构性毒性    │
                          │  组织学改变     │
                          └──────────────┘
           ┌──────────────────┼──────────────────┐
     ┌──────────┐        ┌──────────┐        ┌──────────┐
     │  肾小管    │        │  小动脉    │        │  肾小球    │
     └──────────┘        └──────────┘        └──────────┘
```

早期次要改变   早期次要改变   早期次要改变   早期次要改变   早期次要改变

| 单个细胞坏死 巨大线粒体 大小均匀的空泡形成 | 平滑肌细胞膨胀 内皮细胞损伤/坏死 单个肌细胞坏死 | 纤维素血栓，即 TMA（HUS）黏液样内膜增厚，即 TMA（HUS） | 内皮细胞损伤/坏死 | 纤维素血栓，即 TMA（HUS） |

晚期次要改变

微小钙化

晚期次要 - 主要改变

中膜和外膜透明物质沉积，即经典型钙调磷酸酶抑制药小动脉血管病 内膜纤维化/洋葱皮样改变，即硬化性 TMA

晚期次要改变

肾小球基底膜断裂，即，钙调磷酸酶抑制药肾小球病（硬化性 TMA 样）

| 可逆 | 部分可逆 | 大部分可逆 | 大部分不可逆 | 可逆 | 大部分不可逆 |

继发性改变：（1）有斑纹的间质的纤维症
　　　　　　（2）局灶性和节段性肾小球硬化

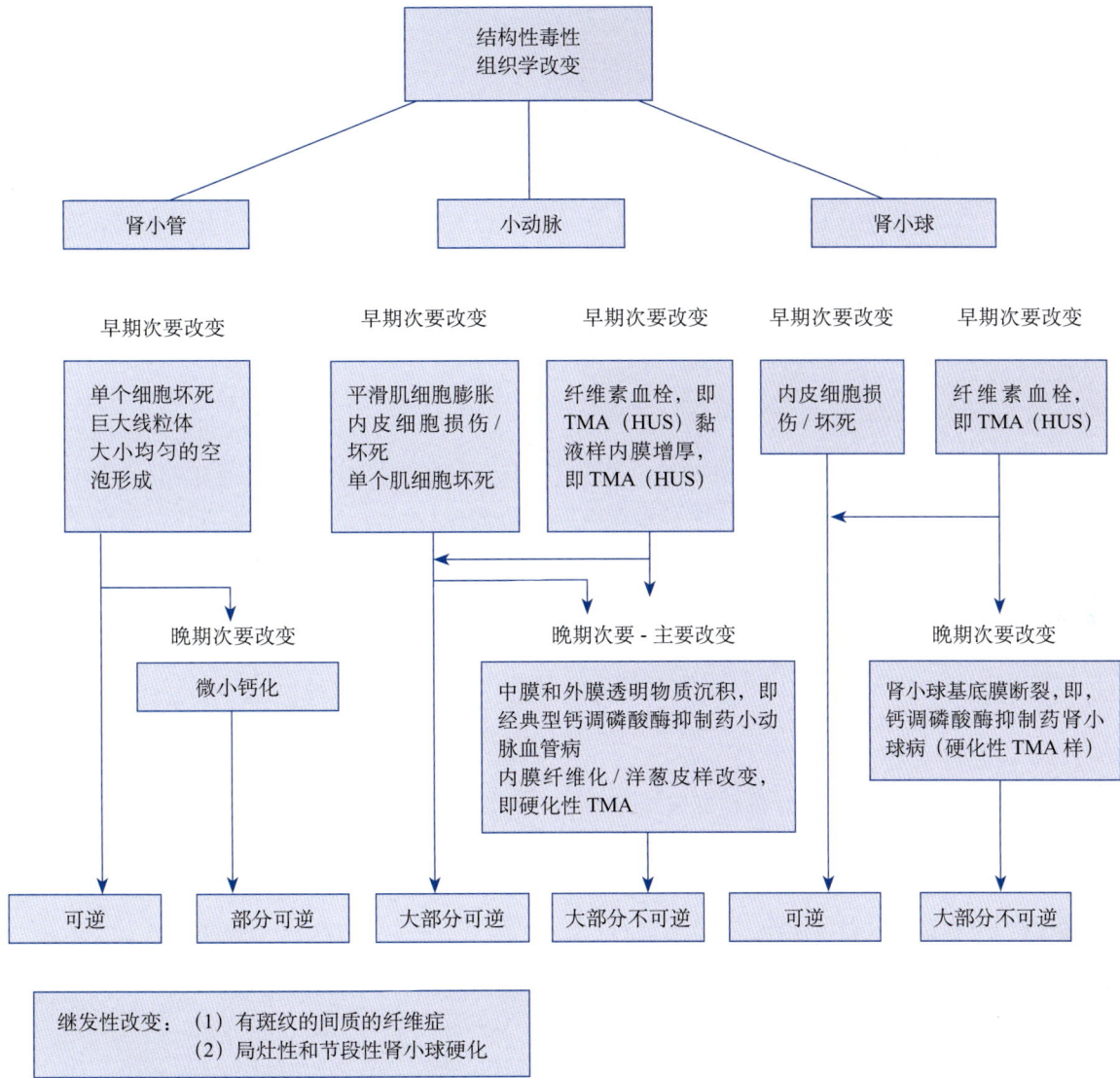

图 3-34　钙调磷酸酶抑制药诱发的结构性毒性示意图
TMA：血栓性微血管病
HUS：溶血性尿毒症综合征

的形式是斑片状分布，仅仅累及分散的肾小管节段。虽然通常表现为整个细胞质受累，肾小管细胞充满空泡，但是在早期毒性损伤期间，上述改变可能不太显著。注意，空泡形成的严重程度与钙调磷酸酶抑制药的用量并不直接相关。瑞士巴塞尔 20 世纪 80 年代诊断的 1000 例肾移植活体组织检查标本中，大小均匀的肾小管空泡形成见于移植后前 2 周活体组织检查的 40%，6 个月后为 30%，1 年后为 18%，3 年后约为 8%。目前，毒性肾小管病的发生率已经大幅下降。巨大线粒体和小的、蛋壳形营养障碍性

肾小管钙化也有描述，它们也是钙调磷酸酶抑制药诱发的毒性的表现，但是它们在现代用药剂量和治疗方案中似乎没有任何诊断意义。钙调磷酸酶抑制药诱发的毒性肾小管病没有重要的长期临床意义；大小均匀的空泡形成和巨大线粒体都是完全可逆的，而营养障碍性钙化可能持续存在。

鉴别诊断：粗面内质网和滑面内质网倾向于增大和形成空泡，甚至在肾功能稳定的患者也可以发生。肾小管上皮细胞形成大小均匀的空泡对钙调磷酸酶抑制药诱发的毒性并无特异性，因为相同的光

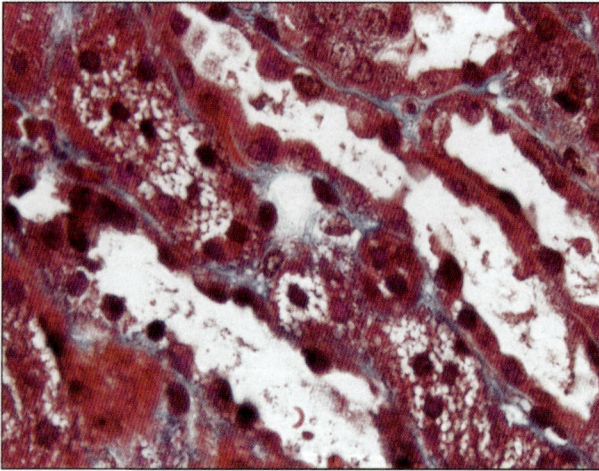

图 3-35 钙调磷酸酶抑制药诱发的早期肾小管病。该患者使用基于他克莫司的免疫抑制疗法，在移植 8d 后慢慢改善了移植器官功能。肾小管上皮的细胞表现为"渗透性肾病"，即细胞质形成大小均匀的空泡，提示钙调磷酸酶抑制药诱发的毒性改变。未检测到 C4d（与图 3-4 比较）。三色染色，油镜，原始尺寸放大 200 倍

学显微镜的改变可见于多种疾病，包括肾病综合征背景下的脂肪变性，以及使用甘露醇、右旋糖酐、放射标记的对比造影剂或者富含蔗糖超免疫球蛋白和静脉滴注免疫球蛋白溶液后形成的"渗透性肾病"的病例（表 3-2）。然而，与钙调磷酸酶抑制药诱发的毒性肾小管病相比，这些病例电子显微镜检查通常证实空泡为扩张的溶酶体。大小不均匀、不规则的肾小管上皮内空泡不要误认为毒性肾小管病的证据（图 3-4）。它们常见于多种肾小管损伤，主要为局部缺血。空泡也可以也见于纤维化区域的散在的萎缩肾小管内。这些改变都没有明确的治疗意义。

（2）血管：小动脉和肾小球毛细血管，位于小动脉和肾小球的结构性钙调磷酸酶抑制药诱发的毒性最好归类为表现为不同模式和不同严重程度的"血栓性微血管病"。血栓性微血管病样毒性改变的范围很大，从常见的、非常轻微和局限的亚型（即钙调磷酸酶抑制药诱发的毒性小动脉血管病或者肾小球病）到少见的和充分形成的亚型（溶血性尿毒症综合征）。轻微的血栓性微血管病样毒性改变没有重要临床意义；剂量减少时完全或部分可逆。严重的亚型具有充分形成的、系统性血栓性微血管病 / 溶血性尿毒症综合征，可能导致移植器官失功能。

①小动脉：钙调磷酸酶抑制药诱发的毒性常见于小血管，最大特征是位于"产生肾素"的输入小动脉。在严重的病例，小动脉血管病变扩展到下游的肾小球小动脉和上游的含有 2 层平滑肌细胞的小动脉。较大动脉不受累是特征性的表现。

a.小动脉的中膜平滑肌肿胀——早期次要改变。偶尔，输入小动脉内可见许多中膜平滑肌细胞明显肿胀，形成所谓的气球样改变，甚至可能掩盖正常的血管结构。中膜细胞的细胞质内含有非常大的透明空泡（"空隙"表现），因内质网明显肿胀所致（图 3-36）。这些改变是毒性细胞损伤的早期、完全可逆的表现；它们极少进展为钙调磷酸酶抑制药诱发的毒性小动脉血管病伴透明物质沉积。注意：在诊断时，小动脉中膜平滑肌细胞肿胀应该只能考虑为在实质区域缺少显著急性肾小管损伤时的钙调磷酸酶抑制药诱发的毒性表现，因为局部缺血也能导致相似的组织学改变。

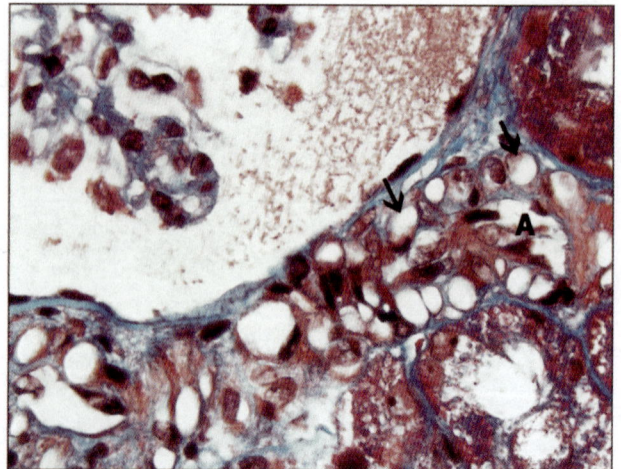

图 3-36 钙调磷酸酶抑制药诱发的早期小动脉血管病。一条输入小动脉显示中膜平滑肌细胞明显的肿胀，即所谓的气球样改变（箭头）。这种改变提示非常早期的钙调磷酸酶抑制药诱发的小动脉血管病（A- 小动脉腔）。本图与图 3-35 为同一病例。三色染色，油镜，原始尺寸放大 200 倍

b.小动脉中膜透明物质沉积（经典型钙调磷酸酶抑制药诱发的毒性小动脉血管病）——晚期改变。钙调磷酸酶抑制药诱发的毒性小动脉血管病的典型形态学结构曾经被描述为"结节性蛋白质沉积（透明物质沉积）取代中膜（单个）坏死的平滑肌细胞""偶尔形成珍珠样模式"。透明结节沿着外膜层最显著；

用消化 PAS 染色呈强阳性（图 3-37）。虽然单个平滑肌细胞坏死是钙调磷酸酶抑制药结构性毒性的特征，但是通常缺乏广泛的纤维素样小动脉壁坏死或者透壁性炎症（鉴别诊断包括：旺炽性血栓性微血管病、小血管的血管炎或者血管排斥反应伴纤维素样动脉坏死）。

　　钙调磷酸酶抑制药诱发的毒性小动脉血管病的严重变化非常大，甚至在同一块活组织检查标本中也是如此。一些血管可以显示仅有轻微改变伴极少的内膜 / 外膜的透明结节，而其他病例显示严重的小动脉血管病伴节段性或者环周性透壁性透明变性、中膜平滑肌细胞完全消失和管腔狭窄。内皮细胞层通常保持完整，即使是严重病例也没有纤维素血栓。免疫荧光学显微镜检查的特异性较差，因为透明物质沉积病灶内含有多种成分，包括 IgM 和补体因子 Clq、C3、C5b-9 和 C4d（然而，沿着肾小管旁毛细血管检测不到 C4d）。钙调磷酸酶抑制药诱发的毒性小动脉血管病严重性和程度尚未制度广泛地接受的分级系统。这 Banff 1797 分类系统和"ah"评分的实用价值不大。最近，更新的 Banff 2007 系统介绍了钙调磷酸酶抑制药诱发的毒性小动脉血管病的另一种定量评分系统，可能具有临床实用性（表 3-7）。

　　钙调磷酸酶抑制药诱发的毒性小动脉血管病伴透明变性可能发展很快，在移植后不久就能检测到（根据笔者的经验，最早在移植后 15 天）。通常，只有少数小动脉受累，病变很容易被忽视。瑞士巴塞尔仔细分析了一系列肾移植病例，"在入球小动脉内蛋白质沉积取代坏死的平滑肌细胞"累及小动脉的百分率从移植后 6 个月的 5%上升到移植后 1 年的 9%和第 2 年的 12%。与此相似，对于使用环孢素的肾移植患者，移植后 6 个月后在行常规肾组织穿刺检查的病例中，有 15%出现钙调磷酸酶抑制药诱发的小动脉血管毒性改变，在第 18 个月上升到 45%。钙调磷酸酶抑制药诱发的毒性小动脉血管病的流行率在 10 年后达到 100%，也就是说，所有移植受者均被累及。然而，Mihatsch 及其同事发现，在现代使用低剂量钙调磷酸酶抑制药的情形下，钙调磷酸酶抑制药诱发的毒性小动脉血管病的总体流行率有所下降。在 1981 年，瑞士巴塞尔所有的活体组织检查中，70%发现毒性血管病变；然而在 1990 年其流行率下降为 40%；小动脉受累的平均百分率从 17%降至 7%。

表 3-7　经典型钙调磷酸酶抑制药诱发的毒性小动脉血管病伴内膜透明物质沉积：评分系统

aah	0	没有钙调磷酸酶抑制药诱发的毒性小动脉血管病
aah	1	透明物质沉积在 1 条小动脉的中膜（没有累及整个环周）
aah	2	透明物质沉积在 1 条以上小动脉的中膜（没有累及整个环周）
aah	3	透壁性和环周性透明物质沉积，取代全部小动脉壁，不依赖于受累血管的数量

　　钙调磷酸酶抑制药诱发的毒性小动脉血管病可能随着时间而进展、稳定或者消退，其不同临床结局取决于临床情形和免疫抑制药的治疗方案。进展性病变中，小动脉出现明显的透壁性和环周性透明变性，导致血管闭塞和肾单位消失。据报道，在一项小样本研究中，对于轻微的或中度钙调磷酸酶抑制药诱发的毒性小动脉血管病减少剂量或者停药，重复同种异体移植器官活体组织检查诊断的毒性小动脉血管病可以消退（图 3-38）。钙调磷酸酶抑制药诱发的毒性消退的组织学特征是透明物质沉积被溶解消失，小动脉壁结构重建。中膜平滑肌层显示结构不规则，包括基底膜样物质的数量增多（组织结构紊乱的表现）。甚至环周性小动脉透明物质沉积有时也可能经历消溶和修复。大鼠模型停用环孢素 2 个月后发现钙调磷酸酶抑制药诱发的毒性小动脉血管病"愈合"。

　　总体而言，检测到钙调磷酸酶抑制药诱发的毒性小动脉血管病并不意味着长期预后差。剂量减少后，大多数患者血清肌酐水平上升（部分原因可能是由于这临床纠正了功能性毒性和血管收缩），并且，抑制免疫反应的药物治疗方案并不总是需要做出很大改变。

　　鉴别诊断：小动脉的透明变性并不总是由于钙调磷酸酶抑制药所致，也常见于罹患长期动脉性高血压或者糖尿病的患者。动脉性高血压发生的小动脉硬化与钙调磷酸酶抑制药诱发的毒性小动脉血管病不同，因为主要表现为内皮下透明物质沉积，通常保留完整的但有时萎缩的中膜平滑肌层（图 3-37C）。中膜和透壁性透明物质沉积一般少见。糖尿病肾病患者自体肾或移植肾的小动脉透明变性的改变与钙调磷酸酶抑制药诱发的毒性小动脉血管病非常相似，并且通常不容易根据形态学区分。

钙调磷酸酶抑制药诱发的毒性和高血压小动脉血管病之间无疑存在一些重叠，当出现多发的透明变性，不连续的结节以及中层平滑肌细胞时，应当诊断为经典型钙调磷酸酶抑制药诱发的毒性反应。

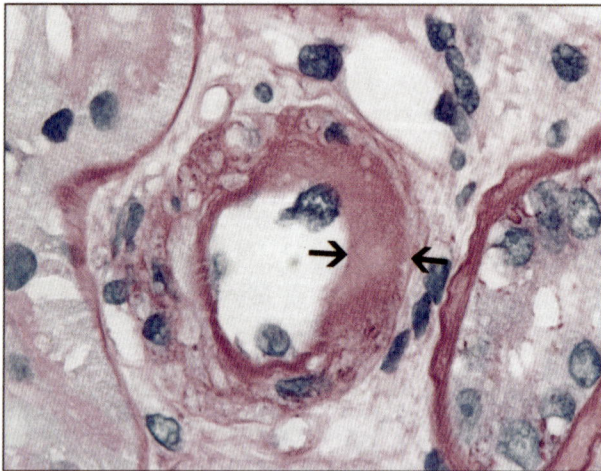

A

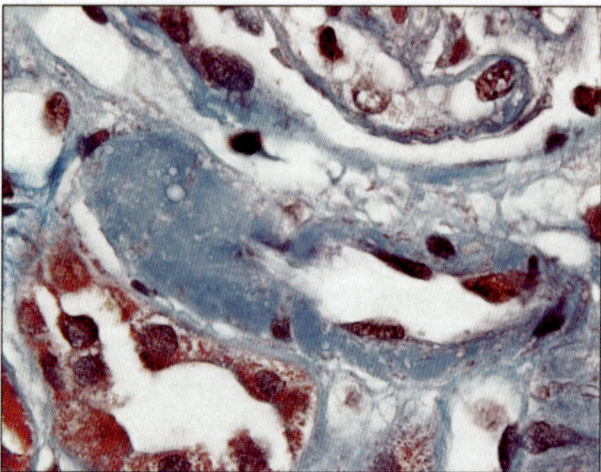

B

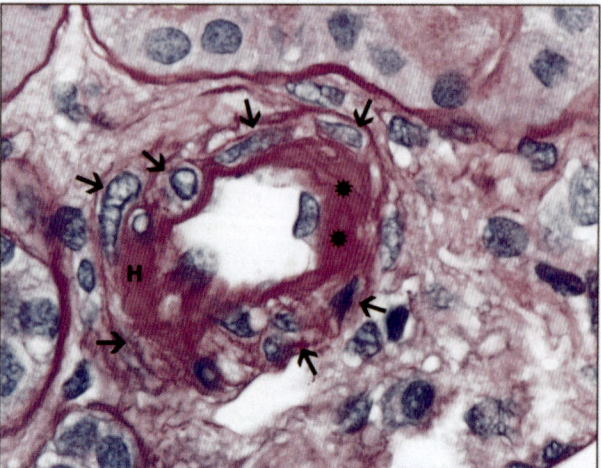

C

要注意的是，用治疗钙调磷酸酶抑制药的肾移植受者通常患有动脉性高血压，钙调磷酸酶抑制药诱发的毒性和高血压性小动脉血管病可能并存，特别是在移植后多年的患者。Mihatsch 将这些"晚期"病变称为"混合性普通高血压型和钙调磷酸酶抑制药诱发的毒性型小动脉血管病"。

②肾小球

a. 肾小球纤维素血栓和内皮肿胀——早期次要和主要改变。肾小球内纤维素血栓（通常呈局灶性和节段性分布模式）最常见于钙调磷酸酶抑制药诱发的血栓性微血管病，并且可以伴有小动脉改变和肾小球膜溶解（参见下文）。然而，有时肾小球内血栓可以单独发生。肾小球内皮细胞损伤和激活，没有纤维素血栓，通常没有特征性形态学改变，在标准光学显微镜下难以辨认。

b. 基底膜双轨征（钙调磷酸酶抑制药诱发的毒性肾小球病）——晚期改变。钙调磷酸酶抑制药诱发的毒性肾小球病组织学上表现为"血栓性微血管病样"肾小球重建。钙调磷酸酶抑制药诱发的肾小球内皮细胞损伤往往反复发作，通常为亚致死性，即早期次要或者主要钙调磷酸酶抑制药诱发的毒性肾小球毒性，能够导致结构改变。它们的特征是内层板增宽和内皮下新生基底膜形成，导致肾小球毛细血管基底膜双轨征，即钙调磷酸酶抑制药诱发的毒性肾小球病（图 3-39）。基底膜断裂通常呈局灶性和节段性分布模式，并且不伴有明显的细胞插入。由于基质沉积，系膜区可能轻度扩张。在一些病例，肾小球毛细血管腔内含有散在的单个核细胞成分，包括淋巴细胞。通常没有显著的毛细血管扩张伴闭塞性炎症细胞聚集；一旦出现应该考虑排斥反应诱

图 3-37 钙调磷酸酶抑制药诱发的晚期／经典型小动脉血管病，与高血压导致的动脉透明变性相比较（A～C）。（A，B）在钙调磷酸酶抑制药诱发的毒性中，输入小动脉显示节段性透壁性透明物质沉积，取代中膜平滑肌细胞（aah2，图 A 中的箭头所示）。（C）钙调磷酸酶抑制药诱发的结构性小动脉血管病必须与"普通"高血压导致的伴有小动脉硬化和透明变性的病变相区分，后者如图 C 所示。高血压最常见引起内皮下透明物质沉积（星号），并且偶尔伸入中膜层内（H）。然而，平滑肌细胞通常不被明显地取代（箭头示完整的平滑肌细胞）。（A）三色染色，（B和C）PAS 染色；油镜，原始尺寸放大 350 倍

A

B

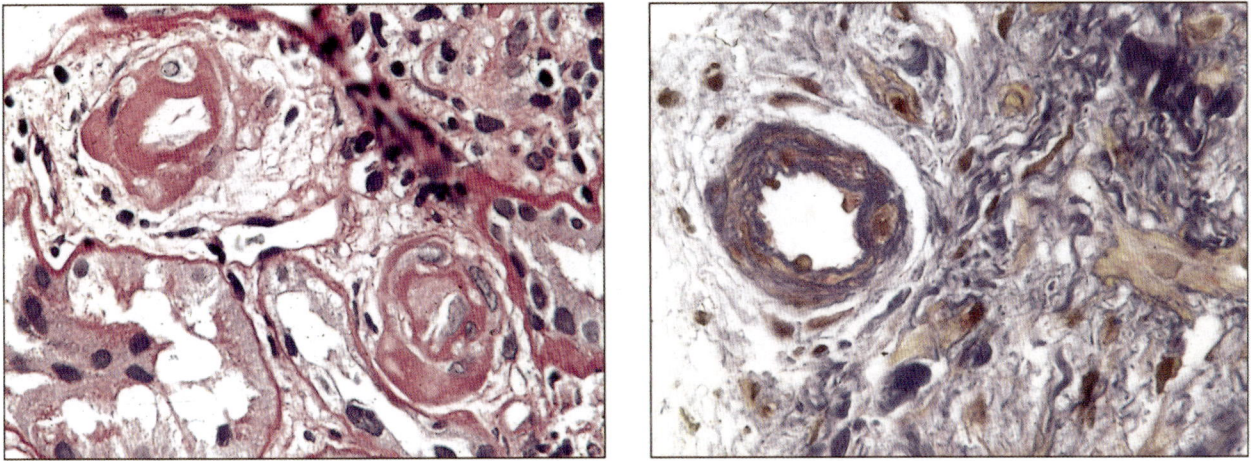

图 3-38 钙调磷酸酶抑制药诱发的晚期结构性小动脉血管病的消退（A，B）。（A）移植后 54 周，使用环孢素疗法发生中度（aah2）毒性小动脉血管病。（B）停用这种钙调磷酸酶抑制药，1 年后重复活组织检查，内膜透明物质沉积完全消退。（A）PAS 染色，原始尺寸放大 180 倍。（B）三色染色，原始尺寸放大 180 倍

发的移植性肾小球病和肾小球炎的可能性。

通过免疫荧光学显微镜检查，肾小球只是显示无诊断意义的 IgM 和补体因子 Clq、C3、C4d 和 C5b-9 沉积。在罕见情况下，钙调磷酸酶抑制药诱发的毒性肾小球病具有沿着外周基底膜分布的局灶性和节段性轻微至轻度（无诊断意义）颗粒状 IgG、IgA 或者轻链聚集。电子显微镜检查显示内层板增厚和内皮下未充分形成的新生基底膜，由于反复的内皮细胞损伤和产生基底膜，有时形成分层形态。这种新形成的内皮下成分可能含有细胞突起，并且偶有小的（无诊断意义）电子致密沉积（图 3-39C）。

钙调磷酸酶抑制药诱发的毒性肾小球病特征性地伴有钙调磷酸酶抑制药诱发的毒性小动脉血管病，后者通常在小球动脉处最严重（图 3-39A）。Mihatsch 报道，在活体组织检查中 65 % 病例为重度钙调磷酸酶抑制药诱发的毒性肾小球病，25% ～ 45% 为轻微到中度，所有病例均有钙调磷酸酶抑制药诱发的毒性小动脉血管病的证据。

有关钙调磷酸酶抑制药诱发的毒性肾小球病伴基底膜双轨征的临床结局，尚无详细资料。根据笔者非常有限的个人经验，基底膜双轨征似乎能持续很长时间，即使在停用钙调磷酸酶抑制药疗法之后也是如此。通常会形成局灶性节段性肾小球硬化症（FSGS），这是由于肾小球损伤和"负荷肾病"所致的继发性现象。在一些罕见病例中，笔者也观察到在严重的塌陷型局灶性节段性肾小球硬化症（表

现为钙调磷酸酶抑制药诱发的严重的小动脉狭窄）。其他非特异性肾小球改变包括广泛的萎缩或者硬化，通常由于严重的输入小动脉狭窄和局部缺血所致。

鉴别诊断：在肾移植活组织检查中检测重复的外周基底膜应当考虑 3 个主要鉴别诊断：①晚期血栓性微血管病，非钙调磷酸酶抑制药诱发（如复发性疾病）；②膜性增生性肾小球肾炎（MPGN）；③排斥反应和（或）抗体介导性排斥反应诱发的移植性肾小球病 [参见本章五、（四）2."移植性肾小球病"，表 3-5]。其他因素导致的血栓性微血管病只能根据临床背景而诊断，包括详细了解可能导致肾失功能的自体肾的潜在疾病。膜性增生性肾小球肾炎的特征是肾小球细胞增多，主要由包括显著的细胞插入在内的丛状小叶片组成，并有免疫复合物型沉积物聚集。患者通常表现为尿沉渣阳性及血清补体水平降低。在排斥反应情形下发生的移植性肾小球病在组织学上非常类似于钙调磷酸酶抑制药诱发的毒性改变。以下几个线索有助于区别"排斥反应相关性"或"钙调磷酸酶抑制药诱发的毒性"肾小球病：前者通常显示同时发生的排斥反应的证据——移植性动脉内膜炎和（或）硬化性同种异体移植器官动脉血管病、移植性肾小球炎，或者 C4d 沿着肾小管旁毛细血管沉积。在钙调磷酸酶抑制药诱发的毒性肾小球病中，通常缺乏这些排斥反应相关性变，而是显示明显的钙调磷酸酶抑制药诱发的毒性小动脉血管病。

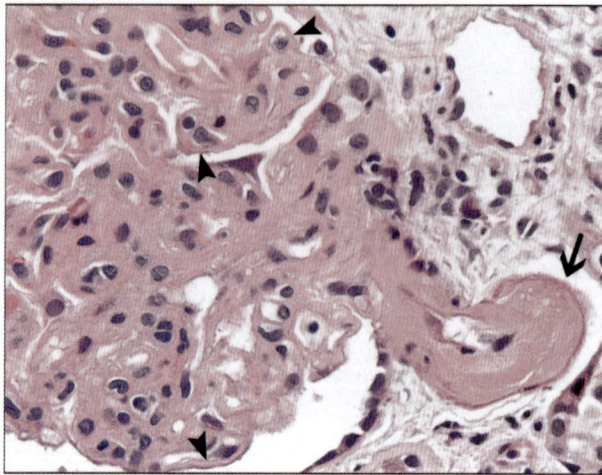

A

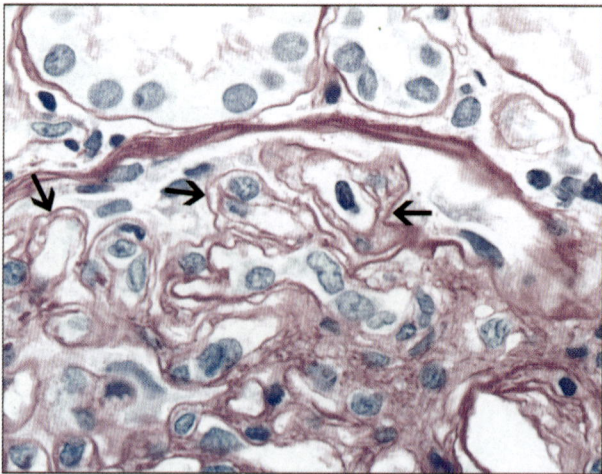

B

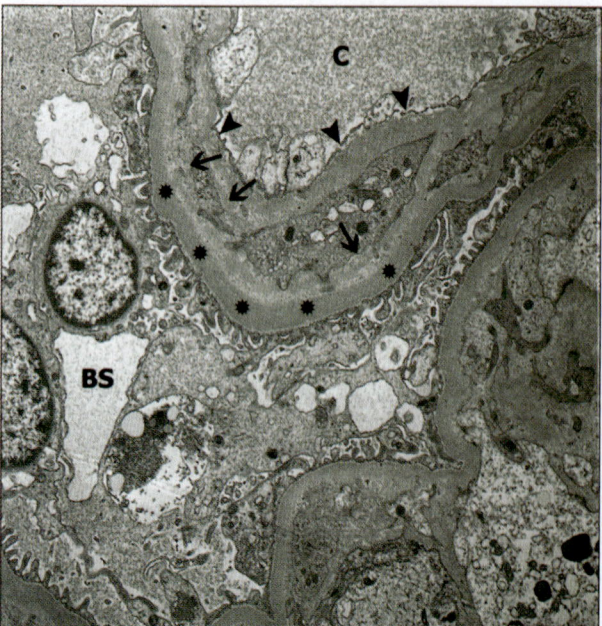

C

（3）血栓性微血管病——早期主要改变：旺炽性血栓性微血管病（溶血性尿毒症综合征）伴小动脉内和肾小球毛细血管内血栓是钙调磷酸酶抑制药诱发的毒性最严重的形式。小动脉通常是局灶受累，并且通常在肾小球血管极含有纤维素和血小板血栓，这种表现能向远侧扩展直至肾小球毛细血管（通常为节段性模式）和向近侧扩展直至小动脉前动脉。中膜平滑肌层通常也显示单个细胞坏死（图3-40A）。罕见的病例中，血栓形成仅局限于肾小球内。小动脉的黏液样内膜增厚和水肿样肿胀都是少见改变。与其他形式的血栓性微血管病相似，血管病变可能偶尔消退或者经历重建使内膜硬化，有时形成同心圆结构，即"洋葱皮样"形态。血栓溶解和内皮细胞损伤之后形成的肾小球重建可能导致肾小球膜溶解和外周基底膜的节段性双轨征，即，与其他晚期血栓性微血管病相同的钙调磷酸酶抑制药诱发的毒性肾小球病。

免疫荧光显微镜检查的诊断价值较小，表现为局灶性纤维素沉积；IgM和补体因子C3、C5b-9和C4d可见于小动脉透明变性病灶内以及沿着基底膜呈线状分布。沿着肾小管旁毛细血管检测不到C4d。一旦发现肾小管旁C4d和（或）急性排斥反应的其他组织学证据（例如典型的移植性动脉内膜炎），

图3-39　钙调磷酸酶抑制药诱发的晚期肾小球病（A～C）。患者肾移植并用他克莫司治疗6年，血清肌酐水平上升至1.6mg/dl，基线水平为1.0mg/dl。（A，B）肾小球显示广泛的明显变厚的毛细血管壁，形成双轨征（图A箭头和图B箭号所示）。未见显著的肾小球细胞增多和细胞插入。一条输入小动脉显示特征性明显的结构性毒性改变，即aah3（图A箭头所示）。未检测到C4d，并且也没有证据表现肾小球间质性排斥反应或者血管排斥反应。（C）电子显微镜检查显示结构重建，内皮下形成一条部分呈波浪形的（小箭头）未充分形成的新生基底膜层（沿着衬覆内皮箭号）。这种改变由于反复的钙调磷酸酶抑制药诱发的肾小球内皮细胞损伤所致，通常没有先前存在旺炽性血栓性微血管病的证据。大多数病例可以发生内皮细胞突起的插入现象，不要误认为"膜性增生性肾小球肾炎"的表现。n-肾小球毛细血管腔，BS-Bowman空隙，星号-原始的基底膜。（A）HE染色切片，原始尺寸放大160倍，（B）PAS染色，油镜，原始尺寸放大250倍，（C）电子显微照相，原始尺寸放大7500倍

就必须诊断为急性排斥反应。

　　钙调磷酸酶抑制药诱发血栓性微血管病的关键是内皮损伤，这种损伤作用有时由于激活凝血系统而加强。钙调磷酸酶抑制药诱发的血栓性微血管病一般是早期事件，大多数发生于移植后最初数周至数月，只有散发病例发生于更晚阶段。在肾移植受者，血栓性微血管病可以仅限于同种异体移植肾而没有系统性症状。在一项研究中，这种局限型病变见于38%的病例（8/21），并且100%移植器官存活。钙调磷酸酶抑制药诱发的毒性诱发的严重型血栓性微血管病显示典型的系统性症状，包括血小板减少、微血管病性溶血性贫血、血清乳酸脱氢酶升高和血胆红素过多。Schwimmer及其同事报道，在钙调磷酸酶抑制药诱发的血栓性微血管病患者中，62%（13/21）表现为广泛的系统性症状，38%发生肾移植器官失功能。由于临床使用环孢素以来，血栓性微血管病的发生率持续下降。在19世纪80年代早期，它在200例尸体肾同种异体移植中发生移植器官失功能者占8%（占移植器官失功能例数的40%）。在过去20年对患者的研究中，其发生率为0.9%～14.1%，占肾移植之后所有血栓性微血管病例的26%。钙调磷酸酶抑制药诱发血栓性微血管

病的治疗措施包括中止或者减少环孢素/他克莫司（有时换成西罗莫司），以及偶尔使用血浆置换、静脉注射的免疫球蛋白或者溶解血栓药，总体上移植器官存活率为80%～90%。在一项重复活体组织检查的研究中，27%的移植器官发生了组织学消退伴纤维素血栓溶解（图3-40B）。如果根据临床结果将病例分为"血栓性微血管病的肾脏局限型"和"广泛的系统性亚型"，则前者移植器官存活率为100%（通过减少药量、临时停止或者改变钙调磷酸酶抑制药疗法），后者为62%～90%（包括血浆置换作为治疗选择）。然而，其他研究所报道的有利结果更少（甚至在肾局限型），移植器官总体存活率只有69%。

　　鉴别诊断：钙调磷酸酶抑制药诱发的血栓性微血管病/溶血性尿毒症综合征必须根据临床资料与其他因素所致者相区分，但形态学表现无法区分。

　　（4）间质纤维化和肾小管萎缩：总体而言，钙调磷酸酶抑制药疗法会导致间质纤维化。然而，在肾的活体组织检查中观察到斑片状/有条纹的纤维化间质改变对组织病理学医师而言通常代表非特异性现象，只能提示肾单位消失。它们缺乏诊断特异性。

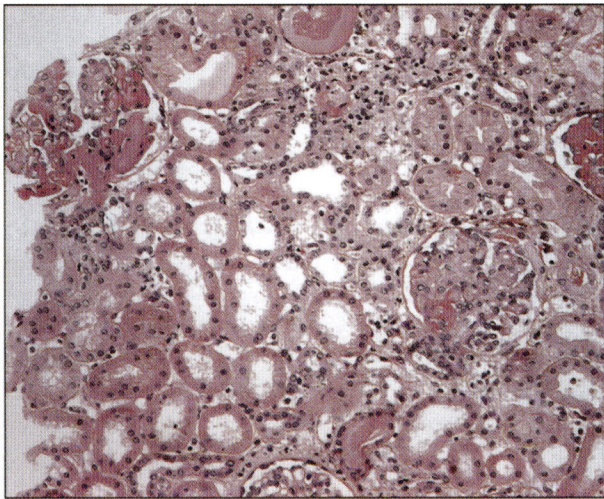

A

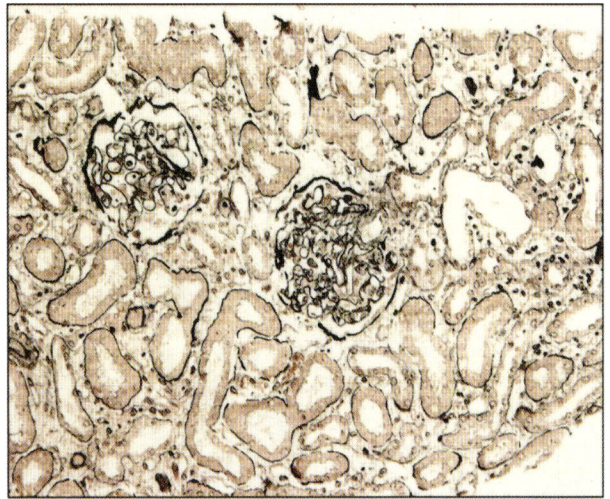

B

图3-40　在随访期间消退的钙调磷酸酶抑制药诱发的毒性改变，导致旺炽性血栓性微血管病（A，B）。患者接受了尸体同种异体移植器官，并接受了基于环孢素的免抑抑制治疗。手术后6d又发生少尿、血清肌酐水平突然上升和贫血。（A）最初的活组织检查显示，近期发生的在许多肾小球毛细血管内闭塞性纤维素血栓，以及在这个小球左侧的一条输入小动脉壁上发生节段性纤维素样坏死。（B）停用环孢素后再次行肾组织穿刺检查，显示病变完全消退，表现为"愈合和完整，恢复如初"。移植后7个月，肾脏同种异体移植功能正常。（A）HE染色，和（B）六胺银染色，原始尺寸放大100倍（感谢斯洛文尼亚州卢布尔雅那市的Alenka Vlzjak和Dusan Ferluga提供图片）

（二）药物诱发的急性肾小管 - 间质性肾炎

各种各样的药物诱发的过敏型间质性肾炎可能对组织病理学说造成麻烦，因为其形态学改变与肾小管 - 间质的排斥反应相同。总体上，急性过敏型间质性肾炎似乎罕见于肾移植之后，可能是因为使用基于类固醇的免抑抑制治疗预防了许多病例形成间质性炎症。

肾小管 - 间质的排斥反应与过敏型间质型肾炎相似，都能表现为斑片状单个核细胞浸润，常有小簇浆细胞、数量不等的嗜酸性粒细胞、水肿、局灶性肾小管炎和肾小管损伤。急性排斥反应偶尔也有明显的嗜酸性粒细胞浸润，另一方面，药物诱发的间质性肾炎也可以没有嗜酸性粒细胞。如果炎症细胞主要位于皮质 - 髓质的交界部位 / 外部髓质，而皮质内炎症细胞稀少，那么过敏型间质性肾炎是最可能的诊断。在一些病例还会有其他有助于诊断的线索，包括未充分形成的小灶非坏死性肉芽肿。正如在自体肾，过敏型间质性肾炎在停用药物后临床结局良好。注意，通常不可能根据形态学标准进行区分。在那些无法区分的病例，如果误诊则宁愿诊断为排斥反应，并开始进行抗排斥反应治疗。用大剂量类固醇药物，有助于减少所有的肾小管 - 间质性炎症细胞浸润。

（三）西罗莫司

西罗莫司（雷帕霉素、雷帕鸣）是一类新药，具有抑制免疫反应的作用，还有抑制细胞增殖的效果。它是一种大环内酯类药物，与 mTOR（雷帕霉素对哺乳动物的作用靶点）蛋白质结合。mTOR 蛋白质是一种激素激酶，它控制蛋白质磷酸化过程，从而阻断细胞周期调节物的 mRNA 翻译。它也能通过 mTOR 途径阻断血管内皮增长因子的产生，并能诱导肿瘤血管的内皮细胞死亡和血栓形成。理论上，西罗莫司可以防止移植器官发生硬化。它也有一些毒性作用，病理医师应该加以了解。注意，与单独使用西罗莫司相比，加用环孢素能增加西罗莫司血液水平，增幅达 80%～230%。反过来也是一样，西罗莫司能增加钙调磷酸酶抑制药的毒性作用，因此这两种药物的联合使用需要仔细地调整剂量。

西罗莫司具有各种各样的不良反应，包括抑制骨髓造血（髓系、红系和血小板均减少）、高脂血症、胃肠不耐受伴腹泻、口腔溃疡、心律失常和影响创伤愈合。西罗莫司似乎能增加上述不良反应的发生率，特别是延长移植器官功能恢复延迟的时间（单独使用或者联合使用钙调磷酸酶抑制药），具有剂量依赖的作用方式。在治疗各种各样的肾脏疾病时也会发现了（主要是短暂的）急性肾衰竭。移植后早期，肾小管可能显示"骨髓瘤管型样"改变，表现为断裂的、无定形的、嗜酸性、蛋白质物质，可被组织细胞摄入并形成多核巨细胞（图 3-41）。据 Smith 等描述，用西罗莫司治疗并且通常加用钙调磷酸酶抑制药治疗，移植器官功能恢复延迟超过 2 周，这些患者的活体组织检查中上述改变最为显著。2 周后，所有 3 名患者的管型均溶解并且功能恢复。根据笔者的经验，尚未见过西罗莫司诱发如此剧烈的组织学改变。

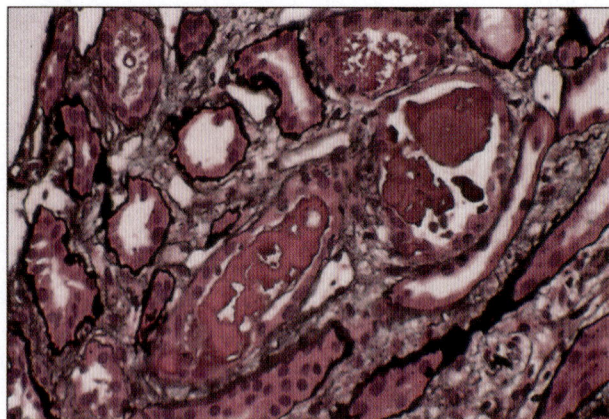

图 3-41　西罗莫司治疗导致的毒性改变。肾小管急性损伤，含有无定形的蛋白质物质（颗粒状或者管型，木屑样）。六胺银染色，原始尺寸放大 160 倍（感谢华盛顿州西雅图市 Kelly Smith 提供图片）

西罗莫司似乎还能损伤小血管。在 4 名肾同种异体移植器官患者使用西罗莫司加用钙调磷酸酶抑制药但未用免疫抑制药治疗后，发现血栓性微血管病。4 名患者中有 3 人在移植后最初 3 个月的组织学诊断为血栓性微血管病和同时发生的细胞排斥反应，另一名患者在其后多年并存慢性排斥反应。在此项研究中，停止西罗莫司后，4 名血栓性微血管病患者中有 3 人的肾功能改善。

西罗莫司也能促进蛋白尿和潜在地发生局灶性和节段性肾小球硬化。

七、感染

许多感染能累及同种异体肾移植的受者，可以是系统性疾病，也可以是局限性感染。一些感染局限于同种异体移植器官。在此将讨论肾移植最重要的、临床和诊断上具有挑战性的感染，最重要的是多瘤 BK 病毒性肾病和移植后淋巴组织增殖性疾病（PTLD）。表 3-8 所列出的形态学线索有助于诊断一些最常见的病毒感染。

（一）多瘤 BK 病毒性肾病

1. 背景　多瘤病毒家族包括不同的病毒株，其中 BK 和 JC 病毒株对人类致病，能导致同种异体移植肾感染（SV-40 株似乎只有非常次要的作用）。多瘤病毒是双链、无包壳的 DNA 病毒，约有 5300 个碱基对，具有高度基因同源性。多瘤病毒到处存在，在进化期间非常适应宿主。在免疫功能正常的个体，它们没有临床意义。多瘤病毒引起的疾病仅见于长期严重免抑抑制的患者（表 3-9）。

肾移植后多瘤病毒同种异体移植器官肾病（PVN）首先由病理学者 Mackenzie 大概在 30 年以前描述，它发生在一名肾移植受者。然而，直到临床实践中引入强力的第三代免疫抑制药，主要是大剂量他克莫司和霉酚酸酯，移植中心才经历了肾移植后多瘤病毒同种异体移植器官肾病"流行病"，成为"过度免疫抑制"导致的最重要的医源性并发症。与之相反，本病的特异性风险因素还不明确。目前，肾移植后多瘤病毒同种异体移植器官肾病的流行率为 1%～10%，在一些研究中，移植器官失功能率超过 50%。肾移植后多瘤病毒同种异体移植器官病的流行率已经大大超过高发的巨细胞病毒移植器官感染。未来改变和优化免抑抑制治疗后，肾移植后多瘤病毒同种异体移植器官肾病的流行率可能会降低。最近一份来自梅奥医疗中心（Mayo Clinic）的令人鼓舞的报道中，随着临床上使用"低剂量"他克莫司维持免抑抑制治疗之后，肾移植后多瘤病毒同种异体移植器官肾病的流行率大幅度降低，从 10.5% 下降到 2.5%。然而，肾移植后多瘤病毒同种异体移植器官肾病仍然是重大临床挑战。目前还没有用于治疗复制性多瘤病毒感染的特异性和强有力的抗病毒药物。因此，非常强调对患者筛查和早期诊断肾移植后多瘤病毒同种异体移植器官肾病，因为早期疾病通常对减少免抑抑制治疗维持剂量的治疗反应较好。病理医师在风险估定、诊断和患者监视等方面发挥决定性作用。

多瘤病毒感染和肾移植后多瘤病毒同种异体移植器官肾病具有以下关键特征（表 3-9）。

① 来自供者的多瘤病毒潜伏于肾内 / 移植器官内，在长期和强烈的免抑抑制治疗后，病毒被再次激活，引起肾移植后多瘤病毒同种异体移植器官肾病。

② 免疫状态的轻微改变能导致潜伏的多瘤病毒被激活，呈短暂的、大多数情况下无症状的和自限性过程。尤其是在尿路上皮，43% 的普通人群隐藏着潜伏的 BK 病毒感染。这种激活的特点是在尿中能检测到游离病毒颗粒（用电子显微镜检查或者 PCR 技术）以及在尿细胞学标本中检出含有病毒包涵体的细胞，所谓的诱饵细胞。短暂的、无症状的病毒激活偶尔可在血清标本中通过 PCR 技术检测到。这种情形下，多瘤病毒（再次）激活通常没有肾移植后多瘤病毒同种异体移植器官肾病。然而，肾移植后多瘤病毒同种异体移植器官肾病总是具有多瘤病毒的激活，并且通常先于激活。

③ 肾移植后多瘤病毒同种异体移植器官肾病通常在移植后 10～14d 诊断，只有极少数病例早在移植后 6d 和晚至移植后 6 年诊断。根据病毒诱发肾小管损伤的范围，患者在临床上表现为不同程度的同种异体移植器官功能障碍。

④ 肾移植后多瘤病毒同种异体移植器官肾病最好根据移植器官活组织检查进行诊断，它能额外提供疾病阶段或者共存的排斥反应的相关信息。由于肾移植后多瘤病毒同种异体移植器官肾病通过局灶性方式累及肾，活组织检查的组织标本要足够大才能保证最佳的诊断结果（见"本章二、同种异体移植器官的活体组织检查和组织学评估"）。如果活组织检查取样只是获取肾皮质的小范围穿刺组织条，25%～37% 的病例可能会漏诊；偶尔，必须进行多层面切片用于辅助研究技术（免疫组织化学、原位杂交）才能确定最终诊断。

⑤ 肾移植后多瘤病毒同种异体移植器官肾病几乎总是由 BK 病毒株的复制性感染所致。只有少数病例（20%～30%）显示激活的多瘤 BK 和 JC 病毒同时出现，然而，其生物学意义不明。仅仅由复制性 JC 病毒感染诱发的多瘤病毒性肾病是罕见的，而 SV-40 病毒感染致病者几乎不存在。肾移植后多瘤病毒同种异体移植器官肾病几乎没有发现过同时发生的第二病毒的感染。复制性 BK、JC 或者 SV-40

表 3-8 肾内病毒复制诱发的组织学——诊断线索

	腺病毒	多瘤病毒	巨细胞病毒	EB 病毒性 PTLD
病毒包涵体类型				
细胞核:毛玻璃样,均质	+++	++	±	−
细胞核:有空泡	±/+	±/+	+++	−
细胞核:少见(颗粒/粗块)	±	+/++	−	−
细胞质内	−	−	+	−
病毒复制的部位				
肾小管上皮细胞	+++	+++	+++	−
血管内皮细胞	−	−	++	−
单个核细胞	±	−	+	+++
急性肾小管损伤	+++	±/+++	±/++	±
局部肾实质坏死	±/+++	−	+	±
肾间质出血	+/++	−	+	±
肉芽肿形成	+/++	±	±	−
肾间质炎症	++	+/++	+/++	+++

表 3-9 多瘤病毒感染

初次感染	最初感染通过病毒血症扩散到允许器官(如肾、尿路上皮);临床症状轻微
潜伏感染	以初次感染后,引起细胞内静止的、持续的、无症状感染(如肾小管、尿路上皮);只能通过分子学技术检测到病毒
感染的血清学证据	抗体滴度水平变化很大,见于几乎所有健康儿童和 60%~90% 的无症状成年人;与潜伏病毒的负载量不相关;与病毒性疾病有微弱相关(PVN、PML)
病毒激活	多瘤病毒复制的证据:①诱饵细胞或尿中游离病毒体;②尿、血清或脑脊液中用多聚酶链反应(PCR)技术检测到病毒。通常为短暂的无症状事件;总是病毒性疾病的一部分
病毒性疾病(PVN、PML 出血性膀胱炎)	病毒激活的组织学证据伴有不同部位的组织损伤和临床症状 *

PVN:肾移植后多瘤病毒同种异体移植器官肾病;PML:进行性多灶性脑白质病
*PVN A 期只显示轻微急性肾小管损伤并且通常没有肾功能不全

多瘤病毒感染所诱发的形态学改变是相同的;需要通过辅助研究技术(如免疫组织化学、原位杂交或者 PCR 技术)精确地确定病毒株。

⑥总体而言,肾移植后多瘤病毒同种异体移植器官肾病可持续数月甚至数年(我们有 1 名患者持续超过 2 年)。疾病在 3~4 周迅速消退是很少见的现象。

⑦肾移植后多瘤病毒同种异体移植器官肾病通常局限于移植肾,其最严重的情形是移植器官失功能。因此,患者通常不存在全身感染的风险。

理想情况下,肾移植后多瘤病毒同种异体移植器官肾病的明确诊断需要肾活组织检查并且检测到特征性组织学改变。

2. 形态学改变和诊断　肾移植后多瘤病毒同种异体移植器官肾病定义为肾内复制性多瘤病毒感染（BK 病毒感染率大于 JC 病毒）累及肾的髓质和（或）皮质，并有病毒复制的光学显微镜下和（或）免疫组织化学证据或者原位杂交证据，以及不同程度的肾实质损伤，其范围从轻微到显著不等（表 3-9）。

大体病理学：肾移植后多瘤病毒同种异体移植器官肾病患者的移植肾切除术标本的形态学改变没有特征性，接近于其他慢性疾病导致的移植器官失功能纤维化的病变。在肾移植后多瘤病毒同种异体移植器官肾病患者，切除的同种异体移植肾的一般轻微地变小，皮质 - 髓质交界处边界不清，皮质变薄、硬化。肾表面平滑或者呈颗粒状。梗死和（或）显著瘢痕都不是肾移植后多瘤病毒同种异体移植器官肾病的特征。

组织学：复制性多瘤病毒感染导致的肾组织学改变的特征是衬覆于集合管、肾小管和 Bowman 囊（腔壁的上皮的细胞）的上皮细胞改变。病毒复制和子系病毒体组装，导致形成细胞核内包涵体、细胞损伤和溶解。多瘤病毒复制不导致任何组织学上可辨别的细胞质内包涵体。病毒诱发的核改变包括 4 种类型，并且常见它们的组合类型（图 3-42）：1 型（最常见的形式）——表现为一种无定形的、嗜碱性的毛玻璃样包涵体；2 型——细胞核中央的、嗜酸性的、颗粒状包涵体，周围围绕一圈通常不完整的透明空晕（巨细胞病毒样）；3 型——纤细的颗粒状变异型，没有空晕；4 型——空泡状变异型伴有粗块状、不规则的染色质和大的病毒聚集物；可以见到核仁。这些核改变是（至少部分是）由于病毒聚集物形成不同模式所致，即平均分成的病毒体形成 1 型包涵体，大的晶状病毒体聚集物形成 4 型改变。最容易辨别的是 1 型和 2 型包涵体。3 型和 4 型改变的特异性最小，可能类似急性肾小管损伤和细胞再生。很少情况下（根据笔者的经验，约占 5% 的肾移植后多瘤病毒同种异体移植器官肾病病例），病毒诱发核改变并不存在，只能通过免疫组织化学或者原位杂交来证实病毒复制（这可能是非常早期的多瘤病毒复制；即 A 期疾病）。肾移植后多瘤病毒同种异体移植器官肾病通常以一种局灶性累及的方式，累及肾小管和集合管。在严重损伤的肾小管中，含有许多病毒包涵体的细胞通常与正常导管相邻。尤其在 A 期疾病，病毒包涵体通常在肾的髓质内最为丰富。肾小球毛细血管丛、血管、炎症细胞和间叶细胞通常不允许复制 BK/ 多瘤病毒的穿透。

肾移植后多瘤病毒同种异体移植器官肾病的少见组织学特征包括：肾小球内的假性新月体（由于病毒诱发的腔壁上皮细胞明显的损伤），在严重损伤的肾小管内及其附近出现小灶非坏死性上皮样肉芽肿，以及免疫复合物型沉积物聚集在肾小管基底膜（图 3-43 和图 3-44）。除了肾移植后多瘤病毒同种异体移植器官肾病的分期之外，这些改变似乎没有任何独立的预兆意义。病毒包涵体也可见于衬覆在肾盂的移行细胞层、（移植器官的）输尿管和甚至潜伏于受者的膀胱。然而，尿路上皮内多瘤病毒复制不是肾移植后多瘤病毒同种异体移植器官肾病的决定性组织学特征，因为它也可见于没有病毒性肾病的患者，后者呈短暂的和无症状的病毒激活，或者在骨髓移植出现的出血性膀胱炎（没有肾移植后多瘤病毒同种异体移植器官肾病）的情况下。

辅助诊断技术：在组织标本上，多瘤病毒复制可以轻易地使用商业用的抗体进行检测。这些抗体直接针对 SV-40 的 T 抗原（大 T 抗原），它可以与所有的对人致病的多瘤病毒类型（即 BK、JC 和 SV-40）发生交叉反应，形成纯粹位于细胞核内的清晰的染色信号（图 3-45 至图 3-47）。T 抗原的表达可以标记最初阶段的多瘤病毒复制，并且先于一些被感染的细胞内所形成的细胞核内病毒包涵体。因此，强烈的染色信号可见于正常的细胞核 / 组织，这是病毒复制和肾移植后多瘤病毒同种异体移植器官肾病的最早期形态学证据。多瘤病毒也能通过原位杂交或者用直接针对病毒的衣壳蛋白质的抗体进行检测（图 3-43B）。后面这两种技术大多数用于检测"成熟的"病毒体，因此，它们不仅能标志细胞核内的病毒聚集物，密集的输尿管内病毒聚集物也呈强阳性。也可以使用病毒株特异性抗体，直接针对 BK、JC 或者 SV-40 病毒，但是它们主要用于研究机构；它们在临床上的诊断用途并不优于针对 SV-40 T 抗原的抗体，因为肾移植后多瘤病毒同种异体移植器官肾病几乎总由 BK 病毒复制所引起。注意，根据不同的染色技术，染色结果可能变化很大。染色效果不理想的技术可能产生人工假象，表现为少量"阳性信号"，而不是整体染色强度的明显降低。有时，可能会遇见弥漫性人工假象，实际上所有细胞核都呈现轻到中度核染色。病毒株特异性抗体直接针对

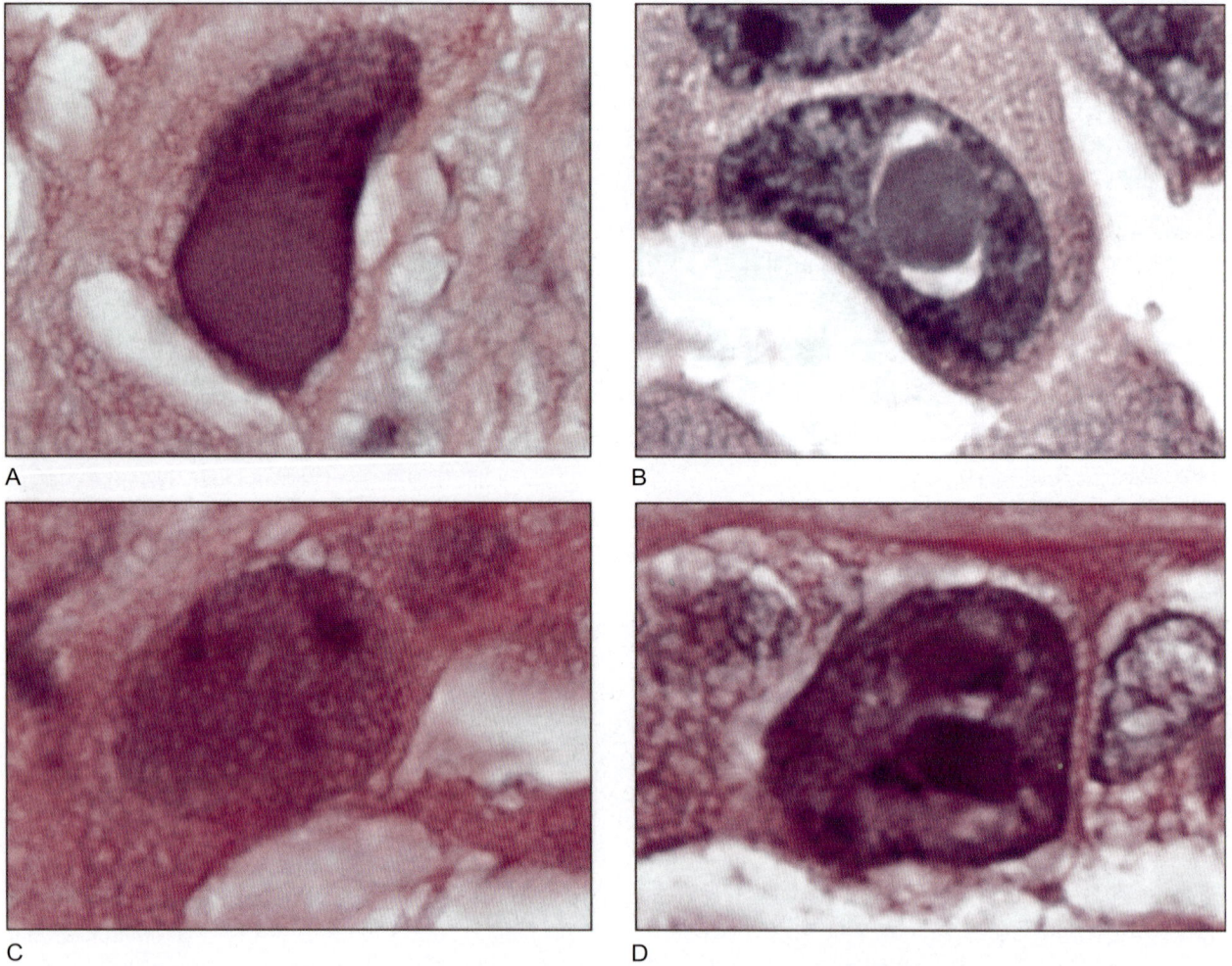

图 3-42　多瘤病毒性肾病（A～D）。多瘤病毒在宿主细胞的细胞核内复制和组装能导致不同的核改变：（A）无定形的毛玻璃样包涵体（1型）；（B）中央的细胞核内包涵体，周围围绕一圈透明空晕（2型）；（C）核增大，并呈纤细的颗粒状改变（3型）；（D）染色质呈空泡状、粗块状改变（4型）。HE 染色，油镜，原始尺寸放大 400 倍

BK 病毒 T 抗原（克隆号 BK.T-1）可与无关核蛋白质（Ku86）发生交叉反应，并且形成非特异性染色结果。具有多瘤病毒复制现象的上皮细胞表达肿瘤抑制蛋白 p53 和增殖标记物 Ki-67，它们是改变了（病毒）的 DNA 组装所致。

　　在组织标本中，也可以使用 PCR 技术来证实病毒的 DNA 或者 RNA，并能证实肾移植后多瘤病毒同种异体移植器官肾病的诊断。然而，必须非常小心地解释 PCR 结果。只有出现非常强烈的病毒 DNA 的扩增信号（每个细胞均等地出现 10 个以上病毒复制）并且具有组织学上或者免疫组化证实的病毒诱发细胞病理学改变的证据，才能用于证实肾移植后多瘤病毒同种异体移植器官肾病的诊断，并且可以区分有临床意义的病毒复制或无临床意义的多瘤病毒潜伏感染。在肾的活组织检查穿刺条中，用 PCR 检测到病毒 RNA 可以明确地提示病毒复制 / 肾移植后多瘤病毒同种异体移植器官肾病。然而，RNA 抽提和扩增方法都是复杂技术，容易出现错误结果，并且也不比标准免疫组织化学（例如检测这 SV-40 T 抗原）的检测结果更优越。

　　对肾移植后多瘤病毒同种异体移植器官肾病而言，使用标准免疫荧光学显微镜检查一组常用的抗体组合（直接针对 IgG、IgA、IgM、κ 和 λ 轻链、纤维蛋白素原和补体因子 C3）在肾小管、肾小球或者血管一般不显示任何有诊断意义的染色模式。在一些患者，肾移植后多瘤病毒同种异体移植器官肾病伴有Ⅲ型过敏反应，类似于自体肾的"抗 TBM 疾病"。这些病例的特征是颗粒状免疫沉积物沿着增厚

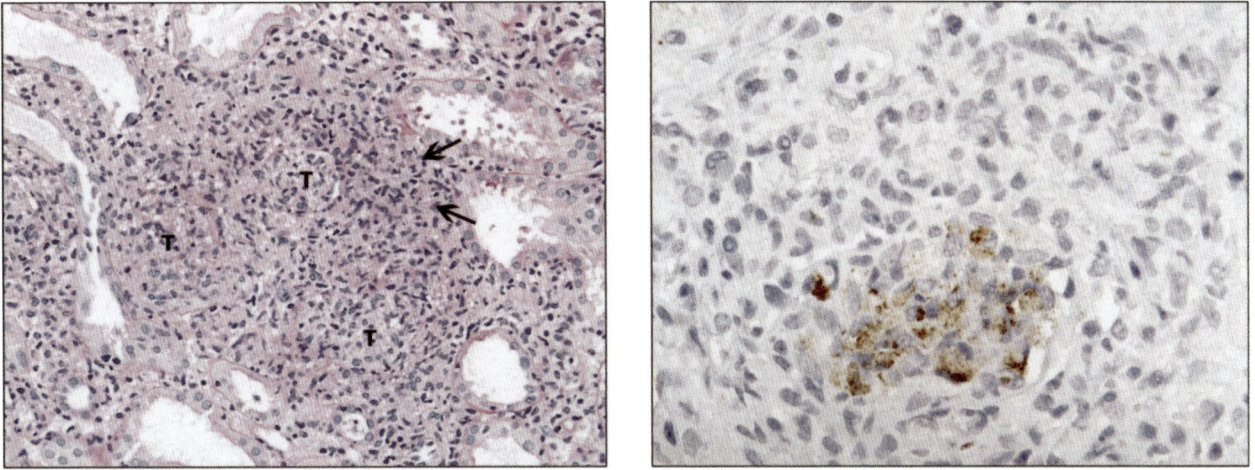

图 3-43　多瘤病毒性肾病（A，B）。（A）该病例显示界限不清的、肾小管中心性上皮样肉芽肿（箭头；T- 扩张肾小管横切面）。（B）免疫组织化学孵化，显示小肉芽肿中心的病毒体。HE 染色（A），原始尺寸放大 80 倍，和（B）免疫组织化学孵化，用于检测病毒的包壳蛋白质，原始尺寸放大 180 倍

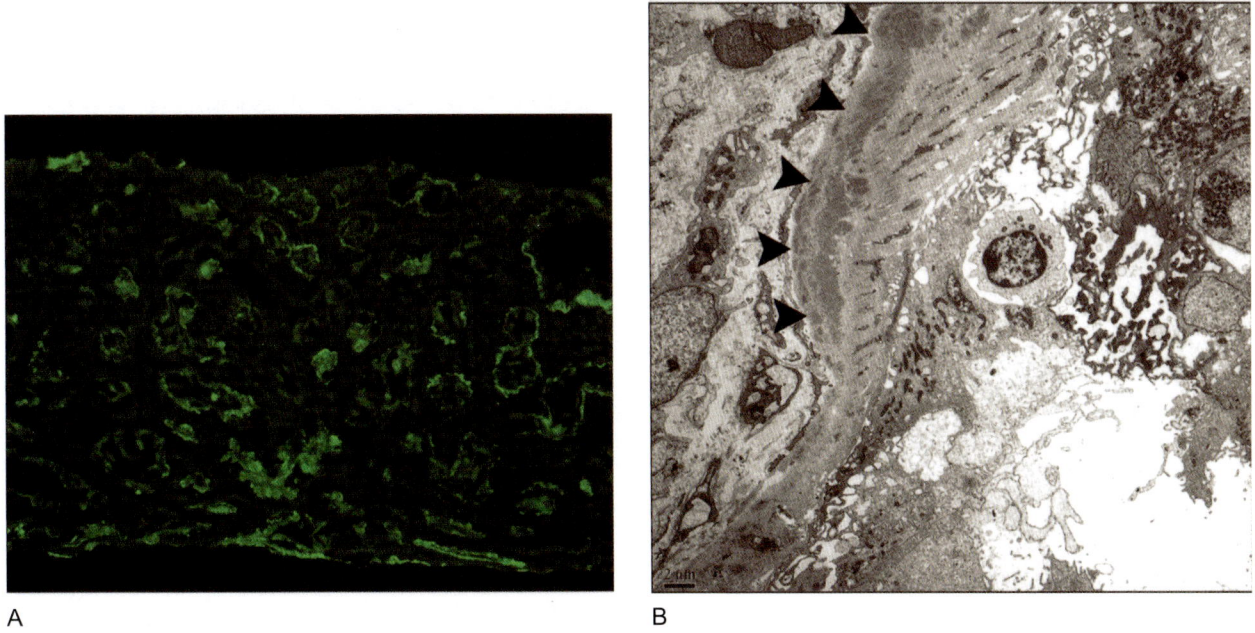

图 3-44　在一名 C 期疾病的患者，多瘤病毒性肾病（A，B）表现为免疫复合物型沉积物，沿着肾小管基底膜分布。（A）使用直接针对 IgG 的抗体进行免疫荧光学显微镜检查，显示弥漫性、颗粒状沉积，沿着肾小管基底膜分布，原始尺寸放大 60 倍。（B）同一病例使用电子显微镜检查，显示免疫复合物型沉积物沿着增厚的肾小管基底膜外侧面分布（箭头）。透射电子显微镜检查，原始尺寸放大 7000 倍

的肾小管基底膜分布，用免疫荧光学显微镜检查（使用各种各样的抗体直接针对免疫球蛋白和补体因子）或者电子显微镜检查很容易辨认（图 3-44）。

对于肾移植后多瘤病毒同种异体移植器官肾病和病毒诱发的肾小管损伤，在肾小管上皮细胞内没有明显的、弥漫性主要组织相容性复合物 Ⅱ 类分子（即人类白细胞抗原 -DR）上调，也没有补体降

解产物 C4d 沿着肾小管旁毛细血管的沉积。检测到 C4d 和肾小管人类白细胞抗原 -DR 表达有助于作出（同时发生的）同种异体移植器官排斥反应的诊断。

用电子显微镜检查，多瘤病毒表现为直径 30 ~ 50nm 的病毒颗粒，偶尔形成晶体聚集物。超微结构下，多瘤病毒是通过其大小和二十面体病毒衣壳构造而识别的；不同的多瘤病毒株无法区分。

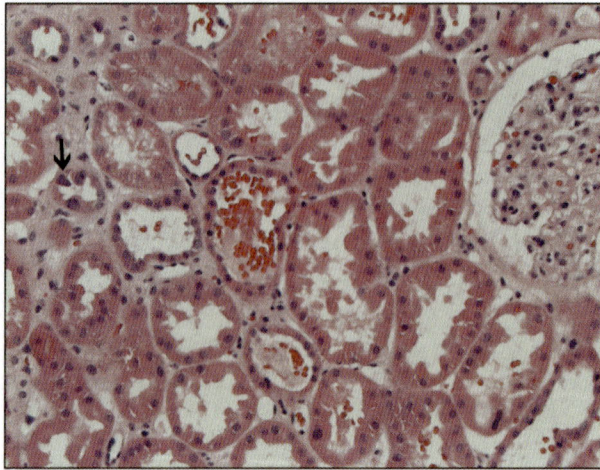

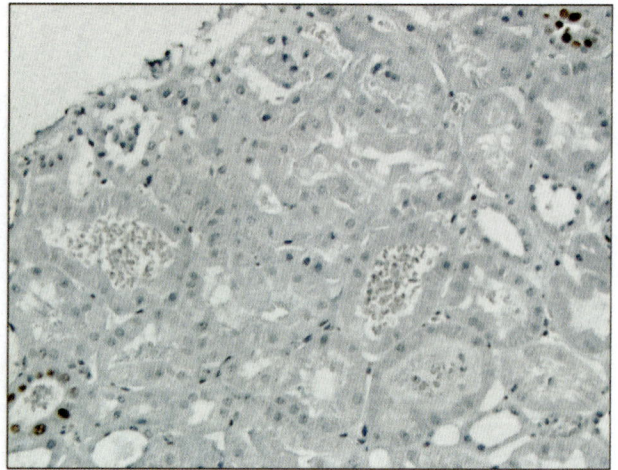

A   B

图 3-45　多瘤病毒性肾病（A，B）——早期组织学疾病，A 期。（A）在多瘤病毒复制的早期，是唯一可见的是改变很少细胞核含有包涵体（箭头）和（B）免疫组织化学证实复制性感染的证据。（A）HE 染色，（B）免疫组织化学的孵化用于检测 SV-40T 抗原，原始尺寸放大 100 倍

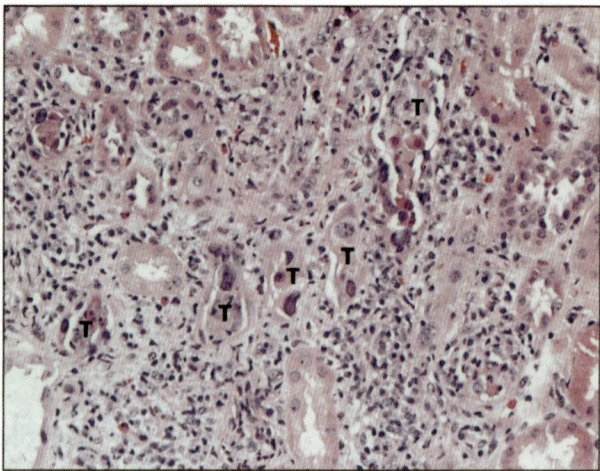

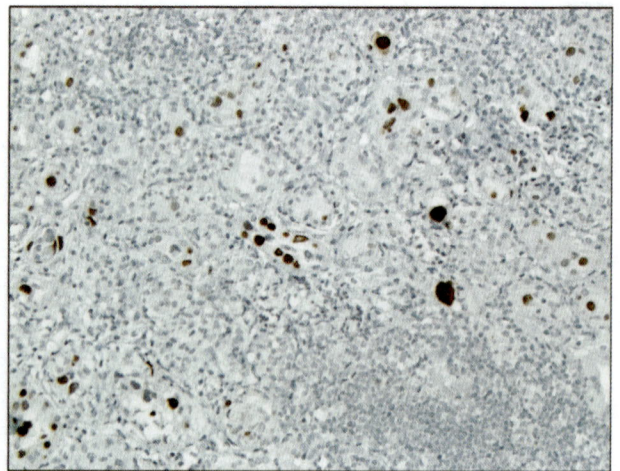

A   B

图 3-46　多瘤病毒性肾病（A，B）——充分形成的组织学疾病，B 期。（A）在多瘤病毒复制的旺炽性阶段，可见病毒复制引起的显著的肾小管损伤和宿主细胞溶解（T- 严重地损伤的肾小管横切面，上皮细胞含有细胞核内包涵体）。间质内出现严重的炎症反应。（B）免疫组织化学的孵化，证实其表达 SV-40T 抗原，显示许多肾小管细胞存在细胞核内染色信号。（A）HE 染色，（B）免疫组织化学的孵化用于检测 SV-40T 抗原，原始尺寸放大 100 倍

病毒体主要见于细胞核内，很少见于细胞质内。

　　肾移植后多瘤病毒同种异体移植器官肾病的形态学分期（表 3-10）：肾小管改变的严重程度表现为病毒诱发的肾小管损伤和肾小管基底膜剥离，它们不仅能导致功能障碍，也能导致萎缩和纤维化——这些改变对临床表现和肾移植后多瘤病毒同种异体移植器官肾病病程非常重要。根据肾小管 - 间质的损伤程度，将肾移植后多瘤病毒同种异体移植器官肾病进一步分类为 4 个疾病阶段：A. 早期；B. 充分形成期；C. 纤维化期；D. 耗竭期。可用于正确分期的表现包括病毒诱发上皮细胞损伤的严重程度、间质

纤维化和肾小管萎缩，而不是间质性炎症的范围。数月内也可以发生从某一疾病阶段向另一个阶段的进展。肾移植后多瘤病毒同种异体移植器官肾病 A 期（图 3-45）代表最早疾病阶段，仅表现为局灶性"非溶解性"病毒复制和肾小管基底膜不明显的剥离；它通常局限于肾的髓质。间质正常，或者仅仅显示轻微炎症和纤维化。检测到一个细胞核内病毒包涵体或者一个细胞核内清晰的染色信号（有或者没有包涵体均可）中心表明"主动的"病毒复制和诊断肾移植后多瘤病毒同种异体移植器官肾病 A 期。充分形成期的肾移植后多瘤病毒同种异体移植器官肾

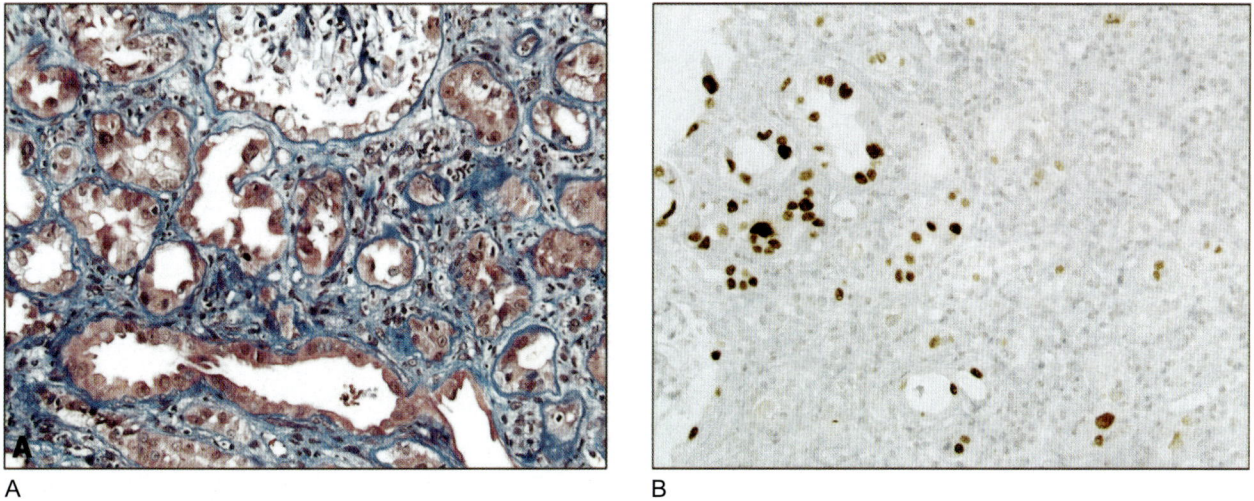

图 3-47　多瘤病毒性肾病（A，B）——纤维化组织学疾病，C 期。（A）间质显示弥漫性、显著的纤维化和肾小管萎缩伴有轻微的炎症反应；一个肾小球没有重要异常。（B）免疫组织化学的，证实其表达 SV-40T 抗原，显示许多肾小管细胞存在细胞核内染色信号。（A）三色染色，（B）免疫组织化学的孵化用于检测 SV-40T 抗原，原始尺寸放大 100 倍

表 3-10　肾移植后多瘤病毒同种异体移植器官肾病：疾病分期

A 期 *（早期阶段）
在皮质和（或）髓质发现病毒激活，伴细胞核内包涵体，和（或）阳性免疫组织化学或者原位杂交信号
没有或者仅有轻微的肾小管上皮细胞坏死 / 溶解
没有或者仅有轻微的肾小管基底膜剥离
没有或者仅有轻微的间质性炎症，位于病毒激活的病灶
没有或者仅有轻微肾小管萎缩和间质纤维化（< 10%）
B 期 *（充分形成的阶段）
在皮质和（或）髓质发现明显的病毒激活
明显的病毒诱发肾小管上皮细胞溶解
肾小管基底膜剥离
间质性炎症 **（轻微的到显著）
间质纤维化和肾小管萎缩
B1 期——< 25% 的标本被累及
B2 期——> 25% < 50% 的标本被累及
B3 期——> 50% 的标本被累及（和 < 60% 纤维化）
C 期 *（纤维化阶段）
在皮质和（或）髓质发现病毒激活（轻微到显著）
范围定义：间质纤维化和肾小管萎缩 > 50% 的标本
肾小管上皮细胞溶解和基底膜剥离（轻微到显著）
间质性炎症（轻微到显著）
D 期（耗竭阶段）***
没有病毒复制（用光用显微镜检查、免疫组织化学、原位杂交）
不同程度间质纤维化和肾小管萎缩（轻微到显著）

　* 同时发生的 BK 病毒激活的表现：①尿：诱饵细胞，游离病毒体，高 PCR 阅读；②血浆：PCR 检测到 BK 病毒的 DNA

　** 在一些病例，间质性炎症和肾小管炎可同时发生细胞排斥反应；排斥反应诱发的改变不是肾移植后多瘤病毒同种异体移植器官肾病分期的指标

　*** 耗竭阶段肾移植后多瘤病毒同种异体移植器官肾病仅仅显示非特征性改变，与非特异性移植器官纤维化无法区分；只能根据该患者病史提出可疑诊断

病（B 期；图 3-46）特征表现为明显的病毒诱发肾小管损伤、上皮的细胞溶解、显著的肾小管基底膜剥离，以及间质水肿伴有混合性、轻微到显著的炎症细胞浸润（B 和 T 淋巴细胞、浆细胞和组织细胞）。肾移植后多瘤病毒同种异体移植器官肾病 C 期（图 3-47）显示明显的间质纤维化和肾小管萎缩，累及 50% 以上组织标本。C 期伴有不同程度炎症和病毒复制。肾移植后多瘤病毒同种异体移植器官肾病耗竭期（D 期）在病毒复制消退后，表现为非特异性慢性改变，归入所谓的慢性同种异体移植肾病：不同程度的间质纤维化和肾小管萎缩（范围从轻微到显著），在肾实质瘢痕化区域偶尔出现轻微的淋巴细胞性炎症。根据定义，再也不能检出光学显微镜和免疫组织化学/原位杂交所证实的多瘤病毒复制。

肾移植后多瘤病毒同种异体移植器官肾病和炎症：肾移植后多瘤病毒同种异体移植器官肾病伴有不同程度间质性炎症。炎症细胞浸润可能代表"病毒诱发"间质性肾炎，伴有多形核白细胞位于邻近的严重损伤的肾小管内，以及浆细胞（常见情况下形成浆细胞性肾小管炎）。特别是斑片状炎症细胞浸润首先位于髓质并且伴有"肾小管上皮的细胞非典型性/损伤"应该高度怀疑肾移植后多瘤病毒同种异体移植器官肾病（潜在地缺少容易辨别的病毒包涵体）。一些病例存在单个核细胞浸润，淋巴细胞丰富，并且可见淋巴细胞性肾小管炎，它们代表同时发生的急性同种异体移植器官排斥反应。诊断急性排斥反应伴肾移植后多瘤病毒同种异体移植器官肾病具有挑战性。它能因检测到移植性动脉内膜炎、移植性肾小球炎以及肾小管表达主要组织相容性复合物 Ⅱ 类（人类白细胞抗原 -DR）和（或）补体降解产物 C4d 沿着肾小管旁毛细血管沉积而有助于诊断（图 3-48）。注意，肾移植后多瘤病毒同种异体移植器官肾病 A 期缺乏显著的炎症细胞浸润。如果在明显的间质性炎症背景下仅仅检测到多瘤病毒复制的局部表现而没有显著的上皮细胞溶解（即 A 期疾病），那么，必须考虑肾移植后多瘤病毒同种异体移植器官肾病和同时发生的肾小管 - 间质的细胞排斥反应事件（Banff 分类：4 类，1 型）。免疫组织化学分型，肾移植后多瘤病毒同种异体移植器官肾病的炎症细胞表现为浆细胞（CD138 阳性）和 B 淋巴细胞（CD20 阳性）或者 T 淋巴细胞（CD3 阳性）为主的浸润，其病理生理学意义目前尚未明确。免疫组织化学分型，即，检测到 CD20 阳性（B 细胞）或 CD3 阳性（T 细胞）为主的淋巴细胞浸润，具有诊断意义，却无助于区别病毒性肾炎还是同时发生的急性同种异体移植器官排斥反应。如果在肾移植后多瘤病毒同种异体移植器官肾病情形下诊断同时发生的排斥反应，极少数报道显示患者获益于短暂的抗排斥反应。在疾病的第二阶段，应当努力针对肾移植后多瘤病毒同种异体移植器官肾病进行治疗。

3. 肾移植后多瘤病毒同种异体移植器官肾病的临床筛查方法　诊断性移植活组织检查的最佳时机应该如何掌握，已经形成临床挑战，特别是 A 期疾病可能表现为稳定的移植器官功能。一些医疗中心报道，采取强有力的患者筛查程序会促使早期干预治疗并能改善移植器官的总体存活率。

具有肾移植后多瘤病毒同种异体移植器官肾病风险的肾同种异体移植受者以及移植器官活组织检查诊断为肾移植后多瘤病毒同种异体移植器官肾病的患者，临床上可通过检测到多瘤病毒激活的证据而确诊。常用的"BK 病毒激活组织检查法"包括定量 PCR 技术（最好使用血浆或者尿液标本进行检测）、尿细胞学和尿电子显微镜检查。肾移植后多瘤病毒同种异体移植器官肾病患者通常表现为在尿液上皮细胞内含有大量多瘤病毒包涵体，所谓的诱饵细胞（每张液基细胞学涂片中 10 个或者更多诱饵细胞；对肾移植后多瘤病毒同种异体移植器官肾病的阳性和阴性预测值分别为：27% 和 100%）（图 3-49）。使用排泄尿标本进行定量 PCR 检测，使用 1×10^7/ml 或者更多 BK 病毒拷贝数 /ml 作为临界值，作为阳性肾移植后多瘤病毒同种异体移植器官肾病的指标，这种方法具有相似的阳性和阴性预测值。所有病毒性肾病患者在尿液中含有丰富的游离病毒体，可用负染色电子显微镜检查。在 BK 病毒激活组织检查测的所有方法中，定量的血浆 PCR 检测（临界值 1×10^4BK 病毒拷贝 /ml）对预测疾病最有价值，其可能性为 74%（阴性预测值：87%）。

在北卡罗来纳大学，笔者通常使用另一种新的非介入性方法，通过在尿标本来精确地诊断肾移植后多瘤病毒同种异体移植器官肾病。这种尿检测方法不是根据 BK 病毒激活的一般指标，而是使用三维的、管型样多瘤病毒聚集物作为特异性疾病标记物（图 3-50）。病毒损伤的肾单位形成密集的多瘤病毒聚集物（德语称为所谓的 Haufen 现象，意为"堆

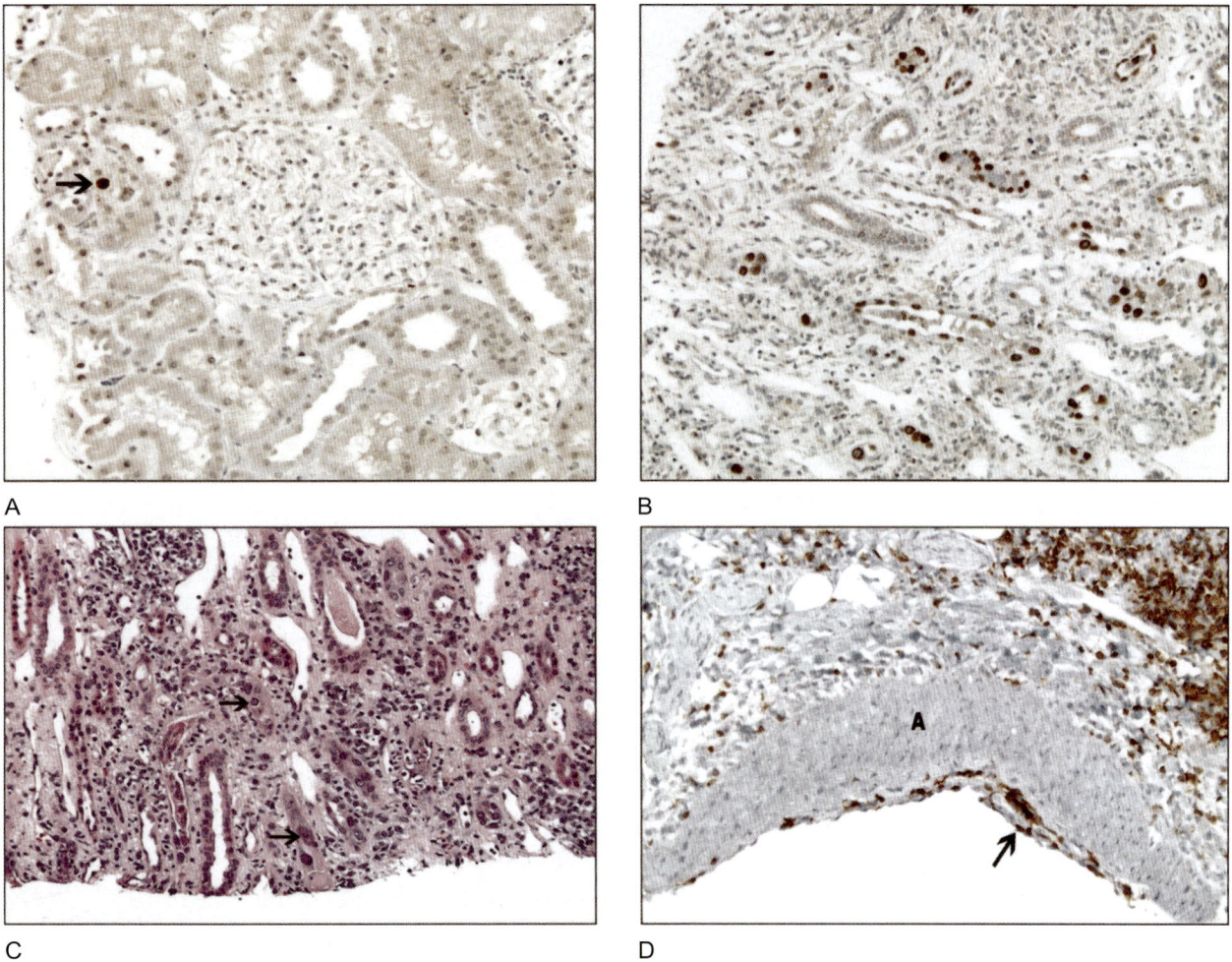

图 3-48　多瘤病毒性肾病和同时发生的同种异体移植器官排斥反应（A ~ D）。（A）大约在移植后 6 个月，初次活组织检查：这名患者免疫组化检测发现单个细胞核显示抗 SV-40T 的强阳性。活组织检查解释为"无诊断意义"，而没有正确诊断为肾移植后多瘤病毒同种异体移植器官肾病 A 期疾病，因此没有改变免疫抑制治疗的方案。免疫组织化学的孵化用于检测 SV-40T 抗原，原始尺寸放大 80 倍。（B ~ D）移植后 8 个月随访活组织检查：多瘤病毒复制已经进展，出现 B 期旺炽性疾病。许多肾小管和细胞核显示损伤（图 C 中的箭头）包括细胞核内病毒复制（B 和 C）。（D）另外，诊断同时发生的排斥反应，因为一条弓形口径的动脉存在移植性动脉内膜炎的显著证据（A- 动脉壁；箭头标记动脉内膜炎症）。（B）免疫组织化学的孵化用于检测 SV-40T 抗原；（C）HE 染色；（D）免疫组织化学的孵化用于检测位于动脉内膜炎中的 CD3 阳性淋巴细胞。所有图片均为原始尺寸放大 80 倍

积"或者"堆栈"），流入尿液中，对排泄尿标本能容易地通过标准负染色电子显微镜检查而检测到。与所有的 BK 病毒激活组织检查测方法（包括针对尿中游离的非聚集病毒体的检测方法）相比，尿的 Haufen 检测对病毒性肾病具有特异性。根据笔者的经验，在排泄尿标本定性检测 Haufen 对肾移植后多瘤病毒同种异体移植器官肾病的预测值很高，阳性和阴性预测值均大于 95%。

因此，病理医师对肾移植后多瘤病毒同种异体移植器官肾病的风险评估具有决定性的作用。一份

排泄尿标本可以进行细胞学检查（寻找诱饵细胞），并且也能潜在地用于负染色电子显微镜检查（寻找 Haufen 现象。如果两种检测都是阳性，则确定诊断肾移植后多瘤病毒同种异体移植器官肾病。仍然可以进行肾的活组织检查，可用于疾病分期和排除同时发生的排斥反应。总体而言，所有的筛查检测结果都应该告知病理医师，以便正确诊断移植器官活组织检查；阳性检测结果应该促使病理医师重点寻找多瘤病毒复制的形态学证据（包括进行多层面切片观察和免疫组织化学的或者原位杂交研究等辅助

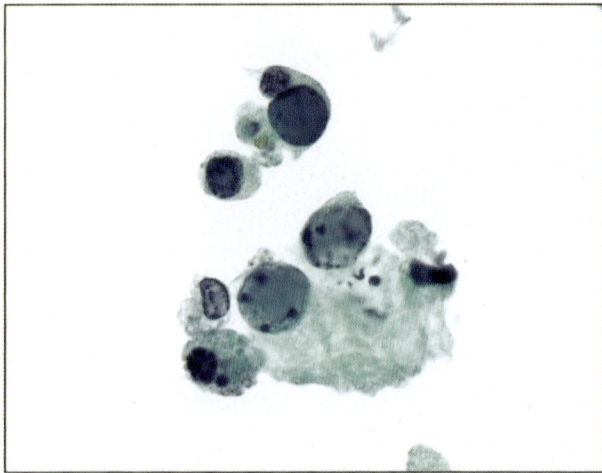

图 3-49 在一份排泄尿标本中，诱饵细胞含有多瘤病毒包涵体。诱饵细胞通常显示细胞核内毛玻璃样病毒包涵体。它们是多瘤病毒激活的形态学符号，很可能来自膀胱和输尿管的移行细胞层。尿细胞学标本，液基制片，巴氏染色，油镜，原始尺寸放大 600 倍

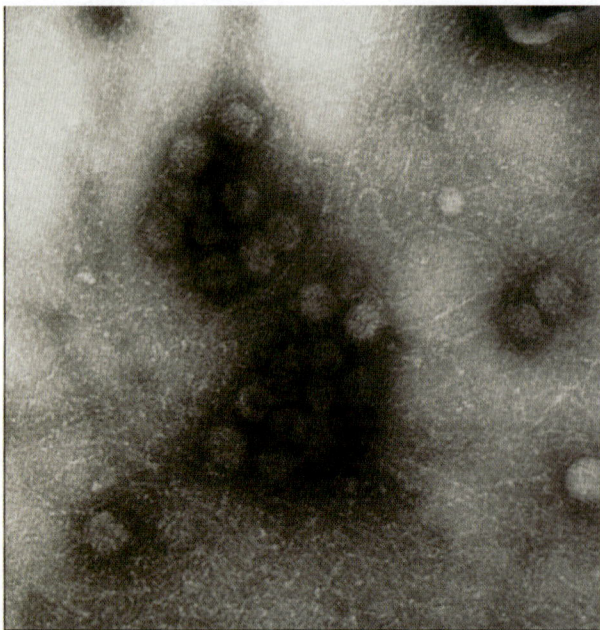

图 3-50 对一份排泄尿标本使用负染色电子显微镜检查，用于检测多瘤病毒。肾移植后多瘤病毒同种异体移植器官肾病患者特征性地含有大的、具有三维结构的病毒聚集物，所谓的 Haufen 现象；原始尺寸放大 80 000 倍

技术）。

如果肾同种异体移植器官由于进行性病毒性肾病而失去功能，可选择再次移植。一份小样本研究提供了令人鼓舞的结果：在所有的重复同种异体移植器官，只观察到大约 12% 的病例再次发生肾移植

后多瘤病毒同种异体移植器官肾病。

（二）腺病毒

同种异体移植肾的腺病毒感染是非常稀少的移植后并发症。复制性感染引起的形态学改变总结见表 3-8。它们包括：①上皮细胞的细胞核内病毒包涵体；②严重的肾小管破坏伴基底膜破裂和局灶性坏死；③明显的间质性炎症；④局灶性间质出血和肾小管内红细胞管型（图 3-51）。复制腺病毒诱发病变细胞的细胞核内改变，主要累及肾小管细胞，偶尔也累及 Bowman 囊的腔壁上皮细胞，大部分呈脏污的、"毛玻璃样"型包涵体（类似于多瘤病毒 1 型改变）。罕见情况下，病毒包涵体周围围绕一圈透明空晕（即巨细胞病毒样）。在明显的病毒复制区域，可见结节性和肉芽肿性炎症细胞浸润。它们主要由单个核细胞和浆细胞组成。坏死和肾小管破裂的区域显示丰富的多形核白细胞。偶尔，坏死区域可能很大并形成楔形图案。肾小球和血管一般不被累及。常用的辅助诊断技术包括免疫组织化学和电子显微镜检查。免疫组织化学使用直接针对病毒外部抗原的抗体，上皮细胞的细胞核显示强烈染色和细胞质较弱染色（图 3-51B）。超微结构下，病毒体的直径为 75～80nm，见于细胞核和细胞质。通常也能通过尿液的负染色电子显微镜检查检测到游离病毒的颗粒。然而，与肾移植后多瘤病毒同种异体移植器官肾病相比，排泄尿标本通常没有密集的病毒聚集物，即 Haufen 现象或者丰富的诱饵细胞。使用一组标准抗体直接针对免疫球蛋白和补体因子进行免疫荧光学显微镜检查通常没有价值。根据笔者的经验，腺病毒感染没有补体降解产物 C4d 沿着肾小管旁毛细血管沉积。

鉴别诊断包括其他类型病毒的感染，主要是肾移植后多瘤病毒同种异体移植器官肾病。光用显微镜检查通常可以怀疑腺病毒复制，其形态依据包括：①明显肾小管破坏伴局灶性坏死；②肉芽肿性炎症伴巨噬细胞在严重损伤的肾小管周围呈栅栏状排列；③间质出血。在腺病毒诱发的肾炎病例，叠加第二病毒的肾感染病例似乎是罕见的；在一项研究中，14 名患者中仅有 1 名显示同时发生的局灶性肾移植后多瘤病毒同种异体移植器官肾病，并且，14 名患者都没有巨细胞病毒复制。

腺病毒感染最常见的病毒亚型是 B 亚组，血清

A

B

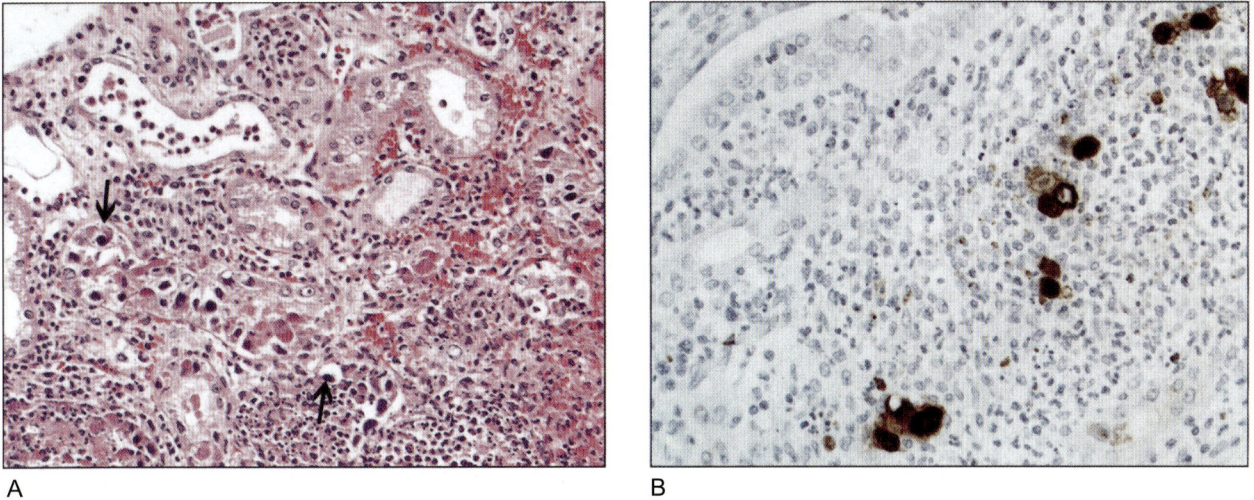

图 3-51　同种异体移植肾的复制性腺病毒感染（A，B）。（A）腺病毒复制的特征是严重的、坏死性间质炎症、间质出血、肾小管损伤和上皮细胞内毛玻璃样型核内病毒包涵体（箭头）。（B）免疫组化检测腺病毒抗原，显示病毒颗粒主要位于细胞核内。（A）HE 染色，原始尺寸放大 25 倍。（B）免疫组化检测腺病毒，原始尺寸放大 100 倍

型 7、11、34 和 35。血清型 34、35 和最常见的 11 曾经发现与出血性膀胱炎和坏死性间质性肾炎有关。感染可能无症状；也可能导致局灶性疾病，如肠炎、膀胱炎或者肾炎；或者表现为播散性严重疾病。罹患腺病毒诱发肾炎的患者最常见的表现是移植后前 3 个月内出现肾失功能、血尿、有时排尿困难和出血性膀胱炎，通常（但是不总是）具有全身感染（包括发热）的证据。虽然同种异体移植器官腺病毒感染的治疗策略还没有制定，目前的治疗措施包括减少免抑抑制药、静脉滴注免疫球蛋白、静脉注射利巴韦林（病毒唑）和更昔洛韦，然而大多数患者惊人地快速恢复，肾功能大幅改善，移植器官长期存活。一名患者在 4 周内进行重复移植器官活组织检查，证实病毒从移植肾中清除。播散性腺病毒感染可能致死。

（三）巨细胞病毒

巨细胞病毒（CMV）是一种疱疹病毒，是肾移植受者最常见的病原体之一。在移植后第 1 个月内巨细胞病毒能引起症状性感染，一般特征包括发热、白细胞减少、肝炎或局部急性肺炎以及病毒血症。肾是少见累及部位，在罹患"巨细胞病毒疾病"的患者中约占 25%。在西方国家，有效的患者筛查和临床管理策略使得肾移植的复制性巨细胞病毒感染非常罕见。而最近印度的一项研究报道同种异体移植肾的巨细胞病毒感染流行率为 1.9%。

巨细胞病毒在肾内复制所诱发的病变在自体器官和移植器官均有描述（表 3-8）。病变细胞的改变通常很局限，最常见于肾小管上皮细胞的细胞核和细胞质，有时见于血管内皮细胞，偶尔见于单个核炎症细胞。巨细胞病毒感染的细胞体积增大，细胞核含有一个中央的圆形包涵体，周围围绕一圈透明空晕，即典型的"猫头鹰眼睛"形态。偶尔也可以观察到均质性脏污的核内包涵体。病毒诱发细胞核内改变的细胞，通常（但并不总是）检测到小的嗜碱性"粗块状"的细胞质内病毒包涵体。在肾小管区域，巨细胞病毒复制可能伴结节性、偶尔肉芽肿性单个核炎症细胞浸润。在一项研究中，6 例巨细胞病毒肾病中 2 例没有间质性炎症。可能发现坏死灶和微脓肿，但是很少见。罕见情况下，巨细胞病毒感染肾小球细胞并导致急性血管球性肾炎伴新月体；在一个极罕见病例，巨细胞病毒复制仅限于肾小球内皮细胞并且不伴有炎症。

用于证实复制性巨细胞病毒感染的辅助诊断技术包括免疫组化（如最好用直接针对这直接早期抗原的抗体）、原位杂交或者电子显微镜检查。超微结构下，病毒体直径约 150nm，位于细胞核和细胞质内。使用一组标准抗体直接针对免疫球蛋白和补体因子进行免疫荧光学显微镜检查通常没有价值。是否存在移植器官内复制性巨细胞病毒感染伴有补

体降解产物 C4d 沿着肾小管旁毛细血管聚集的情形仍然未知，但是似乎不太可能。

在缺乏细胞病理的改变的情况下可难测到巨细胞病毒 DNA，因此，PCR 检测病毒 DNA 不能明确地区别复制性感染或潜伏感染。使用非常灵敏的技术（如组织巨细胞病毒 PCR）是否能显示更高的"巨细胞病毒疾病"流行率，仍然不明确。建立巨细胞病毒肾炎的最低诊断标准包括：证实细胞病理改变、巨细胞病毒蛋白质或者 mRNA。这种诊断策略不仅适用于巨细胞病毒感染，也类似于其他的可在人体形成潜伏感染的潜在致病性 DNA 病毒，例如多瘤病毒。巨细胞病毒肾病的鉴别诊断包括其他类型病毒的感染，主要是多瘤病毒或者腺病毒。由于巨细胞病毒（与多瘤病毒和腺病毒相比）通常在内皮的和炎症细胞内复制，因此难以区分排斥反应诱发的改变还是感染所致的炎症早期，有一起报道供述了"巨细胞病毒肾小球病"；这种病变目前分类为排斥反应诱发的移植性肾小球炎。

巨细胞病毒感染可能刺激移植肾，通过调制免疫反应和促进排斥反应事件，从而产生间接影响。Reinke 报道了有关巨细胞病毒间接地导致移植器官损伤的最使人信服的证据，发现 85% 的"迟发急性排斥反应"患者用更昔洛韦治疗有效。

（四）爱泼斯坦 - 巴尔病毒 / 移植后淋巴组织增殖性疾病

1. 背景　按照 2001 年世界卫生组织（WHO）分类的定义，"移植后淋巴组织增殖性疾病（PTLD）是实体器官或者骨髓同种异体移植器官受者免抑抑制治疗后发生的一组淋巴组织增殖或者淋巴瘤。移植后淋巴组织增殖性疾病的疾病谱范围从爱泼斯坦 - 巴尔病毒（EBV）驱动的类似传染性单个核细胞增多症的早期多克隆性增殖到 EB 病毒阳性或者 EB 病毒阴性的以 B 细胞为主或者少见的 T 细胞型淋巴瘤"（见"第十章 移植后淋巴组织增殖性疾病病理及发病机制"）（表 3-11）。分子研究发现其演进过程及其百分率：多型性疾病向克隆性疾病进展，再向致癌基因突变进展。

发生移植后淋巴组织增殖性疾病的一个先决条件是靶向 T 细胞的强烈的免抑抑制治疗。一般而言，免抑抑制治疗的剂量越大，则移植后淋巴组织增殖性疾病形成越快，最早可以在移植 1 个月之后发病。

表 3-11　移植后淋巴组织增殖性疾病（PTLD）*

1. 早期病变
　反应性浆细胞增生
　传染性单核细胞增多症样
2. 多型性移植后淋巴组织增殖性疾病
　多克隆性 / 寡克隆性（罕见）
　单克隆性
3. 单型性移植后淋巴组织增殖性疾病
　B 细胞肿瘤
　　弥漫大 B 细胞淋巴瘤（免疫母细胞型、中心母细胞型、间变型）
　　Burkitt/Burkitt 样淋巴瘤
　　浆细胞骨髓瘤
　　浆细胞瘤样 B 细胞淋巴瘤
　T 细胞肿瘤
　　外周 T 细胞淋巴瘤（NOS）
　　其他类型
4. 霍奇金淋巴瘤和霍奇金淋巴瘤样移植后淋巴组织增殖性疾病

* 移植后淋巴组织增殖性疾病的世界卫生组织分类。NOS，非特指，非特殊类型

免抑抑制治疗强度的差异大概可以解释在心脏和肾移植受者中移植后淋巴组织增殖性疾病流行率的不同。同种异体移植肾受者形成淋巴系肿瘤的风险程度是正常人群的 20 倍，而心脏移植受者为正常人群的 120 倍。另一个主要风险因素是受者和供者 EB 病毒状态的复杂组合，即血清阳性的供者向血清阴性受者移植时，发生移植后淋巴组织增殖性疾病的风险很高。

据报道，在美国 19 世纪 90 年代后期，25 127 例同种异体移植肾受者中，移植后淋巴组织增殖性疾病（针对"非霍奇金淋巴瘤形成"病例的有限研究）的流行率为 1.4%。匹兹堡移植中心报道了一组相似的流行率研究，在接受他克莫司疗法的尸体肾受者，成年人流行率为 1.2%，儿童流行率为 10.1%）。在世界上其他地区移植后淋巴组织增殖性疾病可能较少见。

总体而言，超过 80% 的检测过的移植后淋巴组织增殖性疾病病例都呈 EB 病毒阳性。EB 病毒阴性病例较常见于同种异体移植肾受者和表现为 T 细胞淋巴瘤的患者。在器官移植受者发生的移植后淋巴

组织增殖性疾病中，B 细胞起源者超过 85%。与非 - 移植后淋巴组织增殖性疾病 B 细胞淋巴瘤相比，并非总能证实肿瘤细胞的克隆性，特别是"早期"和"多型性"移植后淋巴组织增殖性疾病。在所有移植后淋巴组织增殖性疾病中，T 细胞淋巴瘤约占据 15%，裸细胞型更少见（< 1%）。实体器官受者发生的大多数（90%）移植后淋巴组织增殖性疾病是宿主起源；只有很罕见的移植后淋巴组织增殖性疾病起源于移植供者的淋巴细胞。文献中报道了 6 名供者起源的移植后淋巴组织增殖性疾病（4 名肾受者和 2 名肝受者）；在所有的病例，肿瘤仅限于移植器官和（或）区域淋巴结并且临床结局很好。

一般而言，EB 病毒阳性的移植后淋巴组织增殖性疾病出现在移植后的前 2 年，然而 EB 病毒阴性病例的中位发作时间为移植后 50 ~ 60 个月。移植后淋巴组织增殖性疾病很少累及外周血液，通常更多位于淋巴结外部位。在一项研究中记录了 EB 病毒阳性移植后淋巴组织增殖性疾病的分布，对 9 例非人灵长动物肾移植的研究，显示累及淋巴结（100% 病例）、肝（56%）、肺（44%）、心（44%）、同种异体移植肾（44%）和自体肾（22%）。在人类，移植后淋巴组织增殖性疾病累及同种异体移植肾者见于 14% ~ 30% 的患者；在一项研究中 12% 的病例仅限于肾移植。仅限于肾移植的病例通常发生较早（手术后平均 5 个月），更多为供者细胞起源，并且病程良好。在匹兹堡移植中心，成年人移植后淋巴组织增殖性疾病患者总体 5 年生存率和移植器官成活率分别是 86% 和 60%；据报道，在高级别、淋巴瘤样移植后淋巴组织增殖性疾病变异型，患者生存情况欠佳。特别是多型性移植后淋巴组织增殖性疾病患者采取抗病毒疗法和减少免疫抑制治疗等方法有效，然而单型性、单克隆的移植后淋巴组织增殖性疾病、显示 bcl6 基因突变者，需要特异性抗肿瘤治疗。范围局限的病例采取手术切除（局限于同种异体移植器官或者输尿管）取得了较大成功。近来，针对单型性和多型性 PTLD 患者尝试使用抗 CD20 抗体 Rituximab（利妥昔单抗）治疗取得了成功，可能 50% 以上患者完全消退。T 细胞系移植后淋巴组织增殖性疾病的预后较差。

在肾移植患者的血浆中，单克隆性丙种球蛋白病的流行率约为 30%，（从移植后 1 ~ 14 年相当平均地分布）；大多数单克隆的丙种球蛋白病是短暂的，但是持续存在者占 26%；33% 的持续性丙种球蛋白病患有多发性骨髓瘤。

临床表现变化较大，取决于疾病的部位和范围。累及肾移植患者的病变通常表现为移植器官功能障碍，影像学研究有时可以显示"肿块性病变"。在同种异体移植肾，移植后淋巴组织增殖性疾病的诊断具有挑战性，特别是临床上没有怀疑的局限移植器官的病例。

2. 形态学改变和诊断

（1）大体病理学：大多数肾切除标本显示移植后淋巴组织增殖性疾病的弥漫累及。器官肿大，皮质 - 髓质交界部位的边界不清，可以观察到瘀点。大体改变相同于急性、主要为肾小管 - 间质的细胞排斥反应的病例。

（2）组织学：累及肾的大多数移植后淋巴组织增殖性疾病属于多型性变异型，因此，可能类似细胞排斥反应。间质成分通常显示模糊的结节，由单个核细胞成分形成膨胀性聚集病灶，其中含有浆细胞和数量不等的激活的淋巴细胞并夹杂着"母细胞样"细胞成分伴突出的核仁。通常可见有丝分裂象和偶有匐行性坏死灶。肿瘤性单个核细胞通常侵入肾小管（即肾小管炎）；它们也能穿透到动脉的内膜层之中（即移植性动脉内膜炎）（图 3-52）。然而，移植性肾小球炎少见。EB 病毒复制不会导致任何病毒包涵体。

累及肾的同种异体移植器官移植后淋巴组织增殖性疾病的主要鉴别诊断是急性排斥反应，后者需要增加免疫抑制治疗。排斥反应和移植后淋巴组织增殖性疾病均表现为单个核细胞具有增大的细胞核伴核仁，并且，二者均可显示有丝分裂活性（但"母细胞"和有丝分裂象更多见于移植后淋巴组织增殖性疾病）。另外，移植后淋巴组织增殖性疾病可见肾小管炎和动脉内膜炎（图 3-52D）。以下几个特征应该高度怀疑移植后淋巴组织增殖性疾病。根据笔者的经验，最有用的线索是出现密集的、模糊的结节，激活的淋巴细胞成分形成膨胀的片状分布，没有混合粒细胞或者巨噬细胞。通常，肾小管似乎是被"推向一边"。细胞排斥反应通常表现为显著的间质水肿，相比之下，移植后淋巴组织增殖性疾病中肿瘤性浸润通常相当致密拥挤，仅有轻微水肿性液体。移植后淋巴组织增殖性疾病通常累及肾被囊和周围脂肪组织，但是细胞排斥反应不然。出现匐行性坏死也

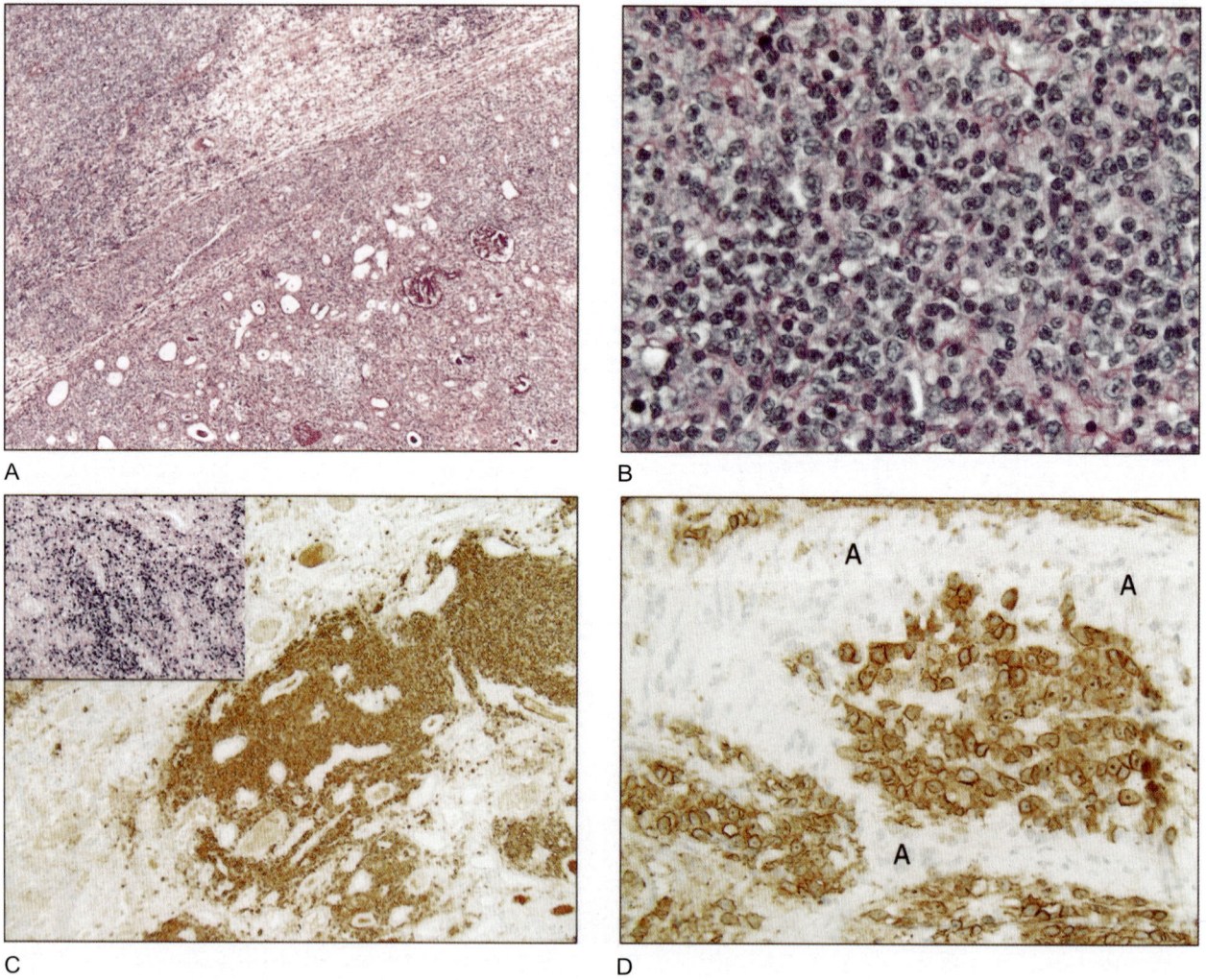

图 3-52　移植后淋巴组织增殖性疾病，多型性变异型（A～D）。（A）低倍放大，显示弥漫性单个核炎症细胞浸润，不仅累及肾实质而且累及周围软组织。（B）高倍放大，显示一处弥漫性单个核炎症细胞浸润灶，含有几个活化的淋巴细胞，其核增大，核仁明显，此即母细胞。（C）免疫组织化学染色，证实绝大多数单个核细胞成分为 CD20 阳性的 B 淋巴细胞；它们大多数也表示 EBER（细胞核呈蓝色；插图）。（D）动脉壁也检测到 CD20 阳性的 B 淋巴细胞（A-动脉壁），类似排斥反应诱发的移植性动脉内膜炎。（A 和 B）PAS 染色，（A）原始尺寸放大 6 倍，和（B）原始尺寸放大 180 倍；（C 和 D）使用 CD20 单克隆抗体进行免疫组织化学染色，（A）原始尺寸放大 100 倍，和（D）原始尺寸放大 140 倍。（插图）原位杂交检测 EBER，原始尺寸放大 180 倍

是移植后淋巴组织增殖性疾病的表现，但是无坏死时就没有诊断价值，严重的排斥反应事件常有间质出血，同样，无此表现时也无诊断价值。更复杂的情形是，有报道认为排斥反应能与移植后淋巴组织增殖性疾病共同存在。

　　（3）辅助诊断技术：静止 B 细胞表示 6 种核抗原（如 EBNA-2）、2 种 EB 病毒编码的核 RNA（EBER）和 3 种膜蛋白质（如潜伏膜蛋白质，LMP-1），它们在肾的活体组织检查辅助诊断研究方面非常有价值。由于绝大多数移植后淋巴组织增殖性疾病是 B 细胞系并且由 EB 病毒复制所驱动，通过免疫组织化学 [证实丰富的 B 细胞，呈 CD20、CD19 和（或）CD79a 阳性] 和原位杂交（检测 EBER，显示弥漫强阳性染色信号；检测到罕见的 EBER 阳性细胞不应该作为移植后淋巴组织增殖性疾病的诊断依据）一般能确定诊断。CD3 阳性和 CD68 阳性的细胞是细胞排斥反应的标志，但在移植后淋巴组织增殖性疾病中一般相对稀少，即少于浸润性炎症细胞总数的 50%。与细胞排斥反应相反，移植后淋巴组织增殖性疾病中的 B 细胞也可见于肾小管炎和血管内皮炎

的病灶内。

免疫组织化学染色，LMP-1 和 EB 病毒核抗原（EBNA）通常为局灶性和散在阳性，因此诊断决策过程中价值不大。阳性细胞数可变，甚至在同一肿块中也不一致，并且在坏死区域周围其阳性细胞数可能增多。检测克隆性（如免疫球蛋白基因重排）有助于证实单型性移植后淋巴组织增殖性疾病；然而，发现多克隆性并不排除早期移植后淋巴组织增殖性疾病和多型性移植后淋巴组织增殖性疾病变异型。另外，临床信息 [如先前排斥反应事件用抗胸腺细胞球蛋白（ATG）或莫罗单抗-CD₃（OKT3）治疗史] 和大幅提高的血浆 EB 病毒的负荷水平（用 PCR 检测）可以进一步帮助证实移植后淋巴组织增殖性疾病的诊断。T 细胞介导性移植后淋巴组织增殖性疾病的罕见类型可能形成诊断难题，因为它们通常呈 EBER 阴性；然而，它们通常表现为高级别肿瘤，容易与急性细胞排斥反应相区分。

（五）肾盂肾炎

急性细菌性肾盂肾炎在自体肾和移植肾的发病机制是相同的，但是在移植肾可能更难诊断（图 3-53）。肾盂肾炎的特征包括致密拥挤的肾小管内多形核白细胞管型，以及间质内和肾小管上皮的细胞之间存在多形核白细胞。肾盂肾炎通常呈斑片状病变，在髓质最显著。在非常严重的病例，通常伴有菌血症或尿脓毒症，可见微脓肿。补体降解产物 C4d 特征性地缺乏，沿着肾小管旁毛细血管检测不到。鉴别诊断包括急性缺血性肾小管损伤（ATI），例如尸体供者肾移植后再灌注损伤，或者抗体介导性排斥反应事件。与肾盂肾炎相比，急性肾小管损伤通常表现为明显的、弥漫性肾小管损伤伴上皮细胞空泡化，仅有散在分布的多形核白细胞。严重的急性肾小管损伤病例所见的缺血性梗死，不见于肾盂肾炎。纯粹的抗体介导性排斥反应事件可能非常类似于"常规的"急性肾小管损伤；然而，它特征性地显示 C4d 强阳性。

八、总结

肾移植已经发展成为一种非常有效的治疗方法，通过移植，终末期肾疾病患者不仅改善病情和减少死亡，而且能提高生活质量。免疫抑制药的现代化治疗方案极大地减少了急性排斥反应事件，并且成

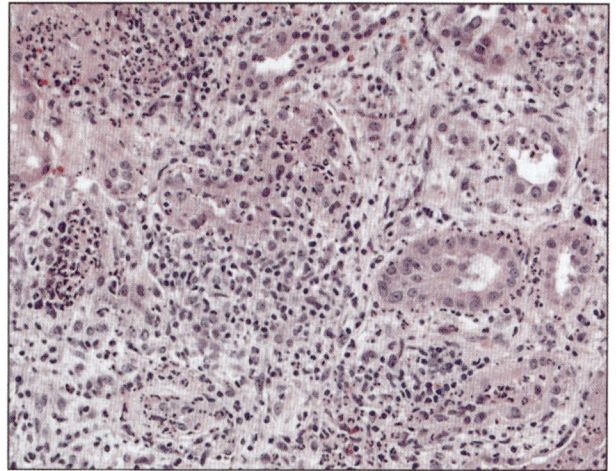

图 3-53 同种异体肾移植 2 年后，出现细菌性肾盂肾炎。间质水肿，并且含有弥漫性炎症细胞浸润，多形核白细胞非常丰富，包围并且局部侵入损伤的肾小管。肾小管横切面上，左边含有一个致密的充满细胞的管型，含有多形核白细胞。在恰当的临床背景下，其组织学鉴别诊断（理论上）包括缺血 / 再灌注损伤和"纯粹的"抗体介导性 C4d 阳性排斥反应，后者特征性地不显示实质破坏和微脓肿形成。HE 染色，原始尺寸放大 120 倍

功地使得移植器官长期存活。目前，所有类型移植肾的半寿期已经超过 10 年。在同种异体移植肾受者改进管理措施方面，移植病理医师发挥重大作用。肾病理学作为所有的同种异体移植器官相关科学的重要基础学科，帮助我们深入理解引起排斥反应和移植器官失功能的病理生物学关键事件，并且，形态学研究加深了我们对移植器官损伤的认识水平。例如，BK 型多瘤病毒性肾病是肾移植后发生的主要并发症，是首先由病理学者在 30 年以前描述的。15年之后，由第二代移植病理学者再次认识了这种疾病，并且把它确定为现代移植器官失功能的一个主要原因。

在评估肾同种异体移植器官时，"看穿显微镜"的能力提供了许多重要的信息，包括"原发性"和"继发性"疾病过程，以及一眼就能看出疾病处于"活动期"还是"慢性期"，因而使得病理学成为非常有力的诊断工具，提供非常有价值的信息。未来研发新的免疫组织化学和分子学标记物进行移植病理学评估，明智地修订同种异体移植肾排斥反应的分级系统，以及设计和解读新的动物模型，都将有助于移植器官活体组织检查的诊断。取得这些进步，

需要非常专业的和非常有经验的移植病理医师做出巨大贡献。在这方面，笔者希望这一章肾移植病理学能够为所有的病理医师和研究人员在解读肾的同种异体移植器官时提供一些有用的观点和思考源泉。但笔者知道，未来还需要更深入的研究和发现！

（译者　史　屹　刘　航　尹利华　张　庆　朱晓丹）

第四章　肝移植的组织病理学

Anthony J.Demetris, M.D.

Marida Minervii, M.D.

Michael Nalesnik, M.D.

Erin Ochoa, M.D.

Parmjeet Randhawa, M.D.

Eizaburo Sasatomi, Ph.D.

Tong Wu, M.D.

一、引言

由于肝移植涉及非常宽广的知识面，编写肝异体移植病理学具有相当大的挑战性。本章涵盖急慢性肝炎、胆道疾病和脉管并发症之间的各种细微差别，以及免疫抑制药对这些并发症的影响。除肝移植独有的反应之外的其他反应，如排斥反应、小肝综合征和保存/再灌注损伤等，上述内容均囊括在本章之内。对于病理医师的实际工作而言，可能具有选择性，他们可能只需要其中一部分具有临床实用价值的信息。本章引证的文献量也非常大。由于肝移植的组织病理学常要与临床病理学相结合，我们要认识新研发的免疫抑制药、抗病毒药物和治疗方法与临床病理的相关性。新的治疗方法对组织病理学结果具有潜在影响，在我们近期撰写的《胃肠病理学》中已经包括相似的章节，同样，在我们之前编写的《肝脏病理学》中也有类似描述。因此，读者会发现，对于同一个主题，在不同资料中出现重复或类似是不可避免的，尤其那些根据Banff工作团队的研究成果而撰写的内容。但是，我们会做出最大程度的更新。

（一）尸体供者器官的活组织检查评估

随着越来越多地使用"放宽标准的供者（ECD）"器官，对尸体供者器官进行冰冻切片的评估也提出了更高要求。最近，在Alkofer等、Busuttil和Tanaka发表的综述中，将"放宽标准的供者"定义为供者年龄（＞60岁）、高血钠（＞155mmol/L）、脂肪变性（＞40%）、冷缺血时间超过12h、部分肝移植和心脏死亡后器官捐赠（DCD）。一些研究认为，这些因素反过来也影响移植器官的存活。Feng等研究了20 000多例移植病例，将"放宽标准的供者"定义为老年人（＞60岁）、黑种人、身材矮小、脑血管疾病引起的死亡、死亡器官捐赠和劈裂式/部分

移植。不理想供者是指在血流动力学不稳定的基础上使用了血管升压药、高血钠、乙型肝炎病毒（HBV）和丙型肝炎病毒（HCV）感染、乙型肝炎核心抗体阳性、存在肝肿瘤或纤维化或其他局灶性病变、或者有癌症病史。

大多数情况下，冰冻切片要结合大体外观和(或)"感觉"、供者肝相容性、供者原有疾病、临床病史、供者死亡环境或获取过程等几方面进行考虑。冰冻组织要求是新鲜获取，最好是有病理医师在场，这样可以对供者肝的状况进行大体检查。如果肝完整，笔者通常取3块组织样本，分别从右叶和左叶各取1块1.0～2.0cm的穿刺标本，再从右叶包膜下取1块楔形组织标本。异常或明显病变的区域也需要采样检查。

要认识到样品制备中可能出现的数种缺陷。首先，新鲜的肝组织要立即放在有保存液的湿纸上或放入塑料标本容器中，再移送至冰冻切片室。要避免组织长期储存在"生理"盐水中、暴露在干燥空气中以及将组织样本放置于吸收性材料上。组织在生理盐水中持续存放会造成肝细胞明显变形，从而收缩或坏死，这样会导致对缺血性损伤的过高评估。组织要避免暴露在干燥空气中，吸收性材料会导致组织的脂肪流失。所以，标本中脂肪的数量在冰冻切片中被低估，这种假阴性结果会导致把本该丢弃的脂肪化器官被错误地用于移植。

如果病理医师发现冰冻切片难以切取，就应该怀疑存在明显肝脂肪变性和(或)坏死。由于存在缺血性损伤，所以不同阶段的肝细胞损伤/坏死-凋亡并不少见。在这种情况下，通过延长伊红染色的时间，有助于区分存活肝细胞与损伤/非存活肝细胞。由于损伤/非存活肝细胞常有嗜酸性粒细胞增多，因此，使用这种方法增强了存活肝细胞与损伤/非存活肝细胞之间的对比。

其次，要结合组织病理学检查、镜下所见、供者病史和实验室数据，再做诊断或提出意见。经常遇到临床提供部分或不完整病史的情况，这会造成部分病例误诊。因此，如果病理医师没有供者死亡前相关的病史资料，就需要进一步查询相关资料信息。

如果供者血清学诊断已经明确某种感染为阳性[如人类免疫缺陷病毒（HIV）阳性]，活组织检查或其他检查发现中枢神经系统恶性肿瘤，患中枢神经系统以外恶性肿瘤，特别是发生在捐赠前5年之内者及既往有败血症病史，出现上述情况的供者器官常常是不适合用于移植的。通过活组织病理学检查发现不合格器官包括10%以上的肝细胞弥漫性坏死、50%以上的严重脂肪坏死、肝内动脉分支中重度动脉硬化和供者患慢性肝炎出现明显的桥接纤维化。偏光显微镜检查能对肝纤维化提供快速、及时和相对精确的评估。用偏光显微镜观察冰冻切片，有助于诊断肝纤维化。

"放宽标准的供者"的供肝可能会表现出组织病理学改变，可以用活组织检查判断评估，包括平均年龄（＞60岁）、空泡变性（＞40%）、心脏死亡后器官捐赠、丙型肝炎病毒感染和心血管不稳定。其他"放宽标准的供者"因素尚未发现可靠的组织病理学表现，不能用于活组织检查判断评估，包括黑色人种、身材矮小、脑血管因素致死、高血钠（＞155mmol/L）、冷缺血时间超过12h和部分肝用于移植。

心脏死亡后器官捐赠供者是捐赠器官快速增长的最主要来源，占捐赠库总量的4%～5%。只有在供者失去生命支持征象，心搏骤停或死亡后才能进行心脏死亡后器官捐赠。因此，肝处于一个明显热缺血性损伤的环境，它限定的最佳的手术时间不得超过20min。即使是在理想的环境中，心脏死亡后器官捐赠供者亦容易受到缺血性损伤的影响，尤其是胆道更易受到影响，常会导致胆道并发症延迟，如在移植后数周至数月出现胆泥形成。

每种"放宽标准的供者"因素都是造成移植肝功能障碍或移植器官失功能的独立的潜在影响因素。一位75岁的供者，曾使用血管升压药、长时间冷缺血（超过15h）、肝动脉动脉粥样硬化，这是供肝的不利因素，甚至取消供者资格。相反，一位不伴"放宽标准的供者"危险因素的70岁供者更具有供者资格。我们要记住，活组织检查评估仅仅是用于评估供者器官的实验室检查。病理医师不能在没有充分组织病理学检查的情况下，仅凭对冰冻切片显微镜观察就预测移植后器官的完整功能。

大体脂肪外观是要求进行冰冻切片评估尸体供肝的主要原因。根据笔者的经验，将大体外观和显微镜观察相结合，一位有经验的移植外科医师常能在活组织检查评估脂肪变性严重程度之前，已进行了准确的评估。但是，小泡性脂肪变性的肝不包括在内。因此，病理医师需要对肝大泡性脂肪变性进行评估。随着年龄增长，大泡性脂肪变性增加了对保存／再灌注损伤的敏感性，再生功能减弱。相反，小泡性脂肪变性常见于短时间暖缺血或其他情况，移植后一般不会对临床造成不利影响。

根据笔者的经验，苏木素-伊红（HE）染色可对严重的脂肪变性进行粗略的评估，不需要进行脂肪染色。一般而言，低倍镜观察大泡性脂肪变性占50%～60%或更高时，脂肪变性的供者常被取消资格。超过50%的大泡性脂肪变性的肝增加了移植后早期出现肝功能障碍的风险。通常，移植后肝功能障碍的严重程度与大泡性脂肪变性程度成正比。低于50%的大泡性脂肪变性的肝较少发生移植器官失功能。多数研究中心认为，超过60%的大泡性脂肪变性的供者肝不适合移植。最近一些研究中心认为，如果不存在其他的并发症，即使有严重的脂肪变性的供者肝也能用于移植。因此，大泡性脂肪变性肝供体禁忌证并不是绝对的。

一些研究平均分布范围对大泡性脂肪变性进行评分（轻度＜30%、中度30%～60%、重度＞60%），但笔者和其他研究者使用一种按比例评估的方法，这样更能体现"放宽标准的供者"的分层管理。笔者的方法如下：供者轻度大泡性脂肪变性（＜10%）对整个决策过程不造成影响。中度大泡性脂肪变性（10%～30%）者通常仍可用于移植，但也要考虑其他的影响因素。大泡性脂肪变性的程度会影响对移植器官的选择。例如，25%的大泡性脂肪变性的肝，同时有2～3个"放宽标准的供者"风险因素者可能不会用于移植。超过30%或更严重坏死的大泡性脂肪肝，通常仅在特殊情况下进行移植，如冷缺血性时间很短（常低于8～9h）、没有或很少其他"放宽标准的供者"风险因素（如老年人或心血管不稳定）。上述情况的移植结果可以比得上无脂肪性变性供肝移植结果。

供者活组织检查中发现坏死对临床结局具有不利影响，但尚未报道有关坏死的量化方法。根据笔者的经验，如果肝中坏死肝细胞超过 10%（粗略估算），在肝深部楔形活组织检查和穿刺标本中见广泛坏死，则视为不合格供体。需要强调的是，需要对所有 3 块标本进行整体评估，而不能仅局限于小范围的黏膜下坏死。如果活组织检查观察到的坏死是由于采样操作造成的，那么结合肝受损情况，可以更好地进行决策。

由于使用丙型肝炎病毒阳性供者的器官造成移植后复发性丙型肝炎病毒感染具有不确定性，许多中心会使用丙型肝炎病毒阳性供者的器官。由于有些患者仅表现为慢性肝纤维化，因此进行丙型肝炎病毒阳性的肝移植是可行的。笔者机构中对所有丙型肝炎病毒阳性供体都要进行冰冻切片活组织检查分析。伴非桥接坏死的供肝（Ishak 评分 < 3）经患者知情同意后会使用，其他则丢弃。在对丙型肝炎病毒阳性供者预后的研究评估发现，受者丙型肝炎病毒感染状态对移植后发生肝炎和严重疾病的比率没有显著影响。丙型肝炎病毒诱导终末期肝衰竭的患者进行轻度丙型肝炎病毒阳性的供者器官移植可延长患者生命。在移植中对丙型肝炎病毒阳性供者进行适当地选择，受者的生存比率可等同于选用丙型肝炎病毒阴性供体的受者。HBcAb 阳性者会将乙型肝炎病毒传染给幼儿和未接种乙型肝炎病毒疫苗者。由于大多数活组织检查都没有特征性变化，对供者的活组织检查评估无法检测出这种疾病。

少见疾病和隐性感染如淀粉样变性、肝细胞铁沉积、寄生虫病和小灶潜伏性"结节型组织胞浆菌病"都有报道。此外，家族性淀粉样多神经病变能随供肝转移至受者，所以称为"多米诺"移植。

（二）活体供者的活组织检查评估

在北美和欧洲，活体供者的肝移植手术量占肝移植总量的 5% 或更低。在东方，由于尸体供者不易获得，活体供者数量明显增多。大部分肝切除是一种有风险的手术，手术病死率粗略计算约为 2/700，许多中心对潜在活体供者常规进行活组织检查评估，这样可以更有效地减少受者的风险。

评估的第一步是对医疗和手术的每个步骤进行完整评估。包括对任何重大疾病、肥胖症、曾进行的腹部手术情况、供者和受者的解剖兼容性和可能会传染受者的感染性疾病的筛查，供者的社会心理不稳定性和任何肝功能异常或疾病都可能会给受者带来危险。需要对供肝进行活组织检查或进一步评估以排除是否存在不适合移植的异常情况。

一些研究小组报道了潜在的活供体的组织病理学表现。大部分活组织检查结果或为完全正常或仅有轻微疾病。但是，有 20% ～ 50% 的潜在活体供者的活组织检查发现异常；最常见的异常是轻度非酒精性脂肪性肝病（NAFLD）。非酒精性脂肪性肝病是不合格供体最常见的原因，活组织检查不合格的比率为 3% ～ 21%。

大部分移植都限定了活体供者肝大泡性脂肪变性 < 30%，如果活组织检查发现供者有超过 30% 的大泡性脂肪变性，则会建议供者改变饮食习惯和通过其他治疗来降低脂肪变性程度。这些潜在供者在进行捐赠之前会进行再次活组织检查。活体供者活组织检查的其他内容包括原因不明的轻度慢性肝炎、肉芽肿和其他不可预测的结果。如笔者发现 1 例中年女性患原发性胆汁性肝硬化，患者进行的有创性肝组织检查结果接近正常（未发表数据）。笔者发现约有 10% 潜在供者有轻度（1 +，评分范围 0 ～ 4）肝细胞铁沉积，这些人可能表现"正常"。

二、移植后发生移植肝功能障碍的原因

（一）造成肝功能障碍的技术原因和发生时间

准确的活组织检查结果要求手术操作熟练，由于技术原因可直接或间接地导致许多并发症的发生。最常见的移植手术是原位肝移植术，即在解剖结构上，用整个尸体供者肝替换自体肝。通常在移植前要先切除胆囊。通过端 - 端吻合将受者与供者的门静脉、肝动脉、胆管和腔静脉相连接。供者和受者的大小和 ABO 血型要匹配。其他多种手术方式包括活体供者、劈裂肝、上下腔静脉吻合等手术操作，超出本章节的讨论范围。

更为复杂、技术要求更高的手术损伤是非正常解剖结构的重建。这些替代的手术方法也增加了并发症发生的风险。例如，增加了小儿和（或）活体供者和受者发生小口径血管的肝动脉栓塞的风险。移植前对活体供者进行的手术操作如"劈裂"肝、肝体积减小和活体供肝移植，都会增加患血管和胆道并发症的风险。

准确的活组织检查诊断需要对移植后特定阶段造成移植功能障碍的各种原因进行分析（表4-1）。因此，对原发性疾病和移植后发生时间的了解，常可以为明确鉴别诊断提供足够的信息，甚至是在看活组织检查片之前。2006年，美国罗列出肝移植的常见疾病，见表4-2，并且，引起肝受损的原因常常不止一个。如前所述，要在最终做出病理诊断之前进行完整的临床病理评估。

表 4-1　移植综合征通常发生的时间

症状	临床相关性／表现	峰值时间段
"保存"再灌注损伤	老年人（＞60岁）、血流动力学不稳定、心脏死亡后器官捐赠、供体高血钠，冷缺血时间长（＞12h）或热缺血时间长＞120min；血管吻合重建；胆汁分泌不畅；长期胆汁淤积倾向，胆道淤积综合征	源于灌注后活组织检查中发现；变化持续数月；取决于受损的严重程度
抗体介导排斥	ABO血型不合；淋巴细胞毒性交叉配型高滴度（＞1：32）；移植后持续性低血小板计数和补体水平低	再灌注后立刻发生，持续数周至数月，后者少见发病
急性细胞排斥	年轻、"健康"、女性、受者免疫治疗不足、冷缺血时间长、免疫失调（如PSC、AIH、PBC）	3d至6周，后者发病常与免疫抑制低下相关
慢性排斥	中度或重度或持续发作的急性排斥反应，不符合要求的和免疫抑制低下的患者（如感染、肿瘤、移植后淋巴组织增殖性疾病）	双峰分布：早高峰期为第1年，在不符合要求和免疫抑制低下的患者中形成晚高峰期
肝动脉血栓形成	次优吻合；小儿／小口径血管，供体和（或）受者动脉粥样硬化；动脉吻合不理想或困难；血管跨度和吻合口径差异较大；超级凝血紊乱；次优动脉血流	双峰分布：早高峰期在0～4周，晚高峰期在18～36个月（见正文）
胆道梗阻或狭窄	动脉供血不足或血栓形成；冷缺血时间长、心脏死亡后器官捐赠、胆道吻合困难；抗体介导排斥原发性PSC	易变
静脉出口梗阻	"背驼式"肝静脉重建困难；心力衰竭	常发生于前几周
"机会性"病毒和真菌感染（见正文）	供体血清阳性而受者血清阴性者（儿童常见）；免疫抑制过度	0～8周，更常见接受EB病毒相关移植后淋巴组织增殖性疾病和其他EB病毒相关性肿瘤治疗后（见正文）
病毒性肝炎新发或复发（如HBV、HCV、HEV）	原发性HBV、HCV，或获得性HEV导致的肝炎	通常首先在移植后4～6周明显发作，之后持续存在，但随着时间的推移，移植后早期发病（2周内）疾病进展
AIH、PBC和PSC复发	原发性AIH、PBC或PSC；PBC：供者－受者人类白细胞抗原－DR匹配的患者；脱离免疫抑制、活供体；PSC：结肠完整伴溃疡性结肠炎症；男性	一般移植后超过6个月，随着时间推移，复发率增加
酗酒	移植前每天大量饮酒；精神病合并症／社会不稳定；治疗方案不相符；GGTP：ALP＞1.4	常＞6个月
非酒精性脂肪性肝病	原发性酒精性脂肪性肝病或隐源性肝硬化，一般人群NASH危险因素	常＞3～4周，如果有危险因素存在则时间延长

注：AIH，自身免疫性肝炎；EBV，爱泼斯坦－巴尔病毒（EB病毒）；HBV，乙型肝炎病毒；HCV，丙型肝炎病毒；HEV，戊型肝炎病毒；PBC，原发性胆汁性肝硬化；PSC：原发性硬化性胆管炎

表 4-2　2006 年美国、加拿大尸体供者肝移植情况（数据来自器官共享联合网站（UNOS）（网址：http：www.OPTN.org）

诊断	数量（例）	%
HCV 性肝硬化 *	1914	29
肿瘤	867	13
胆道（PBC、PSC、BA，其他）	792	12
乙醇 **	713	11
原因不明性肝硬化	450	7
暴发性肝失功能	400	6
NAFLD	253	4
代谢病	230	3
乙型肝炎病毒性肝硬化	139	2
自身免疫性肝硬化	162	2
其他	740	11
合计	6650	100

* 少数患者同时有 HBV 感染和（或）酗酒
** 其他酗酒患者包括同时 HCV 感染组
　BA. 胆道闭锁；HBV，乙型肝炎病毒；HCV，丙型肝炎病毒；NALFD，非酒精性脂肪性肝病；PBC，原发性胆汁性肝硬化；PSC，原发性硬化性胆管炎

（二）移植后穿刺活组织检查

移植后进行移植穿刺活组织检查，①可以发现肝功能障碍的原因；②检测免疫学和或形态学结构；③评估治疗效果或疾病进展情况。组织样本的分类取决于临床不同诊断和移植后时间。

常规处理、福尔马林固定和石蜡包埋的切片可用于进行大部分诊断性病理组织学研究。临床差异包括抗体介导性排斥反应，最好选用冰冻组织进行免疫荧光染色，检测免疫球蛋白和补体。另外，福尔马林固定、石蜡包埋标本可用于 C4d 染色。笔者会对每一个活组织检查标本常规制作 2 张 H&E 切片，各包含 2 ~ 4 个层面。在观察 H&E 切片的基础上，大部分会进行特殊染色，最常使用的特殊染色包括检测慢性胆汁淤积的三色、铁、铜染色，细胞角蛋白 7 或 19 明确结构不清、发育不良的胆管。

移植后的穿刺活组织检查诊断所需的信息包括原发性疾病、移植后时间、移植类型（即标准的全器官尸体供者肝移植、心脏死亡供者肝移植、尸体供者肝减体积移植、活体亲属移植）。这些因素在很大程度上会影响对并发症的判断，因此也会对各种组织病理诊断造成影响。需要进行临床鉴别诊断和肝损伤功能检测。但这些辅助信息也有可能会造成组织病理误诊。根据笔者的经验，首先要复习切片，然后将镜下所见与临床病史和实验室结果相结合，密切联系临床病理，做出最后的诊断。

进行诊断时，笔者非常依赖电子医疗记录和我们的内部移植特殊信息、临床和试验数据软件（EDIT）。这些信息也包括门诊患者记录、用药记录和门诊患者实验室检查结果，这些信息随着移植后时间的推移变得越来越重要。将以前活组织检查和近期活组织检查结果进行常规比较，对做出整体评估、进行治疗性干预和病情进展的评估起着重要的作用。在每周临床病理讨论会上对所有肝移植活组织检查进行再次复习，可为临床医师提供可行的反馈信息，这也是必备的质量评价方法。

（三）移植器官失功能的评估

移植器官失功能后，必须复习之前的活组织检查结果和临床相关资料，以便发现导致移植器官失功能的真正原因。移植器官失功能肝切除标本的大

体检查方法与自体肝切除标本相同。要特别注意肝门（尤其是胆管和血管吻合）的剖切和检查。通常需要参加手术操作的外科医师的协助，他们更熟悉解剖结构，特别在非标准手术操作情况下。用于显微镜下观察的组织标本取样方法与自体肝标本取样相同，大体检查发现有特别的病变要专门取样。

移植器官失功能的常见原因随移植后时间不同而异。"保存/再灌注"损伤或原发性无功能、血管栓塞、患者死亡都是导致移植后数周发生移植器官失功能的原因。少数移植器官失功能是由于急性细胞排斥反应或抗体介导性排斥反应所造成。大多数急性细胞性排斥是机体对免疫抑制药的增加和肝移植的反应，它是对抗体介导性排斥反应的天然抵御。复发性疾病、延迟表现的技术原因并发症（如血管栓塞或胆汁淤积综合征和患者死亡）是发生在移植后1年以上的后期移植器官失功能（graft failure，指移植器官或组织的功能丧失）的常见原因。慢性排斥反应较少导致移植器官失功能，并且发生率逐渐减少，但是根据器官分布比例来计算，复发性丙型肝炎病毒诱导的肝硬化是一个新出现的难题。

三、减体积肝移植和活体亲属肝移植的特别注意事项

尸体供者肝短缺，迫使外科医师越来越依赖替代性供肝。例如，减体积尸体供者肝移植（将单个肝一分为二，移植给两个受者）以及活体肝移植。这需要熟练的外科技术和经验，而并发症发生率高于全器官尸体供者肝移植，并且并发症的组织病理学表现与全器官尸体供者肝移植相同，详见后文。

成年人之间的活体肝移植采用肝右叶，因为对移植器官大小的限制更少，移植更安全。成年人肝左叶可用于儿童受者移植，因为成年人供者肝的体积通常比儿童更大。另外，正常肝结构和功能主要取决于门静脉和肝动脉血流，以及充足的静脉流出和胆汁排泄。笔者希望部分性肝移植必须至少有一个上述血管或胆管，特别是在肝片段的切缘附近，这很重要。因此，我们要了解手术操作的技术细节和移植后活组织检查的准确取样部位，因为取样错误很容易误导对减体积肝移植/活体肝移植的判断。

例如，在进行减体积肝移植或活体肝移植的受者，损伤肝的功能检测值接近正常，切口表面附近的活组织检查标本可以看见肝实质梗死和（或）胆

管或静脉出口重度梗阻。这是由于组织病理学改变仅反映局灶血流或胆汁流动变化，这种活组织检查并不能反应肝的整体情况。因此，肝活组织检查定位和了解肝损伤功能检测值可以避免对正常患者进行"肝梗死"或"胆道重度梗阻"的组织病理学诊断。如果患者存在一个以上的胆道吻合，一个肝叶的活组织检查可能看见阻塞性胆道，而其他肝叶可能正常或存在其他的组织病理学改变。

移植后早期，减体积肝移植/活体肝移植易受抗体介导排斥反应的影响。移植后晚期，在减体积肝移植和活体肝移植中常常看见轻度胆道反应和结节性再生性增生。

（一）保存/再灌注损伤

1. 引言　"保存/再灌注"损伤泛指供者肝受到的发生在濒死时段、置于保存液中以及后来与受者血流再灌注等过程中的最大损伤。往往在移植后不久发生功能障碍，并且一般认为已经合理地排除了技术原因、血管损伤（包括动脉或静脉栓塞）、异体免疫反应和药物不良反应、中毒和各种感染。供者和受者血压过低、热缺血、代谢异常、器官保存时冷缺血、再灌注受损都会导致保存/再灌注损伤综合征。

2. 病理生理学　供者肝受损发生在热缺血、冷缺血和保存/再灌注损伤期间。热缺血是指在正常体温时器官的血流灌注量降低。它可发生在获取供者肝期间或在此之前，或移植后复温期间。如果热缺血损伤发生时间不足120min，常不会出现临床症状。心脏死亡后器官捐赠供者常会发生热缺血损伤，出现血流完全停止，而不是灌注量降低。如果从宣告心脏死亡到注入保存液的时间限制在20min之内，移植后肝存活率和患者生存率都很可观。热缺血最先损伤肝细胞和内皮细胞。

"冷缺血"是指当供者器官储藏于保存液和浸入冰浴时发生的损伤，最先受损的是肝窦内皮细胞。如果可能的话，一般冷缺血时间最好不要超过12h。更长时间的冷缺血也可以接受，但是临床结局大为不利，因为功能障碍、移植后并发症（尤其是胆道）和移植器官失功能的发生率都会增多。

低温可降低代谢率和延长代谢时间，使得缺氧细胞能保持基础的代谢功能。但是，持续缺血性损伤仍会抑制线粒体呼吸，三磷腺苷（ATP）耗竭，

导致能量依赖性代谢途径、运输过程、蛋白酶和金属蛋白酶激活减少。随后，原先位于基质下的肝窦内皮细胞暴露。肝窦微血管完整性和功能的丧失，重新血管化之后微血管血流量不足，这两个因素是影响移植器官存活和功能的关键因素。肝细胞和胆管上皮细胞的缺血/再灌注损伤也是造成移植后肝功能障碍的原因之一，并且日益受到关注。供者肝明显脂肪变性也会增加热缺血损伤和冷缺血损伤的发生。

受者血流对肝再灌注也是导致肝损伤的重要原因。无肝期肠道血管充血造成内毒素渗漏和肿瘤坏死因子-α诱导Kupffer细胞激活，持续性的低氧和再氧合也是激活的辅助因素。随后，激活的Kupffer细胞又释放活性氧并分泌细胞因子，细胞因子能增强粒细胞在肝窦内沉积、脱颗粒并导致组织进一步损伤。严重时，这些过程会导致显著的血管收缩药反应：血管扩张药失平衡，发生再灌注后微循环衰竭。血管扩张药（如内皮素拮抗药）能缓解再灌注损伤，而血管收缩药会加重再灌注损伤。

胆道系统作为缺血/再灌注损伤的靶器官，也越来越受到关注，因为未保存和"放宽标准的供者"器官常会发展为"胆汁淤积综合征"。这种并发症的病理生理学机制各不相同，会造成保存/再灌注损伤，并损伤胆道系统。冷缺血损伤和（或）心脏死亡后器官捐赠供者周围血管丛全部血流受阻，损伤了胆管周围神经丛的微脉管系统，更容易发生再灌注后微脉管栓塞、胆壁损伤。深部损伤造成间质炎症和肉芽组织形成。炎症和胆汁会造成切口愈合不良、胆汁淤积和纤维化，造成胆道狭窄。肝动脉灌注低黏度保存液或移植前使用溶栓剂可减轻胆管周围血管丛的损伤，这种方法可以防止微血管栓塞和提升灌注血液量。尽管使用保存液对胆道系统进行冲洗，通常仍然会有疏水胆盐残留，这将直接造成胆管上皮细胞缺氧，从而发生移植后上皮的脱落。

3.临床表现 重新血管化充分形成之后，早期明显的保存/再灌注损伤的主要表现包括胆汁分泌过少和血清乳酸持续增高。常见移植后的前几天血清ALT和AST显著升高（＞2500U/ml）。随后，转氨酶常在第1周快速恢复正常。然而，保存/再灌注损伤所致的"胆汁淤积期"一般会延长，其特征表现为总胆红素和γ-GTP持续升高。恢复期，肝损伤功能异常检测值缓慢恢复。然而，严重损伤的移植肝具有发展为胆汁淤积综合征的风险。

供者大泡性脂肪变性肝的灌注和再灌注通常会触发肝内凝血和纤维蛋白溶解，造成伤口出血和难于止血。

4.组织病理学表现 移植后，光学显微镜下观察的供者肝组织病理学变化不能可靠地预测肝功能。冷缺血损伤最先损伤的是肝窦内皮细胞，需要进行电镜检查评估其受损程度。

再灌注之后活组织检查，或重新血管化充分形成数小时后进行活组织检查，能可靠地评估保存/再灌注损伤的范围。严重的保存损伤，尤其是在汇管区旁或桥接处可见带状或融合凝固性坏死和大量中性粒细胞。然而，由于灌注不均和取样误差，活组织检查的结果也存在较大差异。例如，手术操作一般易造成被膜下实质损伤。而肝窦内和中央静脉周围出现的中性粒细胞增多，不要误认为是所谓的手术性肝炎，应当视为严重的保存/再灌注损伤。

在大部分肝移植中出现的轻度损伤包括小泡性脂肪变性、肝细胞聚集和肿胀。小泡性脂肪变性通常由于热缺血引起。肝细胞聚集是指单个细胞从周围脱落，细胞质"融合"。严重损伤的特征为区域性融合性坏死呈带状分布，这种坏死在灌注不足的区域也可看见。明显的坏死常伴明显的中性粒细胞浸润。轻度肝细胞带状脱落伴部分残存、不含肝细胞的网状结构，常提示供者曾发生过肝损伤性病变。

由于正常肝细胞的整个凋亡周期仅需要4～6h，在移植后数天活组织检查看见肝细胞凋亡或凝固性坏死，应该考虑为肝损伤性缺血。出现这种改变不应认为是残存的保存/再灌注损伤。

保存/再灌注损伤时，肝对损伤性修复、肝细胞再生和其他细胞缺失产生应答。应答与损伤成正比，因此可用于量化受损细胞丢失后的损伤严重程度。轻度肝损伤后的修复性反应通常仅表现为肝细胞有丝分裂、肝板增厚以及细胞核增大。也常见小叶中央肝细胞轻度肿胀、肝小管胆汁淤积，并持续数周。小叶中央肝细胞严重脱落之后，常会触发邻近肝细胞有丝分裂，快速增殖以恢复正常结构。汇管区旁和融合性桥接坏死伴网状结构塌陷，常造成胆小管增生（图4-1），连接相邻的汇管区和结构改变。严重的保存/再灌注损伤也常常伴小叶中央肝细胞肿胀、肝细胞和小胆管胆汁淤积，常持续1或2个月。在移植恢复期，移植肝可恢复正常结构。但有些患者可能具有进展为胆汁淤积综合征和发生胆道狭窄的风险。

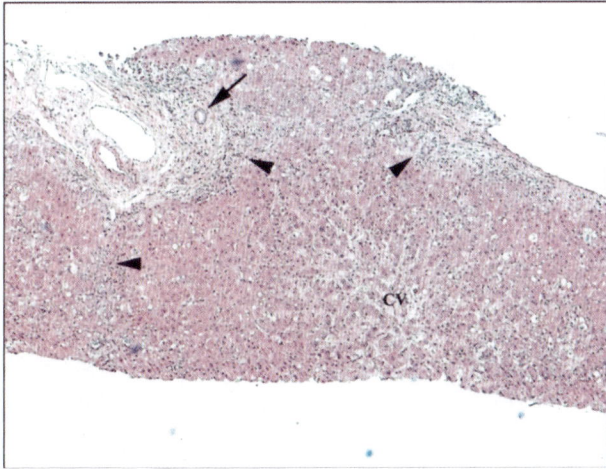

图 4-1　严重的保存/再灌注损伤通常发生于移植后的前几周，可见小叶中央肝细胞肿胀、胆小管增生（箭头），少量中性粒细胞或混合性门静脉炎症，未见明显嗜酸性粒细胞或母细胞样淋巴细胞。注意真性胆道周围无片状水肿（箭头），这有助于鉴别严重保存/再灌注损伤与胆道阻塞/狭窄（PT：肝门束；CV：中央静脉）

如果供肝曾有明显的大泡性脂肪变性，则组织病理表现更为复杂。这种肝的保存/再灌注损伤会导致部分含脂肪的肝细胞死亡和释放脂滴进入肝窦。细胞外脂滴融合形成更大的脂肪球，造成局部纤维蛋白沉积、中性粒细胞增多、红细胞堆积以及局部肝窦血流受阻。最后，在肝恢复期，巨噬细胞包绕大脂肪球，并持续数周。

5. 鉴别诊断　胆道梗阻/胰腺炎症、败血症、抗体介导的排斥反应和胆汁淤积性肝炎的组织病理学改变与保存/再灌注损伤的相似。临床表现和病史对阅片而言，有着相当重要的鉴别作用。详细的供者信息包括年龄、类型（如"放宽标准的供者"、心脏死亡后器官捐赠）、冷缺血时间和热缺血时间、手术难度、受者临床情况、血培养和交叉配血结果有助于判断损伤来源和是否需要进行特殊染色，如 C4d 和（或）免疫球蛋白和补体的免疫荧光染色检测。根据笔者的经验，保存/再灌注损伤和手术技术的难度通常是导致移植后早期肝损伤的最主要原因。

对汇管区结缔组织和交界区毛细胆管的"真性"胆道的检查，可为鉴别保存/再灌注损伤和胆道梗阻/狭窄以及胰腺炎症提供非常有用的线索（图 4-1）。胆道梗阻和（或）狭窄常造成至少部分真性胆管周围的导管周围板层状水肿，伴管内或胆管上皮细胞间中性粒细胞浸润，这些有助于对胆管病做出诊断。相反，保存/再灌注损伤较少见"真性"胆管周围改变，并且交界区毛细胆管周围中性粒细胞的浸润。两种病变中均可见小叶中央肝小管改变、明显的胆管反应、小胆管胆汁淤积和小叶内成簇的中性粒细胞。与外科医师进行交流有助于对病变的判断。移植后数月，胆道系统常通过 T 形管支架进行"支架"开放。支架长臂伸至皮肤表面，用于胆汁引流和胆管造影。因此，除了进行总胆管 - 肠吻合之外，外科医师在此期间一般是可以发现胆管阻塞的。

全身菌血症与保存/再灌注损伤的病理组织学改变难以区分。受者"放宽标准的供者"器官伴严重保存/再灌注损伤进展为脓毒症者并不少见。幸运的是，临床表现和病史有助于协助鉴别诊断。

常见的问题是对保存损伤同时伴发急性排斥反应的认识。汇管区的组成和所有中央静脉周围炎症的严重程度也可辅助鉴别诊断。明显的排斥反应常伴含急淋巴细胞和嗜酸性粒细胞在内的轻至中度的混合性汇管区炎症。事实上，移植后汇管区出现明显嗜酸性粒细胞是早期急性排斥反应的良好标记——在多数情况下如此。并且，汇管区炎症常与真性胆道损伤和毛细胆管损伤有关。另一个可靠的排斥反应表现是排斥反应型炎症细胞浸润，同样见于汇管区和中央静脉周围。

保存损伤与抗体介导性排斥反应的鉴别见 [本章三（五）2."抗体介导性排斥反应"]。

如果没有临床表现和病史，很难将保存损伤与胆汁淤积性肝炎区分开来。有报道胆汁淤积性肝炎，仅见于乙型肝炎病毒或丙型肝炎病毒感染的患者，在移植后 3 ~ 4 周少见。并且，除非患者使用免疫抑制药和（或）抗病毒治疗，否则胆汁淤积性肝炎常随着时间推移而恶化，并逐步进展为保存/再灌注损伤。

（二）汇管区过度灌注或"小肝"综合征

1. 引言和病理生理学　受者肝硬化门脉循环呈高动力和高压状态时，进行减体积肝移植/活体肝移植时，移植肝可能无法适应显著增高的汇管区血流，结果导致再灌注后门静脉和汇管区旁肝窦损伤，这种并发症称为"汇管区过度灌注"或"小肝移植综合征"（汇管区过度灌注或"小肝"综合征）。

"小肝"综合征大部分发生在移植所用的供体肝段小于受者肝体积的标准值（或预期值）的30%，或不足受者体重的0.8%；但是也偶见于全器官尸体供者肝移植或减体积移植肝重量大于受者体重的0.8%。在移植前仅根据大小匹配与否来预测小肝综合征发生率的价值有限，因此，还要考虑移植器官大小以外的其他因素。

减体积肝移植/活体肝移植的再生需要理想的、平衡的门静脉和肝动脉的血液流入以及充足的肝静脉引流。门静脉和肝动脉的血液流入受动脉缓冲反应而互为调节。动脉缓冲反应是指据试验观察发现肝动脉血流增加时门静脉血流减少，而门静脉血流减少时肝动脉血流增加。Lautt 最早提出其调节机制为"腺苷冲刷"。

腺苷是一种血管扩张物质，它在汇管区的肝动脉和门静脉中不断释放，以保持门静脉和肝动脉血液的平衡。腺苷浓度局部减少时，门静脉血流显著增加，反过来又导致肝动脉分支收缩，从而减少动脉的血流。

在肝移植伴汇管区过度灌注或"小肝"综合征中恰好可见上述现象。动脉血流低反过来更容易诱发栓塞和缺血性胆管炎的发生。证实门静脉过度灌注的很重要，因为这种综合征是可以治疗的，通过使用奥曲肽、脾动脉结扎术或肠腔分流以减少门静脉血流，部分病例疗效很好。除了引发动脉缓冲反应，门静脉高血流直接导致小门脉周围静脉分支以及连接门静脉和门静脉周围肝窦血管的机械性损伤。它引发了一系列的病理生理变化。最严重时，汇管区过度灌注或"小肝"综合征临床表现为门静脉高压、腹水、凝血功能障碍和高胆红素血症。根据上述理论，门静脉高压和腹水的根本原因一目了然。随后，内脏静脉的淤滞和肝内富含内毒素的血流也可能导致胆汁淤积。

所有减体积肝移植/活体肝移植的移植后生长，在一定程度上类似汇管区过度灌注或"小肝"综合征。事实上，它可能是肝再生的一个重要的生理性刺激。这个观点是基于对肝细胞再生速度和幅度的观察，发现它与门静脉血流的增加成正比。因此，肝再生衰竭并不是主要与汇管区过度灌注或"小肝"综合征相关的临床问题。当肝血管结构的完整性受到损伤时，汇管区过度灌注或"小肝"综合征才具有病理和临床意义。通过动脉缓冲反应会直接或间接地造成肝实质或胆道缺血和梗阻。

2. 临床表现　减体积肝移植/活体肝移植术后第1周出现不明原因的胆汁淤积、凝血功能障碍、腹水称为汇管区过度灌注或"小肝"综合征。通常情况下，由于在血管完全重建后出现门静脉高压和内脏充血，外科医师是可以发现这种潜在并发症的。然而，它的临床表现并不完全具有特异性，它可能类似其他的技术性并发症如门静脉栓塞。因此，常需要进行影像学检查以排除明显的机械性或吻合口并发症。很难明确减体积肝移植/活体肝移植后由所谓的"技术性"并发症导致的汇管区过度灌注或"小肝"综合征是否发生，也难确定病变的进展程度。

例如，强烈的动脉缓冲反应可能会引起明显的动脉血管痉挛。在这种情况下，肝动脉造影能显示节段性狭窄，外周充盈不足，甚至是血流逆转、肝动脉血流减少。不管是什么原因，都易诱发肝动脉栓塞和缺血性胆管炎症，尤其是发生在比正常尺寸更小的血管。

3. 组织病理学表现　汇管区过度灌注或"小肝"综合征最初是通过汇管区过度灌注或"小肝"综合征实验动物模型而发现的，并在人再灌注后或移植后头几天进行的活组织检查中偶尔发现。最明显的变化和最严重损伤是门静脉和门静脉周围肝窦内皮细胞的广泛损伤。

汇管区过度灌注或"小肝"综合征相关的血管损伤可分为早期、中期和晚期变化。早期变化包括门静脉和门静脉周围肝窦内皮细胞脱落。移植器官不足预期肝体积30%者在移植后 5min 即可发生病变。严重者发生门静脉和肝窦的连接微血管破裂，更有甚者，在肝实质解剖中查见血流入门静脉和门静脉周围结缔组织。

如果在最初关键时期移植器官能存活，则开始发生修复性改变，包括内皮细胞肥大、皮下水肿伴肌纤维母细胞增生和上皮下血管内皮细胞生长。最后，纤维增生/内膜增厚、管腔闭塞或血栓再通。早期门静脉损伤的后遗症包括门静脉闭塞性病变，由于上述相同的动脉缓冲反应，从而引发结节再生性增生改变。

在外周粗针穿刺活组织检查标本中，汇管区过度灌注或"小肝"综合征典型的或近乎诊断特异性的静脉改变相对少见。相反，通常可见一些非特异性改变，包括小叶中央胆汁淤积、小叶中央肝细胞脂肪变性和（或）萎缩或坏死，常伴交界区轻度胆管反应。回顾手术和影像学报告和病史，并与外科医师交流讨论，有助于判断穿刺标本的病理学改变和移植功能障碍是否由汇管区过度灌注或"小肝"综合征引起。

最后，在移植恢复期，门静脉高压和腹水经过数周可消失。除了部分移植最终发展为门静脉病变的明显结节性再生性增生，其他都恢复正常结构。

因汇管区过度灌注或"小肝"综合征而导致移植器官失功能的肝门切片常看见创伤性损伤改变，门静脉血管内皮细胞增大、血管分支纤维增生、动脉血管痉挛，部分病例特别是发生肝动脉栓塞时可见缺血性胆管炎症。

4. 鉴别诊断　汇管区过度灌注或"小肝"综合征主要的组织病理学鉴别包括由于"小肝"综合征不相关的动脉栓塞或狭窄、败血症、低血压、胆道梗阻／狭窄和缺血性胆管炎症造成的动脉血流不足。鉴别诊断也要考虑保存损伤，但活体供肝常不会受到明显影响。由于汇管区过度灌注会造成动脉血流减少和动脉栓塞，因此出现一个以上的并发症也就不足为奇了。胆道梗阻／狭窄的单独发生，常不伴有汇管区结缔组织出血或小叶中央肝细胞缺血性改变，或明显的结节再生性增生。因此，出现上述改变时，要考虑汇管区过度灌注或"小肝"综合征。

在移植器官失功能或病变严重时，常在显微镜下看到动脉血管痉挛，受累的血管常为中等大小的门周动脉。

（三）血管并发症

1. 引言　血管吻合相关的并发症，这是最常见的主要技术问题，它有可能导致严重的移植损伤和（或）移植器官失功能。大多数严重并发症发生在移植后的最初几个月，都与吻合口缺陷相关，包括之前存在的动脉粥样硬化性疾病、血管树的处理、代谢或生理上的异常造成血管栓塞，或者上述多重因素相结合。吻合口狭窄或其他不良技术问题包括内膜皮瓣、内膜和（或）中间层撕裂、缝合处口径急性减小、"扭结"形成或异常扭曲，上述都是常见的机械性／手术问题。由于动脉粥样硬化疾病和影响因素的存在，增加了血管吻合的技术难度，使得可

能出现的问题成为现实。

包括小儿受者小口径血管、减体积肝移植／活体肝移植和（或）解剖异常，例如背驮式下腔静脉吻合术。生理或代谢异常会减少肝血流量和（或）促进凝血，如心力衰竭、凝血异常、排斥反应、感染都增加了并发症发生的风险，常发生于吻合口这样的异常解剖结构处。

在供者-受者动脉或静脉之间分别接入移植一段动脉或静脉，能够解决供者-受者之间的解剖兼容问题。血管重建所需的吻合血管的数量也可能成为问题发生的来源。此外，在移植前几天，移植的血管要冷冻保存或储存在保存液中，可能会导致部分连接处血管栓塞、促动脉粥样硬化形成和（或）成为感染病灶。

2. 肝动脉栓塞

（1）引言和病理生理：肝动脉是最常见和最重要的血管并发症发生部位，发生的主要原因是移植器官的损伤和破坏。由于在移植术后早期缺少动脉循环分支的建立，异体肝移植比自体肝移植更容易发生肝动脉缺血。

肝动脉主要为肝外和肝内胆道、肝门和门静脉分支结缔组织以及肝门淋巴结血供。正是由于这种组织结构，当动脉血流不足或动脉栓塞后，这些部位会最先受到损伤。胆道系统缺血性损伤导致伤口愈合不良，并且由于胆道吻合口愈合差、胆道溃疡和胆管脓肿而发生胆漏。缺血性胆道损伤常由于伤口愈合不当而造成胆道狭窄和发生胆汁淤积综合征。"缺血性胆管炎症"或"缺血性胆管病变"常用来描述发生的一系列病变（图 4-2 和图 4-3）。

动脉栓塞的最初形成和波动最多发生在移植后的最初几个月，并且常发生在或靠近缝合处。其次及波动更小的技术性相关动脉栓塞发生在移植后第 1 年至第 3 年。动脉吻合不良会引起紧靠缝合处下端的动脉血流湍流，从而最终导致动脉内膜纤维增生、管腔变窄和栓塞。动脉移植处内膜纤维迅速增生会促使血管栓塞。任何减少肝血流量和（或）促进凝血的生理或代谢异常，如心力衰竭、汇管区过度灌注或"小肝"综合征、排斥反应、凝血异常、感染，也会导致血管栓塞，尤其是在吻合口或其他结构异常处。

（2）临床表现：大多数肝动脉栓塞会导致严重后果，如肝梗死、缺血性胆管病，偶尔见暴发性肝

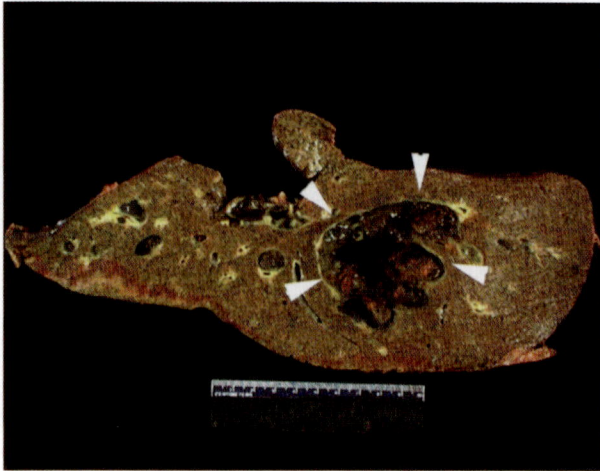

图 4-2　肝动脉栓塞常导致大胆管坏死和胆泥形成（白色箭头包绕）。大体图像说明了为什么肝外周活组织检查不足以明确诊断肝动脉栓塞。血管栓塞可显示多种改变甚至会造成误诊

衰竭，有 1/3 的患者无临床表现。当出现临床症状时，常与肝梗死、肝脓肿、缺血性胆管病有关，随后发生胆汁流量减少。主要表现包括右上腹疼痛/不适、由于菌血症/真菌血症引起的间歇性发热、胆漏和（或）梗阻、胆汁性腹膜炎症和黄疸。超声检查常视为检查肝动脉血流一种筛查方法，但血管造影是最可靠的诊断方法。

外科医师常试图通过对血栓切除术切除栓塞的动脉以努力避免移植器官失功能。大体和显微镜下被膜表面"存活"的表现造成外科医师过于乐观。

不幸的是，胆道系统在血栓切除术时已经发生了缺血性损伤，仍会继续进展为胆道坏死和（或）胆汁淤积综合征。

（3）组织病理学表现：不能仅凭穿刺标本而进行肝动脉栓塞的诊断，这是因为被膜下的穿刺标本会受到多种因素的影响。因此，取样错误是个严重问题。像肝门和大胆管这些最易发生缺血性损伤的部位都无法常规取样。

动脉栓塞的肝移植器官外周穿刺的标本变数相当大。明确的凝固性坏死或明显的小叶中央肝细胞肿胀、毛细胆管增殖伴或不伴胆道闭锁、急性胆小管炎症都属于肝动脉栓塞的范畴。由于患者已经形成血管侧支循环和细小血栓，或者是肝门胆管坏死和继发性胆泥还未向边缘进展，活组织检查病变可能不太明显，而胆道梗阻或狭窄更为常见。偶尔可见肝动脉栓塞呈肝细胞点状嗜酸性坏死或所谓的缺血性肝炎和类似急性病毒性肝炎改变。慢性动脉血流不足会造成小叶中央肝细胞萎缩和肝窦扩张。

对肝动脉栓塞造成的移植器官失功能进行检查，提示是由于动脉血流不足而发生的病理生理改变。常见肝门坏死/肝门周围胆管伴胆漏至周围结缔组织、胆泥、肝门淋巴结梗死，片状实质梗死（图 4-3）。常规进行微生物特异性染色可见坏死组织中散在的细菌和真菌。

（4）鉴别诊断：肝动脉狭窄或栓塞的组织病理学表现和鉴别诊断很多，包括与移植功能障碍相关的所有综合征。动脉栓塞最可靠的表现是常可见小

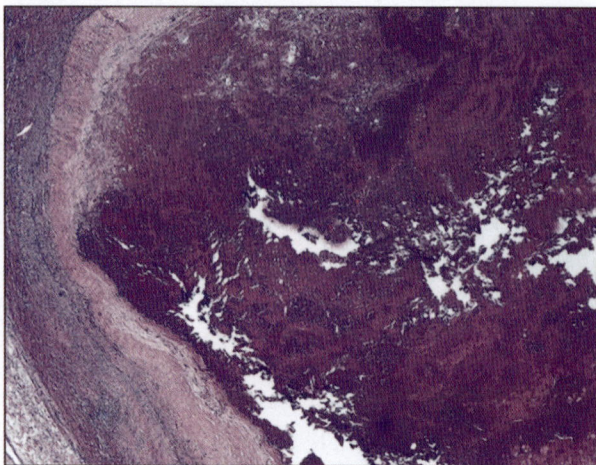

A

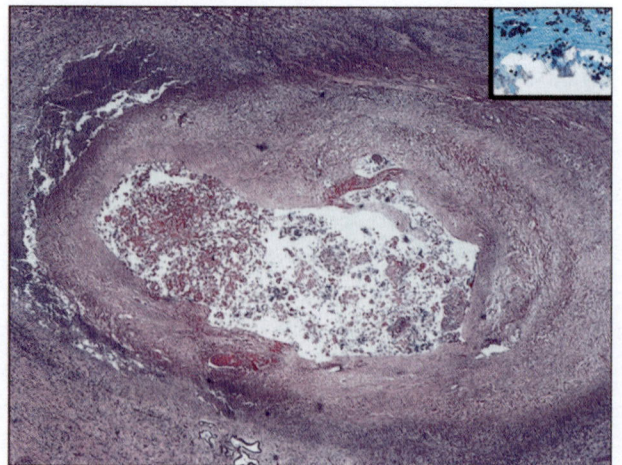

B

图 4-3　肝动脉血栓形成导致移植器官失功能的切片（上图），大胆管坏死伴周围结缔组织胆漏（下图）。坏死组织中常见细菌和真菌（右上插图）

叶中央的缺血性坏死。更多的时候可见小叶中央肝细胞肿胀和（或）胆道梗阻/胆管炎症。肝动脉栓塞和胆道并发症发生之间常有关联，因此当发生胆道并发症时，应常规检查肝动脉的通畅性。

慢性动脉血流不足会导致胆道上皮细胞老化，类似慢性排斥反应。缺血性肝炎表现为肝细胞点状凋亡，实际工作中很难与小叶性病毒性肝炎区分。除非有高度警惕性，少见的肝动脉栓塞容易被误诊。

3. 门静脉栓塞

（1）引言和病理生理学：与肝动脉相比，门静脉更少发生并发症。门静脉各种并发症包括血栓、狭窄、持续性侧支循环或低血压导致的血流不畅，在减体积肝移植和活体肝移植以及冻存静脉插入移植中，门静脉并发症的发生率更高。长期存活的移植肝因肝硬化易受到门静脉栓塞的影响，与肝硬化伴门静脉高压者相似。血流明显不足和完全闭塞的临床表现显著。

（2）临床表现：移植肝的硬化性门静脉栓塞的临床表现与自体肝的肝硬化相似，表现为静脉曲张破裂出血、脾肿大和腹水。移植肝非肝硬化性门静脉栓塞，可引起广泛坏死（图 4-4），表现为暴发性肝衰竭和门静脉高压，伴大量腹水和水肿。如果只是部分或小血栓或血流不足，可能会形成小梗死，或肠道细菌播散至肝引起回归热。

（3）组织病理学表现：组织病理学检查结果取决于门静脉血流的严重程度、移植后时间和移植的状况/结构。

移植后早期非肝硬化性门静脉完全性阻塞常造成大片凝固性坏死。由于门静脉狭窄、扭曲或长时间侧支循环导致的血流不足，会造成门静脉周围和（或）中央区凝固性坏死（图 4-5）、肝细胞萎缩、原因不明的带状或小叶性脂肪变性或结节性再生性增生。部分门静脉栓塞感染细菌或真菌会造成肝粟粒性播散的小脓肿。

（4）鉴别诊断：门静脉血流不足与肝静脉引流欠佳之间很难区分。中央静脉和小叶中央肝窦红细胞聚集，中央静脉闭塞病变表明是肝静脉引流欠佳。难以解释的线性区的缺血性坏死和（或）肝萎缩应当怀疑门静脉血流受累的可能性。超声检查和（或）血管造影常可明确导致血管异常的原因。门静脉血流不足也会出现肝细胞大面积脂肪变性，因此，鉴别诊断要考虑到移植肝的脂肪变性/肝炎。根据笔者

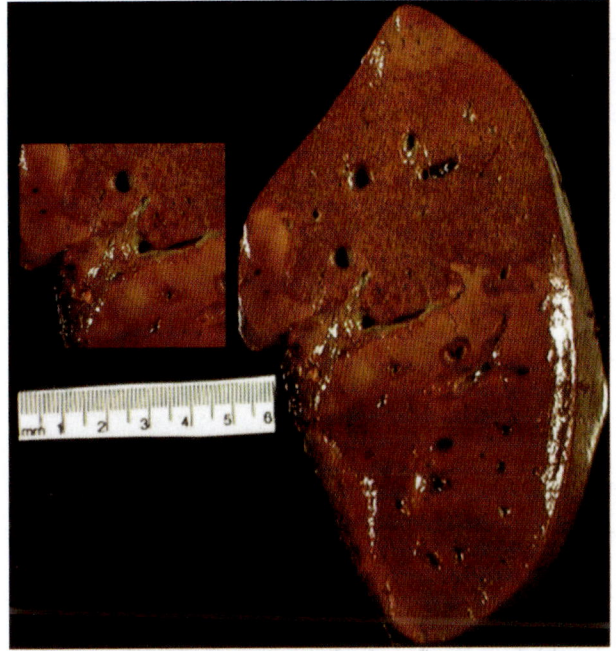

图 4-4　发生在移植术后早期的非肝硬化性肝外门静脉大部分栓塞，这种情况相对少见。一旦发生，常造成大面积坏死。图中斑点状区为肝细胞萎缩区和（或）坏死

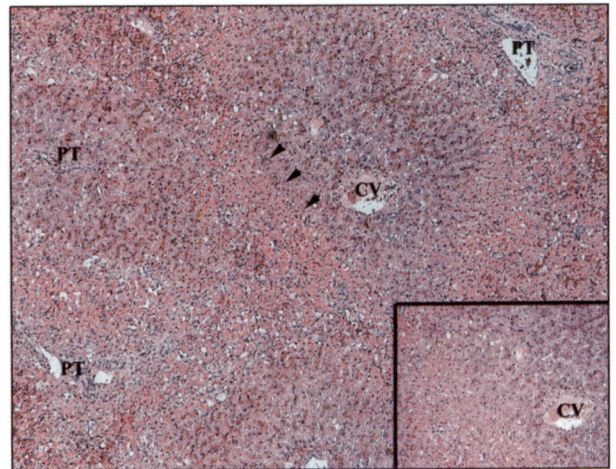

图 4-5　显微镜下见肝门静脉血栓呈线性的肝细胞缺血，见肝细胞萎缩或凝固性坏死（箭头所指轮廓），常分布在门静脉周围或中央区（右下插图）

的经验，血流相关性移植脂肪变性常有静脉侧支循环持续未闭，或移植后重新开放。

4. 肝静脉和腔静脉并发症

（1）引言和病理生理学：包括肝静脉和腔静脉在内的静脉并发症很少见。危险因素包括减体积肝

移植 / 活体肝移植并且静脉流出道或替代吻合重建困难，如"背驮式"吻合。流出道明显狭窄或栓塞大多数有明显的临床表现或组织病理学表现。

（2）临床表现：临床表现取决于静脉流出道受损伤的严重程度。巴德 - 基亚里（Budd-Chiari）综合征患者静脉流出道严重狭窄或栓塞，临床表现包括肝大、压痛、腹水和水肿。轻度狭窄者可能仅有组织病理学表现或门静脉 / 腔静脉压力差增高。

（3）组织病理学表现：最可靠的显微镜下特征为小叶中央充血、肝静脉和静脉周围肝窦出血。部分阻塞的肝小静脉腔内常可见红细胞沉积。常见小叶中央肝细胞轻度坏死和脱落。慢性病变包括结节性再生性增生、中央静脉周围纤维化和中央静脉阻塞，尤其是静脉流出道严重和（或）长时间阻塞和静脉中心硬化时。慢性病变伴交界区和中央静脉周围明显的胆管反应时，组织结构难以识别，很难与胆道梗阻相鉴别。

（4）鉴别诊断：与小叶中心或中央静脉周围充血、出血和肝细胞坏死相关的鉴别诊断很多。如果上述改变不伴明显炎症时，要考虑为机械性 / 流出道梗阻导致。如果小叶中心见明显淋巴细胞、组织细胞和（或）淋巴浆细胞性浸润时，要考虑免疫介导性损伤，如急性和慢性排斥反应、药物不良反应、病毒和自身免疫性肝炎（AIH）。

必须记住，在某些"免疫介导性"小叶中心损伤中，可出现暂时性炎症。这些特殊的病例后期很难与由于静脉流出道阻塞导致的机械性损伤相鉴别。复习临床病史和先前活组织检查有助于发现病因。对静脉流出道通畅性的检查可以确保发现静脉流出道是否与炎症相关，以及判断炎症程度。

（四）胆管并发症

1. 引言与病理生理　一般认为胆道系统是肝移植的"薄弱环节"，也是最容易发生各种并发症的部位，主要和次要并发症都可能发生。移植过程中胆道重建的变化相当大。常见的吻合包括端 - 端吻合、导管 - 导管吻合或供者胆道 - 受者肠吻合。大部分胆道并发症的根本原因都是缺血性和（或）机械性损伤，或手术所致的解剖结构异常，它们会导致创口愈合不佳、引流不畅或过度引流。供者胆管终末端特别容易发生缺血性损伤。此部位仅仅依靠肝动脉三条终末分支之一（胆管周围血管丛）提供血液供应。

动脉血流来自供者肝外胆管切缘的近端。所以，为了判断动脉血供是否充足、动脉是否存活，手术医师会将供体肝外胆管末端朝肝的方向做向后"调整"，直到看见切面出血。

这种手术操作特别容易造成保存 / 再灌注损伤和组织损伤。例如，心脏死亡后器官捐赠供者、血流淤滞，或者选用了威斯康辛州大学研发的黏滞性强的保存液，都会造成受者胆管周围血管丛的再灌注受阻。胆管周围血管丛使用溶栓剂灌注和（或）在灌注前选用黏性低的保存液（如 HTK），可避免动脉出现上述情况。

动脉和（或）胆管周围血管丛损伤引起胆道缺血的其他原因包括：①"小肝"综合征和严重的动脉血管痉挛；②冷缺血时间延长；③形成了抗供体抗体。诸如活体肝移植和劈裂式肝移植此类减体积肝移植后常发生胆道并发症，一旦合理地排除了其他原因引起的胆道并发症，则应考虑移植前罹患的原发性硬化性胆管炎症（PSC）的复发。

胆道并发症包括吻合口裂开、透壁性坏死、胆漏、胆管脓肿、上行性胆管炎症、胆汁管型、狭窄、梗阻、壶腹功能障碍、胆道血管瘘。15% 的尸体供者肝移植和多达 30%～40% 减体积肝移植 / 活体肝移植发生胆道并发症，其中最常见的并发症是胆道狭窄。依据移植后的发生时间和部位，分为早期和晚期并发症；吻合口和非吻合或肝内并发症。肝内狭窄进一步划分为肝门与肝周狭窄。

吻合口狭窄常发生在移植后头几个月，并持续存在，在移植后数年逐渐减轻。吻合口狭窄发生的危险因素包括术后胆漏、女性供者 - 男性受者性别交叉配型，以及近年曾有移植手术史。与非吻合口狭窄相比，吻合口狭窄更适合经放射定位和（或）外科手术，对移植器官长期存活和患者生存期的不利影响较小。

与之相反，非吻合口狭窄常发生在移植后晚期，一般无法治疗而进行性加重，对移植器官长期存活和患者生存期的不利影响较大。非吻合口狭窄的危险因素包括使用高黏度保存液、原发性硬化性胆管炎的原发病、鲁氏 Y 形胆道吻合术和巨细胞病毒（CMV）感染。

早期（不足 1 年）非吻合口狭窄并发症常与保存相关性损伤有关，常发生在门周胆管。其危险因素包括冷和热缺血时间、高黏度保存液、老年受者、

导管 - 导管胆道吻合和胆漏，这些危险因素都符合预期。晚期（1 年以上）非吻合口狭窄并发症常发生在外周，与免疫相关的危险因素有关，如原发性硬化性胆管炎的原发病。

2. 临床表现　常规对肝损伤进行 γ - 谷氨酰转肽酶和碱性磷酸酶选择性检测，可发现早期和（或）轻微胆道并发症，例如胆道狭窄和结石。除非患有黄疸，早期和（或）轻微胆道并发症一般无明显临床症状。胆道病变最初常通过活组织检查发现，但需要进行胆管造影术（MRCP、ERCP（导管 - 导管）或经皮肝穿刺胆管造影（PTC））以明确诊断或确定病变部位。移植后头几个月，T 形管支架为胆管造影提供了通路。T 形管支架需要每周常规夹闭，直至 3 个月支架去除。

像梗阻、胆管脓肿和上行性胆管炎症等均为更严重的胆道并发症，常表现为发热、黄疸、右上象限疼痛以及间歇性菌血症。如上所述，与肝内并发症相比，发生在或靠近胆道吻合口的并发症常需要进行治疗。

3. 组织病理学表现　移植胆道并发症的组织病理学表现与自体肝相应疾病相同。胆道狭窄 / 梗阻的典型表现包括汇管区和导管周围水肿、嗜中性粒细胞为主的汇管区炎症、上皮内和真性胆管腔内中性粒细胞浸润、导管吻合口不同程度的炎症性反应、小叶中心肝小管胆汁淤积、小叶内广泛成簇分布的中性粒细胞。随着时间的推移，慢性胆道狭窄或间断性梗阻常与慢性汇管区炎症、胆管上皮细胞老化、小胆管轻度胆管发育不良呈混合性表现或主要表现为上述病变（图 4-6）。移植后 1 年以上，除了上述特征性变化以外，汇管区嗜酸性粒细胞增多常造成胆道狭窄（图 4-7）。

胆道血管瘘表现为胆管内出现红细胞或血管内含有浓缩胆汁。有时血清胆红素过度升高，超出正常病理生理值范围也视为发生了胆道血管瘘，一经发现要立即进行外科手术干预。相反，小叶间胆管周围导管出血见于无症状患者，看见这种改变不要太紧张，它见于进行肝穿刺胆管造影术后 1 天。

4. 鉴别诊断　胆道并发症的组织病理学鉴别诊断主要受移植后时间的影响。胆道梗阻和胆管炎症与保存 / 再灌注损伤和移植后头几周发生的急性排斥反应很难区分。如果患者使用大剂量免疫抑制药治疗，那么在活组织检查前很难做出诊断。

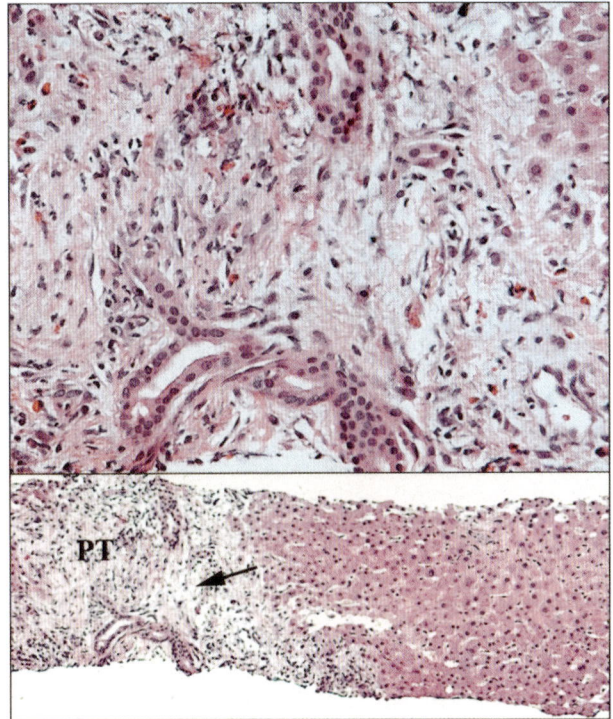

图 4-6　慢性胆道狭窄可显示以单个核细胞为主的炎症细胞浸润，类似迟发性急性排斥反应和慢性肝炎。本例活组织检查标本取自移植后多年的慢性胆道狭窄患者，见淋巴浆细胞为主的轻度汇管区炎症，伴交界区活动性炎症（箭头、图右侧和左上插图）。真性胆管周围的胆管水肿（箭头、图右侧）、汇管区 Mallory 透明物（箭头、图左上方）和门静脉周围肝细胞铜沉积（图左下方）说明是慢性胆道狭窄

保存 / 再灌注损伤与胆道梗阻的鉴别要点见上文"保存 / 再灌注损伤"。

移植后早期倾向胆道梗阻 / 狭窄的特征包括汇管区以中性粒细胞为主的炎症细胞浸润、导管水肿、胆管上皮细胞核浆比正常和中央静脉周围无单个核细胞浸润。相反，倾向急性排斥反应的特征包括汇管区混合性炎症细胞浸润，炎症细胞由母细胞样淋巴细胞、小淋巴细胞、浆细胞和嗜酸性粒细胞组成；淋巴细胞性胆管炎症，胆管上皮细胞核浆比增大，中央静脉周围炎症。早期急性排斥反应汇管区嗜酸性粒细胞增多非常明显，特别在是采用"激素"和免疫抑制药治疗的患者。但移植后期汇管区嗜酸性粒细胞增多较少引发胆管狭窄。检测血液免疫抑制药水平有助于鉴别诊断。

迟发性和（或）慢性胆道并发症偶见单个核细胞为主的汇管区炎症、胆管上皮细胞老化和轻度胆

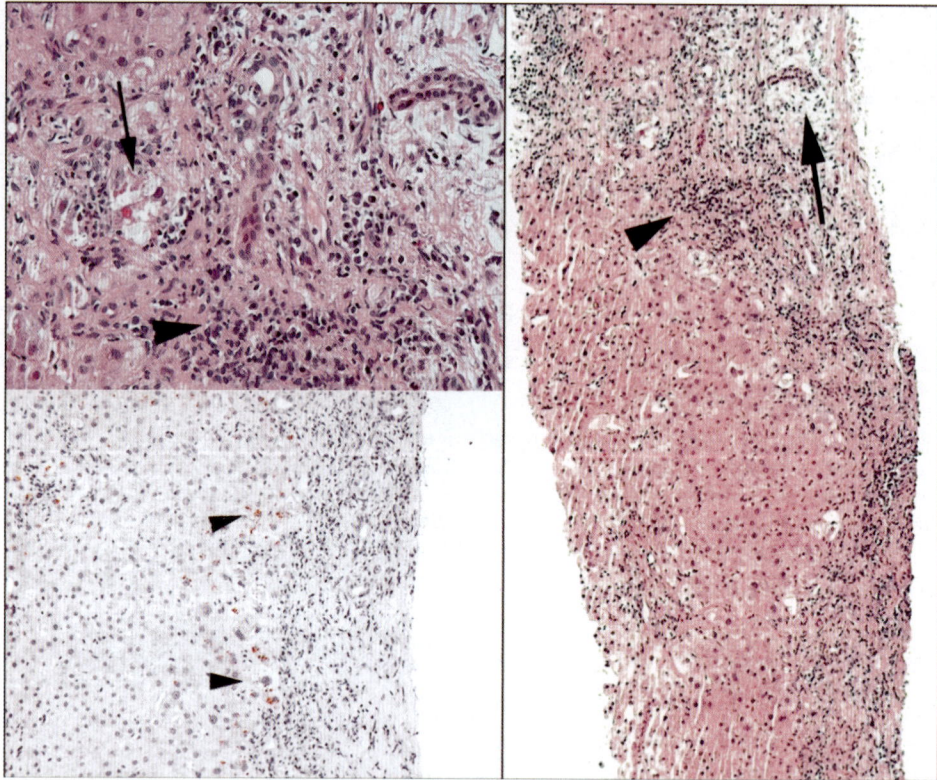

图 4-7   本例患者于肝移植后 14 个月发现胆管梗阻。诊断性特征包括明显真性胆管周围汇管区水肿、胆管反应和以急性炎症为主的汇管区炎症。注意汇管区明显的嗜酸性粒细胞（图上方）。与移植后早期相反，移植后晚期，伴嗜酸性粒细胞的汇管区水肿提示胆管梗阻——特别是患者使用了大量免疫抑制药时

管发育不良。上述病变与急性和慢性排斥反应、病毒性肝炎和复发性自身免疫性疾病相似。交界区的汇管区纤维化伴放射性扩张和胆管反应、汇管区中性粒细胞和（或）嗜酸性粒细胞浸润和小叶中心胆汁淤积等特征倾向诊断阻塞性胆管病。通常，迟发性和（或）慢性胆道并发症病变明显，见上文"组织病理学表现"。

相关的临床病理改变常有助于区分迟发性胆道并发症与迟发性急性排斥反应。大量免疫抑制药的使用和早期检测出 γGTP 和碱性磷酸酶倾向诊断阻塞性胆管病，因为迟发性急性排斥反应较少出现上述情况。

慢性阻塞性胆管病与慢性病毒性肝炎之间可能较难区分。出现胆管炎症倾向诊断胆道并发症，而胆小管炎症和肝小叶结构紊乱倾向诊断慢性肝炎。呈淤胆型肝损伤的大体外观倾向诊断阻塞性胆管病，除非患有淤胆型病毒性肝炎。因此，回顾血乙型肝炎病毒和（或）丙型肝炎病毒核酸水平有助于将两者区分开来，因为淤胆型病毒性肝炎与高水平的病毒复制相关联。长期胆道狭窄、肝细胞明显铜沉积或铜相关性蛋白沉积倾向于诊断阻塞性胆管病。

慢性排斥反应与胆道狭窄通常很难鉴别，特别是复发性原发性硬化性胆管炎和外周穿刺标本。高危人群中的病变相似：都可造成胆汁淤积性肝损伤和肝内胆汁淤积、胆管上皮细胞老化和小胆管缺失。

仔细查阅临床病史、系列活组织检查的评估和组织病理有助于明确胆道狭窄/复发性原发性硬化性胆管炎和慢性排斥反应之间的鉴别诊断。穿刺活组织检查倾向于胆管狭窄/复发性原发性硬化性胆管炎的特征包括有胆道并发症史和（或）原发性硬化性胆管炎原发病、真性胆管周片状水肿、汇管区放射性扩张、汇管区中性粒细胞增多、至少部分汇管区胆管反应和门静脉周围肝细胞铜沉积或铜相关蛋白沉积。倾向急性和（或）慢性排斥反应的诊断特征包括有排斥反应史和（或）免疫抑制缺陷、淋巴浆细胞性汇管区炎症、中央静脉周围炎症和（或）中央静脉周围纤维化。

移植器官失功能的其他表现也可用于区分胆道

狭窄/复发性原发性硬化性胆管炎和慢性排斥反应。慢性排斥反应的肝重量通常正常或稍重，而阻塞性胆管病的肝常明显增大。阻塞性胆管病的肝门淋巴结常发生胆色素性窦组织增生症，而慢性排斥反应的淋巴结常萎缩和（或）纤维化。慢性排斥反应的典型特征为肝周动脉正常或轻微和局部偏心性内膜纤维增生、泡沫细胞动脉血管病和同心圆性内膜纤维增生。阻塞性胆管病见肝外/肝内大胆管常局灶溃疡、导管周淋巴浆细胞浸润和纤维化，上述改变在慢性排斥反应性溃疡中少见。

血管造影和胆管造影术也有助于阻塞性胆管病和慢性排斥反应的鉴别。慢性排斥反应可见外周动脉和胆道系统的"减少"和外周充盈不足，而阻塞性胆管病可以看见肝内胆管扩张，而二者动脉变化都不明显或不表现。

根据笔者的经验，仅凭穿刺评估较难区分复发性原发性硬化性胆管炎和其他原因引起的胆道梗阻或狭窄的病理变化。

（五）排斥反应

1. 引言　排斥反应一般分为抗体介导性排斥反应、急性细胞排斥反应和慢性细胞排斥反应。抗体介导性排斥反应常发生在移植后头几周，见于 ABO 血型不合和淋巴细胞毒性交叉配血强阳性的受者。急性细胞排斥反应可发生在移植后的任何时间，但最常发生在移植后第 1 个月，主要是细胞介导性免疫反应。慢性排斥反应通常是由严重或持续性和未控制的急性排斥反应发展而来，它可能是由抗体和细胞共同介导性免疫反应。

2. 抗体介导性排斥反应

（1）引言：一般而言，与其他实性器官移植相比，肝移植由于事先进行了淋巴细胞毒性和血型抗体的检测，更不容易发生抗体介导性排斥反应损伤。在大部分移植中心，淋巴细胞毒性交叉配血结果通常不会影响对受者器官的筛选。ABO 血型交叉不匹配会引发明显的抗体介导性排斥反应和（或）移植器官失功能的高发生率（约 60%），因此要避免 ABO 血型交叉不匹配性移植。像日本等一些国家器官捐赠有限，仍在进行 ABO 不相容性肝移植。在上述情况下，为保证治疗效果会使用有效的抗排斥治疗，即便如此，受者仍有罹患晚期胆道并发症如缺血性胆管炎症的风险。

近期有 1 例抗体和细胞共同介导性迟发性排斥反应的报道。然而，移植后是否能发生抗体介导性排斥反应，以及是否对移植器官的长期存活造成不利影响，仍需要进一步研究证实。

活体肝移植比尸体供者肝移植更易发生抗体介导性排斥反应。这可能与几个独立的影响因素有关：小口径血管的减体积肝移植/活体肝移植、机械性微血管损伤，以及因汇管区过度灌注导致的动脉血管痉挛（见本章"三、减体积肝移植和活体亲属肝移植的特别注意事项"部分）。

（2）病理生理学：抗供者特异性抗体导致的后果取决于抗体种类、滴度、抗体应答时间、密度和肝中靶抗原的分布。针对内皮细胞抗原表达的高滴度抗体，如同种凝集素和淋巴细胞毒性（抗主要组织相容性复合物 I 型）抗体可能是主要的危险因素。抗体与移植血管内皮细胞沉淀补体结合物结合、内皮损伤、血小板-纤维血栓沉积和凝血，以及纤溶级联启动，这些都会反过来导致微血管栓塞、动脉血管痉挛和凝血功能障碍，共同影响血流并引发出血性坏死。超急性排斥反应可发生在移植后前几个小时至数天，通常与预先形成的、高滴度的同种凝集素或抗主要组织相容性复合物淋巴细胞毒性抗体相关。但是，肝移植对抗体介导性排斥反应具有天然抵抗性，罕见发生超急性排斥反应。

肝移植对抗体介导性排斥反应的抵抗归因于：①分泌可溶性主要组织相容性复合物 I 型抗原，它能结合并中和抗体；② Kupffer 细胞对免疫复合物的吞噬作用和活化血小板聚集；③双重的肝血液供应；④独特的无基底膜的肝窦微脉管系统；⑤可能存在同源性补体。

抗体介导性排斥反应的危险因素包括 ABO 血型不合的移植、由于妊娠和之前接受过器官移植受者或输血、受者淋巴细胞毒性交叉配型强阳性，常见于女性受者。急性排斥反应的危险因素包括年轻、"健康"（例如 Child-Pugh 分级 A 级、肾功能和肌肉功能良好）、黑色人种、女性受者、在移植前患免疫调节紊乱的患者，如原发性胆汁性肝硬化、原发性硬化性胆管炎、自身免疫性肝炎、免疫抑制缺陷，以及通过输血、曾有移植或妊娠而接受相同或相似的同种异型抗原。由于慢性排斥反应常由急性排斥反应进展而来，它的危险因素与急性排斥反应的相同。

总之，同种凝集素比淋巴细胞毒性抗体引起的损伤更大。除非淋巴细胞毒性抗体的滴度相当高，否则它不会真正造成临床相关性移植损伤。在其他器官中，淋巴细胞毒性抗体免疫球蛋白（IgG）比IgM造成的损伤更大。根据笔者的经验，淋巴细胞毒性交叉配型阳性发生率为8%～12%，大多数为女性受者。仅30%的交叉配型阳性高滴度者会出现临床明显的肝损伤。由于严重抗体介导性排斥反应患病风险比例相当小，抗体介导性排斥反应常被忽视，从而导致肝功能障碍或移植器官失功能。这种情况的发生原因包括：①发生率相当低；②许多操作都不需要进行移植前常规交叉配型；③即使是进行了交叉配型，也没有常规进行滴度和移植后监测。

（3）临床表现：最严重、最激烈的抗体介导性排斥反应是对未进行ABO血型匹配的受者移植后立即发生的超急性排斥反应，这很罕见。肝超急性排斥反应移植功能障碍常发生在移植数小时至数天，而不像其他器官发生在数分钟至数小时。在这些病例中，功能障碍最早的表现常发生在手术室，当血管完全再通时，出现不均匀的再灌注、肿胀、发黑和肝由最初分泌足量胆汁变为流出中止。这些表现常伴凝血障碍和难以止血，需要输入大量血小板和其他血液成分进行替代治疗。

急性移植器官失功能可见明显异常。常见在移植后前几天，肝损伤检测值大范围升高和其他急性肝失功能表现。此时，要排除肝血管动脉栓塞，通常表现为免疫介导性动脉血管痉挛。进行性抗体介导反应表现为血清胆红素持续升高、难治性血小板减少、移植后第1周补体活性低。

（4）组织病理学表现：抗体介导性排斥反应的组织病理学表现取决于活组织检查时间和类型、抗体滴度和抗供者特异性抗体的特异性。一般来说，与淋巴细胞毒性抗体相比，ABO血型不合导致更严重的红细胞淤滞和坏死（图4-8至图4-10）。如果表现为同种凝集素高滴度，再灌注后2～6h活组织检查可见肝窦内红细胞增多、局灶性中性粒细胞聚集、汇管区和中央静脉血小板纤维血栓，并可见嗜酸性肝细胞坏死。在这种情况下，1～5d出现融合性凝固性坏死、肝窦突出、静脉充血和汇管区连接处出血（图4-8）。常见门静脉周围纤维蛋白沉积（图4-9）。最常见的动脉改变包括内皮细胞肥大和动脉血管痉挛，如肌壁空泡化、弹性膜皱褶和肌壁增厚、

管腔狭窄。严重者，可以看见中性粒细胞增多和（或）坏死性动脉炎症（图4-10）。在移植后2～3d，常见汇管区中性粒细胞增多、小胆管增生和小片区域肝坏死融合。如果不进行治疗，在相当短的时间内，ABO血型不合器官进展成为器官出血性梗死。

ABO血型不合性移植器官失功能大体检查可见与其他器官相似的"超急性"排斥反应。器官肥大、发绀和斑点状坏死。严重者发生被膜破裂、肝动脉或门静脉栓塞。显微镜下肝门/肝门周围区域的变化特别有助于诊断抗体介导性排斥反应。包括密布血管丛充血和白细胞边集，部分动脉分支栓塞，大、中胆管局灶性地图样坏死和炎症和（或）坏死性动脉炎症（图4-10）。抗体介导性排斥反应晚期后遗症包括胆管梗阻、胆泥和狭窄伴阻塞性胆管病和阻塞性动脉血管病、小胆管消失或慢性排斥反应。

由于病理改变通常不明显，对于已形成淋巴细胞毒性抗体的患者，更难进行抗体介导性排斥反应的诊断。与交叉配型阴性的对照组相比，高滴度淋巴细胞毒性抗体的患者再灌注活组织检查常见汇管区和（或）中央静脉血小板聚集。高滴度患者（>1∶32）在移植后第1周常可见点状肝细胞嗜酸性坏死和中央小叶肝细胞水肿、伴胆小管增生和肝小管胆汁淤积，少见动脉炎症或坏死，如果看见这种表现即可做出早期诊断。更为常见的是，组织病理学改变常与保存/再灌注损伤相似，结合临床病理和进行免疫复合沉积物着色有助于明确诊断（图4-11和图4-12）。

不幸的是，抗体介导性排斥反应的肝外免疫沉着物存在时间短暂，甚至需要对冰冻组织进行更为敏感的免疫荧光技术检测。例如，荧光免疫检测法常用于检测过灌注和移植后数天内的活组织检查标本，以明确抗体介导性排斥反应的损伤程度（如ABO血型不合）。严重者，可见IgG和（或）IgM选择性沉积，C3和C4沿着血窦、门周动脉、门静脉和胆管周围血管丛弥漫表达，免疫沉积分布不均匀，除非抗体滴度非常高，否则很难从背景着色中区分出来。然而，除非临床医师怀疑为抗体介导性排斥反应，否则通常不会保存冰冻组织用于免疫荧光检测。

因此，免疫反应物的检测常依赖对福尔马林固定、石蜡包埋组织的C4d沉积物的定位（图4-12）。C4d染色是肾和心脏移植抗体介导性排斥反应的可

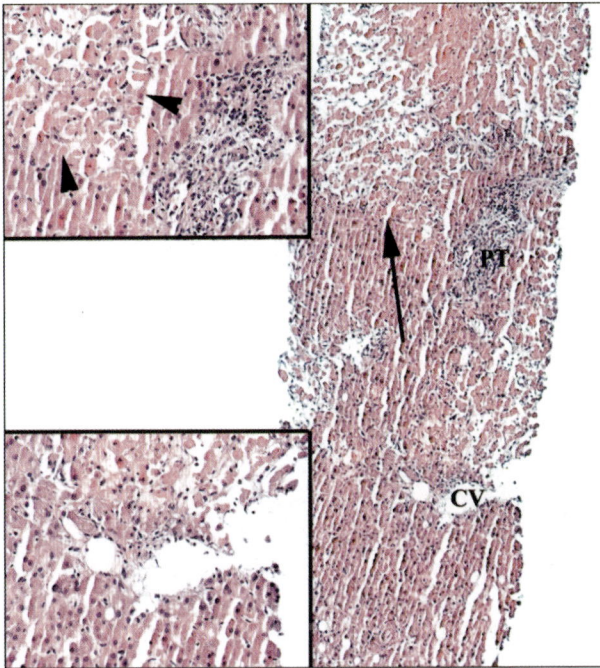

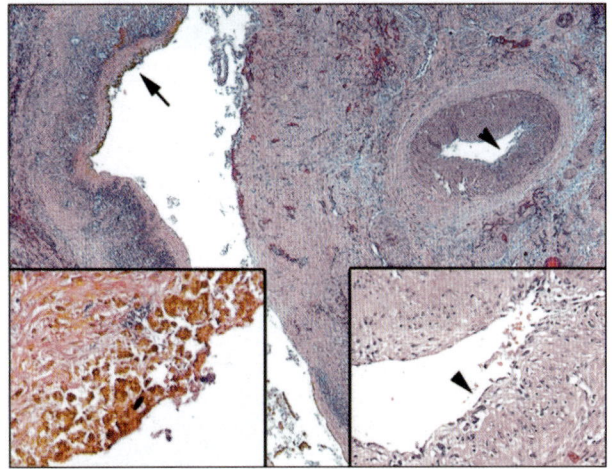

图 4-10　与图 4-8 和图 4-9 为同一例患者，肝移植器官失功能的随访活组织检查标本，取自移植后 18d。ABO 血型不合性肝移植见典型的严重抗体介导性排斥反应，如门周肝动脉分支内膜纤维增生（楔形箭头）。高倍镜（右下方插图）下，看见中性粒细胞和淋巴细胞为主的内膜炎症。注意大胆管完全坏死，胆汁流入周围结缔组织，造成重度炎症。说明抗体介导性排斥反应是造成缺血性胆管病的重要原因。注意坏死胆管壁的细菌菌落（左下插图）

图 4-8　ABO 血型不合性肝移植，抗体介导性排斥反应造成的损伤常比淋巴细胞毒性抗体所致者更严重。活组织检查标本取自 ABO 血型不合性肝移植后 8d。注意中性粒细胞为主的轻度汇管区炎症（图左上方）和片状凝固性坏死（箭头），见左上方高倍放大插图。同时注意中央静脉反应性内皮细胞，见左下方高倍放大插图。（PT- 汇管区；CV- 中央静脉）。本例患者随访过程中再次取样标本见图 4-9 和图 4-10

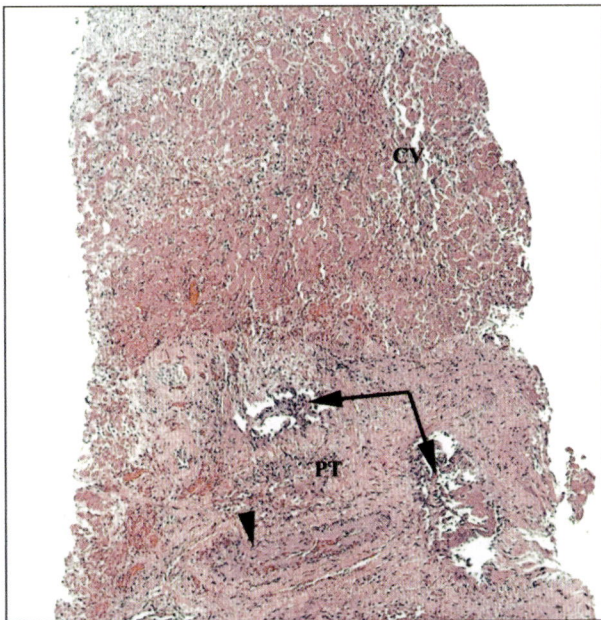

图 4-9　与图 4-8 为同一例患者，肝移植后 14d 后随访的活组织检查标本。见广泛的凝固性坏死、门静脉火焰状血栓（箭头）、肝动脉分支局灶纤维坏死（楔形箭头）

靠标记物。但在肝移植中，对 C4d 染色的判读更为困难。Bellamy 最近进行了一组小样本研究和文献回顾报道，得出的结论是 C4d 免疫组织化学检测的实用性是有限的。它可能只适用于因移植功能障碍导致的慢性体液微血管损伤的小群组个体。

内皮细胞 C4d 染色对抗体介导性排斥反应更具有特异性，常见于急性细胞排斥反应。例如，汇管区毛细血管、静脉和肝动脉内皮细胞 C4d 着色见于 10%～ 80%的急性细胞排斥反应的受者。有许多报道 C4d 着色与急性细胞介导性排斥反应的 Banff 分级呈正相关，在急性细胞介导性排斥反应中强表达。门静脉、动脉、毛细血管内皮细胞的 C4d 染色常用于检测交叉配型阳性进展为严重抗体介导性排斥反应和超急性排斥反应的受者，坏死的肝细胞也可见 C4d 染色，但无抗体介导性排斥反应特异性。正常肝移植活组织检查标本 C4d 常阴性表达。

胆道梗阻或狭窄、复发性乙型肝炎病毒和丙型肝炎病毒等其他原因引起移植功能障碍的少数受者

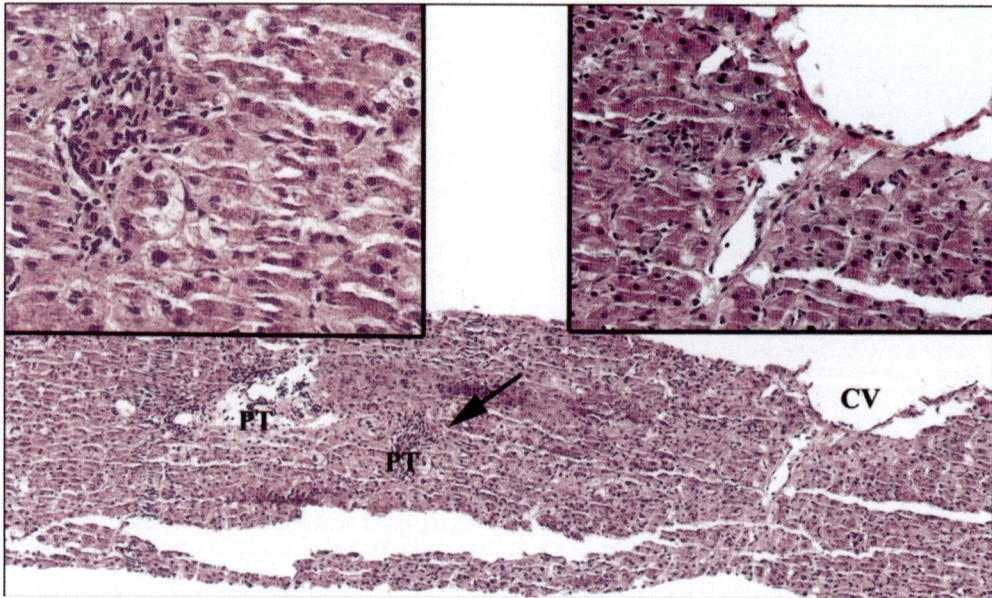

图 4-11　受者交叉配型淋巴细胞毒高滴度 [常 > 1∶（32 ~ 64）]，在移植后第 1 周内出现抗体介导性排斥反应，其形态学改变与保存 / 再灌注损伤非常相似。特征包括中性粒细胞为主的轻度汇管区炎症和轻度胆小管增生（左上插图）、肝窦白细胞增多和汇管区和(或)中央静脉内皮细胞反应性改变(右上插图)。这些改变可能很细微，不具有完全特异性，必须结合临床病理资料、免疫球蛋白和补体检测才能确定诊断（见图 4-3）（PT- 汇管区；CV- 中央静脉）

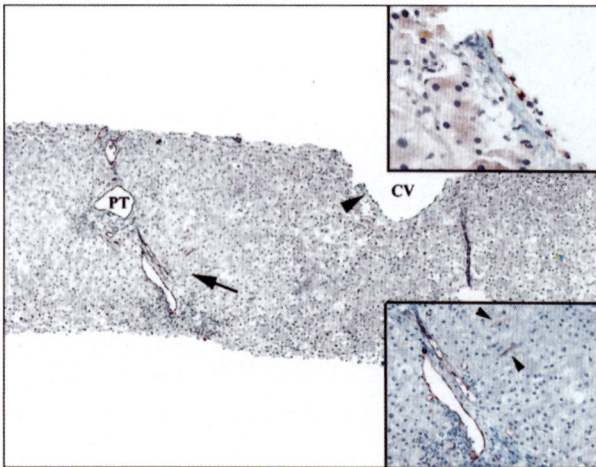

图 4-12　C4d 免疫组化染色检测福尔马林固定、石蜡包埋的组织标本中的补体沉积物。活组织检查标本与图 4-2 中相同，取自交叉配型淋巴细胞毒滴度强阳性受者，肝移植后 6d。注意门静脉、肝动脉、肝窦（右下插图，楔形箭头）和中央静脉内皮（右上插图）强着色，上皮下少许中性粒细胞浸润（PT- 汇管区；CV- 中央静脉）

可见汇管区微血管 C4d 沉积，但这些沉积物不如急性细胞或抗体介导性排斥反应那样广泛。笔者的研究中，C4d 在肝窦弥漫着色，并且在汇管区脉管阳性着色，可区分中、重度的排斥反应与其他并发症。根据笔者的经验，C4d 染色有助于可疑抗体介导性排斥反应的诊断，在非坏死区肝窦的特异性着色更高，但对抗体介导性损伤不敏感（图 4-13）。与肾和心脏移植相似，C4d 沉积与巨噬细胞和浆细胞浸润相关。

（5）鉴别诊断：严重的抗体介导性排斥反应很难与因低血压、灌注不良、败血症或血管栓塞等因素引起的出血性肝坏死相鉴别。除非有明确诊断抗体介导性排斥反应的证据，如动脉炎症及坏死和（或）免疫球蛋白和补体弥漫沉积，否则很难明确移植器官失功能的原因。许多时候，抗体介导性排斥反应缺乏明显的形态学改变，需要结合完整临床病理、免疫荧光检测和（或）免疫球蛋白和补体的免疫过氧化酶染色全面考虑。

对受者淋巴细胞毒性抗体高滴度或 ABO 血型不合的了解，常有助于活组织检查诊断。上述信息、相关的临床病程和实验室检查能提高对典型组织病理损伤的认识。Haga 等认为汇管区间质 C4d 沉积是 ABO 血型不合性移植受者抗体介导性排斥反应的标志；我们也检测出 C4d 着色于 ABO 血型不合性移植受者的汇管区和肝窦微血管上皮细胞。

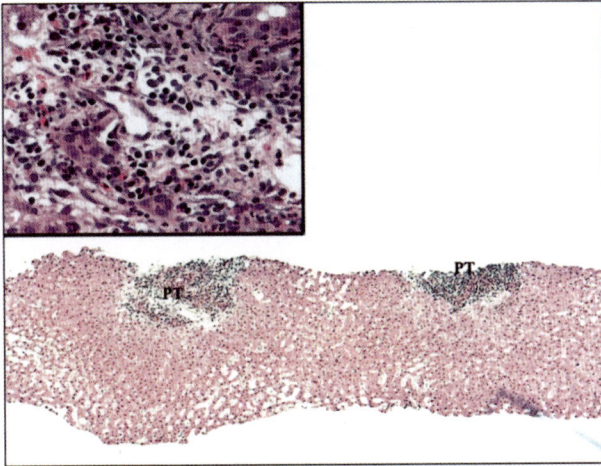

图 4-13　活组织检查标本组织病理学证实为轻度急性细胞排斥反应。本例活组织检查有 10 处汇管区炎症，本图仅见 2 个汇管区。左上插图见特征性"排斥反应型"汇管区炎症，包括急性炎症和（或）淋巴细胞和嗜酸性粒细胞，以及局灶胆管炎症和损伤

抗体介导性排斥反应与保存 / 再灌注损伤的鉴别相当困难，但在致敏状态前和移植后的临床和实验室信息可提供鉴别诊断的相关信息（见上文"临床表现"）。例如，如果发生于女性肝移植受者伴高滴度、供体特异性淋巴细胞毒性抗体、有短时间的肝冷缺血、移植后抗体的持续存在并进展为移植功能障碍、难治性或其他不明原因的血小板减少以及移植后血液供应不足，则要怀疑为抗体介导性排斥反应。

当组织病理学有如下改变时，应当倾向于考虑抗体介导性排斥反应而不是保存 / 再灌注损伤。①中性粒细胞、巨噬细胞、汇管区和中央静脉上皮和上皮下见少量淋巴细胞边集，伴上皮细胞弥漫性反应；②汇管区和中央静脉周围见母细胞样淋巴细胞和中性粒细胞，以及其他急性细胞介导性排斥反应。C4d免疫过氧化物酶染色可以明确中、重度的排斥反应，详见上文。

3. 急性（细胞）排斥反应

（1）引言：急性（细胞）排斥反应，即指"移植的炎症，源于受者与供体的不一致性，主要影响包括汇管区和肝静脉、偶见于肝动脉及其分支的小叶内胆管和血管上皮细胞"。由于供者细胞性聚集物迁移至受者淋巴组织形成的反应性沉积物，大部分急性（细胞）排斥反应发生在移植后 30d。大部分

早期急性排斥反应易受加量的免疫抑制药所抑制，很少会造成移植器官失功能或永久性移植损伤。

（2）病理生理学：急性和慢性排斥反应的病理生理学超出了本章节的讨论范围。基本概念是：在受者血管再通后，供体器官的流动性白细胞迁移进入受者淋巴组织，反过来，受者白细胞进入移植肝，将移植肝和受者淋巴组织都被移植免疫识别为异源组织，白细胞大量迁移，激发受者和移植肝的一系列反应。移植后数天内，受者淋巴组织进入移植肝的白细胞致敏，从而导致排斥反应的发生。

移植肝内的细胞因子和化学增活素的分泌改变了肝内各种细胞群落主要组织相容性复合物的表达、黏附和共刺激分子的作用，造成移植肝内持续性炎症，特别是在汇管区和中央静脉的周围组织。移植后随即发生的免疫反应早期最先发生在小胆管的胆管上皮细胞、汇管区内皮细胞和中央静脉和肝动脉分支（严重的排斥反应），从而组织病理学表现出急性和慢性排斥反应的特征。

急性排斥反应的移植肝损伤的免疫学作用机制包括抗体和补体介导性损伤、溶细胞性 T 细胞溶解（Fas-Fasl 相互作用），各种炎症性细胞释放分子、效应子和细胞因子（如 TNF、嗜酸性阳离子蛋白、反应性氧化物）。各种效应物机械性损伤肝实质和内皮细胞，反过来又影响血流和造成缺血性损伤。根据炎症和损伤的发生和严重程度对急性排斥反应的组织病理学进行分级。免疫介导性微循环损伤和血流不足或坏死可能是大部分明显损伤的原因。与其他实性器官移植相比较，急性排斥反应较少导致移植肝纤维化和慢性排斥反应。

（3）临床表现：急性排斥反应的临床表现最早发生在移植后的 5～30d。早期表现见于先前已致敏的患者或免疫抑制力低下的受者。晚期表现见于受者进行了淋巴细胞耗竭抗体治疗的受者。出现临床表现时，已达中度组织损伤，常看不到组织的早期损伤过程。晚期损伤或伴有严重急性排斥反应，出现发热、移植肝增大、发绀并常伴触痛。移植肝功能障碍可靠的和标志性的改变是胆管数量和性质变化。常可见胆汁流量下降、胆管变薄和苍白。由于肝内静水压增大导致肝肿胀和淋巴液分泌增加，偶见腹水。

肝功能障碍的生物学证据通常包括部分或所有肝损伤功能检测的非选择性评估（如胆红素总量、

丙氨酸转氨酶、天冬氨酸转氨酶、γ-谷氨酰转肽酶和碱性磷酸酶）。外周血常可见白细胞和嗜酸性粒细胞增多。外周血各种蛋白的评估也与急性排斥反应相关，包括各种白细胞介素水平或其受体、新蝶呤、淀粉样A蛋白和抗受者主要组织相容性复合物Ⅰ受体。由于大量的临床和实验室表现都缺乏敏感性和特异性，还没有一项指标可用于受者的常规监测。急性细胞排斥反应的诊断常常是由临床医师怀疑诊断，通过穿刺活组织检查标本检测而明确诊断，穿刺活组织检查诊断认为是诊断的"金标准"。

进展为早期急性排斥反应的危险因素取决于免疫抑制药的治疗方案。大部分研究包括年轻受者、"健康"受者（正常血浆肌酐、Child-Pugh分级等）、供者/受者白细胞抗原（HLA）-DR不匹配、患者免疫失调综合征（如原发性硬化性胆管炎、自身免疫性肝炎和原发性胆汁性肝硬化）、冷缺血时间延长和供者年龄较大。迟发性急性排斥反应发生在移植后1年以上，组织病理学表现轻微，表现不一，通常与免疫抑制低下相关，免疫抑制反应较难控制，经常导致移植肝损伤和失功能。

对肝移植受者进行大剂量免疫抑制药治疗要以相关的临床病理学表现为基础。下文是笔者所在移植中心常用的做法。依据Banff方案的非确定或轻度急性排斥反应患者，没有或仅轻度肝功能异常者常不需要增强免疫抑制药治疗。部分患者轻微增加基线免疫抑制药的剂量。这种方法通常不会引起长期并发症。伴有轻度急性排斥反应、出现明显肝功能异常的患者，通常进行增加基线免疫抑制药的剂量和（或）激素治疗。进展为中度或严重急性排斥反应者的治疗剂量通常比无明显排斥反应者要更大。一般而言，治疗方法包括增加基线免疫抑制药的剂量和（或）激素再使用。如果治疗效果不佳，常使用淋巴细胞耗竭抗体。使用更积极的免疫抑制药治疗是合理的，因为更高级别的急性排斥反应会产生较少但明确地增加持续性和（或）复发性急性排斥反应、进展为慢性排斥反应和移植器官失功能发生的危险。

（4）组织病理学表现和分级：急性排斥反应的特征如下。①单个核细胞为主的混合性汇管区炎症，包括母细胞样淋巴细胞或活化的淋巴细胞、中性粒细胞和嗜酸性粒细胞；②汇管区和（或）末端肝静脉内皮下炎症；③胆管炎症和损伤。急性排斥反应

的最低诊断标准包括至少2个上述组织病理表现。如果超过50%胆管或末端肝静脉损伤，或者如果汇管区或末端肝静脉分支内皮明确损伤者，则更利于进行诊断。组织病理学分级依据组织病理的严重和损伤程度，包括静脉周围炎症、小叶中心坏死、动脉炎及炎症，通常表现为中心至中心，桥接炎症/坏死。

急性排斥反应相关性炎症细胞浸润大部分发生于汇管区（图4-13）和中央静脉周围。浸润性炎症细胞群包括母细胞样淋巴细胞、小淋巴细胞和嗜酸性粒细胞（图4-14），多见于"激素不足"和（或）淋巴细胞耗竭免疫抑制法治疗的受者。"内皮炎症"或为汇管区和中央静脉内皮下见局灶性淋巴细胞（图4-14），这是急性排斥反应的特征性变化，但也可见于其他原因导致的移植功能障碍。因此，急性排斥反应的诊断不能过度依靠于内皮炎症，尤其是仅为唯一表现时。

急性排斥反应性相关的炎症细胞浸润的免疫分型通常表现为T淋巴细胞为主，符合预期，CD8阳性细胞上常围绕并浸润损伤性胆管。一般可见少许B细胞浸润。在严重急性排斥反应中可见巨噬细胞和其他白细胞为主的炎症细胞浸润。根据笔者的经验，对移植肝浸润性淋巴细胞常规免疫分型分析并不能预测或有助于临床进行急性排斥反应的诊断，除非是在鉴别诊断急性排斥反应（T细胞为主）与移植后淋巴组织增殖性疾病（PTLD）（B细胞为主；见下文"鉴别诊断"）。

炎症性胆管损伤是识别急性排斥反应的一个重要特征。特别是直径<30μm的胆管容易受累，胆管基底膜内可见淋巴细胞。胆道上皮细胞损伤/反应的组织病理改变包括核旁空泡化、核浆比增高、核分裂、核仁和偶见凋亡小体。细胞质嗜酸性和多核通常是慢性损伤标志。基底膜破裂是严重胆管损伤标志。汇管区和（或）胆管周肉芽肿不是急性或慢性排斥反应特征性表现。当出现非排斥反应相关性原因导致的胆管损伤，要考虑到复发性原发性胆汁性肝硬化或分枝杆菌或真菌感染共存，或者是结节病。

动脉炎症和（或）坏死性动脉炎症是严重的急性排斥反应的一个重要特征，但较少见，病变血管主要位于肝门部，较少在穿刺取标本中看见。并且，外周穿刺标本活组织检查所见的动脉炎症的组织病理改变仅有很低的可重复性。所以分级方案中一般不包含动脉炎症的炎症改变，除非在动脉分支包括

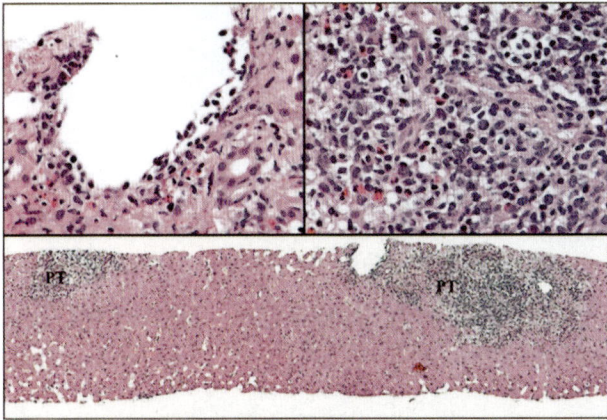

图 4-14　中度急性细胞排斥反应，排斥反应型炎症细胞浸润在大部分或所有汇管区见明显的炎症细胞浸润，如图所示。左上插图示经典的"内皮炎症"或炎症细胞浸润至内皮下。右上插图清楚地显示含母细胞样淋巴细胞、小淋巴细胞、嗜酸性粒细胞和中性粒细胞的多种类型的、典型的、"排斥反应型"炎症性浸润

弹性膜内看见明确的动脉炎症性变化。如果确认是动脉炎症，则可对活组织检查诊断为严重的急性细胞排斥反应。轻度和中度急性细胞排斥反应在早期无法明显地区分。但在严重的急性排斥反应中，可见炎症性细胞外渗至汇管区周围的肝窦内。迟发性（＞100d）急性排斥反应表现为更明显的交界区活动性炎症，更难与慢性肝炎鉴别。急性排斥反应可伴肝窦淋巴细胞轻度增多。

　　排斥反应型炎症细胞浸润也可见于汇管区、结缔组织和环绕于称为"中央小静脉周围"的末端肝静脉的中央静脉周围肝窦。高达 30% 的急性排斥反应可见上述情况，它常发生在移植后晚期（＞100d）。当汇管区呈明显急性排斥反应改变伴中央静脉周围炎症和小叶中央带状充血、出血、肝细胞坏死和脱落时就可做出严重的急性细胞排斥反应的诊断（图 4-15 和图 4-16）。

　　急性排斥反应的数个熟知的分级系统汇编在 Banff 工作小组编制的 Banff 方案中，它是由许多北美、欧洲和亚洲主要肝移植中心的肝移植病理学专家、肝脏病学和外科医师达成共识，编制而成（表 4-3A，表 4-3B），被广泛使用。它简单而实用、可重复、科学性、在回顾性和前瞻性研究中有重要的预测性。

　　Banff 方案包括对非确定性、轻度、中度和重度

分级的描述（表 4-3A），对排斥反应活动性指数（RAI）进行半定量评分（表 4-3B）。RAI 包括由于它部分出自欧洲分级系统，等同于肝细胞活性计数的概念。RAI 对 3 个独立组织病理特征（汇管区炎症、胆管损伤和内皮下炎症）的流行和敏感性进行了半定量评分，分值从 0 ~ 3。各项评分后进行统加，构成 RAI 总分。

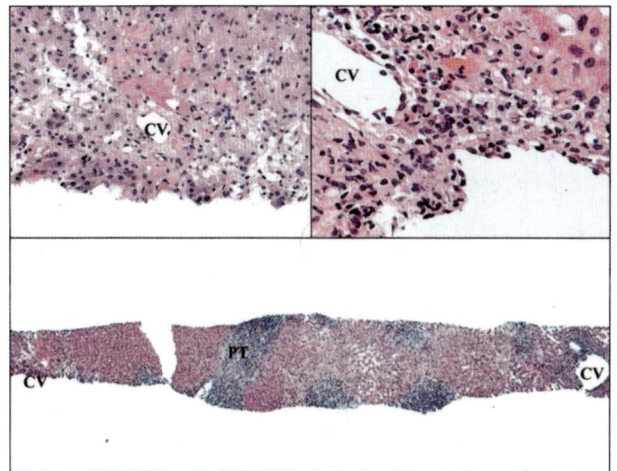

图 4-15　本例为中度至严重的急性细胞排斥反应，大部分或全部的汇管区明显的炎症细胞浸润。并在中央静脉周围可见同样的炎症细胞浸润（右上插图），一部分区域见充血，另一部分区域见出血（左上插图）

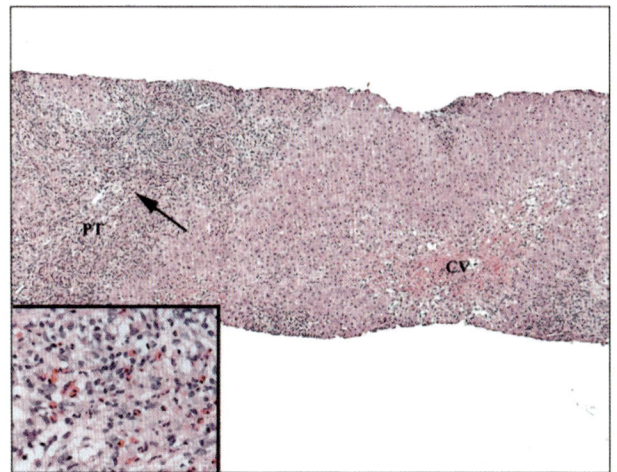

图 4-16　严重的急性细胞排斥反应，可见大部分或全部的汇管区明显的排斥反应型炎症细胞浸润，同样见于中度急性细胞排斥反应。注意，明显的中央静脉周围炎症伴血管周围肝细胞坏死和脱落。活组织检查仅看见中央静脉周围的变化，而没有汇管区改变时，不能诊断"严重"急性排斥反应

一般来说，RAI 总分与直接的排斥反应分级和危险性的持续增加 / 复发性急性排斥反应、慢性排斥反应和移植器官失功能有直接关联。RAI 评分常分为非确定（1～2分）、轻度（3～4分）、中度（5～6分）和重度急性排斥反应（> 6分）。RAI 最大分值为"9分"，但活组织检查评分较少达到此项分值。相反，根据笔者的经验，大部分急性排斥反应发作轻微，RAI 总分 < 6分，对大剂量免疫抑制药可有反应，在随后或随访活组织检查中也没有看见明显纤维化、胆管缺失或动脉血管病。急性排斥反应导致的移植器官失功能较少见。

活组织检查前大剂量免疫抑制药治疗会给组织病理学诊断带来很大困难，部分特征性变化（如 24h 内发生的静脉内皮下炎症性浸润）会因此而消失。

表 4-3A 肝移植急性排斥反应 Banff 分级

综合评判	标准
不确定性	汇管区炎症性浸润，不符合急性排斥反应诊断标准（见正文）
轻度	少数汇管区见排斥反应型炎症性浸润，一般为轻度，局限于汇管区内
中度	大部分或全部汇管区见排斥反应型炎症性浸润
重度	如上述中度改变，炎症蔓延至汇管区周围，脉管周围中至重度炎症性浸润，并浸润至肝实质，伴血管周围肝细胞坏死

注意：要在对整个组织进行活组织检查的基础上进行排斥反应分级的综合评判，分级建立在明确排斥反应诊断之后。如果不能明确诊断排斥反应，进行"排斥反应分级"是不合适的。轻度、中度或重度急性排斥反应分别等于Ⅰ级、Ⅱ级和Ⅲ级

表 4-3B 急性排斥反应活动性指数（RAI）

分类	标准	评分
汇管区炎症	多数见淋巴细胞浸润，但无明显扩散，累及少数汇管区	1
	扩散至大部分或全部汇管区，淋巴细胞混合性炎症，偶见浆细胞、中性粒细胞和嗜酸性粒细胞	2
	大部分或全部汇管区明显炎症性扩散，淋巴细胞混合性炎症，含大量浆细胞和嗜酸性粒细胞，炎症蔓延至汇管周肝实质	3
胆管炎症性损伤	少数胆管炎症性细胞袖套样浸润，呈轻微反应性改变，如细胞核增大、上皮细胞核质比增加	1
	大部分或全部胆管炎症性细胞浸润。除了少数胆管呈退行性改变，如细胞核多形性、极像紊乱和上皮细胞细胞质空泡化	2
	除了上述第二条，还有大部分或全部胆管呈退行性改变或局灶管腔破裂	3
静脉内皮炎症	部分而非大部分汇管区和（或）肝静脉内皮下淋巴细胞浸润	1
	大部分或全部汇管区和（或）肝静脉内皮下淋巴细胞浸润	2
	除了上述第二条，伴有中或重度血管周围炎症，蔓延至血管周围肝实质，伴静脉周围肝细胞坏死	3

活组织检查前治疗会造成小叶中央肝细胞肿胀和肝小管胆汁淤积，从而混淆诊断。一般来说，治疗后 7～10d 排斥反应相关性改变才会消退（图 4-17）。

近来，迟发型急性排斥反应的组织病理改变备受关注，它发生在移植后数月以上。一些研究发现，迟发型急性排斥反应在移植早期呈现各种改变，比典型急性排斥反应更为轻微。迟发型急性排斥反应特征为母细胞样淋巴细胞较少、坏死性交界区活动性炎症细胞较多、静脉内皮下炎症较轻、中央静脉周围炎症发生率较高，以及小叶活动性炎症轻微增加。迟发型急性排斥反应的活组织检查改变与慢性肝炎非常相似。

迟发型急性排斥反应呈血管周围炎症、肝细胞少量脱落或汇管区无变化或独立性"中央静脉周围炎症"的特征性改变，或以上述改变为主。这些病例晚期可能进展为典型的慢性排斥反应伴胆管缺失和中央静脉周围纤维化。上述病例中，看不到汇管区或中央静脉内皮下炎症。血管周围纤维化和巴德 - 基亚里综合征（Budd-Chiari 综合征）或静脉闭塞样临床综合征会进展为严重中央静脉周围损伤。迟发型急性排斥反应常见特征与上文描述的早期急性细胞排斥反应相同。除非迟发型急性排斥反应呈孤立

性中央静脉周围炎症改变，否则，可按照前文提到的 Banff 标准进行分级。对于这些病例，推荐使用表 4-3C 描述指标。

表 4-3C　迟发型急性排斥反应分级参考指标

迟发型急性排斥反应	表现
极轻微/不确定	静脉周围炎，累及少数肝动脉末梢，静脉周围肝细胞片状缺失，无静脉周围融合性坏死
轻度	同上，但主要累及大部分肝动脉末梢
中度	同上，伴至少局灶性静脉周围肝细胞融合性脱落，轻至中度炎症，但无桥接坏死（图 4-17）
重度	同上，伴静脉周围肝细胞融合性脱落，大部分肝小静脉炎伴中央 - 中央桥接坏死

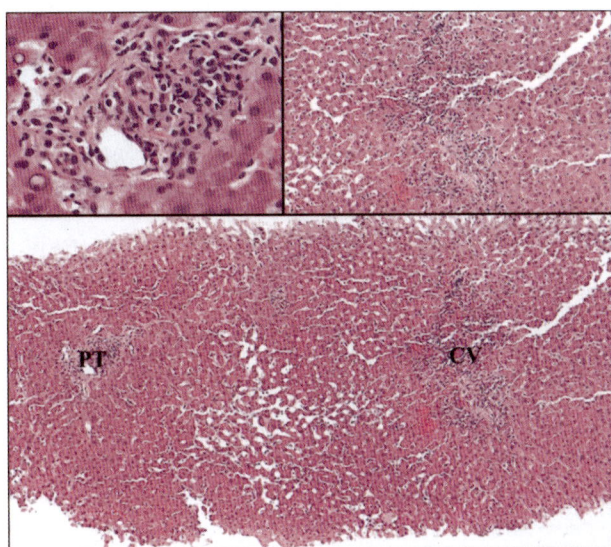

图 4-17　急性排斥反应偶见"孤立性中央静脉周围炎症"，伴或不伴轻微汇管区改变（PT- 汇管区；左上插图为高倍放大）。本例不能诊断为重度急性排斥反应。新发和复发性自身免疫性肝炎也可见同样的改变。注意本例"中度"的中央静脉周围炎症，有明显静脉周围炎症和血管周围融合性坏死（CV- 中央静脉；右插图为高倍放大）。本例中央静脉周围炎症"轻度"变化不明显，但可见"重度"改变，至少伴局灶性中央 - 中央桥连坏死

　　上文描述的"轻微"和"轻度"病例，可能会自发消退。更为严重的中央静脉周围改变可能需要积极治疗，但尚无关于治疗效果的前瞻性研究。

　　（5）鉴别诊断：急性排斥反应的鉴别诊断主要取决于移植时间。急性排斥反应要与保存损伤和移植后前几个月发生的阻塞性胆管病 / 胆管炎症相鉴别。前面章节已讨论了鉴别诊断。

　　急性排斥反应与复发性乙型或丙型病毒性肝炎和自身免疫性肝炎（AIH）之间的鉴别诊断非常困难，因为肝炎和排斥反应都表现为单个核细胞为主的汇管区炎症、胆管损伤和肝细胞嗜酸性坏死。需要仔细查看胆管损伤的严重程度和范围、交界区炎症、小叶变化、中央静脉周围炎症和肝细胞脱落来进行区分。倾向急性排斥反应的特征包括炎症性胆管损伤、分别累及胆管的中央静脉的中央静脉周围炎症为主、小叶轻度炎症或小叶缺失和交界区坏死性炎症。其实，胆管炎症性改变和中央静脉周围坏死性炎症比交界区和小叶坏死性炎症更为明显。相反，交界区和小叶坏死性炎症比所有胆管损伤和中央静脉周围改变更为明显时，倾向为复发或新发病毒性肝炎，或者自身免疫性肝炎。自身免疫性肝炎在许多方面的改变与病毒性肝炎相似，但自身免疫性肝炎炎症性浸润中可看见更为明显的浆细胞浸润，交界区浸润性炎症更为常见。自身免疫性肝炎患者可以看见以明显的大静脉为主的中央静脉周围炎症。这些病例中出现交界区炎症严重，浆细胞明显，胆管损伤相对轻微，倾向于诊断为自身免疫性肝炎，而不是急性排斥反应。

　　轻度和（或）慢性阻塞性胆管病的组织病理学改变几乎与急性排斥反应相同，很难将两者区分。免疫抑制缺陷患者较少在移植后 6 个月以上发生急性排斥反应，这有助于鉴别诊断。血液免疫抑制水平和肝损伤功能检测通常能提供充分的数据，建议在大剂量免疫抑制药治疗之前先进行胆管造影。倾向慢性胆道狭窄而不是急性排斥反应的细微组织病理学特征包括轻度胆管反应、肝窦成簇的中性粒细胞、汇管区肝细胞铜沉积、小叶中央肝小管胆汁淤积和包括真性胆管在内的胆管周围片状水肿。在阻塞性胆管病中缺乏中央静脉周围炎症改变。

　　4. 慢性排斥反应

　　（1）引言：慢性排斥反应是研究肝移植免疫损伤的 Banff 工作小组对一组肝排斥反应的定义，慢性排斥反应通常是由严重或持续性急性排斥反应进展而来，造成潜在的不可逆性胆管、动脉和静脉的损伤。"慢性"是针对时间而言的参数，而没有严格的限定。慢性排斥反应常发生在移植后数月内，并在移植后

第 1 年内出现移植器官失功能。它随着移植后的时间推移发生率并不增高，近年来它的发生率下降——移植后 5 年的肝移植受者有 3%～5% 受累。发病率从 20 世纪 80 年代的 15%～20% 急剧下降。对急性排斥反应的良好认识，控制可逆转的早期慢性排斥反应，肝移植具有独特的免疫特性，急性排斥反应恢复期不伴纤维化的肝组织再生可能都降低了发生率。

但是，慢性排斥反应并不能完全控制，它仍是导致晚期肝移植功能障碍和移植器官失功能的一个重要原因。慢性排斥反应常发生在不符合要求的移植患者、丙型肝炎病毒阳性受者使用了像 α-干扰素激动药治疗、因治疗药物的不良反应导致免疫抑制水平低下的受者，例如淋巴组织增殖性疾病。

慢性排斥反应的危险因素可分为两大类。①"抗原依赖"型。免疫或排斥相关性因素至关重要，特别是急性排斥反应发生的数量和严重程度。在环孢素治疗组中，迟发性急性排斥反应、更为年轻的受者、男性-女性交叉移植、诊断为自身免疫性肝炎或胆道疾病、基线免疫抑制药的使用、人类白细胞抗原-DR3 和 TNF-2 的相互作用、巨细胞病毒感染、非白种人种受者、使用 α-干扰素治疗复发性丙型肝炎病毒都是慢性排斥反应的危险因素。组织相容性差异和巨细胞病毒感染是备受争议的因素。在大剂量他克莫司治疗组中，大多数与上述环孢素治疗组相同的危险因素都不是主要的危险因素，但急性排斥反应发生的数量和严重程度是慢性排斥反应的危险因素。②非抗原依赖型。"非免疫"危险因素包括供者年龄在 40 岁以上。

（2）组织病理学：进展为慢性排斥反应的免疫机制与导致急性排斥反应发生移植损伤的免疫机制相同，因为先前有严重和（或）持续的急性排斥反应是发生慢性排斥反应的高危因素。慢性排斥反应中胆管损伤或缺失是由于阻塞性胆管病、小动脉/微动脉缺失，胆管周毛细胞血管丛的破坏，造成直接免疫损伤和间接缺血性损伤的共同作用。累及损伤促进胆管上皮细胞的老化，胆管上皮细胞细胞核表达 p21，但不表达 Ki-67。胆管上皮细胞的老化比胆管缺失更先发生。一些研究表明，早期的慢性排斥反应是可逆的；反过来，它取决于小胆管和周围小微脉管系统的保存状态。

（3）临床表现：慢性排斥反应通常疑似发生在有急性排斥反应的患者，发展为进行性胆汁淤积和胆管酶增高，抗排斥反应治疗不敏感。它有 3 种典型的临床表现，包括：①未治疗/持续性急性排斥反应的最严重表现；②多重急性排斥反应发作的最严重表现；③不出现上述临床表现的急性排斥反应的惰性表现。前 2 种情况最为常见。常发生在移植后第 1 年，大量免疫抑制药治疗无效的急性排斥反应患者。惰性慢性排斥反应非常少见，或许是反映了监测不到位，但是近来有报道发生在应用干扰素治疗的复发性丙型肝炎病毒。迟发性慢性排斥反应发生在移植后 1 年以上，特别是监测不到位的患者，一方面是依从性差所致，另一方面是由于感染、肿瘤或慢性免疫抑制反应的毒性并发症造成的免疫抑制功能低下。

标准的慢性排斥反应患者肝损伤功能检测常见胆汁淤积或 γ-谷氨酰转肽酶和碱性磷酸酶显著升高。丙氨酸转氨酶和胆红素总量持续升高通常是评估急性排斥反应向慢性排斥反应转变的有效指标，并能预测移植器官失功能。临床症状类似急性排斥反应，直到发生明显的功能障碍，引发黄疸。胆汁淤积、胆道狭窄、肝梗死、肝细胞合成功能缺失、凝血病和营养不良表现，是发生在移植器官失功能前的晚期表现。伴阻塞性胆管病的典型病例中，肝血管造影见肝内动脉减少伴外周充盈不足和部分管腔狭窄。

（4）组织病理学表现和分级：慢性排斥反应最先影响汇管区和中央静脉周围区域，根据 Banff 方案（表 4-4）分为"早期"（图 4-18）和"晚期"（图 4-19）。汇管区的早期慢性排斥反应特征包括轻微的淋巴细胞性胆管炎、大部分小胆管的上皮细胞老化性改变和各种小胆管缺失（图 4-18）。慢性排斥反应的汇管区炎症并不严重，嗜酸性粒细胞数量比急性排斥反应更少，由淋巴细胞、浆细胞和肥大细胞构成炎症细胞浸润。

胆道上皮细胞老化性改变是诊断早期慢性排斥反应的标准。它包括细胞质嗜酸性变，核间距不均一，核内包涵体形成、核增大和细胞染色质异常、仅部分胆管内衬胆管上皮细胞（图 4-18）、p21$^{AF1/Cip1}$ 阳性表达（但 Ki-67 不表达），p21$^{AF1/Cip1}$ 能抑制细胞周期进程，在细胞受到严重应激或细胞复制老化时上调表达。晚期慢性排斥反应的特征为大部分或全部汇管区的胆管缺失，严重者小动脉缺失。显微镜下仔细观察和测量可发现上述特征。

Crawford 等定义汇管区是肝实质中的一个点，含结缔组织（Masson 三色染色），至少在结缔组织间质中有 2 个腔样结构，每个管腔被连续的结缔组织包绕。因此，正常肝穿刺活组织检查中，93%±6%汇管区可以看见胆管，91%±7%汇管区可以看见肝动脉分支。在大组织标本中的数值更低。应用偏离正常的两个标准差作为截点，汇管区胆管少于 80%时为胆管缺失，汇管区肝动脉分支少于77%时为动脉缺失。

晚期慢性排斥反应时，胆管和动脉都缺失（图4-19）。在这种情况下，很难辨别汇管区和进行形态定量分析。汇管区的辨别首先要基于形态结构——慢性排斥反应的胆汁淤积发生在小叶中央。胆管和动脉缺失的定量分析要基于汇管区总的数量，与正常肝的预期值相比，有或无胆管和动脉，如上文所述。

慢性排斥反应很少见到交界区的胆管反应，除非在慢性排斥反应后的肝恢复期。有些研究报道在胆管再生或新生之前或期间，可见胆管反应的病例。

早期慢性排斥反应的末梢肝静脉和中央静脉周围肝实质见特征性的内皮下和（或）中央静脉周围单个核细胞性炎症（图 4-18）。中央静脉周围炎症常包含淋巴细胞、巨噬细胞和浆细胞，伴中央静脉周围肝细胞脱落、色素性巨噬细胞聚集和中央静脉周围轻微纤维化。肝细胞点状嗜酸性坏死或所谓的肝移植过渡期出现在慢性排斥反应早期向晚期过渡期间。

晚期慢性排斥反应的中央静脉周围改变见特征性的中央静脉周围严重（桥接）纤维化，至少是局灶性中央 - 中央或中央 - 汇管区桥接纤维化，偶见末梢肝静脉消失（图 4-19）。充分形成的肝硬化主要是由慢性排斥反应所致，但少见，只有发展到晚期才出现，静脉消失导致肝实质消失和静脉闭塞性肝硬化。真性"再生性"结节罕见，可能是由于静脉病变和闭塞性动脉血管病弱化了所有的再生反应。晚期慢性排斥反应常见中央静脉周围肝细胞气化和脱落；中央小叶肝管胆汁淤积、结节性再生性增生、肝窦内泡沫细胞成簇（图 4-19）。

慢性排斥反应的最终诊断是临床、放射、实验室检查和组织病理学表现的密切结合。活组织检查标本中，慢性排斥反应的最低诊断标准为：①累及大多数胆管的老化性改变，有或无胆管缺失；②确定的泡沫细胞阻塞性动脉血管病；③汇管区超过 50%的胆管缺失。

在移植器官失功能的病例中的更容易确诊慢性排斥反应，这是因为在肝门周围的肝动脉树的第一、第二和第三分支中能直接发现病变特征 / 诊断依据。根据笔者的经验，阻塞性动脉血管病至少见于部分

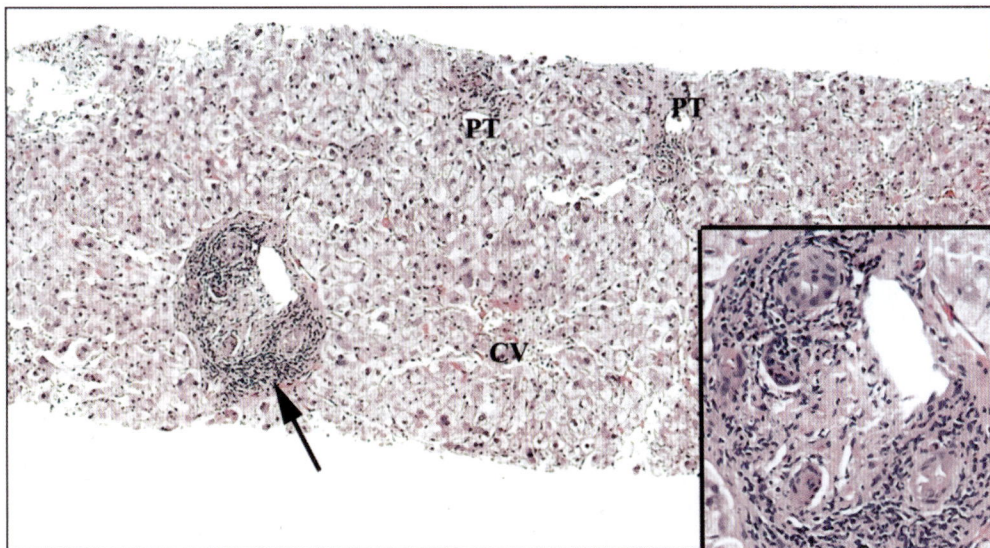

图 4-18　早期慢性排斥反应的特征。可见单个核细胞为主的轻度炎症，各种胆管缺失，大部分胆管的胆管上皮细胞老化性改变（右下插图）。老化性改变表现为细胞质嗜酸性变，核浆比增高，细胞核间距不均一和多核

表 4-4　同种肝移植的早期和晚期慢性排斥反应的特征

结构	早期慢性排斥反应	晚期慢性排斥反应
小胆管（＜60μm）	汇管区胆管消失＜50% 退变改变累及大部分胆管：胞质嗜酸性转变；核深染；核分布不均匀；胆管只有部分衬覆上皮细胞	汇管区胆管消失≥50%。胆管仍有退变改变
终末肝静脉和3区肝细胞	血管内膜和血管腔内炎症；3区溶解性坏死和炎症；小静脉周围轻度纤维化	局部闭塞；炎症程度不一；严重的小静脉周围纤维化，定义为中央-中央的桥接纤维化
肝门部小动脉	偶尔消失累及汇管区＜25%	消失累及汇管区＞25%
其他	所谓移行性肝炎伴肝细胞点状坏死	肝窦泡沫细胞聚集；显著的胆汁淤积
肝门周围较大肝动脉分支	血管内膜炎，局灶泡沫细胞聚集，不影响管腔	因内膜下泡沫细胞聚集而管腔狭窄；纤维内膜增生
肝门周围较大胆管	炎症损伤，局灶泡沫细胞沉积	胆管壁纤维化

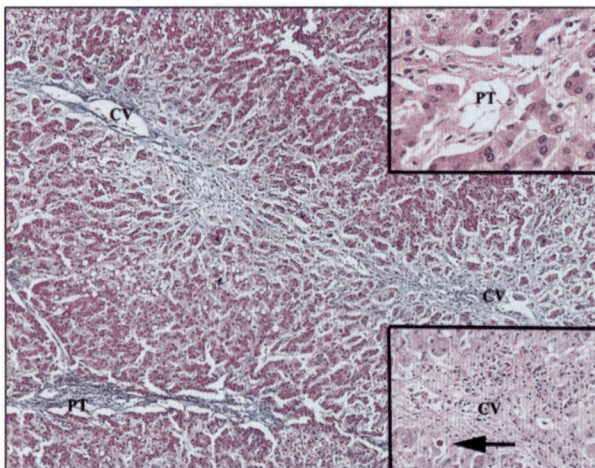

图 4-19　晚期慢性排斥反应的典型病例。可见大部分汇管区的小胆管缺失和（或）中央静脉周围严重纤维化，伴至少为局灶的中央-中央桥接坏死，如图所示。多数晚期慢性排斥反应的病例可见汇管区的小胆管和肝动脉分支缺失（右上插图），很难区分汇管区和中央静脉。但晚期排斥反应可见小叶中央胆汁淤积，这有助于对纤维化的中央静脉的识别（右下插图）

肝周动脉，除外以胆管缺失和（或）中央静脉周围纤维化为特征的部分病例。泡沫状巨噬细胞常最先聚集在内膜，并致使内膜增生，随后泡沫状巨噬细胞移至中层、受者来源的肌纤维母细胞，最终造成内膜增厚及管腔狭窄。动脉中层变薄、扩张，以弥补动脉血流不足的影响。但是，最终代偿机制失效，

管壁被泡沫细胞完全置换。管腔狭窄更易发生动脉栓塞，从而造成大胆管坏死和胆管缺血。

在结缔组织中的胆管和静脉周围可以看见泡沫状巨噬细胞。肝周大胆管可见局灶性上皮细胞脱落、乳头状增生、地图样纤维化，以及急性和慢性炎症。

只有明确了慢性排斥反应的诊断，才能进行分期。慢性排斥反应的早期意味着如果病原/免疫原因能被控制或逆转的话，就很有可能恢复。相反，慢性排斥反应的晚期意味着恢复的可能性有限，如果有临床指征时，需要考虑再次肝移植。但在该领域中仍需进一步研究。所在患者从早期至晚期排斥反应的进展程度和顺序并不是非常明确。部分患者的急性/早期阶段可持续数月或数年，而另一部分患者会在移植后1年或在第一次发作后的数周或数月内快速进展为严重纤维化或发生晚期改变。有些患者表现为胆管缺失为主或单纯的胆管缺失，或者单纯的动脉血管病，但常见二者同时发生。

慢性排斥反应重要的实践意义是对活组织检查没有一个绝对的定义。相反，它提供了逆转可能性的相关信息，这需要与临床表现和实验室检查相联系，如血胆红素明显增高＞342μmol/L(20mg/dl)、合成功能逐渐下降、肝动脉栓塞和胆管坏死或胆汁淤积同时存在。

(5) 鉴别诊断：在穿刺活组织检查标本中，慢性排斥反应的诊断主要依据小胆管的损伤和缺失，中央静脉周围纤维化；动脉的特征性变化在穿刺标本

中少见。由于非排斥反应相关的并发症，如阻塞性胆管病、肝动脉狭窄或栓塞、药物不良反应和巨细胞病毒感染，常发生胆管损伤和胆管缺失。并且，肝静脉引流不足和其他引起中央静脉周围损伤的原因会造成中央静脉周围纤维化。因此，慢性排斥反应的诊断要依据胆管上皮老化或缺失，或者单纯的中央静脉周围纤维化，首先要排除其他非排斥反应引起的胆管损伤和缺失，或中央静脉周围纤维化。

最困难的鉴别诊断是Ⅰ型慢性排斥反应与胆道梗阻或狭窄的鉴别，包括复发性原发性硬化性胆管炎。倾向阻塞性胆管病的特征包括：①部分汇管区胆管缺失，伴其他汇管区胆管反应；②小叶内成簇的中性粒细胞；③胆汁性梗死；④汇管区周围肝细胞铜或铜相关性蛋白沉积；⑤明显的胆小管胆汁淤积，比例不等的胆管缺失（< 50%）。倾向慢性排斥反应的特征包括：①胆管改变伴中央静脉周围炎症和（或）纤维化；②无上文所述的典型复发型原发性硬化性胆管炎改变。在部分病例中，需要进行胆管造影术和（或）血管造影术以鉴别诊断慢性排斥反应和胆道梗阻，慢性排斥反应可见外周充盈减少和不足。

部分病例中，汇管区的单独胆管缺失< 50%者不会出现肝损伤功能检测值显著升高。这些不常见病例是否发生在早期慢性排斥反应尚不确定。流出道机械性梗阻、药物不良反应和所有非排斥反应引起的肝小静脉闭塞病和供肝的巴德-基亚里加综合征（Budd-Chiari综合征）都可引发单独的中央静脉周围纤维化。

任何情况下诊断慢性排斥反应最安全的方法是回顾最初的活组织检查，将组织病理学表现与临床病程密切关联。通常，对于病情严重的或未缓解的急性排斥反应，发生在组织病理学出现改变之前者，可视为慢性排斥反应。

（六）细菌和真菌性感染

对肝移植受者组织切片进行回顾时，要对感染持高度怀疑态度。由于手术造成的压力或组织损伤，以及使用大量免疫抑制药以预防急性排斥反应，在移植后前1～2个月通常发生大部分严重的"机会性"真菌和病毒感染。移植后6个月主要发生细菌性感染。临床症状、体征为发热、吻合口或创面裂开、再次肝移植、腹部持续性疼痛和脉管栓塞时，要进一步

怀疑严重感染。

由于许多细菌和真菌感染发生在无活性的组织，要对大部分坏死组织常规进行细菌和真菌的特殊染色。急性和慢性炎症和肉芽肿同时存在，通常是感染发生的很好标志，但由于严重的免疫抑制，也有可能不出现。深部真菌和细菌感染的组织病理学表现为大部分病理医师所熟知，本章不再赘述。

（七）"机会性"肝炎病毒

所谓"机会性"是指巨细胞病毒、Epstein-Barr病毒（EBV）、单纯疱疹病毒（HSV）或水痘病毒（VZV）和腺病毒感染，这些病毒不会导致普通人群出现急性肝炎明显的临床表现，也不会引发普通人群或肝移植受者患慢性肝炎。大部分成年人肝移植受者已经受到感染，正常的免疫系统能够抑制潜在的感染，病毒会持续存在于体内。相反，大部分小儿受者和少数成年人是首次感染，之前没有受到过感染，这些受者易受病毒初次感染的影响。

因预防排斥反应而使用免疫抑制药的所有肝移植受者都容易受到这些病毒影响，发生急性肝炎。这些潜在感染发生"激活性"感染/疾病，"初次感染"受者发生原发性感染/疾病。一般来说，原发性感染/疾病比"激活性"感染/疾病的症状明显加重。潜在感染的重要性是它造成周期性病毒进入外周循环，因此可通过对病毒抗原或核酸计数而进行监测。当病毒量超过一定水平时，凭经验设置阈值，最初可减少免疫抑制药剂量和（或）使用特异性的抗病毒药以预防活动性疾病。进行监测和干预性治疗能显著减少发生率，但并不能消除这些病毒引发的疾病。根据笔者的经验，很少有组织病理学诊断的肝炎病例，因为这些病毒现已少见。

1. 巨细胞病毒肝炎

（1）引言和病理生理学：有效的疾病预防和干预性治疗能很大程度减少巨细胞病毒肝炎的发生率，并减少巨细胞病毒疾病症状的影响。症状性感染/疾病常发生在移植后3～8周，在短期使用大剂量免疫抑制药治疗致急性排斥反应后迅速发生。原发性感染比激活性感染更易引发严重疾病。病毒潜伏在粒细胞或上皮细胞和单核细胞中，可以解释早期肝窦细胞巨细胞病毒抗原的出现先于疾病症状。巨细胞病毒感染常认为是肝动脉栓塞特别是小儿受者、慢性排斥反应、胆道狭窄和复发性丙型肝炎病毒进

展为纤维化的高危因素。

（2）临床表现：病毒播散的范围决定了所累及的器官系统。胃肠道来源的巨细胞病毒激活感染 / 疾病，常见症状和体征包括发热、腹泻和胃肠道溃疡、白细胞减少和轻度肝炎伴肝损伤功能检测值的轻度升高。严重的播散性疾病可见呼吸衰竭 / 肺炎症和视网膜炎症。巨细胞病毒偶会引发类似 EB 病毒相关性移植后淋巴组织增殖性疾病的症状，伴淋巴结病、发热和非典型性淋巴细胞增多症。

（3）组织病理学表现：由于对抗原血症的血清监测和干预性抗病毒治疗，罕见的组织病理学诊断为巨细胞病毒肝炎。一般情况下，巨细胞病毒肝炎的特征为肝小叶点状坏死、库普弗（Kupffer）细胞肥大、小叶结构轻度紊乱、小叶斑片状炎症（见下文）。感染的肝细胞偶见特征性的细胞核和（或）细胞质包涵体，目前，包涵体通常仅见于免疫抑制药过度使用和未进行充分监测或治疗的患者。任何类型的细胞都可能受到感染。诊断特征包括嗜酸性核内大包涵体，周围围绕一圈透明空晕，伴细胞质嗜碱性或嗜双色性小包涵体（图 4-20）。严重者，见大量含巨细胞病毒包涵体的细胞散在分布在移植肝中，这有重要的组织学意义。单独巨细胞病毒感染不会引发亚大片或大片坏死。

中性粒细胞、微小脓肿或成簇的巨噬细胞和淋巴细胞——微小肉芽肿环绕着被感染的细胞。巨细胞病毒肝炎也可伴有轻度淋巴浆细胞性汇管区炎症，见胆管细胞炎症细胞浸润和损伤，表现与急性或早期慢性排斥反应相似。事实上，胆管缺失和慢性排斥反应伴有移植肝持续性的巨细胞病毒感染。

由于现在很少看见特征性包涵体，巨细胞病毒肝炎常表现为肝实质的改变，见上文。一部分病例可见巨细胞病毒"碎片状"核包涵体，如果不进行免疫过氧化物酶染色检测病毒抗原或原位杂交检测核酸，则很难识别。像快速分裂的组织如新生的肉芽组织、增生的毛细胆管、梗死边缘或其他无实质性组织都是巨细胞病毒生长的肥沃土壤。

（4）鉴别诊断：很难区分巨细胞病毒肝炎与乙型肝炎病毒或丙型肝炎病毒早期复发、偶发的 EB 病毒肝炎，尤其是未检测出病毒包涵体时和汇管区单个核细胞为主的炎症。同样也很难将巨细胞病毒肝炎与单纯疱疹病毒性肝炎区分开来。由于二者都可见多核和有空晕的核内嗜酸性包涵体。含有巨细胞

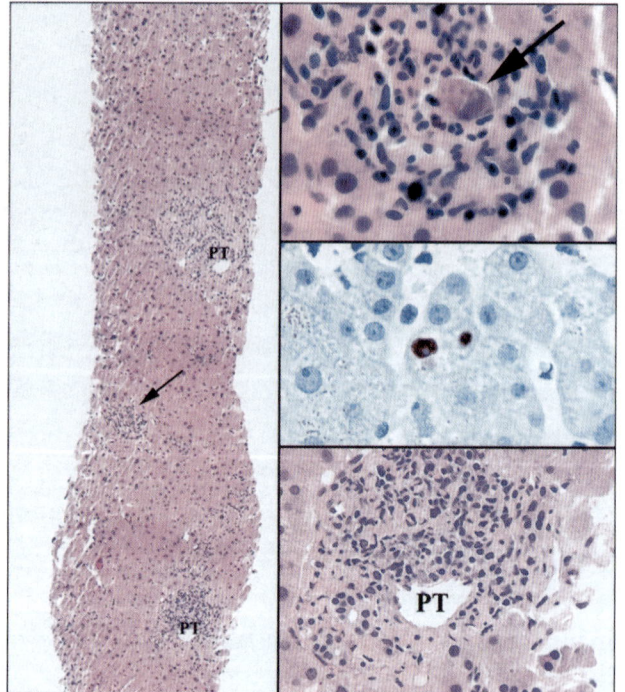

图 4-20 由于对外周血的监测和干预性使用免疫抑制药和（或）抗病毒药物治疗，组织病理学诊断的巨细胞病毒肝炎已经少见。典型病例常见各种淋巴浆细胞性汇管区炎症（右下插图）、小叶结构稍微紊乱和小叶内散在的微肉芽肿或微小脓肿（箭头和右上插图）。右上插图见高倍镜下巨细胞病毒感染的细胞（箭头）。当病毒包涵体缺失时，进行免疫染色检测巨细胞病毒抗原以明确诊断（右中插图）

病毒包涵体的细胞，可见细胞质嗜碱性或嗜双色性小包涵体，这可将它与单纯疱疹病毒感染的细胞区分开来。单纯疱疹病毒性肝炎见局限性点状凝固性坏死特征，而在巨细胞病毒肝炎缺乏这种表现。

无包涵体的巨细胞病毒肝炎与早期乙型肝炎或丙型肝炎的微小区别包括小叶结构紊乱的数量更少，少见肝细胞肿胀。在乙型肝炎或丙型毒肝炎中均看不到微小脓肿或微肉芽肿。巨细胞病毒肝炎的明确诊断常依据免疫染色或原位杂交检测病毒抗原或病毒核酸，以及相关的临床和血清学检测。

巨细胞病毒肝炎表现类似于 EB 病毒肝炎，这是因为它表现为淋巴细胞质细胞性轻度汇管区炎症和小叶炎症，其内偶可见母细胞样淋巴细胞和非典型淋巴细胞。EB 病毒肝炎多见非典型淋巴浆细胞，而巨细胞病毒肝炎的多见小叶内局灶性炎症（如微肉芽肿和微小脓肿）。深层面切片进行 EB 病毒和巨细

胞病毒抗原染色和原位杂交检测 EB 病毒核酸，可用于最后明确诊断。

巨细胞病毒肝炎常发生在因排斥反应而近期使用大药量免疫抑制药治疗者。因为使用少量免疫抑制药进行抗病毒感染，这时很难判定究竟是由于残余的巨细胞病毒肝炎造成的肝的炎症／损伤，还是急性排斥反应的复发或进展为慢性排斥反应。O'Grady 和其他学者对巨细胞病毒感染与慢性排斥反应的相关性进行了阐述，而另一些学者并未发现二者的关联性。笔者建议如果肝功能持续异常，优先考虑为巨细胞病毒包涵体或抗原，进行抗巨细胞病毒治疗，治疗后 1～2 周再次进行活组织检查。

2．单纯疱疹和水痘 - 带状疱疹病毒性肝炎

（1）引言：单纯疱疹病毒（CMV，Ⅰ和Ⅱ型）性肝炎或水痘 - 带状疱疹病毒（VZ）性肝炎可发生在移植后的任何时间，表现为发热、水疱、皮疹、疲倦、全身疼痛和肝损伤功能检测值升高。隐匿性单纯疱疹病毒性肝炎可快速进展为亚大片或大片肝坏死、血压低、弥散性血管内凝血、代谢性酸中毒和死亡。暴发性单纯疱疹病毒性肝炎常发生于原发性感染／疾病的患者，没有先前致敏的证据。

（2）组织病理学表现：穿刺活组织检查标本识别和及时报告单纯疱疹病毒性肝炎和 VZ 性肝炎非常重要，因为可以进行有效的药物治疗，如果不及时治疗，患者可能会迅速死亡。有文献报道单纯疱疹病毒性肝炎的 2 种组织病理类型：局灶型和弥漫型。对二者的区分与进行快速诊断和免疫功能相关。这两种类型可发生特征性的局限性凝固性坏死和小叶结构消失。坏死中央区见肝细胞残影，夹杂着中性粒细胞、核碎片，周边环绕着残存的肝细胞，还可看见单纯疱疹病毒／VZ 包涵体。被感染的细胞轻度增大，染色质"脏污"、毛玻璃核或见特征性 Cowdry A 型嗜酸性包涵体。偶见多核巨细胞，但 HE 染色通常缺乏单纯疱疹病毒性肝炎或 VZ 性肝炎的诊断性包涵体。需要进行免疫过氧化物酶染色以证实单纯疱疹病毒抗原的存在。根据笔者的经验，检测单纯疱疹病毒亚型的抗体制剂存在交叉反应，部分病例通过很难区分型Ⅰ型单纯疱疹病毒和Ⅱ型单纯疱疹病毒，需要进行免疫组化加以区分。在 HE 切片难以区分单纯疱疹病毒性肝炎和 VZ 性肝炎时，可用单克隆抗体进行区分，非常有助于诊断。

（3）鉴别诊断：在对 HE 切片进行组织病理学诊断单纯疱疹病毒性肝炎或 VZ 性肝炎时，无论诊断是否明确，都要立即通知临床医师。这有利于进行有效的抗病毒治疗，如果免疫染色不能明确诊断，可以停止用药。单纯疱疹病毒／VZ 性肝炎的坏死要与梗死性坏死相鉴别，可查找残存的肝细胞或坏死边缘残存肝细胞内特征性的病毒包涵体，该区域可见核染色不清的细胞。笔者的做法是，HE 切片诊断单纯疱疹病毒性肝炎后，进行单纯疱疹病毒／VZ 免疫染色，以明确或排除诊断。

巨细胞病毒和单纯疱疹病毒性肝炎的鉴别诊断见上文。

3．爱泼斯坦 - 巴尔病毒

（1）引言和病理生理学：体外试验发现爱泼斯坦 - 巴尔病毒（Epstein-Barr 病毒，EB 病毒，EBV）感染"永恒"B 淋巴细胞，体内试验发现它呈静止状态位于 B 淋巴细胞和部分上皮细胞内，这是由于原发性感染后免疫系统有效地抑制了病毒复制。移植后进行强效免疫抑制药治疗，抑制了 T 细胞的免疫监视功能，失去了对 EB 病毒复制和 B 细胞增殖的遏制，从而增加各种 EB 病毒疾病的患病风险，见下文。读者可参考其他相关章节关于这种情况下 EB 病毒的病理生理学的论述（见"第十章 移植后淋巴组织增殖性疾病病理及发病机制"）。

（2）临床表现：在所有肝移植受者中，有 1%～2% 的受者之前具有抗 EB 病毒免疫性，并在移植后发展成为反应性疾病（EB 病毒）。更为常见的是不伴 EB 病毒免疫性的原发性感染。疾病的临床表现多样，包括肝炎、肠胃炎症、移植后淋巴组织增殖性疾病（包括 B 细胞病变、霍奇金淋巴瘤和 T 细胞病变）和平滑肌间质肿瘤。EB 病毒相关性症状通常与经典的传染性单核细胞增多症相似，表现为发热、淋巴结炎症、咽炎和黄疸。典型的症状和体征包括：下颌疼痛、关节痛、关节腔积液、腹泻、脑炎、肺炎、纵隔淋巴结病和腹水。实验室检查常见 ALT 和 AST 轻微升高、外周血液中非典型淋巴细胞，有时可见全血细胞减少。

未治疗或未控制的 EB 病毒复制和 B 细胞增殖导致移植后淋巴组织增殖性疾病，大部分首先表现为淋巴结增大和（或）移植肝或者胃肠道肿瘤。弥散性病变通常累及其他器官或部位。不管临床、组织病理表现或克隆性如何，一线治疗是停用或大幅度减少免疫抑制药，以恢复免疫监视功能。通常联合使用抗病毒药以抑制病毒复制。如果疗效不佳，下一步会考虑使用抗 CD20 抗体或常规化疗药物。

进展为严重 EB 病毒相关性疾病的危险因素包括原发性感染、严重的免疫抑制、隐匿性朗格汉斯（Langerhans）细胞组织细胞增多症和同时发生巨细胞病毒疾病。移植后晚期进展为移植后淋巴组织增殖性疾病的危险因素并不受免疫抑制药的影响，但受免疫抑制的持续时间和强弱的影响。

对巨细胞病毒而言，可进行外周血检测 EB 病毒核酸随访，以监测病毒的复制，使用酶联免疫斑点技术和新型技术四聚体染色监测抗 EB 病毒特异性 T 细胞应答。如果出现异常，要检查患者是否患有淋巴结病变和出现其他 EB 病毒相关性疾病的表现——许多严重的 EB 病毒相关性疾病通常最早表现为免疫抑制功能降低。治疗原则就是降低 EB 病毒相关性疾病发生的严重程度。

（3）组织病理学表现：肝移植后 EB 病毒疾病的组织病理学表现范围很广，从 EB 病毒肝炎到移植后淋巴组织增殖性疾病。EB 病毒肝炎表现为非特异性汇管区和肝窦轻度淋巴细胞增多症；移植后淋巴组织增殖性疾病的表现类似弥漫性大 B 细胞淋巴瘤。EB 病毒复制增高的患者中偶见含有 EB 病毒的细胞，会混杂在其他炎症细胞中，伴排斥反应和其他原因引起移植器官功能障碍。

所谓的典型 EB 病毒肝炎常表现为汇管区轻度淋巴浆细胞炎症，伴肝窦淋巴细胞增多症，后者由小淋巴细胞或轻度非典型淋巴细胞组成（图 4-21）。在自体肝的肝窦内出现"成串"的淋巴细胞提示 EB 病毒相关性异常。小叶的变化包括局灶性肝细胞肿胀、肝细胞轻度嗜酸性坏死、小叶结构轻度紊乱/再生。

移植后淋巴组织增殖性疾病表现为更为严重的 EB 病毒疾病的症候，常见淋巴浆细胞性汇管区炎症，细胞可见异型性。早期或多型性的病变中通常表现为混合性细胞群，包括小淋巴细胞、母细胞样淋巴细胞、浆细胞样淋巴细胞和浆细胞（图 4-22）。晚期或单型性病变中，大多数为异型细胞。肝累及的更严重类型通常表现为汇管区呈地图样扩大，因成片的异型免疫母细胞增生所致。炎症性浸润使得正常汇管区结构标志模糊不清。肝窦内可见同样的细胞聚集。部分患者见明显的肝坏死。异型细胞的细胞学特征与弥漫性免疫母细胞淋巴瘤相似。也可见

霍奇金样淋巴瘤移植后淋巴组织增殖性疾病伴经典的里德 - 斯顿伯格（Reed-Sternberg）细胞以及胆管缺失，与自体肝发生的相应病变一样。汇管区和（或）中央静脉内皮的淋巴细胞可能类似急性排斥反应。

要诊断任何 EB 病毒相关疾病，都需要进行 EB 病毒 RNA 原位杂交检测加以证实（EBER 序列）。

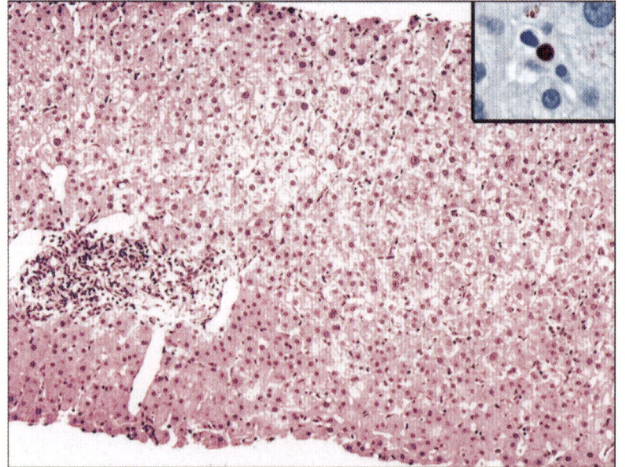

图 4-21 EB 病毒肝炎病变的特征多样，常为轻度、单个核细胞为主的汇管区炎症，不伴胆管损伤，伴肝窦轻度淋巴细胞增多和少许肝细胞凋亡。原位杂交偶可在汇管区和（或）肝窦淋巴细胞中检测出 EB 病毒 RNA，据此可以证实为 EB 病毒肝炎（右上插图）

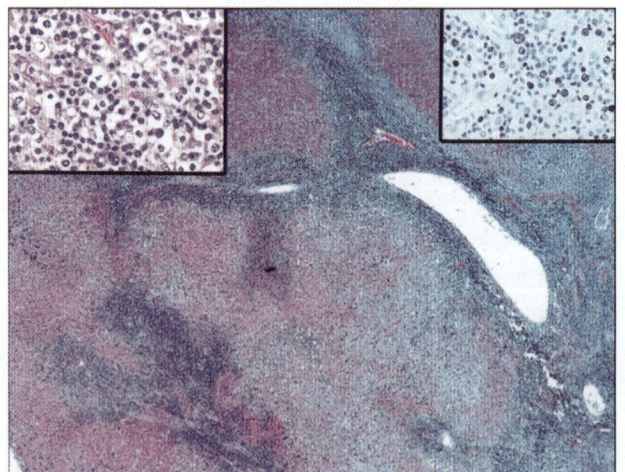

图 4-22 EB 病毒复制未能控制进展为移植后淋巴组织增殖性疾病。特征性表现包括汇管区炎症细胞密集浸润，由相对单一的淋巴细胞和浆细胞淋巴细胞组成（左上插图），蔓延覆盖至正常的汇管区结构或交界。与巨细胞病毒相反，移植后淋巴组织增殖性疾病引起融合性甚至更大区域的地图样坏死。与图 4-14 急性排斥反应的炎症细胞浸润相比，EB 病毒 RNA 原位杂交检测能明确诊断（右上插图）

笔者的日常工作包括免疫组织化学染色或 κ 和 γ 轻链原位杂交检测，以及 CD20 检测以排除抗 CD20 抗体反应性的可能。偶尔，如果有足量的新鲜组织标本，我们也会检测 EB 病毒抗原的表达，取一部分用于流式细胞和分子学分析，以便获得更为详细的表型特征和免疫球蛋白基因重排研究。关于移植后淋巴组织增殖性疾病在肝外淋巴结和其他组织中的表现。

（4）鉴别诊断：EB 病毒肝炎很难与非特异性"反应性肝炎"和乙型肝炎病毒、丙型肝炎病毒或巨细胞病毒急性肝炎相鉴别。丙型肝炎病毒和 EB 病毒肝炎都可见肝窦内淋巴细胞增多，但 EB 病毒相关疾病常至少偶尔可见非典型细胞。相反，丙型肝炎病毒肝炎常见小而圆、非活化的淋巴细胞，聚集在汇管区形成结节。临床病理学特征，包括外周血的 EB 病毒水平，也有助于鉴别诊断。

EB 病毒肝炎 / 移植后淋巴组织增殖性疾病很难与急性排斥反应相鉴别（图 4-14 至图 4-22）。倾向于急性排斥反应而不是 EB 病毒相关疾病的特征包括多型性、"排斥反应型"汇管区和（或）中央静脉周围炎症细胞浸润，包括明显的嗜酸性粒细胞；胆管损伤程度严重和广泛，损伤程度与炎症的严重程度成正比。倾向于 EB 病毒相关疾病而不是急性排斥反应的特征包括：形态相对单一的汇管区炎症细胞浸润，主要由活化的、免疫母细胞样单个核细胞组成，大部分细胞呈浆细胞分化的特征，部分细胞呈非典型细胞学特征；胆管损伤呈斑块状 / 轻度炎症，损伤程度比汇管区的严重炎症更为轻微。

大部分最终诊断为 EB 病毒相关疾病者是依靠 EB 病毒 RNA 原位杂交检测（EBER 探针）。由于稀少的 EBER 阳性细胞在一般人群的淋巴结中比较常见，这些细胞在移植受者中常轻度增多，EBER 探针的检测意义也备受争议，因此我们要小心判读结果。笔者认为，成簇的 EBER 阳性细胞聚集或阳性表达 EBER 细胞的组织还呈现其他的 EB 病毒相关疾病的组织病理学特征，表明为 EB 病毒复制功能增强。这类患者增加了进展为包括移植后淋巴组织增殖性疾病在内的 EB 病毒相关疾病的危险。密切的随访包括对外周血的密切监测和监测免疫抑制功能。我们要记住，有 1/3 的移植后淋巴组织增殖性疾病患者没有明显 EB 病毒感染的证据。

4. 腺病毒性肝炎

（1）引言和病理生理学：腺病毒性肝炎主要局限发生在小儿受者的原发性感染，但偶有成人感染的病例报道，常在移植后 1 ～ 10 周出现临床症状，可进行穿刺活组织检查以明确诊断。症状包括发热、呼吸困难、腹泻和肝功能障碍。出现症状时，可从肺和胃肠道分离出 1、2 和 5 型病毒亚型。肝移植患者主要感染 5 型病毒，但一般人群感染的病毒亚型为 2、11 和 16 型。因此，上述病毒亚型都可感染并导致移植肝的肝炎。

（2）组织病理学表现：单凭 HE 染色切片诊断腺病毒性肝炎需要有一定的经验。因为疾病相对少见，很少看到典型的核包涵体。典型的病例可见"痘样"肉芽肿，几乎完全由巨噬细胞组成，或肝实质遍布着巨噬细胞中夹杂中性粒细胞（图 4-23）。部分病例可见肉芽肿围绕着小块地图样坏死区域。如伴其他病毒机会性感染，常在坏死区边缘或肉芽肿附近残存的肝细胞核内看见典型 / 诊断性腺病毒包涵体。典型的腺病毒包涵体见于核膜边浓密的染色质，这使得细胞核看起来像"烤饼"，常需要进行免疫组织化学染色以明确诊断（图 4-23）。

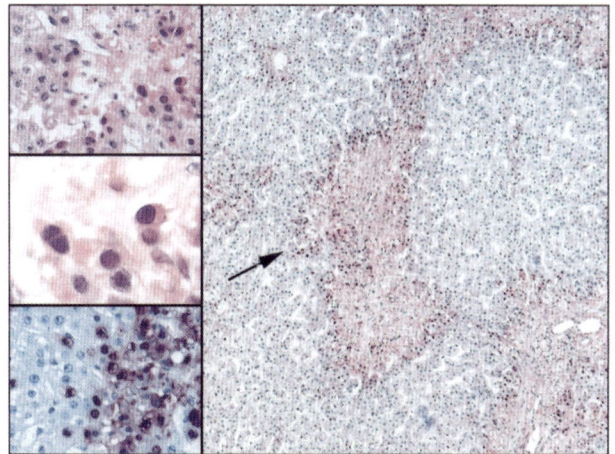

图 4-23　腺病毒性肝炎的特征为地图样坏死，有时环绕着巨噬细胞和（或）中性粒细胞。本例可见广泛的坏死伴少许中性粒细胞。右上插图箭头所指高亮区域为高倍镜图示；注意位于坏死区边缘的细胞簇。左中插图为油镜下腺病毒核包涵体的特征。注意核包涵体"烤饼"状，感染的细胞模糊不清。病毒抗原免疫染色明确了伴其他病毒机会性感染的诊断

（3）鉴别诊断：典型的腺病毒包涵体是区分腺病毒性肝炎和其他原因导致局灶性肝细胞坏死和肝肉芽肿如单纯疱疹病毒 / 水痘 - 带状疱疹病毒、梗死和深部真菌或分枝杆菌感染的可靠标志。并且，腺病毒、单纯疱疹病毒 / 水痘 - 带状疱疹病毒、巨细胞病毒抗原和（或）核酸的免疫染色、活组织检查微生物培养和肉芽肿病原体特异性染色阴性可以辅助诊断。

由于腺病毒也会引发像单纯疱疹病毒 / 水痘 - 带状疱疹病毒性肝炎和巨细胞病毒性肝炎一样的肉芽肿性炎症和局灶性坏死，一般腺病毒比单纯性疱疹或水痘 - 带状疱疹病毒性肝炎更少引起坏死。腺病毒相关性肉芽肿常由巨噬细胞单独构成或由巨噬细胞和中性粒细胞混合组成，常比典型的巨细胞病毒肝炎微肉芽肿更大。腺病毒性肝炎罕见多核巨细胞。相反，巨细胞病毒肝炎见巨大细胞和核内嗜酸性包涵体、核周透亮光晕、嗜碱性或嗜双色性细胞质小包涵体。腺病毒性肝炎缺少巨大细胞、核"污浊"和细胞质包涵体。

尽管如此，正如其他所有病毒机会性感染，腺病毒性肝炎的最初也是根据 HE 切片的表现而提出怀疑诊断，并被免疫组织化学染色和（或）原位杂交检测所证实。

四、晚期移植肝功能障碍和活组织检查方案的评估事项

肝移植的短期生存率很高，原发疾病的复发率也高，使得肝移植活组织检查评估远期肝功能障碍在肝移植病理中变得越来越重要。对移植后 6 个月以上的活组织检查标本的解读明显难于移植后早期标本。因为多种刺激会造成功能障碍，其中许多功能障碍的临床表现、血清学和组织病理学的特征都会相互重叠。肝移植病理 Banff 工作小组耗费数年时间达成共识，编写了此类活组织检查标本的评估和解读指南。

肝移植超过 1 年时间的受者，要常规进行肝功能损伤检测以监测移植肝的功能障碍情况。大多数检测项目中，当肝功能损伤检测值明显高于患者的基线值时要进行远期活组织检查。一些研究描述了移植后 1 ~ 19 年的受者中远期移植肝的功能障碍的整体表现和造成功能障碍的原因。尽管受者人群、免疫抑制药治疗方法和研究设计存在显著差异，但

上述结果与其他研究非常一致。

晚期移植肝的功能障碍的发病原因包括原发疾病的复发和阻塞性胆管病。后期活组织检查中 4% ~ 38% 的功能障碍引发急性或慢性排斥反应。了解原发性疾病、免疫抑制药的变化、以前活组织检查结果、临床和试验检测值、治疗或诊断或干预性检测结果都会对最终诊断有所帮助。

在丙型肝炎病毒阳性受者中可能会对活组织检查进行少部分项目检测。非丙型肝炎病毒相关疾病特别是小儿受者，对检测值正常或接近正常的肝、无症状长时间存活者是否进行移植肝活组织检查是有争议的。要考虑的事项包括：发病率和病死率、费用、困难、利用资源和不能解释的组织病理学表现可能造成的不利影响。要权衡个人和（或）社会利益，例如：①对临床不明显疾病的早期检测；②对受者是否成功停用免疫抑制药的确认；③迟发性快速丙型肝炎病毒进展的识别；④慢性轻度损伤、乙醇和长期移植的影响。

大部分肝功能检测异常或出现症状、移植后存活超过 1 年以上受者的活组织检查（接近 75%）可以发现组织病理学有明显异常。一般是由于复发性疾病或胆道狭窄造成。并且，在长期存活者的肝功能检测值正常的无症状受者中，有接近 25% 的活组织检查是由于原发性疾病反复发作，例如丙型肝炎病毒、原发性胆汁性肝硬化和自身免疫性肝炎，可以出现明显的异常。约 2/3 的活组织检查组织病理学表现轻度异常，即使是在无复发性疾病、肝功能检测值正常或接近正常的无症状受者也是如此。一般表现为汇管区静脉病变和结节性再生性增生，肝动脉小分支增厚或透明变性，以及汇管区和小叶"非特异性"炎症。上述其他方面不能解释的长期组织病理表现的致病原因、意义和长期影响需要进一步研究。

许多移植后远期活组织检查显示单个核细胞为主的汇管区炎症，交界区伴有各种坏死性界面性活动性炎症。几种可能的原因造成功能障碍的细微组织病理学差异不会一直存在，也不可靠，在疾病早期很难做出精确的诊断。在这种情况下，使用诸如"根据病变特征提示为早期"此类报道方式，强调这是临时诊断。

依据实验室检测结果在移植前做出的诊断可能对移植后的诊断没有相同的意义。原发性胆汁性肝

硬化（PBC）或自身免疫性肝炎（AIH）患者移植后即使没有复发性疾病的组织病理学证据，常会持续存在抗线粒体抗体（AMA）和抗核抗体（ANA），但滴度较低。移植前无自身免疫性肝炎的患者可发展为自身抗体，它可成为其他典型排斥反应的并发症，或是与新发的自身免疫性肝炎相关。相反，自身抗体的滴度会受免疫抑制药的影响。

多种原因会共同造成移植后晚期功能障碍。活组织检查分析并结合临床相关病理有助于对主要损伤的判断。免疫抑制药的剂量会影响活组织检查结果、复发性病毒性肝炎的严重程度、自身免疫性肝炎和排斥反应。例如迟发性急性排斥反应常由于免疫抑制药不足而急性发作，并且自身免疫性肝炎和其他自身免疫疾病的受者常常是激素依赖型。

用以确定肝移植远期功能障碍原因的标准能概括评估所有的潜在原因。第一，肝损伤的组织病理学证据和肝损伤功能检测值与诊断一致。第二，血清学、分子生物学、免疫学阳性，或病原体影像学证据或损伤的可能原因都支持诊断。第三，能合理地排除引起组织病理学改变相同和肝功能检测值升高的其他原因。根据 Banff 工作小组的典型组织病理学表现，引发后期功能障碍发生的各种原因总结在表 4-5，包含和鉴别的主要标准见表 4-6，近似发生率、危险因素和临床表现见表 4-7。

五、复发性疾病和移植引起的疾病

原发性疾病的复发和慢性免疫抑制药的不良反应是肝移植受者长期无病生存的主要影响因素。对自体肝疾病分类有助于理解疾病的复发：①传染性疾病（A、B、C、D、E 等病毒性肝炎）；②免疫功能失调，包括自身免疫性肝炎、原发性胆汁性肝硬化、原发性硬化性胆管炎和重叠综合征；③肝细胞癌和胆管细胞癌；④毒物侵害，例如酗酒、药物不良反应；⑤肝代谢性疾病，如 α-1-抗胰蛋白酶缺乏、Wilson 病和肝外代谢性疾病，例如血色沉着症、戈谢病和囊性纤维化。

肝细胞癌的肝移植要以移植时疾病的分期为基础。一般来说，小范围、早期、不伴血管浸润的肝细胞癌可以进行肝移植治疗。显微镜下见到血管浸润是预测肝细胞癌、多发性肝肿瘤和巨大肿瘤复发的一个非常有用的预测因子，胆道和胆管癌是肝移植的禁忌证，肝移植后的预后很差。

不明原因的其他疾病也可在移植后复发。包括结节病、特发性肉芽肿性肝炎、婴儿后期巨细胞病毒肝炎和巴德-基亚里综合征（Budd-Chiari 综合征）。

（一）肝炎病毒感染（A、B、C、D 和 E）

1. 引言　甲型肝炎病毒（HAV）引起的暴发性肝衰竭很少适用于肝移植。在亚洲，乙型肝炎引起的肝硬化是肝移植的主要指征，而在全世界，丙型肝炎引起的肝硬化是常见的肝移植指征之一。由于甲型肝炎一般不会引起慢性排斥反应，即便是在免疫抑制宿主中，它也不是肝移植功能障碍的原因。然而，Fagan 等报道，肝移植无功能障碍者的持续性肝炎或感染可能是由于肝外病毒感染所致。

与机会性病毒一样，乙型肝炎病毒和丙型肝炎病毒存在于血液和（或）感染肝外组织。如果乙型肝炎病毒或丙型肝炎病毒能够进行复制，则会普遍地造成新移植肝的感染。对血液制品和供者器官进行有效的筛查，可以在很大程度上消除移植器官的新发感染，但移植后新发的获得性感染并不罕见。临床和组织病理学表现以及对肝移植乙型肝炎病毒和丙型肝炎病毒的评估与一般人群相同，受者有数个重要的例外情况：①由于免疫抑制的原因，病毒复制明显增加；②移植后比移植前的炎症轻微减轻，但纤维化进展迅速；③少部分患者可见明显的病毒复制，出现非典型临床和组织病理学表现，具体描述见下文。戊型肝炎病毒（HEV）最近被发现是引起肝移植受者慢性肝炎的原因。

2. 乙型肝炎和 δ 型肝炎

（1）引言：在西方世界由于强制性乙型肝炎病毒接种，乙型肝炎病毒引发肝硬化的发生率和作为肝移植的适应证在明显下降，而在中国，它仍是肝移植的适应证。移植前血清 HBeAg 阳性或血液中检测出乙型肝炎病毒 DNA，能发现活跃的病毒复制，它会导致移植器官的再感染。乙型肝炎病毒引起的暴发性肝失功能或慢性肝病抗 -HBe 阳性、血清乙型肝炎病毒 DNA 和 HBeAg 阴性者，很少能在移植前预测再感染和复发性疾病的发生。

对有效的免疫抑制乙型肝炎病毒感染和（或）非复制型乙型肝炎病毒 DNA 整合入基因者的观察，有 10%～25% 的新移植肝不发生再感染或乙型肝炎病毒疾病。对供者和血液制品的筛查大大地降低了移植前乙型肝炎病毒感染者发生乙型肝炎病毒引发

表 4-5　常见原因造成肝移植远期功能障碍的组织病理学特征

组织病理学特征	自身免疫性肝炎**	急性排斥反应	慢性排斥反应	乙型和丙型慢性病毒性肝炎	PBC	PSC/BD 狭窄
分布、严重程度和汇管区炎症组成	常弥漫性肝硬化、数量不等的单个核细胞性炎症，常见明显的浆细胞	常弥漫分布，严重程度不一，混合性"排斥型"（见正文）炎症	分布区域不规则，常极轻微或轻度淋巴浆细胞性肝炎	分布区域不规则、严重程度不一，肝硬化，单个核细胞性，形成结节	显著不规则，严重程度不一，肝硬化，单个核细胞性，形成结节	常不规则至弥漫分布，严重程度取决于不同分期；轻度中性粒细胞，嗜酸性粒细胞偶见显著单个核细胞性炎症
交界区炎症表现和类型	常见突出和特征性坏死性炎症，富于浆细胞性	局灶性、轻度坏死性炎症型	极轻微或无	多变，常不显著，坏死性和和（小胆管型）	远期发生的疾病重要特征，胆管和坏死性炎症伴铜沉积	显著和明确特征：小胆管型汇管区和汇管区周围水肿
胆管炎症和损伤	多变，如果出现则累及少许胆管	可见和常累及大部分胆管	局灶进行性淋巴细胞性胆管损伤；胆管缺失伴炎症症减轻	多变，如果出现则累及少许胆管	在恰当背景下诊断肉芽肿性或局灶性严重淋巴细胞胆管炎症	导管周围片状水肿，"纤维性胆管炎症"，急性胆管炎症，门静脉外多发性胆管增生
胆管上皮老化改变和小胆管缺失	无或累及少许胆管/汇管区，但可以呈局灶的严重程度	无或仅累及少许胆管	大部分残存胆管老化/萎缩/非典型（见正文），常见但程度不一	无或仅累及少许胆管	小胆管缺失伴小胆管反应	小胆管缺失伴小胆管反应
静脉周围单个核细胞炎症和（或）肝细胞脱落	多变，大部分静脉周围受累，与排斥反应相似（见正文）；可以是浆细胞富集型	多变，如果见到明确的特征，则累及大部分分静脉周围区域，也可见上皮下静脉炎症（见正文）	常见，但多变	多变，但常轻度，如果出现则累及少许胆管周围区域	多变，但常轻度，如果表现则累及少许静脉周围区域	无
小叶表现和坏死性炎症	严重程度不一、玫瑰花样坏死性炎症可见和（或）显著	多变，如果出现，则聚集在下静脉周围区域	多变，如果出现，则聚集在静脉周围区域	无序多变，严重程度不一，坏死性炎症	轻微无序，肝实质肉芽肿，后期特征为汇管周围铜沉积和胆管病	无序、少见，成簇中性粒细胞，有或无胆管病
硬化进展过程中纤维化表现	大结节、肝炎后型	罕见	少见，如果出现常为静脉中心型，长期发展会演变成胆道型	常见大结节、肝炎型，可见小结节（见正文）	胆汁型	胆汁型

* 表内组织病理学表现要结合临床、血清学、影像学结果，主要的排除性诊断标准见表 4-2 以做出最后诊断
** 复发性和新发自身免疫性肝炎可见相同表现
BD，胆管；PBC，原发性胆汁性肝硬化；PSC，原发性硬化性胆管炎

表 4-6　包含性和排除性诊断标准诊断肝移植后复发和新发慢性坏死性炎症以及首次发病时间和肝功能检测值 *

诊断	原发性疾病	血清学/分子检测**	时间和肝功能检测值***	重要的排除性标准
复发性 AIH	AIH	自身抗体**(ANA、ASMA、ALKM)常高滴度(>1∶80);血清 IgG 增高	>6个月,肝细胞性	急性和慢性排斥反应、HBV、HCV 感染、三代 ELISA 检测分析和(或)血清 PCR 检测判断
新发 AIH	其他 AIH	与上文相同	>6个月,肝细胞性	与上文相同
复发性 HBV 或 HCV	HBV 或 HCV 的硬化	HBV 或 HCV 感染检测标准,三代血清学标准和(或)HBV 或 HCV 核酸分子检测阳性	第6~8周,最早10d,常为肝细胞性,但可也为胆汁淤积型	急性和慢性排斥反应、AIH
复发性 PBC	PBC	AMA 阳性,但由于大部分移植后患者 AMA 保持增高,所以意义不大	>1年,胆汁淤积型	胆道阻塞/狭窄
复发性 PSC	PSC	NA	常>1年,胆汁淤积型	HA 血栓/狭窄、慢性(胆管缺失)排斥反应、外科解剖结构异常、仅见吻合口结构和 ABO 不合,OLTx 后<90d 非吻合口狭窄
急性排斥反应	NA(见正文危险因素相关内容)	NA	任何时间,常为肝细胞型,如同时有慢性排斥反应,可为混合型	免疫抑制缺陷但常无临床表现(见正文)。重要的排除性标准:胆道阻塞/狭窄、HBV、HCV、AIH
慢性排斥反应	NA(见正文危险因素相关内容)	NA	任何时间,但常<1年,胆汁淤积型,在各种静脉阻塞时可见肝细胞型,罕见(见正文)	常见免疫抑制缺陷,但常无临床表现(见正文);重要的排除性标准:胆道阻塞/狭窄、HBV、HCV、AIH
移植后自发性肝炎	非病毒和 AIH	HBV 和 HCV 感染和自身抗体检测阴性	>1年,常为肝细胞型	急性和慢性排斥反应、所有引起慢性肝炎的其他原因,合理原因排除胆道阻塞/狭窄,可采取各种方法查找病因

* 见表 4-5 相同的组织病理学表现
** 实时、常为首次发病检测时间:ASMA、抗平滑肌抗体、ALKM、抗肝肾微粒体、抗肝肾微粒体抗体
*** 评估标准:1个月以上,肝细胞型,ALT 和(或)AST>ALP 和(或)GGTP-ALP>AST 和(或)ALT

AIH,自身免疫性肝炎;ALKM,抗肝肾微粒体抗体,ANA,抗核抗体,ASMA,抗平滑肌抗体,EBV,爱波斯坦-巴尔病毒(EB 病毒);ELISA,酶联免疫吸附试验,HA,溶血性贫血;HBV,乙型肝炎病毒,HCV,丙型肝炎病毒,HEV,戊型肝炎病毒,NA,无数据,OLTx,原位肝移植,PBC,原发性胆汁性肝硬化,PSC,原发性硬化性胆管炎;AMA,抗线粒体抗体

表 4-7　后期功能障碍的发生率、危险因素和引发临床症状的原因

诊断	5 年疾病复发发生率	疾病复发和（或）复发严重疾病的危险因素	临床／免疫／影像学改变
病毒性肝炎			
HAV	< 5%	肝移植抗 HAV 滴度下降，肝移植后罕见复发性或新发 HAV	不是导致移植后功能障碍的主要原因
复发性 HBV	如 果 HBV DNA 阳性则 100%；如果 HBV DNA 阴性发病率更少	抗 HBC 阳性供者——抗 HBV 治疗不彻底；HBV 突变	由于有效的抗病毒治疗，复发性 HBV 不是主要病因
复发性 HCV	与移植前 HCV 复制的发生率相近	血 HCV RNA 有助于进行鉴别诊断：> 3000 万 U/L 增加患胆汁淤积性肝炎的风险；中度或严重急性和慢性排斥反应的发生常与 HCV RNA 低水平 < 500 万 U/L 有关	与普通人群相比，病毒量多和纤维化发展更为迅速；更为严重的肝炎常见 1 和 4 病毒亚型；各种疾病进展，部分受者迟发性功能障碍进展迅速
HEV	最新报道是导致肝移植远期肝炎／功能障碍的原因	由于 HEV 常不会造成非免疫抑制患者慢性排斥反应，尚未见复发性疾病报道	移植后感染和持续性病毒血症；移植后早期感染和白细胞减少症是可能导致慢性排斥反应的主要原因；多数旨在对不同人群感染发生的研究
免疫失调异常			
复发性 AIH	30%	免疫抑制低下；Ⅰ型 > Ⅱ型；移植前原始肝重度炎症；长时间随访，人类白细胞抗原 -DR3 或 DR4 接受状态暗示患更为严重的疾病	免疫抑制基线较高和（或）激素依赖型（见正文）；常见人类白细胞抗原 -DR3 和（或）DR4 亚型
新发 AIH	< 5%	更常见于儿童，但近期这种说法被质疑	与上文相同
复发性 PBC	20% ~ 30%，随着时间推移而有所增加	他克莫司作为基础的免疫抑制药；活体供者；激素和其他免疫抑制药撤退；可能发生 AIH	无症状患者肝功能检测值无升高者通常需要活组织检查进行初始诊断
复发性 PSC	20% ~ 30%，随着时间推移而有所增加	男性；供受交叉配型；人类白细胞抗原 -DRB1*08；移植时完整克隆；发生排斥反应风险增加的患者	胆管造影示胆管狭窄 > 肝移植后 90d；壁式不规则、憩室样外翻和整体表现类似 PSC；除去不利影响，患者和移植存活率可达 5 年；后期预后不详
排斥反应／其他			
急性排斥反应	多变，< 30% 造成后期功能障碍	免疫抑制不足；免疫活化药物治疗（如干扰素）；免疫失调的原发性疾病（如 AIH、PBC、PSC）	移植后早期较少见；可能由于延迟诊断，治疗更为困难
慢性排斥反应	3%	免疫抑制不足；免疫活化药物治疗（如干扰素）；难治性急性排斥反应；曾有过移植器官失功能者发生慢性排斥反应	是导致后期功能障碍的主要原因；大部分发生在第 1 年内；随着移植后时间的推移并无增加，但仍需要随访

（续　表）

诊断	5 年疾病复发发生率	疾病复发和（或）复发严重疾病的危险因素	临床／免疫／影像学改变
移植后自发性肝炎	5%～60%，波动范围大	在儿科受者中更为常见（见正文）	至多 50% 患者在 10 年内发生桥连坏死或肝硬化；中心发生率差别大
中毒／代谢性疾病			
乙醇	13%～50%	难以准确计算复发率；复发严重者导致移植肝缺失或患者死亡，但复发性酒精肝性肝炎相关疾病对大部分移植后饮酒超过 6 年者无明显影响	复发性疾病与 NASH 很难鉴别；基于组织病理学，结合 GGTP∶ALP 的增高比率和临床病史提示为复发性疾病
NAFLD	25%～100%	发生率取决于 NASH 或原因不明性肝硬化是否为原发性疾病，以及活组织检查取样是否精确	肝功能损伤检测值轻微增高的无症状患者；大部分通过肝活组织检查或影像检查发现
恶性肿瘤			
HCC	见危险因素	复发率取决于大小、不可能为单个肿瘤 < 5cm，3 个肿瘤每个 < 3cm，分期 ≤ T2，组织学分级（高分化），无血管浸润和淋巴结转移	用于预测肝移植后的复发的多参数模型系统，适用于肝移植。在部分后期复发性疾病中，是区分供者和受者原发性复发性肿瘤中起重要作用
胆管细胞癌	见危险因素	预后普遍很差，但外周胆管癌和早期肝门肿瘤（0～Ⅱ期）不伴淋巴结转移者，手术切除边缘阴性者的 5 年存活率尚可（40%）	由于高复发率，常不能适用于肝移植

　　AIH，自身免疫性肝炎；ALKM，抗肝肾微粒体抗体；ANA，抗核抗体；ASMA，抗平滑肌抗体；EBV，爱泼斯坦 - 巴尔病毒（EB病毒）；ELISA，酶联免疫吸附试验；HA，溶血性贫血；HAV，甲型肝炎病毒；HBV，乙型肝炎病毒；HCC，肝细胞肝癌；HCV，丙型肝炎病毒；HEV，戊型肝炎病毒；NASH，非酒精性脂肪性肝炎；NA，无数据；NAFLD，非酒精性脂肪性肝病；OLTx，原位肝移植；PBC，原发性胆汁性肝硬化；PCR，多聚酶链反应；PSC∶原发性硬化性胆管炎

移植肝功能障碍的发生率，除了在小部分受者中，这些患者在移植期间或移植后自身肝获得性乙型肝炎病毒感染。抗 HBc 阳性供者的肝可能是来源之一；他们能有效地将乙型肝炎病毒传染给未接种的受者自体肝 。

　　除了接种能够预防感染，已感染的受者进行乙型肝炎病毒药物治疗能明显减少乙型肝炎病毒引起的移植肝功能障碍的临床表现和组织病理学改变。治疗方法包括乙型肝炎多克隆和单克隆免疫球蛋白、α - 干扰素（IFN-α）和抗病毒药物，例如膦甲酸钠、更昔洛韦、泛昔洛韦和拉米夫定。虽然移植性乙型肝炎病毒再感染不能有效地进行预防，这些药物能有效地控制病毒感染和疾病复发。事实上，与未进行有效药物治疗的病例相比，有效的抗乙型肝炎病毒治疗能明显降低乙型肝炎病毒的发病率和病死率。治疗的主要不足是不确定药物的高额花费和病毒突变。

　　（2）病理生理学：由于乙型肝炎病毒被认为是非致细胞病变型生物，乙型肝炎病毒感染的损伤主要是由于非免疫抑制宿主发生免疫性损伤所致。肝移植损伤常由于原发性病毒直接导致的免疫损伤。宿主抗原呈递细胞造成受者记忆辅助 T 细胞表达乙型肝炎病毒多肽，导致移植肝重新感染乙型肝炎病毒。病毒抗原来源的记忆辅助 T 细胞活化和抗原特异性 THI-4 型 CD4 阳性淋巴细胞增多，反过来释放 γ - 干扰素（IFN-γ），它是单核细胞／巨噬细胞最有效的激活剂。巨噬细胞活化造成 INF-α 表达，并且与 IFN-γ 一起，这些细胞因子共同造成移植损伤，

其作用途径包括：①充实和活化非特异性炎症性细胞；②肿瘤坏死因子受体（TNFR）表达上调，使肝细胞更易受到 INF-α 伤害；③直接影响 HBsAg 表达的肝细胞发挥的细胞因子效应；④诱导局灶介质如氧化亚氮的组织损伤。这些机制也操纵着供者和受者人类白细胞抗原错配和免疫抑制。大量乙型肝炎病毒复制发生在少数严重、免疫过抑制者中，受者可发生临床病理损伤，称为"纤维淤胆性肝炎"。这种情况下，由于有临床、血清学和组织病理学证实肝损伤，虽然只有极轻微增加的肝炎，病毒会直接引起细胞病变，详见下文。

（3）临床表现：移植肝的再次感染乙型肝炎病毒在移植后立即发生，但直至乙型肝炎病毒移植后 6 ~ 8 周，肝炎才开始出现明显的临床和血清学改变，以及其他不明原因的 ALT 和 AST 增高。其表现类似大部分发生在自体肝的重型肝炎伴恶心、呕吐、黄疸，极少数患者还会出现暴发性肝衰竭。临床表现与在免疫抑制宿主和一般人群非免疫抑制者发生的乙型肝炎非常相似。肝移植过程中，受者过度应用免疫抑制药会引发纤维淤胆性肝炎，并进展为严重疾病。相反，快速靶向治疗和（或）免疫抑制药撤退性治疗可避免乙型肝炎病毒阳性患者产生活化病毒复制。这种病毒复制能"无限次重置"免疫系统和引发严重的免疫介导性肝损伤和暴发性肝衰竭。

（4）组织病理学表现：近期有学者对肝移植乙型肝炎病毒感染的组织病理学进行了回顾性研究。它的表现与自体肝出现的组织病理学表现相同。有效的抗病毒药物治疗能够控制乙型肝炎病毒复制和降低急性和慢性乙型肝炎的发生率和严重程度。因此，近年来对疾病的诊断和乙型肝炎病毒阳性疾病发展进程的监测已明显降低。认识各种乙型肝炎病毒疾病的组织病理学表现非常重要，因为组织病理学表现能提示受者治疗不当和存在隐匿性抗药物的突变病毒。

其他病毒引发的慢性肝炎，疾病进展常始于急性肝炎，发生在移植后 4 ~ 6 周，偶在肝细胞中见肝炎核心抗原。表面抗原表达后，在更多的肝细胞中可见核心抗原广泛表达。然后出现点状肝细胞凋亡、小叶炎症、Kupffer 细胞肥大和小叶结构紊乱，汇管区炎症程度不一。少数乙型肝炎病毒阳性受者可发生融合 / 桥接甚至亚大片坏死，尤其见于免疫抑制药剂量不足或撤退时。肝移植受者很少看见急性

活动性肝炎的完整组织病理学过程，或真的"透明"或免疫"控制"的病毒。大部分呈现慢性进程，在移植后 12 ~ 18 个月快速进展为肝硬化。

活动性病毒复制未进行治疗而进展为慢性乙型肝炎病毒的患者，病变特征为淋巴浆细胞性汇管区炎症、胆管、汇管区和肝静脉数量相对减少。汇管区 / 汇管区周围炎症与交界区各种坏死性炎症的相关（图 4-24）。肝炎慢性期的小叶改变明显少于急性期，见毛玻璃样肝细胞或磨砂样核肝细胞，肝细胞的乙型肝炎表面和核心抗原分别阳性着色，小叶结构轻度紊乱和轻度坏死性炎症。

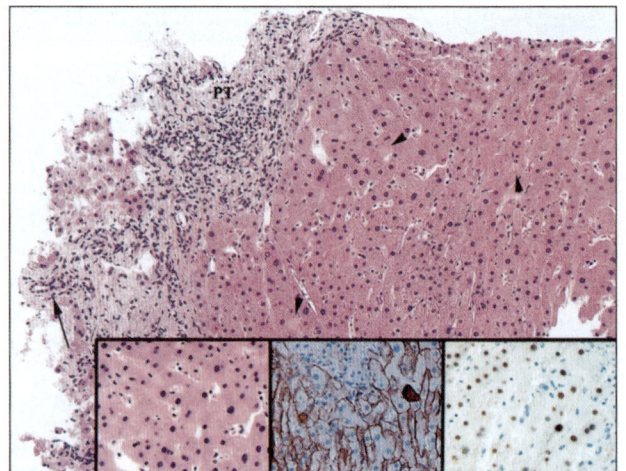

图 4-24　由于接种和有效的抗病毒药物能抑制乙型肝炎病毒复制和预防慢性肝炎的发生，复发性急性和慢性乙型肝炎相对少见，但偶尔可见。组织病理学表现为典型的慢性肝炎，与其他肝炎的表现相同，除外病毒复制增高。注意大量的乙型肝炎核心抗原（右下插图）、乙型肝炎表面抗原（下中插图）的表达和大量毛玻璃样肝细胞（箭头和左下插图）。注意汇管区炎症为非"胆汁 - 中央型"，胆管未被破坏（箭头）

（过度的）免疫抑制作用、肝和受者主要组织相容性复合物不匹配，造成大量乙型肝炎病毒复制，从而发展为纤维淤胆性肝炎。这类病例也有其他称谓。纤维淤胆型肝炎也可见于病毒突变者。典型的组织病理学表现包括明显的肝细胞肿胀、小叶结构紊乱和胆汁淤积，伴明显的小胆管和交界区纤维化。极少数或少数汇管区和小叶炎症时也可见上述改变。肝细胞肿胀和退化常见大部分肝细胞表达乙型肝炎

病毒核心和（或）表面抗原，常见数组细胞存在病变，这表明在这种特异性环境下乙型肝炎病毒可直接引起细胞病变。交界区显著小胆管和纤维化性界面活动性炎症会造成数周至数月的汇管 - 汇管桥接坏死。

已有关于严重疾病中乙型肝炎病毒阳性受者同时感染 δ 抗原的相关报道，与乙型肝炎病毒阳性 / δ 受者相比，移植后乙型肝炎病毒相关性疾病的严重程度更轻。也有关于丁型肝炎病毒（HDV）细胞病变影响和乙型肝炎病毒复制与移植肝关系相反的报道。David 等发现丁型肝炎病毒肝炎与非复制性乙型肝炎病毒感染导致纤维淤胆型肝炎，但肝 HBcAg 并不表达。当出现活化乙型肝炎病毒复制时，乙型肝炎病毒阳性丁型肝炎病毒肝炎发生坏死性炎症，与一般人群中乙型和丁型病毒性肝炎的表现一样。

（5）鉴别诊断：急性乙型肝炎应与引起的急性肝炎其他原因相鉴别，例如巨细胞病毒、丙型肝炎病毒和 EB 病毒，也要鉴别其他原因引起的肝细胞凋亡，例如全肝缺血性损伤或"缺血性肝炎"、汇管区和从急性向慢性排斥反应过渡的所谓的过渡期肝炎。急性乙型肝炎病毒肝炎与其他损伤的可靠的鉴别见上文对临床、组织病理学和血清学检测的回顾性研究。血液或组织的病毒抗原和（或）核酸检测，以及活化的小叶肝细胞的组织病理学特征，未见其他原因者，综合上述因素全面考虑，倾向于复发性乙型肝炎。

慢性乙型肝炎要与其他原因引起的慢性肝炎相鉴别，例如丙型肝炎病毒、自身免疫性肝炎和慢性药物不良反应。血液或组织中毛玻璃样肝细胞或病毒抗原和 / 核酸检测，无引起慢性肝炎的其他原因者，倾向于诊断慢性乙型肝炎。我们要记住，移植肝的乙型肝炎病毒感染不能等同于乙型肝炎病毒疾病，因此，需要排除排斥反应或其他原因引起的移植肝的功能障碍。移植肝进行免疫组织化学检查可检测出核心抗原或表面抗原，急性或慢性排斥反应也可有上述特征。因此，病毒感染的血清学检测证据，或肝组织病毒抗原或核酸的检测要与损伤表现的组织病理学变化相联系，包括急性、慢性或纤维淤胆型肝炎引起的损伤。

上文已经讨论了急性排斥反应和急性或慢性肝炎的鉴别特征 [见本章三、（五）3 "急性（细胞）排斥反应"中的鉴别诊断部分]。

3．丙型病毒性肝炎

（1）引言：在西方世界，丙型肝炎病毒引起的肝硬化是进行肝移植的主要原因；它占肝移植总数的 25% ～ 30%。相当多的丙型肝炎病毒阳性受者有酗酒和肝细胞癌病史。移植肝几乎立即再感染丙型肝炎病毒。移植后数天内，几乎所有受者都可发生病毒血症，大部分最终进展为丙型肝炎病毒诱发性肝炎，少数发生不同程度的纤维化。低发区的移植后新发丙型肝炎病毒感染的发生率很低（＜1%），但在高发区的发病率达 10% ～ 20%。

在一般人群中，大部分受者移植后逐渐发生复发性慢性丙型肝炎病毒疾病，但纤维化的发生进程明显快于自体肝。很小一部分但不可被忽略的受者会在移植后疾病迅速进展；另一小部分受者呈慢性纤维化过程；大部分进展为活动性慢性肝炎和多达 20% 受者在移植后 5 年再次发生肝硬化。因此，丙型肝炎病毒诱发的肝硬化患者进行肝移植能明显延长生存期，但复发性疾病的发生也是一个非常重要的问题。

移植后丙型肝炎病毒疾病的进展取决于各种不同因素，其中部分受局部治疗的影响。显而易见，需要研发更新的和更有效的抗丙型肝炎病毒药物。希望在未来 20 年，丙型肝炎病毒能被医学治疗控制、类似于乙型肝炎病毒的疾病。在不久的将来，即使有新研发的有效的抗丙型肝炎病毒药物，丙型肝炎病毒诱发的肝硬化需要进行肝移植仍是一个主要的问题。

移植后丙型肝炎病毒的基因亚型常感染一般受者。在一些欧洲移植中心普遍感染的类型是 1b 型，在大部分北美地区 25% ～ 60% 感染类型为 1b 型；而在美国的其他研究中，主要感染的类型是 1a 型。

（2）病理生理学：丙型肝炎病毒诱发的肝炎致移植肝损伤可能的免疫病理机制与发生在自体肝相同。重要的概念是基线免疫抑制药和主要组织相容性复合物配型不合在很大程度上增加了病毒的复制和干扰病毒清除。这次因素反过来，促使比自体肝更为快速的纤维化进程。

丙型肝炎病毒再感染几乎立即发生在移植后，数天内就开始病毒复制。丙型肝炎病毒蛋白干扰的目标和机制包括：①宿主的天然免疫系统——通过破坏病原体相关模式的识别通路和破坏自然杀伤（NK）细胞活性而发挥作用；②细胞免疫调节作用——通过结合 CD81 而发挥作用。这两方面发挥协同作用，阻止早期抗病毒应答的进展，减少对病毒清除的 CD4 阳性和 CD8 阳性 T 细胞应答作用。因此，促使病毒持续存在和引发慢性感染。

病毒复制和病毒突变以逃脱抗病毒免疫应答与 TH1 介导性抗病毒免疫之间进行着无休止的斗争，在此过程中，移植肝不断受损。高水平的丙型肝炎病毒复制也增加了氧化应激，靶向损伤肝，但不影响抗病毒免疫应答。抗病毒免疫应答通过穿孔素 / 颗粒酶通路，释放 Fas 配体、炎症性细胞因子和其他可溶性效应分子损伤肝细胞。其他"非特异性"效应炎症细胞聚集，并损伤附近未感染的肝细胞（旁观者效应）。如果病毒复制持续存在，病毒与免疫系统之间的相互斗争最终造成肝纤维化 / 肝硬化。

Charlton 等将更为严重的丙型肝炎病毒复发或降低移植肝存活或二者均存在的相关性因素分为 4 种类型：病毒因素、受者因素、供者因素和移植后因素。病毒因素包括移植前和移植后更严重的病毒血症、1 和 4 型病毒亚型、病毒差异性大（准种）、干扰素治疗缺乏免疫应答。供者因素包括年龄增长、大泡性脂肪变性和长时间冷缺血。活体肝或供者部分肝移植是否为大部分快速进展为丙型肝炎病毒诱发的纤维化的危险因素尚存争议。受者因素包括老年人、黑色人种和主要组织相容性复合物相容性，推测由于抗丙型肝炎病毒记忆 T 细胞可以引起更多的损伤。移植后因素包括免疫抑制药的使用、合并巨细胞病毒感染和急性排斥反应。

免疫抑制和过度免疫抑制导致的急剧而快速的改变与复发性丙型肝炎病毒的更为快速发展相关。笔者认为，要尽量避免通过快速降低免疫抑制药剂量进而快速地"重新武装"免疫系统继而耗竭淋巴细胞的诱导性治疗。这会引发移植后早期显著的病毒复制，当免疫抑制药快速减少或撤退时，免疫系统会明显损伤移植肝，因此会更快速地进展为纤维化，见上文所述。相反，一项研究报道称如果在移植远期（5 年或更长）免疫抑制药逐渐减少或撤退，纤维化的进程可能会延缓或消失。

纤维胆汁淤积型丙型肝炎（FCH）与胆汁淤积性乙型肝炎一样，可能是由于大量丙型肝炎病毒复制，病毒直接作用肝细胞，发生细胞病变。见于免疫过度抑制的受者，大部分外周血丙型肝炎病毒 RNA 水平明显高于 3000 万 U/ml。纤维胆汁淤积性

丙型肝炎病毒肝炎的肝内免疫应答常为典型的 TH2 样，浸润性淋巴细胞常缺乏丙型肝炎病毒特异性。

（3）临床表现：丙型肝炎的临床表现在普通人群中较少见。大部分受者的急性肝炎常常不表现症状，通过 ALT 和 AST 检测高于基线水平的 4 ~ 8 倍才被发现。大部分病例是在移植后 3 ~ 6 周进行常规肝损伤功能检测时才被发现。更为严重的疾病可在 10 ~ 14d 有早期表现，部分病例可见明显的 GGTP 升高。当出现症状时，常见疲乏和恶心，较少开始出现黄疸，除非受者有 FCH 风险，FCH 并不会发生暴发性肝衰竭。需要进行穿刺活组织检查评估以明确诊断。

纤维胆汁淤积型丙型肝炎与"过度免疫抑制"明显相关，临床特征为全身不适，黄疸，胆红素、碱性磷酸酶和 -γ 谷氨酰转肽酶明显升高。疾病发生在移植后早期，数周或数月进展为亚急性疾病。也可见迟发型，大部分复发性丙型肝炎常被误诊为急性排斥反应，从而对患者使用大剂量免疫抑制药的积极治疗。纤维胆汁淤积型丙型肝炎的早期识别依赖对疾病持有高度怀疑，对临床病情的了解和丙型肝炎病毒 RNA 水平明显升高。

（4）组织病理学特征：肝移植丙型肝炎的发展与一般人群的病变发展相同，除了在移植急性期时炎症更轻和慢性期时更少见到汇管区淋巴细胞的结节增生，可以看见更多的交界区小胆管性炎症（图 4-25）。

急性肝炎一般发生于移植后 3 ~ 6 周，但可更早出现，在 10 ~ 14d。最初表现为小叶性肝炎，典型的特征包括小叶结构紊乱、Kupffer 细胞肥大、肝细胞凋亡、肝窦淋巴细胞轻度增多；常为单个核细胞为主的汇管区轻度炎症、汇管区周围和中间带肝细胞大泡性脂肪变性。局部可见局灶轻度的淋巴细胞胆管炎症和胆管上皮反应性改变，但严重程度不会加重也不会扩散。急性期 / 小叶期常在外周血检测到丙型肝炎病毒 RNA 水平升高。

急性肝炎向慢性肝炎转变时可见小叶变化减弱、汇管区炎症加重、汇管区淋巴细胞聚集形成结节、交界区见坏死性炎症和小胆管性炎症，结构开始发生扭曲。

慢性丙型肝炎常发生在移植后 4 ~ 12 个月，可见汇管区和汇管区周围发生变化。显著特征为慢性汇管区炎症、汇管区淋巴细胞聚集和不同严重程度的

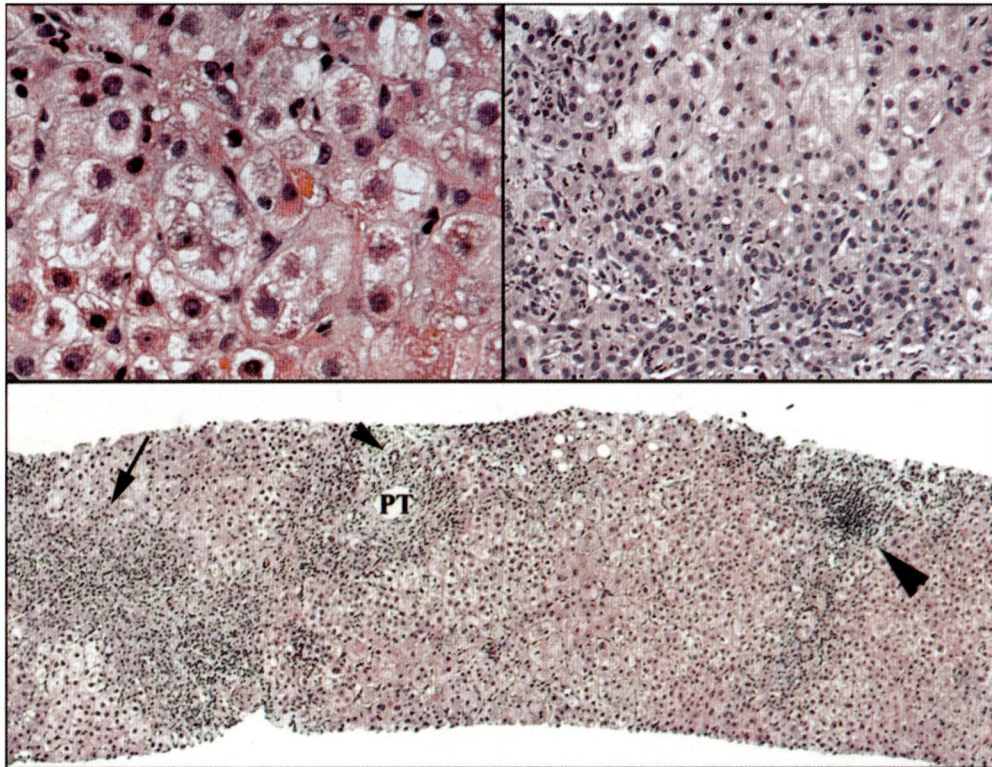

图 4-25 复发性丙型肝炎的组织病理学表现非常类似于自体肝单个核细胞为主性炎症、汇管区淋巴细胞聚集形成结节（大楔形箭头）和交界区炎症。但一般来说，与自体肝的肝炎相比，移植肝常见更轻微的炎症，更常见交界区小胆管炎症（箭头），高倍镜显示见右上插图。注意胆管是完整的（小楔形箭头）。本例的特殊在于它是临界性纤维胆汁淤积型丙型肝炎（FCH）

交界区坏死性炎症和小胆管型炎症。可见胆管炎症性损伤，但程度不严重也无扩散，常无胆管缺失。小叶的变化更不明显，包括小叶结构轻度紊乱和坏死性炎症。中央静脉周围的结缔组织内和周围炎症，称为"中央静脉周围炎症"，也偶见于少数中央静脉。但是它与胆管损伤一样，炎症不重或不会扩散。

近来，Khettry 描述了复发性丙型肝炎病毒的一种新亚型，称为"自身免疫样"亚型或富于浆细胞亚型。这种疾病更为严重，富于浆细胞性、交界区炎症和部分患者会进展为中央静脉周围炎症（图4-26）。许多患者会有自身抗体（ANA）和（或）γ 血清球蛋白升高，更易发生纤维化。在自体肝也有相同的表现，它的临床特征、血清学、组织病理学特征与丙型肝炎病毒和自身免疫性肝炎重叠表达。如果大部分中央静脉发生中央静脉周围炎症，则复发性丙型肝炎病毒更容易引起急性排斥反应。如果中央静脉周围炎症是富于浆细胞性、发生在大部分的中央静脉，复发性丙型肝炎病毒会发生自身免疫

性肝炎。排斥反应和自身免疫性肝炎对大剂量免疫抑制药发生反应，很难对二者进行鉴别。

纤维胆汁淤积型丙型肝炎的特征是早期见肝细胞肿胀和胆汁淤积，仅有轻微的坏死性炎症改变。完全发展为纤维胆汁淤积型丙型肝炎病毒肝炎的特征是小叶中央肝细胞肿胀和退化、胆汁淤积、肝细胞点状嗜酸性坏死、Kupffer 细胞肥大伴汇管区扩大，由于交界区明显的小胆管炎症和纤维性炎症，少数夹杂或明显的嗜中性粒细胞性汇管区炎症。

一些研究发现病毒基因亚型和（或）水平与肝损伤严重程度无关，而其他研究发现在肝炎急性期 /小叶期时丙型肝炎病毒 RNA 升高，慢性肝炎患者的肝丙型肝炎病毒 RNA 明显下降，这可能是由于免疫抑制了病毒复制（见上文）。其他研究发现最开始表现的气球样变和胆汁淤积与移植肝快速进展为肝硬化相关。一项研究对复发性丙型肝炎病毒与原发性丙型肝炎病毒相比较，发现在组织病理学表现或疾病进展发生比率都无差异。而其他研究认为新发

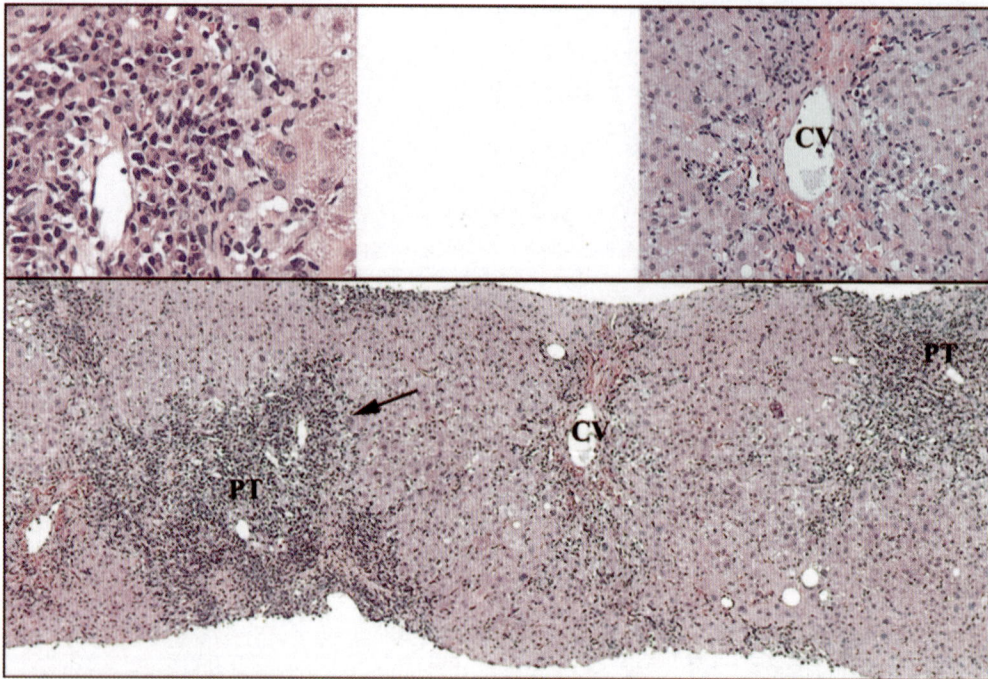

图 4-26 部分复发性丙型肝炎病毒呈"自身免疫"特征,如明显的浆细胞性炎症(左上插图)、交界区炎症明显(箭头)、静脉周围富于浆细胞性炎症和肝细胞脱落。活组织检查取自一位女性受者移植后 26 个月、丙型肝炎病毒 RNA 阳性、血清学证实为持续性自身免疫。胆管损伤不明显,但大部分中央静脉为中央周围小静脉炎症。很难区分小叶中央性排斥反应和像本例这样的自身免疫性肝炎。二者对大剂量免疫抑制药都会发生反应,但丙型肝炎病毒阳性受者的免疫抑制药治疗能干扰抗病毒免疫

的感染会引发更为严重的疾病。3 型丙型肝炎病毒表现为肝细胞脂肪变性,但要排除其他原因引起的脂肪变性。

复发性丙型肝炎病毒发生急性和慢性排斥反应时很难明确诊断。如果出现急性排斥反应,要明确是复发性丙型肝炎病毒还是排斥反应占明显优势。在我们的前瞻性研究中,下列标准对复发性丙型肝炎病毒发生临床明显急性排斥反应进行了可靠的界定:①汇管区炎症伴胆管炎症性损伤累及 50% 或更多的胆管;②单个核细胞性中央静脉周围炎症累及 50% 或更多的肝末梢小静脉,伴肝细胞坏死和(或)脱落。根据 Banff 标准,大部分这样的病例视为"中度"急性细胞排斥反应。在这种情况下,急性排斥反应视为主要病变,并且外周血丙型肝炎病毒 RNA 水平常常相对较低(< 500 万 U/ml)。

不出所料,丙型肝炎病毒阳性受者中也比较常见慢性排斥反应。免疫抑制药的减少和(或)使用免疫活性药物如 α- 干扰素能对排斥反应起靶向作用。移植肝内丙型肝炎病毒感染诱发的"炎症"微环境能上调黏附、共刺激和主要组织相容性复合物抗原和促进排斥反应。部分供者 - 受者主要组织相容性复合物 Ⅰ 类相容性也能使主要组织相容性复合物限制性 T 细胞介导抗病毒免疫应答靶向作用于同种异型抗原。

慢性丙型肝炎不会改变早期和晚期排斥反应的诊断标准,见前面相关章节描述。

最后,两个独立小组报道 α 平滑肌蛋白常规免疫染色可提供重要预后信息。移植后 6 个月或 1 年汇管区肌纤维母细胞广泛和明显着色预示丙型肝炎病毒疾病的快速进展,可能说明了移植肝纤维化快速进展的机制。老年供者的肝纤维化进展迅速。

(5) 鉴别诊断:鉴别诊断包括急性和慢性丙型肝炎病毒诱发急性和慢性排斥反应、复发性非丙型肝炎病毒的病毒性肝炎(如乙型肝炎病毒、巨细胞病毒、EB 病毒)、复发或新发自身免疫性肝炎、原发性胆汁性肝硬化和原发性硬化性胆管炎,以及胆道梗阻或狭窄。如上所述,发现其他原因导致复发性丙型肝炎发生移植肝功能障碍非常重要。

急性和（或）慢性排斥反应与复发性丙型肝炎可以同时发生。复发性丙型肝炎病毒发生急性排斥反应的主要特征包括：①广泛和严重的胆管单个核细胞性炎症性损伤和（或）胆管上皮老化改变；②广泛和严重的肝终末静脉炎症和纤维化。如果大部分胆管或肝终末静脉出现上述 2 种病理变化，则分别表现为急性或慢性排斥反应。复发或新发丙型肝炎病毒的主要特征是以下两种表现的分布程度和严重性：①小叶坏死性炎症；②交界区小胆管型坏死性炎症。在急性和慢性排斥反应中，这些特征不明显或缺乏。出现广泛而显著的交界区小胆管型炎症时，强烈支持非排斥反应相关性移植肝功能障碍。

活组织检查的时间也是非常重要的。在移植后前几周，丙型肝炎病毒很少造成移植肝的功能障碍，但急性丙型肝炎病毒偶发于移植后 10 ~ 14d。大部分复发性丙型肝发生在移植后 3 ~ 8 周。相反，大部分急性排斥反应发生在移植后前 3d 内，中位数为8d。

外周血丙型肝炎病毒 RNA 动态水平有助于区分复发性丙型肝炎与急性排斥反应。一般来说，中度或重度急性细胞和慢性排斥反应的丙型肝炎病毒RNA 水平相对较低（< 500 万 U/ml）。复发性丙型肝炎病毒的丙型肝炎病毒 RNA 水平相对更高。

已发表的研究显示，大部分常见错误是将复发性丙型肝炎病毒误诊为急性排斥反应，这样会导致对复发性丙型肝炎病毒进行大剂量免疫抑制药的错误治疗。特别是，大剂量免疫抑制药的使用会出现肝损伤功能检测值短暂降低，但很快就会反弹回最初的高水平。因此，即使是急性排斥反应和复发性丙型肝炎病毒同时存在，也仅在急性排斥反应明显占优势时和根据 Banff 标准严重程度中为度时才会增加使用免疫抑制药。

区分丙型肝炎病毒与其他原因引发的慢性肝炎（如乙型肝炎、自身免疫性肝炎和药物诱发的肝炎）要以详细的临床检查、生物化学和血清学检测为基础。详细的组织病理学检查有助于对这些病例的诊断。病毒抗原和（或）核酸检测、毛玻璃样细胞或磨砂样核可以区分乙型肝炎病毒和丙型肝炎病毒。而且，融合性坏死更常见于乙型肝炎病毒，在丙型肝炎病毒中罕见，即使出现，也是单发性坏死。复发或新发自身免疫性肝炎和丙型肝炎病毒的区分依靠各自的临床表现、血清学检测，病理学检查有助

于对一般人群自身免疫性肝炎的诊断。虽然在个别病例中，没有特异性组织病理学的特征用以可靠地区分自身免疫性肝炎与丙型肝炎病毒诱发的肝炎，出现富于浆细胞性汇管区和中央静脉周围炎症，伴中央静脉周围融合性坏死时倾向诊断自身免疫性肝炎；而出现门静脉周围和中央区轻度脂肪变性和汇管区淋巴聚集时倾向诊断复发性丙型肝炎。

纤维胆汁淤积型丙型肝炎很难与胆管阻塞和肝动脉栓塞相鉴别。汇管区水肿和汇管区中性粒细胞，而不是汇管区周围中性粒细胞，常为胆道梗阻和（或）急性胆管炎症的特征。相反，胆小管增生和急性胆管炎症无汇管区水肿是非阻塞性胆汁淤积性肝炎的特征。并且，小叶结构紊乱和明显的肝细胞肿胀常为病毒性肝炎的特征，而不是胆道梗阻。

对肝组织进行 PR-PCR 检测，结果为丙型肝炎病毒阴性时，可排除慢性丙型肝炎、肝疾病。

4. 戊型病毒性肝炎

（1）引言、病理生理学和临床表现：戊型肝炎病毒是一种嗜肝性 RNA 病毒，引起发展中国家地方性急性肝炎，在工业国家，它是一种新发疾病。新近的慢性戊型肝炎发生在法国进行免疫抑制器官移植的受者，包括 3 个肝移植患者。在对短期和其他不明原因的肝功能损伤检测戊型肝炎病毒 RNA 和抗戊型肝炎病毒 IgG 升高的所有器官移植受者进行筛查时，发现了丙型肝炎病毒诱发的慢性肝疾病。在这些人群中抗戊型肝炎病毒的患病率占肝移植受者的 10.4%，肝移植受者中 3/86（所有器官移植受者中 14/327）发生急性感染。急性感染患者中有 7/14为无症状者，而其他 7 例出现疲劳、广泛的关节疼痛、1 ~ 2 周的肌痛和其中 1 例体重明显减轻。

有 6 例患者肝功能损伤检测所发现的异常完全消失，并确定为戊型肝炎病毒感染。剩下的 8 例患者进展为慢性肝炎，表现为肝功能损伤检测值持续性升高，血浆和（或）粪便检测出戊型肝炎病毒RNA。

（2）组织病理学表现和鉴别诊断：戊型肝炎的急性期和慢性期表现与乙型肝炎和丙型肝炎病毒的相同，见上文。急性期见明显的小叶炎症，但无气球样变、肝细胞点状坏死和嗜酸性小体。汇管区见淋巴细胞为主的浸润性炎症，呈轻度至中度肿胀。6例患者出现轻度"碎片状坏死"。

慢性感染的患者再次活组织检查表现为典型的

慢性病毒性肝炎的特征，进行性纤维化、汇管区肝炎伴淋巴细胞集聚浸润和不同程度的片状坏死。所有病例均可见轻至中度的小叶性肝炎。

戊型肝炎病毒感染可能是导致肝移植受者发生慢性肝炎的另一个原因。笔者没有见过上述组织病理学表现的病例，可能慢性戊型肝炎病毒与急性和慢性排斥反应的鉴别标准与乙型肝炎病毒和丙型肝炎病毒相同。血清学和（或）分子生物学检测戊型肝炎病毒 RNA 对诊断起着决定性的作用。

六、免疫功能失调

（一）引言

肝移植后常发生免疫功能失调，包括原发性胆汁性肝硬化、自身免疫性肝炎、硬化性胆管炎症和重叠综合征，移植后 5 年发生率约 25%。复发性疾病的严重性和进展程度比移植前病变更为轻微。虽然复发性疾病的发生率随着时间的推移呈上升趋势，但肝移植患者的长期移植存活和患者生存率并不受复发性疾病的明显影响。因此，对免疫功能失调性复发性疾病的诊断、处理方法和治疗在肝移植受者的治疗中起着越来越重要的作用。复发性疾病可能也反过来影响着长期的发病率和病死率。

对这类疾病最主要的问题就是确诊疾病的复发。即使在移植前已诊断了这类疾病，至少部分列入了排除性的诊断标准中。并且，复发性疾病可出现各种临床表现、血清学、组织病理学和影像学表现，常发生其他原因引起的移植器官功能障碍。例如，复发性原发性硬化性胆管炎还伴发多种原因引起的肝外胆管狭窄；这些并发症会对肝移植患者造成影响。常用于诊断移植前自身免疫性肝炎或原发性胆汁性肝硬化的自身抗体 ANA 和 AMA，在移植后仍持续存在，虽然是低滴度，甚至缺乏复发性疾病的临床或组织病理学证据。Banff 工作小组提出了一系列的标准，以便对这些不确定性因素进行标准化。

（二）原发性胆汁性肝硬化（PBC）

1. 引言和病理生理学 通过 1～19 年的随访发现复发性原发性胆汁性肝硬化的发生率为 0～90%；5 年的平均复发率为 20%。未见新发原发胆汁性肝硬化的报道。复发性原发性胆汁性肝硬化的不同发生率可能受移植前和移植后不明确的诊断、

移植类型、不同免疫抑制药的使用和治疗方法、活组织检查监测、随访时间、手术操作和影响胆道生理的其他因素影响。复发性原发性胆汁性肝硬化的危险因素包括使用他克莫司和环孢素作为免疫抑制药的基线药物（和未发表资料）、亲属供者肝移植、激素撤退和人类白细胞抗原 -DR 匹配（Dvorchik，未发表资料）。

2. 临床表现 在常规血清学检查时，发现碱性磷酸酶和 γ - 谷氨酰转肽酶明显升高，所以最先通过血清学检测发现复发性原发性胆汁性肝硬化。它常发生在移植后 6 个月以后，并通过穿刺活组织检查进行诊断。组织病理学可见复发性疾病的早期病变，大部分受者都没有症状。受者肝损伤功能检测正常或接近正常者，进行活组织检查首次诊断为复发性原发性胆汁性肝硬化者并不少见。根据笔者的经验，罕见患者表现为急性发热和肝损伤功能检测值升高（未发表资料）。

如果肝移植后不治疗，复发性原发性胆汁性肝硬化会继续进展，出现黄疸、瘙痒、肝毛细血管和汇管区血压升高，类似于移植前的临床表现。大部分患者移植后抗线粒体抗体依然升高，即使没有复发性原发性胆汁性肝硬化也是如此，因此检测抗线粒体抗体对复发性原发性胆汁性肝硬化的诊断很少有帮助。通过对移植肝进行穿刺活组织检查进行诊断。对移植后的复发性原发性胆汁性肝硬化使用熊去氧胆酸治疗并不会明显影响患者的生存期和移植肝的存活率。

3. 组织病理学表现 复发性原发性胆汁性肝硬化的组织病理学诊断标准与移植前临床病理学诊断标准相同。特征性病变包括非感染性、非干酪样、肉芽肿性胆管损伤，或重度淋巴细胞胆管炎症破坏胆管基底膜（图 4-27）。这种表现常称为"旺炽性胆管损伤"。但并不是在所有病例中都能看见诊断性的胆管病变。相反，大多数病例通常表现为斑点状单个核细胞性汇管区炎症，伴局灶淋巴细胞性胆管炎症、汇管区淋巴小结形成以及明显的小胆管型交界区炎症，形成残存的胆管结构（胆道完形，biliary gestalt）内见。胆道完形是指发生在交界区的胆管反应、汇管区周围"透明样变"或水肿、胆汁淤积、汇管区周围肝细胞铜或铜相关性色素沉积，以及斑点状小胆管缺失。

在一定条件下出现上述表现，则"强烈提示"

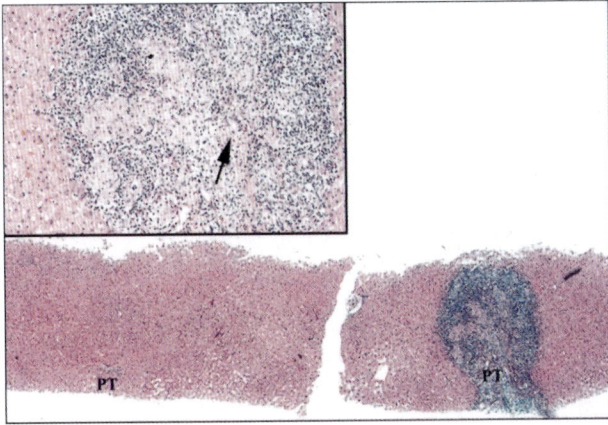

图 4-27　原发性胆管硬化的复发性病变，诊断标准与自体肝疾病相同。通常可见明显的单个核细胞性炎症，但仅累及少数汇管区，这是早期复发性疾病最常见的改变。诊断依据是非感染性、非干酪性、肉芽肿性胆管破坏性病变，见左上插图，箭头示受损伤的胆管

复发性原发性胆汁性肝硬化，包括原发性胆汁性肝硬化伴不能解释的胆管病理学改变；大部分患者的 γGTP 和 ALP 明显升高。

由于活组织检查只表现为轻度淋巴细胞性胆管炎或无明显炎症，或胆道完形，因此活组织检查很少能确诊为复发性原发性胆汁性肝硬化。例如，"可能性"复发性原发性胆汁性肝硬化可能最初表现为不明原因的慢性肝炎，因为取样问题可能会遗漏胆管损伤的区域，或患者表现为自身免疫性肝炎的重叠综合征，或表现为单独发生的自身免疫性肝炎。事实上，移植后早期的汇管区周围富于浆细胞性肝细胞可能是复发性原发性胆汁性肝硬化的一个早期标记。

复发性原发性胆汁性肝硬化，小叶常为轻度和非特异性表现。典型表现包括轻度点状坏死、肝窦淋巴细胞少许增加，轻度结节性再生性增生和库普弗（Kupffer）细胞肉芽肿。典型的小叶表现常提示发生了损伤或同时伴发损伤。在自体肝中，原发性胆汁性肝硬化的进程表现为"胆道型"纤维化、胆汁淤积、小叶边缘铜或铜相关蛋白沉积和汇管区—汇管区桥接纤维化。

4. 鉴别诊断　复发性原发性胆汁性肝硬化的鉴别诊断包括急性和慢性排斥反应、慢性阻塞性胆管病、慢性病毒性、自身免疫性肝炎或特发性肝炎和药物不良反应。复发性原发性胆汁性肝硬化可与上述疾病并存。复发性原发性胆汁性肝硬化伴典型胆道病变的诊断相对容易，它的诊断是以一定区域发生胆管肉芽肿破坏或旺炽性胆管损伤为基础。需要排除其他原因，如真菌或抗酸性细菌感染和丙型肝炎病毒引起的肉芽肿性胆管炎症。局灶明显的淋巴细胞性胆管炎症伴含有生发中心的汇管区淋巴小结，以及汇管区/汇管区周围胆道完形强烈提示为复发性原发性胆汁性肝硬化。

上文所述的"胆道完形"是最有助于诊断的表现之一，可用于分辨是胆道病理表现，还是其他非胆道原因引起的移植肝功能障碍的病理表现。急性或慢性排斥反应都不出现明显的胆管反应，或出现胆道纤维化/硬化。排斥反应相关性汇管区炎症和淋巴细胞性胆管炎症常累及大部分汇管区，以及累及小胆管（最小直径 < 20μm）。相反的是，原发性胆汁性肝硬化相关性汇管区炎症和淋巴细胞性胆管炎症呈典型的斑点状，主要累及中等大小的胆管（最小直径 > 40～50μm）。

原发性胆汁性肝硬化进行肝移植的患者会在肝移植后进展为"自身免疫性肝炎"，或重叠综合征。症状可能从原发性胆汁性肝硬化到自身免疫性肝炎再向自身免疫症状"转换"，或者从排斥反应变成自身免疫症状。移植前诊断自身免疫性肝炎和重叠综合征的临床表现、血清学和组织病理学标准同样适用于移植后疾病。但是，抗线粒体抗体（AMA）和各种自身抗体滴度在移植后可能不像移植前那样明显增高。

由于复发性原发性胆汁性肝硬化与阻塞性胆管病都有胆道完形，二者非常难以鉴别。显然，临床病史和影像学检查有助于对二者鉴别。例如，由于持续性的机械性损伤，有胆道梗阻或狭窄史者，或存在任何的诱发因素者，诊断更倾向于阻塞性胆管病。倾向于阻塞性胆管病而不是复发性原发性胆汁性肝硬化的组织病理学特征包括：①汇管区结缔组织中央的真性胆管内或周围水肿和（或）中性粒细胞性炎症；②小叶中央胆小管胆汁淤积；③胆道梗阻；④小叶内成簇的中性粒细胞。部分病例要进行胆管造影以排除机械性损伤。

由于原发性胆汁性肝硬化与慢性病毒性肝炎和自身免疫性肝炎都表现为慢性汇管区炎症伴交界区坏死性炎症，很难进行区分。各种复发性丙型肝炎病毒出现明显的胆管反应，类似胆道完形。需要仔

细检查胆管，查找明显的淋巴细胞或胆管肉芽肿性损伤和胆小管缺失，以对上述疾病的鉴别。并且，大部分慢性肝炎没有胆道完形。复发性慢性丙型肝炎病毒汇管区肉芽肿也有见报道。根据笔者的经验，这种表现罕见，并且肉芽肿很少导致明显的胆管损伤。

（三）复发性和新发自身免疫性肝炎

1. 引言、病理生理学和临床表现　自体肝的自身免疫性肝炎的诊断要结合临床表现、病理学和血清学的表现，并要排除其他引起慢性肝损伤的原因。由于排斥反应和其他原因引起的后期功能障碍都存在交叉的损伤病理学机制和组织病理学表现，在移植后很难确定自身免疫性肝炎的诊断。例如，复发性丙型肝炎和排斥反应，尤其是慢性排斥反应，能触发"自身免疫"效应器通路，多达70%的肝移植后患者可检测出"非器官特异性"自身抗体，因此需要强调它与临床病理相结合的重要性。并且，移植前自身抗体在移植后仍持续存在，虽然滴度更低，即使缺乏复发性肝炎的组织病理学证据，也可用于对自身免疫性肝炎的明确诊断，因此，Banff工作小组提出了诊断移植后自身免疫性肝炎相对严格的标准，但仍然需要对此进行更深一步的研究。

复发性自身免疫性肝炎的危险因素包括免疫抑制缺陷、受者人类白细胞抗原 DR3 和 DR4、移植前自身免疫性肝炎 I 型还是 II 型、自体肝严重炎症和长期的随访。急性排斥的和激素依赖是小儿受者初发或新发自身免疫性肝炎的危险因素。

大部分复发性或初发自身免疫性肝炎患者是通过常规肝损伤功能检测值的升高而发现的。这种情况发生在经常停用激素的免疫抑制治疗，反过来又会导致肝损伤功能检测值的升高，需要结合穿刺活组织检查和临床相关病理进行诊断。

2. 组织病理学和鉴别诊断　自体肝的自身免疫性肝炎的组织病理学特征主要表现为交界区侵袭性、富于浆细胞性坏死性炎症、中央静脉周围各种炎症、肝细胞脱落和花环样/再生肝细胞，肝板增厚。它的病变特征非常显著，但不表现为可靠的自身免疫性组织病理学特征。同样，肝移植自身免疫性肝炎的组织病理学表现显著。部分患者见明显的中央静脉周围炎症[见本章三、（五）3."急性排斥反应"的相应内容]，大部分病例为富于浆细胞性中央静脉周

围炎症。但在这些病例中，要区分小叶中央型急性排斥反应和自身免疫性肝炎。持续和广泛的胆管炎症性损伤倾向于排斥反应，而持续和广泛的交界性炎症、炎症细胞中浆细胞数量超过30%者倾向于自身免疫性肝炎。

一旦考虑"慢性肝炎"性损伤或可见相关的组织病理学表现时，就需要进行临床病理学和血清学检测，其目的是：①查明自身免疫性原因（如 ANA、ASMA、LKM、血清 γ 球蛋白）；②排除其他原因引起的慢性炎症性损伤如乙型肝炎、丙型肝炎、戊型肝炎、原发性胆汁性肝硬化和阻塞性胆管病。

自身免疫性肝炎与普通型急性和慢性排斥反应的鉴别标准与急性和慢性排斥反应与病毒性肝炎的相同[见本章五、（一）3."丙型病毒性肝炎"]。慢性肝炎、阻塞性胆管病和原发性胆汁性肝硬化的鉴别分别见本章三、（四）"胆管并发症"和本章六、（二）"原发性胆汁性肝硬化"等章节中的相应内容。

（四）原发性硬化性胆管炎

1. 引言、病理生理学和临床表现　原发性硬化性胆管炎（PSC）是一种免疫功能失调性疾病，其病因学不明，常发生在伴发溃疡性结肠炎的患者。5 年复发率约为20%，移植后随时间的推移发生率呈上升趋势，发生率高于其他免疫功能失调性疾病。原发性硬化性胆管炎的复发性疾病（复发性原发性硬化性胆管炎）很难明确诊断。大部分的其他损伤如由于长时间保存或非心脏停搏供体造成的缺血性损伤、胆道吻合欠佳、肝动脉血流不足性抗体介导性排斥反应也会造成非吻合口性肝内胆管狭窄，与复发性原发性硬化性胆管炎相似。

由于碱性磷酸酶和 γ - 谷氨酰转肽酶选择性地升高，早期的复发性原发性硬化性胆管炎常在移植后6 ~ 9 个月后才会被临床所注意。典型的复发性原发性硬化性胆管炎非吻合性肝内胆道狭窄会出现上述的生化异常。未进行随访的个别患者最初表现为黄疸和逆行胆管炎症的症状和体征。发生在移植后90d内的非吻合口性肝内胆道狭窄通常不是由于复发性疾病所引起，因此要查找其他的影响因素。

发生复发性原发性硬化性胆管炎的危险因素包括急性细胞排斥反应病史、受者人类白细胞抗原 -DRB1*08、溃疡性结肠炎、移植后激素依赖、男性和移植前完整的结肠。正如所料，移植前患肝门

部胆管癌者，移植后生存率明显下降。同时患溃疡性结肠炎的患者，移植后生存率也降低，大多数易进展为结肠癌并死亡。原发性硬化性胆管炎患者更易发生急性和慢性排斥反应，以及耐激素治疗的排斥反应。

自体肝的复发性原发性硬化性胆管炎可长达数年，最终导致胆道纤维化 / 硬化。但在移植后 5 年内，对患者和移植肝的存活率没有很大影响。胆管造影的主要表现可用于区分复发性原发性硬化性胆管炎和其他原因引起的胆道狭窄，例如胆道壁粗糙、憩室样突出，以及大体外观类似自体肝的原发性硬化性胆管炎。

2. 组织病理学表现 复发性原发性硬化性胆管炎的组织病理学特征与发生在自体肝的原发性硬化性胆管炎特征相同。笔者认为，穿刺活组织检查并不能区分复发性原发性硬化性胆管炎与其他原因引起的胆道梗阻或狭窄。早期的典型表现包括轻度非特异性急性和慢性"胆管周围炎症"，以及交界区轻度（可变）胆管反应。出现胆道完形似乎表明病变已经充分形成，其形态学表现包括大部分汇管区不规则的纤维化、汇管区水肿、胆管片状水肿、胆管上皮内或腔内见中性粒细胞、纤维性胆管炎症、小胆管局灶性缺失、汇管区结缔组织见色素性巨噬细胞、交界区胆管炎症伴周围水肿、汇管区周围金色或铜和铜相关蛋白沉积。典型的胆道疾病，除非发生肝硬化，肿胀的汇管区与中央静脉间区域保持完整。

复发性原发性硬化性胆管炎早期小叶表现包括不同程度的胆汁淤积、小叶成簇的中性粒细胞和轻度结节性再生性增生。晚期表现为进展性胆道硬化、胆汁淤积、小叶内成团的泡沫细胞、铜和铜相关蛋白沉积明显，以及结节边缘 Mallory 玻璃样变。

3. 鉴别诊断 出现胆道完形，则表明胆道是致病因素，发现 γ-谷氨酰转肽酶和碱性磷酸酶明显升高也具有相同意义。要结合临床病理学和影像学检查以明确是否为复发性原发性硬化性胆管炎，还是由于其他原因引起的胆道病理学改变。笔者认为，外周穿刺活组织检查不能区分二者病变。相反，复发性原发性硬化性胆管炎需要对临床表现、组织病理学和影像学检查进行完整的分析，并进行鉴别诊断。Harrison 等认为对典型的"纤维性阻塞性胆道疾病"可以辨别，但我们在缺血性胆管炎症和慢性反

流性胆管病的病例中也见过相同的表现。

七、代谢性和中毒性疾病

Jaffe 设计了一种计算方法 / 分级系统将代谢性疾病分为 3 种类型，以便更好地理解代谢性疾病对肝移植的影响和可能发生的复发性疾病（表 4-8）。分级系统如下：①与终末期肝病相关的肝原发性疾病；②肝原发性疾病，但主要的影响因素是全身性的，而不是肝毒性的直接影响；③肝外疾病，并对肝造成影响。

第 1 组患者肝移植效果最好，因为基因和结构正常的肝替换了硬化肝，疾病常可治愈。如 1 型酪氨酸血症、α-1- 抗胰蛋白酶缺乏症、肝豆状核变性（Wilson 病）、新生儿血素沉着症和 1、3、4 型糖原贮积症。第 2 组患者的肝结构正常或接近正常。患者进行肝移植的目的是缓解全身性疾病对异常肝生理功能造成的负担。包括两大类，如家族性淀粉样多神经病变、1 型草酸过多症、尿素循环的先天缺陷、血氨过多综合征、家族性高胆固醇血症和肝凝血因子功能障碍。部分因家族性淀粉样多神经病变而切除的肝移植给患慢性肝病的受者，称为多米诺移植。虽然这些肝结构正常，但家族性淀粉样多神经病（FAP）疾病会转移给受者。在出现原发性胆汁性肝硬化临床表现之前，受者可能存活 10 年，为了延长生存还是值得进行这种多米诺肝移植的。由于移植后代谢性疾病会持续存在，第 3 组肝移植易发生复发性疾病，但合理的肝移植可延长生存和（或）提高了生活质量。复发性疾病包括溶酶体贮积症如尼曼 - 皮克（Niemann-Pick）病、戈谢病（Gaucher disease）、胱氨酸尿症和红细胞生成性原卟啉病。

移植后除了发生乙醇、药物不良反应的中毒性疾病，较少发生其他原因的中毒性疾病。

（一）复发性酒精性肝病

1. 引言和病理生理学 早期酒精性肝病（ALD）需要进行肝移植，它常合并存在丙型肝炎病毒感染、肝细胞癌、代谢性疾病，例如血色沉着病和 α-1- 抗胰蛋白酶缺乏症。移植后因饮酒 / 酗酒发生复发性酒精性肝病的准确发生率很难确定，但有报道移植后 5 年发生率为 15%～50%。

由于免疫抑制药非相关性排斥反应，酗酒引起的复发性酒精性肝病能直接损伤移植肝，或直接造

表 4-8　根据 Jaffe 等的分级系统进行肝移植代谢性疾病分级的治疗总结（见正文）

肝先天性代谢缺陷和肝疾病（见正文）	肝先天性代谢缺陷，但肝正常或接近正常	肝外先天性代谢缺陷和移植肝疾病的发病率和相关肝疾病发病率 .
α-1- 抗胰蛋白酶缺陷	FAP。肝轻度异常：汇管区和神经鞘淀粉样沉积；FAP 对肝的影响存在争议	血着色或
肝豆状核变性	克里格勒 - 纳贾尔 Crigler-Najjar 综合征	尼曼 - 皮克（Niemann-Pick）病
酪氨酸血症	I 型高草尿酸	海洋兰组织细胞综合征
糖原贮积症 I 和 I b 型	尿素循环酶缺乏	红细胞生成原卟啉症
糖原贮积症Ⅲ型	蛋白 C 缺乏	阿 - 考 - 利三氏综合征，一般不导致疾病；一例肝静脉周围纤维化和移植肝复发性疾病患者进展为肝外晶体沉积
糖原贮积症Ⅳ	家族性高胆固醇血症	囊性纤维化，可治愈性肝疾病，如果早期进行肝移植，可改善肺功能
先天性胆汁酸合成障碍	血友病 A 血友病 B	

FAP：家族性淀粉样多神经病

成肝功能障碍。本节不讨论酒精性脂肪性肝病的病理生理学机制。

2. 临床表现　肝移植后常规进行肝功能损伤检测值的升高不进行体检、不良的社会行为、免疫抑制药耐受都可以出现由于复发引起的肝疾病，γ - 谷氨酰转肽酶：碱性磷酸酶高比值可为复发性酒精肝性肝炎提供生化证据，但血中乙醇水平更能证实为复发性酒精肝性肝病。由于反复和复发性酒精性肝炎或非酒精性脂肪性肝病，少数患者移植后检测值会出现快速下降，但一般来说，这种情况罕见。

移植前进行严格筛查可避免患者移植后复发。酒精性肝炎复发的危险因素包括在等待移植期间戒酒时间不足 6 个月、伴发精神病者、高危性复发性乙醇评分超过 3 分者、家族性酒精性肝炎患者、每日饮酒量大者、男性、社会环境不良者和情绪不稳定者。

大部分酗酒者复发性酒精性肝炎不会严重到足以引起移植肝醒目的早期酒精性肝病。因此，复发性早期酒精性肝病对患者和肝的长期存活影响很小，通常是肝移植的良好指征。长期饮酒和吸烟引发的上呼吸道恶性肿瘤是发生复发性早期酒精性肝病的主要发病因素和死亡的因素。

3. 组织病理学表现和鉴别诊断　移植肝发生酒精性肝炎的组织病理学表现与自体肝酒精性肝炎的表现相同。最常见的组织病理学表现为混合性、明显的微血管脂肪变性，主要累及小叶中央肝细胞，脂肪变性呈明显的带状分布（图 4-28）。酗酒会引起小叶中央肝细胞所谓的"泡沫样"变性，随后完全进展为"酒精性肝炎"，表现为 Mallory 玻璃样变、肝细胞气球样变性和小叶炎症。长期酗酒最终导致中央静脉周围和肝窦纤维化。根据笔者的经验，复发性酒精性肝炎见汇管区肝细胞铁沉积增加，网状内皮细胞和肝细胞无明显脂肪变性。自体肝的酒精性脂肪性肝炎合并丙型肝炎病毒和其他原因引起的移植肝功能障碍，加快了纤维化进程。

鉴别诊断见本章复发性非酒精性脂肪性肝炎。

（二）复发性非酒精性脂肪性肝病

移植前存在非酒精性脂肪性肝炎（NAFLD）的肝移植受者，有 4% ~ 5% 对移植肝有影响，但发生率仍在上升。肝移植后发生非酒精性脂肪性肝病是由多种危险因素造成的，如肥胖症、糖尿病、代谢

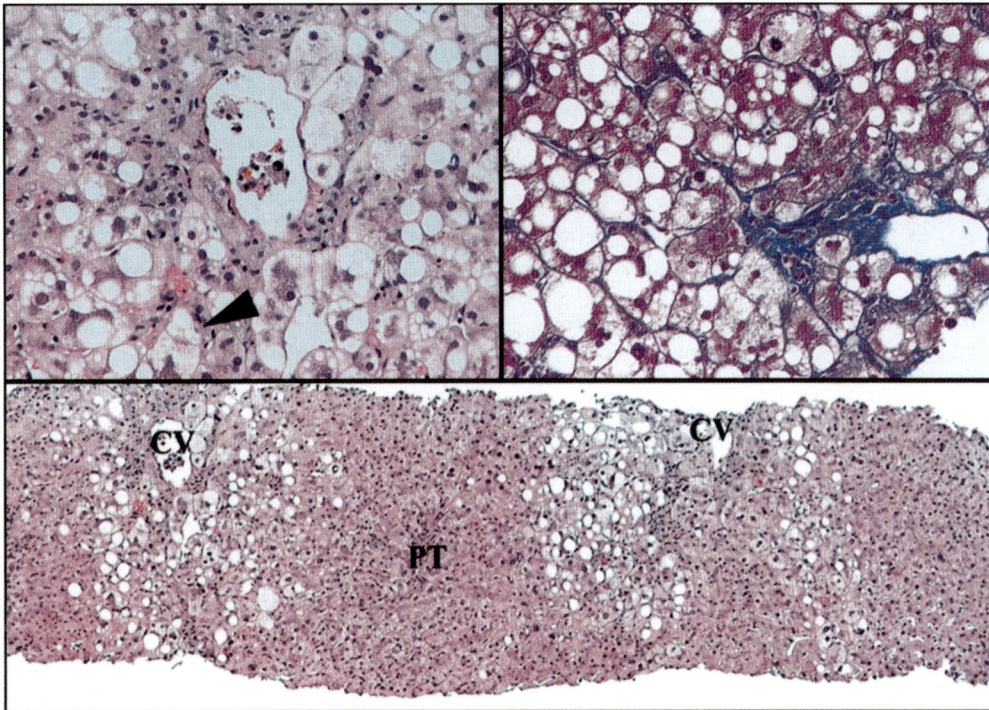

图 4-28　复发性酒精性肝炎是造成移植肝明显受损的相对罕见的原因。它很难与非酒精性脂肪性肝病相鉴别，可见肝细胞泡沫样变性的静脉周围混合性脂肪变性，（左上图、楔状箭头）是复发性酒精性肝炎典型表现，它最终导致窦状小管纤维化（右上插图）

综合征/胰岛素抵抗等的持续存在，或由于移植后为防止排斥反应的发生应用免疫抑制药使病情恶化。相当大的一部分因不明原因的肝硬化进行肝移植的患者常在移植后并发非酒精性脂肪性肝病。可能这些患者在移植前尚未发现非酒精性脂肪性肝病，移植肝硬化尚无明显的组织病理学特征表现。除了常见的非酒精性脂肪性肝病危险因素，复发性非酒精性脂肪性肝病的危险因素还包括激素剂量的积累。

　　在对无症状患者进行活组织检查时发现大部分复发性非酒精性脂肪性肝病。患者存在发生非酒精性脂肪性肝病的多重危险因素，如肥胖症、糖尿病和高血压病。但是也有一小部分患者发生在健康人群，移植后发生不明原因的非酒精性肝病；在这些患者中，需要进行胰岛素抵抗的代谢反应检测和其他引起非酒精性脂肪性肝病更多原因的研究 [见本章七、（三）"组织病理学和鉴别诊断"中的鉴别诊断部分]。

（三）组织病理学和鉴别诊断

　　肝脂肪变性和脂肪性肝炎的组织病理学表现为

大多数病理医师所熟知，本节不详述。读者可参考其他文献。复发性酒精性肝病与非酒精性脂肪性肝病的鉴别诊断包括发生在普通人群中，任何原因引起的脂肪性肝炎。很难区分早期酒精性肝病与非酒精性脂肪性肝炎。在非移植的肝组织中，非酒精性脂肪性肝病脂肪变性和细胞核液化的发生率高于早期酒精性肝病。相反，早期酒精性肝病比非酒精性脂肪性肝病更多见肝细胞气球样变、脂肪肉芽肿、局灶性坏死、嗜酸性小体和纤维化，并且脂肪变性的严重程度随着肝纤维化的进展，脂肪肉芽肿减少。

　　移植肝脂肪性肝炎的鉴别诊断比自体肝脂肪性肝炎更多。脂肪性肝炎常发生在病理性肥胖症、糖尿病、胰岛素抵抗和酗酒者。但它也可由于营养原因导致，如热能营养不良、饥饿、体重快速减轻、各种肠旁路术或胃吻合手术。

　　药物也会造成肝脂肪变性和脂肪性肝炎，包括胺碘酮、马来酸哌克昔林、糖皮质激素、合成雌激素、钙通道阻滞药、他莫昔芬、甲氨蝶呤、丙戊酸、可卡因和抗病毒药（齐多夫定、地达诺斯和非阿尿苷）。

　　代谢性疾病也会导致脂肪变性和脂肪性肝炎，

如高脂血症、Wilson 病、成人型瓜氨酸血症（Ⅱ型）、脂肪代谢障碍、脂蛋白血症、脂膜炎症（韦伯病，Weber-Christian disease）、酸性脂酶缺乏病（Wolman病）、胆固醇脂沉积病和妊娠脂肪肝。

其他不常见的原因包括炎症性肠病、肠细菌过度生长和接触环境中的有毒物质，例如磷、石油化学制品、有毒蘑菇和有机溶剂。肝血流异常也会引发肝脂肪变性和脂肪性肝炎。包括肝前门静脉高压、门体静脉分流和动脉导管未闭静脉充血。

完整的临床病理相关性可以证实对复发性酒精性肝炎或由于代谢异常导致的非酒精性脂肪性肝病的猜测。对原发性疾病的了解，详细的临床病史包括再次饮酒、血液中乙醇浓度和 γ-谷氨酰转肽酶与碱性磷酸酶的比值可用于二者的区分。

八、移植后特发性肝炎

（一）引言、病理生理学和临床表现

移植后特发性肝炎的诊断是由 Hubscher 提出的，它是指患者移植肝活组织检查出现慢性肝炎的改变（即单个核细胞性汇管区炎症和交界区不同程度炎症），但无临床或血清学证实是病毒性肝炎感染、自身免疫或药物不良反应。根据它的定义，急性排斥反应的诊断特征（例如胆管损伤、静脉上皮炎症）既不严重也不广泛。

正如其他"特发性"疾病类型，将来可能废除"移植后特发性肝炎"这样的陈旧诊断用语。由于可获得的信息增多，并且肝移植远期功能障碍的病因能够更为准确地检测，因此，被诊断为移植后特发性肝炎的患者目前已经非常少见。例如，根据 Hubscher 最初的定义，这类疾病中只有一小群患者在 3 区发生炎症性改变伴局灶性融合性坏死。现在，当这种改变累及大部分中央静脉时，许多研究中心诊断为迟发性排斥反应。有小部分患者可能表现为复发性自身免疫性肝炎，但是尚无诊断自身免疫性肝炎的严格标准。增加免疫抑制药的剂量导致排斥反应和自身免疫性肝炎。但也有另一部分患者表现为慢性戊型肝炎病毒感染，最近有报道在使用免疫抑制药的患者中，戊型肝炎病毒感染引发慢性肝炎。现在，大部分慢性肝炎的发生原因尚不明确。

大部分移植后特发性肝炎患者最初是通过移植后常规活组织检查发现的。这些受者常无症状，肝功能检测值正常或接近正常，但是常见 ALT 和 AST 轻度升高。Birmingham 小组的最初研究发现，随访不少于 10 年的患者中大约有 5% 发展为肝纤维化或肝硬化。最近更多的随访研究发现，将近 60% 的小儿受者在移植后 10 年发生移植后特发性肝炎，其中 15% 在 10 年内发生了明显的肝纤维化和肝硬化。

移植后特发性肝炎的发生率各不相同（见表 4-9），但主要取决于发生范围的集中性，也可能与年龄有关。有的移植中心发病率低，活组织检查也很少。小儿和成人受者的发病率也存在差异。"非特异性汇管区和（或）小叶炎症"与"移植后特发性肝炎（IPTH）"之间区分标准模棱两可；不同免疫抑制药的使用和方法；未发现的病毒如戊型肝炎病毒；以及上述原因的共同影响都是造成发生率各不相同的原因。很明显，需要围绕这个主题进行相关性研究，特别是对小儿移植受者的研究。在对长期存活的肝移植病理的监测过程中，肝损伤功能检测相对更不敏感。如果相当大比例的受者发展为移植后特发性肝炎，活组织检查诊断可能有助于指导治疗。

最近的研究结果认为，大部分移植后特发性肝炎可能表现出不同的迟发性急性排斥反应。之前的研究强调迟发性急性细胞性排斥反应的组织病理学特征与慢性肝炎相似。

（二）组织病理学和鉴别诊断

顾名思义，移植后特发性肝炎的组织病理学表现为慢性肝炎、慢性汇管区炎症、交界区和小叶不同程度的坏死性炎症，但无明显和广泛的胆管损伤和中央静脉周围炎症。慢性肝炎如乙型肝炎、丙型肝炎、戊型肝炎和自身免疫性肝炎可根据显著的临床表现、血清学和组织病理学进行排除性诊断。因此，显微镜下活组织检查组织不太可能出现超过 30% 的明显的浆细胞性炎症性浸润。

移植后特发性肝炎的鉴别诊断包括乙型肝炎病毒或丙型肝炎病毒感染，或者自身免疫性肝炎，见上文所述。

表 4-9　不同中心进行移植后随访活组织检查自发性肝炎的发生率

研究者	随访时间	移植肝不明原因炎症发生率	结论／建议
Berenguer 成人（248 人）	1~5 年	<10%~30%	非丙型肝炎病毒受者常发生"肝炎"，但为轻度炎症。因此，仅丙型肝炎病毒阳性患者进行活组织检查。非丙型肝炎病毒阳性受者 LFT 正常者不进行活组织检查
Sebagh 成人（143 人）	10 年	<10%	慢性病毒性肝炎和慢性排斥反应主要导致功能障碍。因为 LFT 正常时，活组织检查常可见异常，因此需要进行活组织检查
Pappo 成人（65 人）	生存期中位数 9.9 年	~35%	主要出现原发性疾病复发和胆道并发症。6/17 患者为不明原因的慢性肝炎，部分患原发性疾病 PBC。需要进行活组织检查
Slapak 成人（116 人）	中位数 8.4 年	18%~48%	13/27 患者患不明原因慢性肝炎，但 8/13 患原发性疾病 PBC。需要进行活组织检查
Heneghan 成人（99 人）	>1 年	~15%	IPTH 不作为特异性诊断或者不是主要问题，但原因不明性肝硬化或酒精性肝炎进行肝移植者中有 15/99 见非特异性炎症
Contos, 成人（30 人）	生存期中位数 3.5 年	未提及	IPTH 不作为特异性诊断或者不是主要问题
Maor-Kendler 成人（71 人）	生存期中位数约 4 年	~15%	IPTH 不作为特异性诊断或者不是主要问题，但见"非特异性炎症"
Burra 成人（51 人）	>1 年	~25%，很难确定活组织检查时间	IPTH 不作为特异性诊断或者不是主要问题，但酒精肝性肝炎患者见汇管区淋巴细胞性炎症
Rosenthal 小儿（54 人）	1 年	~50%	IPTH 不作为特异性诊断或者不是主要问题，但在半数以上受者中见"汇管区单个核细胞性炎症"。不包括长期随访患者。进行长期活组织检查存在争议

LFT，肝功能试验；PBC，原发性胆汁性肝硬化；IPTH，移植后特发性肝炎

九、免疫抑制药最小化的考虑

（一）引言、病理生理学和临床表现

移植肝活组织检查评估在指导肝移植受者停止使用免疫抑制药中起着重要作用。使用慢性免疫抑制药的高额费用和严重的药物不良反应影响了移植病理领域的发展。肝移植比其他实体器官的移植更具有"致耐受性"——因为肝移植受者中断使用免疫抑制药后更少出现排斥反应，所以相对更为安全。如果排斥反应发生在免疫抑制药中断使用期间或之后，它会出现迅速逆转，移植肝愈合后也不会出现明显的纤维化或功能丧失。

在过去的数十年里，由于感染或肿瘤并发症有时未出现排斥反应，有些依从性不好的患者和受者会故意停用免疫抑制药，早期动物研究的肝耐受性同样也适用于人类。我们要意识到，所有长期存活者可能不需要使用慢性免疫抑制药，有学者在着手研究这些患者对移植耐受的免疫机制。

本节不涵盖移植耐受的免疫机制相关内容。

研究数据表明，经过严格选择的肝移植受者中，约有 15% 成功停用了免疫抑制。"严格选择"是指长期存活者进行数年的肝损伤功能检测值都很稳定，无技术性并发症，使用的免疫抑制药量相对较低。现在还没有可靠的实验室进行前瞻性分析界定能够安全停用免疫抑制药的患者。外周血分析发现，γδT 细胞的基因编码和 NK 受体增多，在耐受受

者中所涉及的蛋白含细胞增殖阻滞蛋白。"耐受"受者常存在大量循环性、有调节潜能的、FoxP3 阳性 T 细胞亚群（CD4 阳性 CD25 阳性 T 细胞）和 V51 阳性 T 细胞，数量比非耐受患者或健康人更多。

在患者停用免疫抑制药的前几个月，开始停药或正在停药期间的肝损伤功能检测值升高，常发生移植功能障碍。需要注意的是，并不是所有停药后肝损伤功能检测值升高都与排斥反应有关。

（二）组织病理学和鉴别诊断

在停药前要进行常规活组织检查。目的是了解现有的病理学表现，以排除在停用药物前是否有亚临床型排斥反应和（或）慢性肝炎。不出所料，基线活组织检查的表现类似于一直使用免疫抑制药的长期存活者（见上文）。一般表现为原有疾病复发，如病毒性肝炎、免疫调节功能异常、胆道狭窄和结节性再生性增生。

部分研究发现基线活组织检查的表现与成功停药相关，包括汇管区炎症减少、小叶内 CD3 阳性和 CD8 阳性淋巴细胞减少、丙型肝炎病毒阳性受者更易发生汇管区纤维化，与需要持续使用免疫抑制药者相比，潜在调节的 FoxP3 阳性 T 细胞增多。相反，停药失败者出现明显慢性汇管区炎症和小叶 CD8 阳性淋巴细胞浸润。这些发现表明慢性汇管区炎症和小叶 CD8 阳性细胞增多可能是排斥反应的潜在表现形式，与移植后特发性肝炎类似。

许多参与此项研究的移植中心一致认为，免疫抑制药最低限量的减少和（或）撤退后必须进行活组织检查。研究中，再次活组织检查呈现了预期的表现，如急性排斥反应。由于慢性病毒性肝炎和免疫功能失调在停药后都能再发和（或）进展，所以免疫抑制药能有效地抑制免疫移植损伤。当减少免疫抑制药后出现明显的肝功能检测值升高时，不能继续停药。因为大部分进行免疫抑制药撤退的患者肝功能检测值是相对稳定的。因此，需要进一步研究相关领域。

Kyoto 小组曾报道与持续使用免疫抑制药者相比，停用免疫抑制药的患者更易发生汇管区纤维化和小胆管反应，以及胆管内腔直径减小。这些变化可能是慢性排斥反应的各种轻微改变。但研究小组对耐受组的平均随访时间为数年，高于对照组的随访时间，引发了关于这种变化的病原学的一些问题。

根据笔者的经验，发生在停药期间或之后的急性排斥反应仍需要通过评判标准进行诊断，见上文。组织病理学诊断"不确定"或"轻度"急性细胞排斥反应，并且肝损伤功能检测值明显升高常发生在停止使用免疫抑制药的患者，发生率高于比移植后早期相同诊断者。为防止那些预后很好——但需要使用小剂量慢性免疫抑制药的长期生存的患者会"失去控制"，所以，停药过程一般很慢，直到完全停止或甚至重新用药。炎症是否会像在移植后早期那样继续进展或消失，还没有深入研究。普遍认为，与新发急性排斥反应早期的表现相比，迟发性急性排斥反应与慢性肝炎更为相似，表现为中央静脉周围炎症。

十、不能解释为复发性疾病的长期变化

长期存活移植肝的某些组织病理学表现不能归因于复发性特异性疾病，它可能是由于药物不良反应和（或）长期移植反应，以及异常的移植生理学而发生的改变。包括汇管区静脉病变和结节性再生性增生、小肝动脉分支增厚和透明样变、肝窦纤维化和非特异性汇管区和小叶炎症。如果在移植后早期（不足 4 年）发生结节性再生性增生（NRH）的改变，则可能进展为汇管区高血压。

十一、药物不良反应和毒性损伤

一般情况下，移植肝出现药物不良反应的形态学表现与发生在自身肝的表现相同。不同的是药物诱发的免疫应答，或自身抗原发生的改变可能会沉淀或驱动反应，这些反应可能会因潜在的基线免疫抑制药而消失。硫唑嘌呤短期内会造成小叶中央坏死和中央静脉、肝窦纤维化，而它的慢性会导致结节性再生性增生。

肝移植中可见伪毛玻璃样细胞增多，Lefkowitch 等发现它是由异常糖原组成，与葡萄糖多聚体非常相似。因此，Lefkowitch 推测这种细胞的出现可能与糖原代谢干扰和多药联合治疗有关。

致谢：非常感谢 Mrs. Linda Askern 对编写工作的帮助和耐心。另外，由于依赖回顾性研究和缺少原始参考文献，我们向原始参考文献作者和读者道歉，这是主编强调要求减少篇幅。

（译者　朱雄伟　陈　虹　史　屹）

第五章 心脏移植病理学

Chi K Lai, M.D., F.R-C-P.C.

Hui-MinYang, M.D.

Seong Ra, M.D.

Michael C Fishbein, M.D.

一、前言

心脏移植用于终末期心脏病的治疗，从实验模型到临床应用都有了迅速发展。在过去的 40 年中，人们获得了大量关于心脏同种异体移植免疫应答的知识。1972 年，Standford 小组首先采用心内膜心肌活体组织检查（EMB）来诊断排斥反应并着手治疗。大约在 10 年前，在日本的 Sakakibara 和 Konno 的工作基础上，Caves 发明了心肌活组织检查钳，可以获得右心室心内膜心肌组织进行组织学评估。心内膜心肌活体组织检查的实施将移植后的致死率降低了 50%。更引人注目的是，尽管人们试图发现创伤性更小的方法来监测排斥反应，心内膜心肌活体组织检查仍为诊断金标准。本章集中讨论心脏移植病理，主要强调心内膜心肌活体组织检查对心脏移植后患者的诊断应用和治疗指导。

二、指征

心脏移植是许多罹患终末期心脏疾病患者的治疗选择。这些患者可能罹患对医学治疗无效的严重心力衰竭，或难治性、危及生命的心律失常，对这些患者实施心脏移植目的是延长生存时间和改善生活质量。据估计，在美国估计每年有 4000 名患者本来可能受益于心脏移植，然而只能获得 2000 名供者的心脏。具有心脏移植合格条件的患者可以表现为多种心脏疾病，多数移植中心最常见的疾病为冠心病和心肌病。根据 2007 年国际心肺移植协会（ISHLT）登记报道，在 2004—2006 年经历心脏移植的成年人包括以下心脏疾病：心肌病（占 45.2%）、冠状动脉疾病（占 41.0%）、心脏瓣膜病（占 2.6%）、先天性心脏病（占 3.2%）、再移植（占 2.8%），以及其他各种原因（占 2.3%）。确切的百分比差异显著，取决于医疗机构和患者人群。例如，有 1 例最近发表的来自意大利帕瓦多的心脏移植经验的报道，在 1985—2004 年移植患者中包括 600 例心脏移植患者，496 例为男性，104 例为女性，以及 42 例 18 岁以下儿童。在这一系列研究中，52% 的患者由于心肌病而移植，37% 为冠心病，6% 为瓣膜疾病，27% 为先天性心脏病，1% 为慢性排斥反应，1% 为移植器官功能障碍，以及 1% 为其他原因。在 311 名心肌病的患者中，83% 为扩张型心肌病，6.5% 为限制型心肌病，4.5% 为心律失常性右心室心肌病，4% 为肥厚型心肌病，4% 为心肌炎，1 例患者为淀粉样变。另外，有 10% 在心脏移植前临床诊断与外置心脏的病理诊断不一致。一些医疗机构排除了一些患有特定心脏疾病的患者，如淀粉样变性、人类免疫缺陷病毒阳性或心脏肉瘤，然而这些限制通常并不实用。

三、缺血／再灌注损伤

当心肌血液供应和氧化过程被干扰而导致氧需量超过氧供量时，就会产生心肌缺血状态。如果缺血状态的严重程度和持续时间达到一定水平，则会发生不可逆的心肌细胞损伤和坏死。如果缺血状态持续时间短暂和（或）程度轻微，并且血流很快恢复，则心肌可恢复为正常状态。在上述两种情况下，经历一段时间的缺血后，血液再灌注似乎可以加重和放大心肌细胞损伤的效应。

无论再灌注后是否发生坏死，心肌收缩功能均会受损，有时可持续数日。形态学改变范围广泛，从轻微的水肿到显著的细胞器损害。三磷腺苷（ATP）生产减少，如果发生坏死，心肌蛋白如肌钙蛋白和肌球蛋白逸出细胞外并进入血液。为了保护供者器官在获取和移植过程中免受缺血损伤，必须进一步研发更好的器官保存技术。除了使器官保持低温，人们也在尝试其他的措施来防止移植器官的缺血损伤。冷缺血时间超过 4h 为移植后早期死亡的重要因素。早期氧化应激导致氧自由基产生，并刺激细胞因子生成。随后黏附分子级联反应被激活，加重移植器官的炎症反应。如果缺血再灌注损伤很严重，可导致早期移植器官功能障碍和移植器官无功能。在 Opelz 和 Wujdak 的一项研究中，与缺血损伤低于 2h 相比，缺血损伤 6h 导致的移植器官失功能增加 25%。

长期观察，缺血／再灌注损伤可引起晚期移植器官失功能。最初缺血时间延长与心脏同种异体移植性血管病（CAV）和晚期移植器官失功能之间有很强的联系。现已认识到，同种异体移植器官非依赖性和依赖性发病机制都与心脏同种异体移植性血管病的加速形成有关。已经达成一致的观点认为，组织损伤及其导致的炎症改变与缺血损伤增加了供者抗原的暴露、上调受者免疫系统并导致移植器官冠状动脉的加速性损伤均有关。实际上，在同种异体移植器官依赖性发病机制中，缺血／再灌注损伤促进心脏同种异体移植性血管病的发展。

缺血再灌注所致的最早期和可逆性改变在电镜下观察最明显。在常规切片、光学显微镜观察时，如果细胞发生死亡，可以看到典型的凝固性坏死的改变（图 5-1A）。相关的组织反应取决于移植手术与心内膜心肌活体组织检查的间隔时间（图 5-1B）。在 Panizo 等的一项研究中，移植后第 1 周，30 例患者中有 12 例发现凝固性坏死（40%）。如果移植后早期对心内膜心肌活体组织检查进行免疫荧光（IF）检测，坏死纤维表现为对免疫球蛋白（Ig）染色和补体成分染色呈非特异性着色（图 5-1C）。

一旦坏死细胞的细胞膜受到损伤，将会对这些血浆蛋白质产生非特异性摄取，从而导致上述免疫荧光检测结果。早期、局灶性心肌坏死如何影响移植器官的长期功能，目前仍不清楚。

四、急性细胞排斥反应

尽管在免疫抑制疗法和密切监测等方面方面取得进展，急性细胞排斥反应（ACR）仍然是一项重要问题。根据笔者在加利福尼亚大学（UCLA）医疗中心的经验，21%～25% 的心内膜心肌活体组织检查显示急性细胞排斥反应。其中大多为低级别急性细胞排斥反应，不需要干预治疗（图 5-2A 和 B）。笔者所在机构的急性细胞排斥反应发生率显著低于国际心肺移植协会登记处其他机构的报道。在移植后最初几个月内急性细胞排斥反应的发生率最高。

2007 年，国际心肺移植协会登记处报道，35%～45% 的患者在移植后 1 年内对排斥反应进行过治疗。在 1992—2006 年的移植患者中，急性排斥反应在移植后前 30d 内死亡原因中占 6.4%，在 31d～1 年死亡原因中占 12.4%，在 1～3 年死亡原因中占 10.3%，在 3～5 年死亡原因中占 4.4%，在 5～10 年死亡原因中占 1.7%，在 10 年以上死亡原因中占 1.2%。由于维持免疫抑制治疗方法的进步，以及急性排斥反应的诊断和治疗的进展，使得患者长期生存率显著增加。然而，急性排斥反应仍然是一个重要的临床问题。

与其他实体器官移植相似，心脏同种异体移植的急性细胞排斥反应主要由宿主细胞毒性 T 细胞和辅助 T 细胞所介导（在前面章节已有描述）。变化多端的供者主要组织相容性复合物（MHC）或组织相容性白细胞抗原（HLA）在心脏急性细胞排斥反应中发挥主要作用，而次要主要组织相容性复合物抗原涉及较少。供者心脏移植器官的同种异体抗原通过两种途径被呈递给童贞 T 细胞，即直接同种异体识别和间接同种异体识别（见"第一章 器官移植

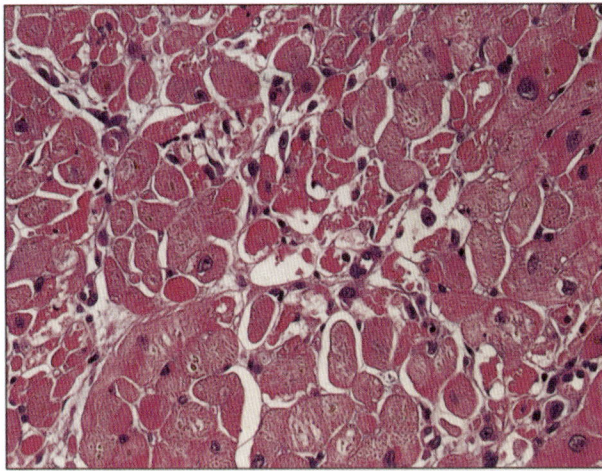

A

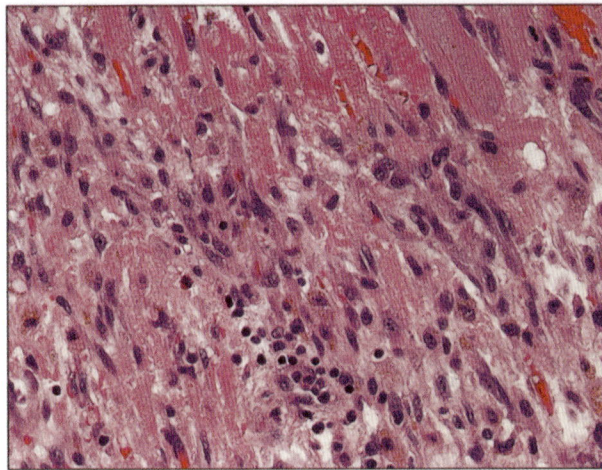

B

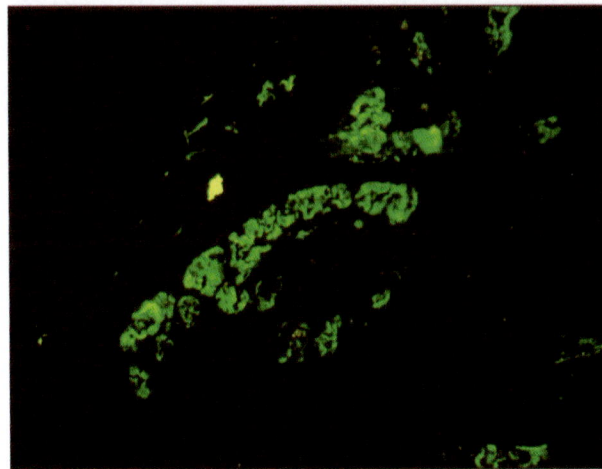

C

图 5-1　缺血 / 再灌注损伤。（A）早期，心肌细胞发生凝固性坏死，特征为高嗜酸性、核消失、极少或基本无炎症细胞浸润苏木素 - 伊红（HE）；原始尺寸放大 400 倍。（B）晚期，肉芽组织伴不等量胶原沉积，混合多种炎症细胞存在（HE；原始尺寸放大 400 倍）。（C）免疫荧光研究显示坏死纤维能与免疫球蛋白和补体成分有非特异性染色（HE；原始尺寸放大 400 倍）

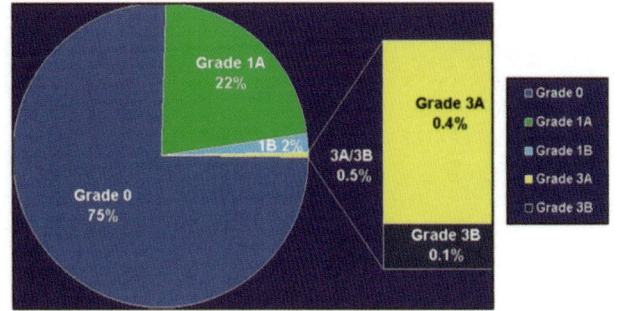

A

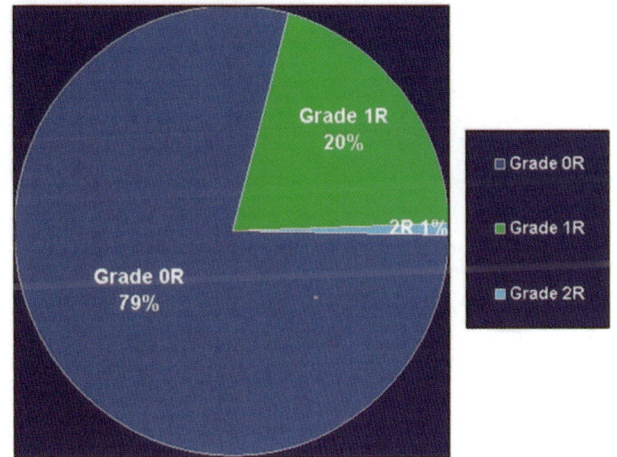

B

图 5-2　排斥反应级别的发生率。（A）2240 例监测心内膜心肌活组织检查排斥反应级别的分布。来源于加利福尼亚大学医疗中心 2004—2005 年数据，基于 1990 年国际心肺移植协会排斥反应级别系统。（B）1321 例监测心内膜心肌活组织检查排斥反应级别的分布。来源于加利福尼亚大学医疗中心 2006—2007 年数据，基于新的国际心肺移植协会排斥反应级别系统

的免疫病理学"）。

　　当供者心脏的抗原呈递细胞（APC）迁徙至区域淋巴结，并呈递供者肽类抗原和激活受者 T 细胞时，发生直接同种异体识别。例如，同时表达同种异体主要组织相容性复合物分子和共刺激分子（如 B7-1、B7-2 和 CD40）的树突细胞就属于这类抗原呈递细胞。然后，受者细胞产生细胞因子，启动迟发型超敏反应，导致移植器官损伤。Sun 等采用鼠类动物模型进行大动脉移植，显示针对 CD28/137 和 CD40/CD40L 共刺激通路的共同阻滞可延长移植器官存活。在间接同种异体识别时，受者抗原呈递细胞识别移植器官的同种异体肽类抗原，然后将其处理，同自身主要组织相容性复合物分子一起呈递至受者 T 细胞。呈递的同种异体肽类抗原包括来自

外源性受体的主要组织相容性复合物分子及组织相容性抗原性小分子肽类抗原。尽管 CD8$^+$T 细胞、CD4$^+$T 细胞以及其他炎症细胞对心肌细胞损伤的免疫机制和相互关系还不能完全阐明，Wagner 等通过鼠类心脏排斥反应模型发现，仅小部分心肌细胞损伤通过细胞毒性 CD8$^+$T 细胞介导，在迟发型超敏反应应答中的涉及细胞类型，例如 CD4$^+$T 细胞、巨噬细胞以及中性粒细胞，在心肌细胞损伤中可能发挥着显著作用。

急性细胞排斥反应的组织病理学特征性表现为单个核细胞浸润及其对心肌和血管所造成的最终损伤。炎症细胞浸润的主要成分包括淋巴细胞、巨噬细胞和少数嗜酸性粒细胞。淋巴细胞显得"活化"或增大，伴有卵圆或肾形核。出现嗜酸性粒细胞通常与更严重的急性细胞排斥反应相关；然而它们偶尔也可见于低级别排斥反应。在最高级别排斥反应中，浸润性炎症细胞更加多样，包括中性粒细胞、嗜酸性粒细胞、淋巴细胞和巨噬细胞。Michale 等进行的免疫组织化学研究显示，确定浸润性炎症细胞的类型有助于急性细胞排斥反应的诊断。急性细胞排斥反应中，50% 以上浸润性炎症细胞实际上是 CD68 阳性巨噬细胞，而 T 淋巴细胞在总体浸润性炎症细胞中所占比例低于 50%。仅少数浸润性炎症细胞为 B 淋巴细胞。

心肌细胞损伤，有时称为"心肌坏死"，为急性细胞排斥反应的关键表现，通常难以识别。心肌细胞损伤的特征通常表现为心肌细胞溶解而非凝固性坏死。心肌细胞溶解的特征包括核增大，偶尔伴有显著核仁，以及肌浆和核透明，导致着色改变（图5-3A）。受损的心肌细胞通常被浸润的炎症细胞围绕，导致不规则"扇贝样"心肌细胞边缘和结构扭曲（图5-3B）。受损的心肌细胞可部分被炎症细胞浸润所代替，并且淋巴细胞似乎位于心肌细胞内。在更严重的急性细胞排斥反应形式中，细胞坏死可能更加广泛、更加明显。虽然心肌细胞溶解是急性细胞排斥反应的重要表现，但它也可见于抗体介导性排斥反应（AMR）、Qulity 效应（QE）以及缺血/再灌注损伤。

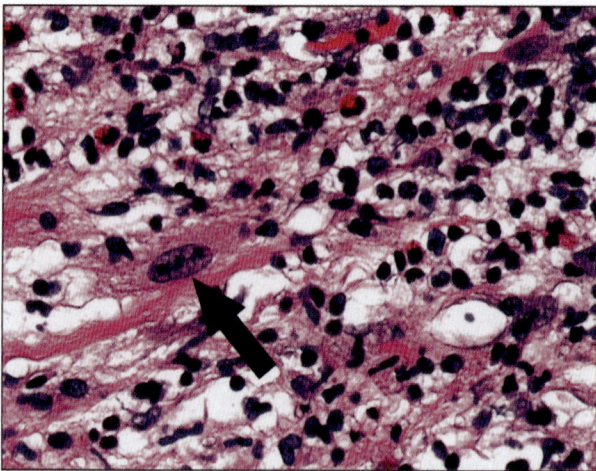

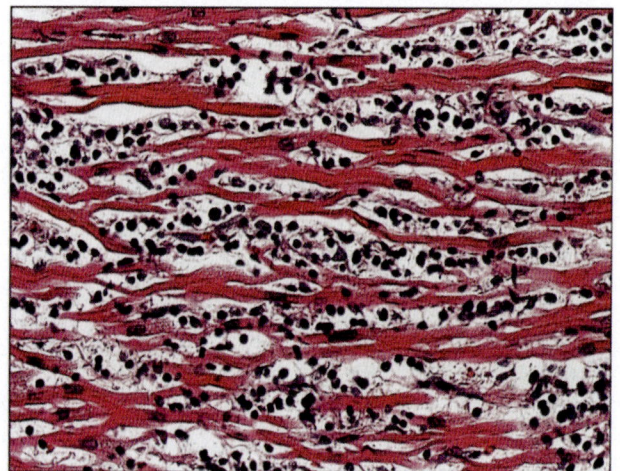

图 5-3　心肌细胞损伤。（A）受累的心肌细胞发生心肌溶解（箭头所示），特征性表现为肌浆透明和核增大伴有显著核仁。注意炎症细胞浸润呈蚕食状，似乎位于受损的心肌细胞内（HE 染色；原始尺寸放大 400 倍）。（B）由于显著的炎症细胞浸润，可见显著心肌细胞损伤伴有结构扭曲和相当多的心肌细胞萎缩（HE 染色；原始尺寸放大 200 倍）

当使用 7 或 9 号法国标准活检钳时，国际心肺移植协会推荐钳取 4 块心内膜心肌组织片段用于急性排斥反应的评价；然而，通常取 3 块组织也足够诊断。如果使用更小的活检钳，一些病理医师建议应该获得 6 块活组织，每块组织应该至少有 50% 心内膜成分，并且不能取自先前活组织检查的瘢痕部位。由于可能仅在局部发现急性细胞排斥反应，因此应该对组织进行多层面连续切片，至少观察 3 个层面。在大多数情况下，常规苏木素和伊红染色（HE 染色）足够用于急性排斥反应的诊断和分级。特殊染色（如弹性纤维和三色染色）可用于确定心内膜，并能突出显示纤维化或心肌细胞损伤。如果临床或组织学发现怀疑感染，可能会加做针对微生物的特殊染色，这种情况在心脏移植中极其罕见。在某些情况下，若怀疑抗体介导性排斥反应，应将新鲜组织处理用于免疫荧光研究。根据笔者的经验，Zeus固定导致过多非特异性荧光，因此不推荐其用于免疫荧光研究的心脏组织的保存液。

在心脏移植的早期年代，不同移植中心对急性排斥反应使用多种不同的分级系统，无法达成一致。1990年，国际心肺移植协会建立了标准的分级系统，用于心内膜心肌活体组织检查时排斥反应的诊断，为促进临床和研究的交流做出了贡献。然而在使用的过程中，一些问题也逐渐浮出水面。最主要的争论点包括分级系统在不同观察者之间重复性差、2级排斥反应的诊断和治疗以及抗体介导性排斥反应的诊断。尤其是2级排斥反应的存在受到挑战。分级量表中，由于大多数心内膜心肌活体组织检查诊断为2级排斥反应在连续深层切片和斜切面切片Qulity效应延伸至下面的心肌，因此它实际上并不是急性细胞排斥反应。有些临床医师对该级别的排斥反应采取治疗，而其他人则不予治疗，这种情形使得2级排斥反应的诊断更加混乱。在2004年，国际心肺移植协会工作小组对分级量表做出了进一步修订，以能解决这些争议（表5-1）。对于急性细胞排斥反应而言，1990年国际心肺移植协会分级系统被简化了，原先IA、IB和2级被合并归入修订的2004版的1R，原来3A级被归入2R级，原先的3B和4级变成3R级。由于排斥反应分类系统只有3级，诊断的准确性和可重复性有望大大提高。

表5-1　1990和2004国际心肺移植协会急性细胞排斥反应分级方案比较

1990	2004
0级	0R级
1A、1B和2级	1R级
3A级	2R级
3B和4级	3R级

（一）组织学分级

根据心内膜心肌活体组织检查发现的最严重病变，对急性细胞排斥反应（ACR）进行组织学分级。

0R级（无急性细胞排斥反应）仍被保留，与1990年旧分级量表中的0级相同，诊断为无炎症细胞浸润或心肌细胞损伤存在（图5-4A）。间质内偶尔出现淋巴细胞在仍被认为是0R级。

1R级（轻度急性细胞排斥反应）包括以前的1A、1B和2级，涵盖的病变谱系从不伴有心肌细胞损伤、血管周围局灶性炎症细胞浸润（图5-4B）和（或）间质内弥漫性炎症细胞浸润但炎症细胞数量稀少（图5-4C），到伴有心肌细胞损伤的孤立性单核炎症细胞浸润的病灶（图5-4D）。Marboe等发现由于Qulity效应的困扰，1990年国际心肺移植协会的2级急性排斥反应分级标准的一致性很差。

2R级（中度急性细胞排斥反应）为以前的3A级，定义为两灶或更多灶淋巴细胞和巨噬细胞浸润，伴或不伴嗜酸性粒细胞，同时存在心肌细胞损伤。这些炎症细胞浸润可能累及一灶或多灶心内膜心肌片段，然而病灶之间仍然夹杂着未受累的心肌（图5-4E）。如果存在两灶相邻的炎症细胞炎浸润伴有心肌细胞损伤，更深层切片有可能提示为一个单一病灶（1R级）。如果病灶被正常心肌细胞分隔更远，它们更可能为分离的病灶，应该认为是2R级急性排斥反应。嗜酸性粒细胞的存在可能提示更高级别病变，然而，它们也可见于Qulity效应。

3R级（重度急性细胞排斥反应）合并了先前的3B级和4级，特征为弥漫炎症细胞浸润，可能以单个核细胞为主或多种炎症细胞浸润，包括大淋巴细胞、嗜酸性粒细胞和中性粒细胞，伴有心肌细胞损伤（图5-4F和G）。通常累及大多数活组织检查片段。值得注意的是，间质水肿、出血和血管炎在严重的急性细胞排斥反应和抗体介导的排斥反应中均可见到。当存在弥漫性间质内炎症细胞浸润时，炎症细胞密度及其与心肌细胞损伤的相关性可用于鉴别3R级和1R级。检查多层面连续切片，以及结合其他活组织检查片段上观察到的改变，将有助于区分3R级和1R级。2R级和3R级排斥反应的区分有时也可能会遇到困难。Stewart等建议，若存在弥漫性浸润伴有相关心肌细胞损伤，即使为间歇性稀疏分布，仍视为3R级。而未受累区域很多，并且分布于心肌细胞损伤灶之间，则更倾向于2R级排斥反应。实际上，

2R 和 3R 都要给予治疗。

如前所述，心肌细胞损伤为决定急性细胞排斥反应严重程度的关键表现。心肌细胞损伤范围从单灶（1R 级）至多灶（2R 级）乃至弥漫性炎症细胞浸润伴有心肌细胞损伤（3R 级）。然而，观察者之间差异的初步研究结果表明，1R 级（尤其是 1990 年国际心肺移植协会的 1B 级）和 2R 级在观察者之间重复性差，很可能由于在心肌细胞损伤识别方面存在困难。心肌细胞损伤的识别仍为当前分级系统的难点。偶尔 Vimentin 和 actin 免疫组织化学染色可用于明确心肌细胞损伤是否存在。根据笔者的经验，这些标记物相对特异但并不敏感，因此需要更好的免疫组织化学标记物来可靠地检测心肌细胞损伤并协助增加观察者之间的一致性。

在同种异体心脏移植中，炎症细胞浸润和（或）心肌细胞损伤在多种病变中都可见到，必须与急性细胞排斥反应鉴别。

（二）类似急性细胞排斥反应的病变

导致心肌坏死的围术期缺血性损伤可能是由于紧急治疗时采用血管收缩药，供者心脏损伤伴儿茶酚胺过度分泌，长期温缺血或冷缺血或缺血 - 再灌注损伤等因素所致。早期缺血性损伤通常发生于移植后到 6 周，通常有更大范围的心肌细胞坏死，与急性细胞排斥反应所见相比，其炎症细胞浸润不成比例。更重要的是，其心肌细胞坏死为凝固性坏死，而非排斥反应中所见到的心肌细胞溶解。炎症细胞浸润和出现结缔组织的情形变化较大，取决于缺血损伤的起始时间与心内膜心肌活体组织检查的间隔时间。注意收缩带为心内膜心肌活体组织检查中常见的人工假象，不应该误认为是缺血损伤的收缩带坏死。

先前活组织检查部位如有心内膜心肌活体组织检查的常见组织学发现，有可能误诊为急性细胞排斥反应。在移植手术后立即进行心肌活体组织检查，其检出率仅 16%，但在重复活组织检查的患者，其检出率增加。在一项研究中，将近 70% 的心内膜心肌活体组织检查发现明显的先前活组织检查部位的改变。由于解剖学部位特殊，以及活组织检查钳在右心室中不易操作，仅能取到心室内间隔的有限部分。其中可观察到多种组织病理学改变，取决于创伤愈合的分期。近期活组织检查部位显示肉芽组织、表面血栓、间质出血、心肌细胞凝固性坏死、混合性单个核细胞和多种炎症细胞浸润和核碎屑（图 5-5A）。更早期活组织检查部位改变包括不同程度的纤维化、单个核细胞浸润、吞噬含铁血黄素的巨噬细胞，以及陷入其中的杂乱排列的心肌细胞（图 5-5B）。陈旧性活组织检查部位显示心内膜和心内膜下均有致密胶原瘢痕组织，只有稀疏的单核炎症细胞浸润（图 5-5C）。出现显著的单个核炎症细胞浸润伴有心肌细胞损伤时，可能与急性细胞排斥反应混淆（图 5-5D）。然而，急性细胞排斥反应通常显示心肌细胞溶解而不是心肌细胞的凝固性坏死。先前活组织检查部位的有用诊断线索包括病变位于心内膜部位，边界截然的"穿凿样"结构和存在纤维素，而急性细胞排斥反应中通常没有这些改变。

Qulity 效应是一种炎症细胞浸润性病变，可能仅限于心内膜（Quilty A，QA）或浸润心肌（Quilty B，QB），其炎症细胞包括不同比例的 T 和 B 淋巴细胞、巨噬细胞、浆细胞以及偶有嗜酸性粒细胞。另外还有许多小血管存在，这是 Quilty 效应的特征。当炎症延伸至心肌层，并且由于切片时斜切面而可能看不出其与下方的心内膜明显相连时，可能会把 Qulity 效应误认为是急性细胞排斥反应。然而，通过深层面连续切片可以显示其与心肌相连。在一些有争议的病例，免疫组织化学染色可以用来区分急性细胞排斥反应或 Qulity 效应。在急性细胞排斥反应中，大多数浸润性炎症细胞为 CD3 阳性 T 细胞（通常低于 50%）（图 5-4H）和 CD68 阳性巨噬细胞（通常高于 50%）（图 5-4I）。仅一小部分浸润性炎症细胞为 CD20 阳性 B 淋巴细胞（图 5-4J）。相比而言，Qulity 效应含有较大比例的 CD3 阳性 T 细胞（通常高于 50%）和 CD20 阳性 B 淋巴细胞，仅存在少量散在的 CD68 阳性巨噬细胞（通常低于 50%）。

移植后感染特别是巨细胞病毒（CMV）和弓形虫感染，可以引起淋巴细胞浸润为主的心肌炎症。巨细胞病毒具有位于心肌细胞内的特征性病毒包涵体，并且浸润性炎症细胞含有显著的中性粒细胞成分，从而可以与急性细胞排斥反应鉴别。当在心肌细胞内可以见到弓形虫囊时，可以做出弓形虫病的组织学诊断。其他感染，包括美洲锥虫病也曾过报道。

移植后淋巴增生性疾病（PLTDs）由于存在显著的炎症细胞浸润，并含有大的非典型淋巴细胞，可以与急性细胞排斥反应鉴别。此外，移植后淋巴组织增殖性疾病通常没有相关的心肌细胞损伤。免疫组织化学显示成片 CD20 阳性 B 细胞和 CD138 阳性浆细胞样细胞也高度提示为移植后淋巴组织增殖性疾病。此外，可通过原位杂交检测到存在于非典型淋巴细胞中的爱泼斯坦 - 巴尔病毒（Epstein-Barr 病毒，EBV）基因组。在一些疑难病例，可通过分子研究对心内膜心肌活体组织检查的标本进行 Ig 基因重排检测。

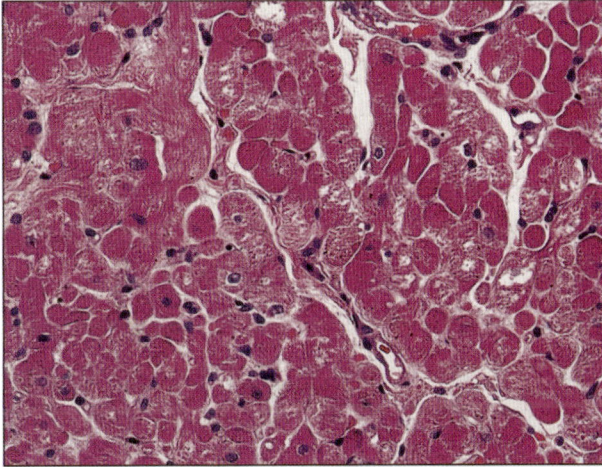

A

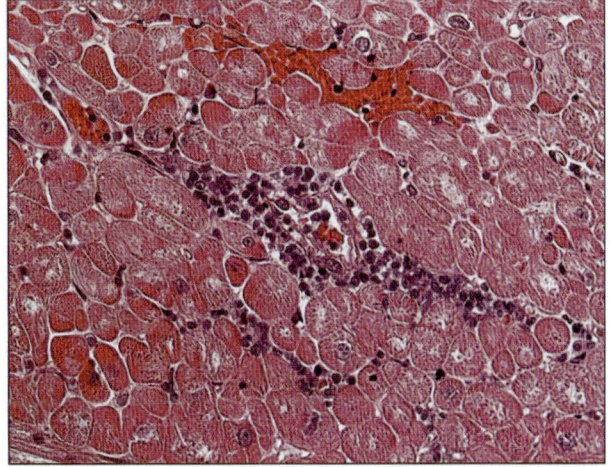

B

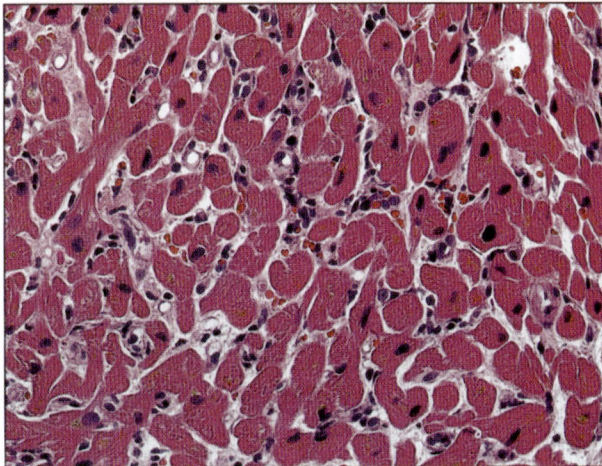

C

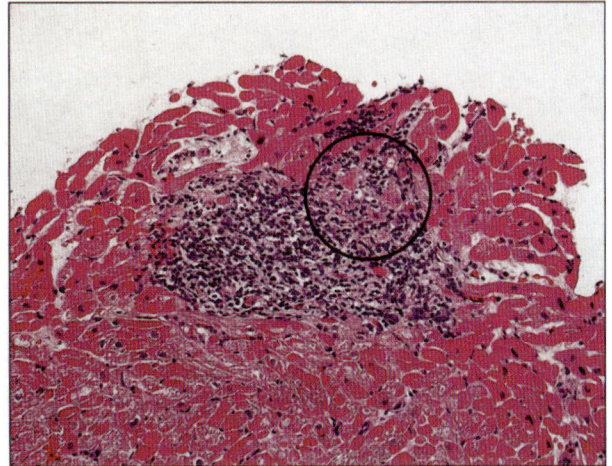

D

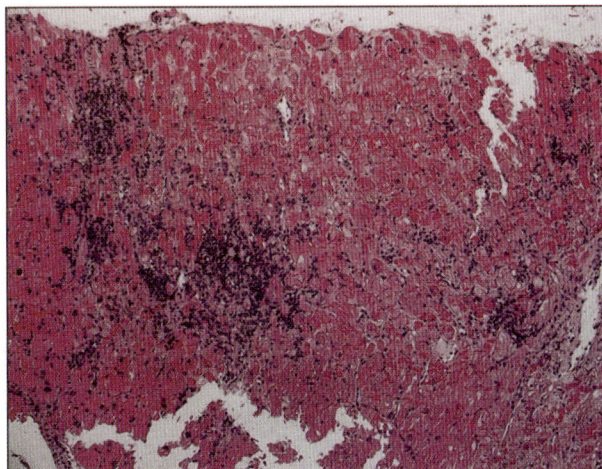

E

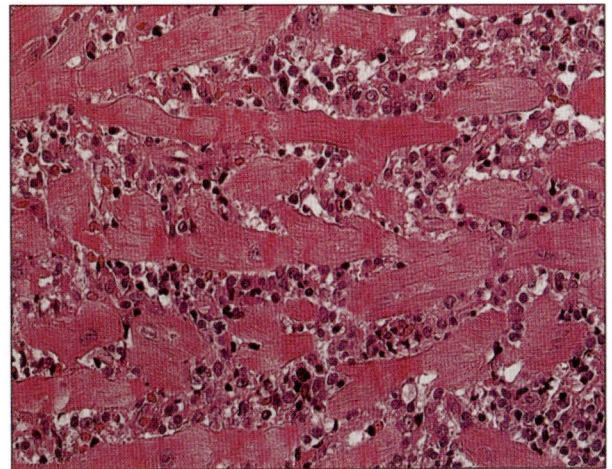

F

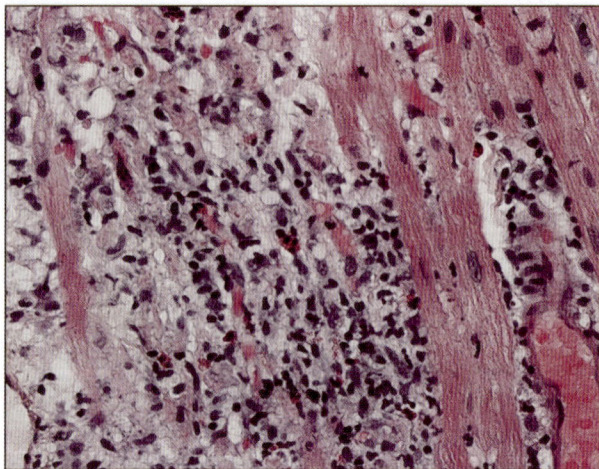

G

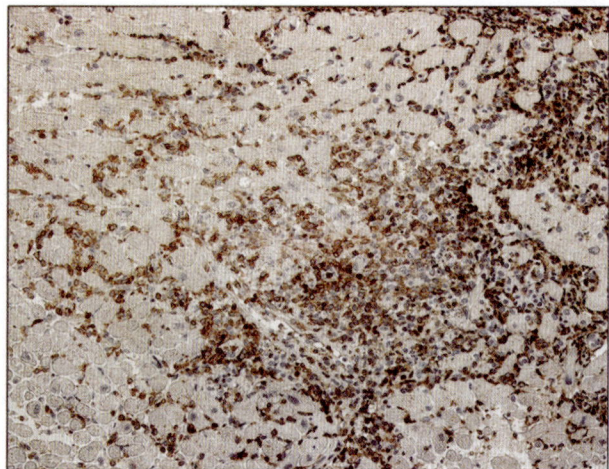

H

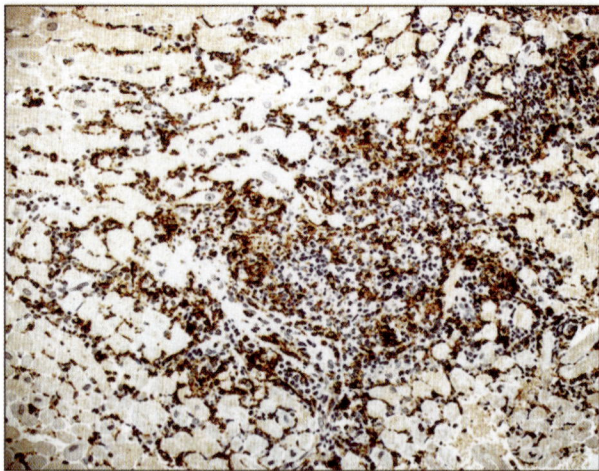

I

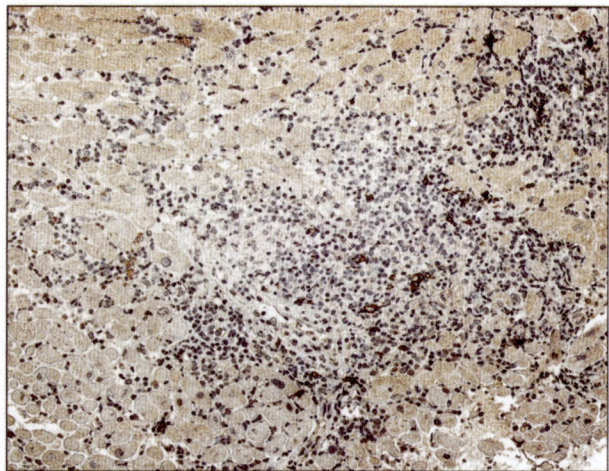

J

图 5-4 急性细胞排斥反应。（A）0R 级：正常心肌只有极少数淋巴细胞和其他间质细胞（HE，原始尺寸放大 400 倍）。（B）1R 级：血管周围局灶性淋巴细胞浸润，不伴有心肌细胞损伤（HE，原始尺寸放大 400 倍）。（C）1R 级：间质内弥漫性炎症细胞浸润但炎症细胞数量稀少，不伴有心肌细胞损伤。（D）1R 级：淋巴细胞浸润的单个病灶，扩展至邻近心肌，伴有心肌细胞损伤（圆圈区）（HE，原始尺寸放大 200 倍）。（E）2R 级淋巴细胞浸润形成多个病灶伴有心肌细胞损伤（此放大倍数不明显）。注意病灶之间仍有未受累的心肌（HE，原始尺寸放大 100 倍）。（F）3R 级：间质内弥漫性单个核为主的炎症细胞浸润伴有中度结构扭曲和心肌细胞损伤（HE，原始尺寸放大 400 倍）。（G）3R 级：多种炎症细胞浸润伴有显著的结构扭曲和心肌细胞损伤（HE，原始尺寸放大 400 倍）。（H）尽管有大量 CD3 阳性 T 淋巴细胞浸润，它们通常不到浸润性炎症细胞的 50%（HE，原始尺寸放大 200 倍）。（I）在急性细胞排斥反应中，CD68 阳性巨噬细胞通常超过浸润性炎症细胞的 50%（HE，原始尺寸放大 200 倍）。（J）在急性细胞排斥反应中也可能出现散在分布的 CD20 阳性 B 淋巴细胞（原始尺寸放大 200 倍）

当患者无症状时，大多数急性细胞排斥反应病例通过监测心内膜心肌活体组织检查而诊断。关于症状，即使存在，通常也是模糊和非特异性的，可能包括肌痛、低热和感冒样症状。一些患者可能表现为左心室功能障碍的症状，如端坐呼吸、劳累或休息时呼吸困难、夜间突发呼吸困难、心悸或昏厥。急性细胞排斥反应较少见的临床表现包括房性心律失常，包括心房早期除极化、心房扑动和心房颤动。胃肠道症状偶尔会发生，可能继发于中心静脉压增高引起的肝淤血，症状复杂而导致排斥反应的诊断延迟。超声心动图检测可通过揭示收缩期功能的急剧下降或新发生的舒张期功能障碍来证实左心室功能障碍。

由于检测成本高和心内膜心肌活体组织检查可

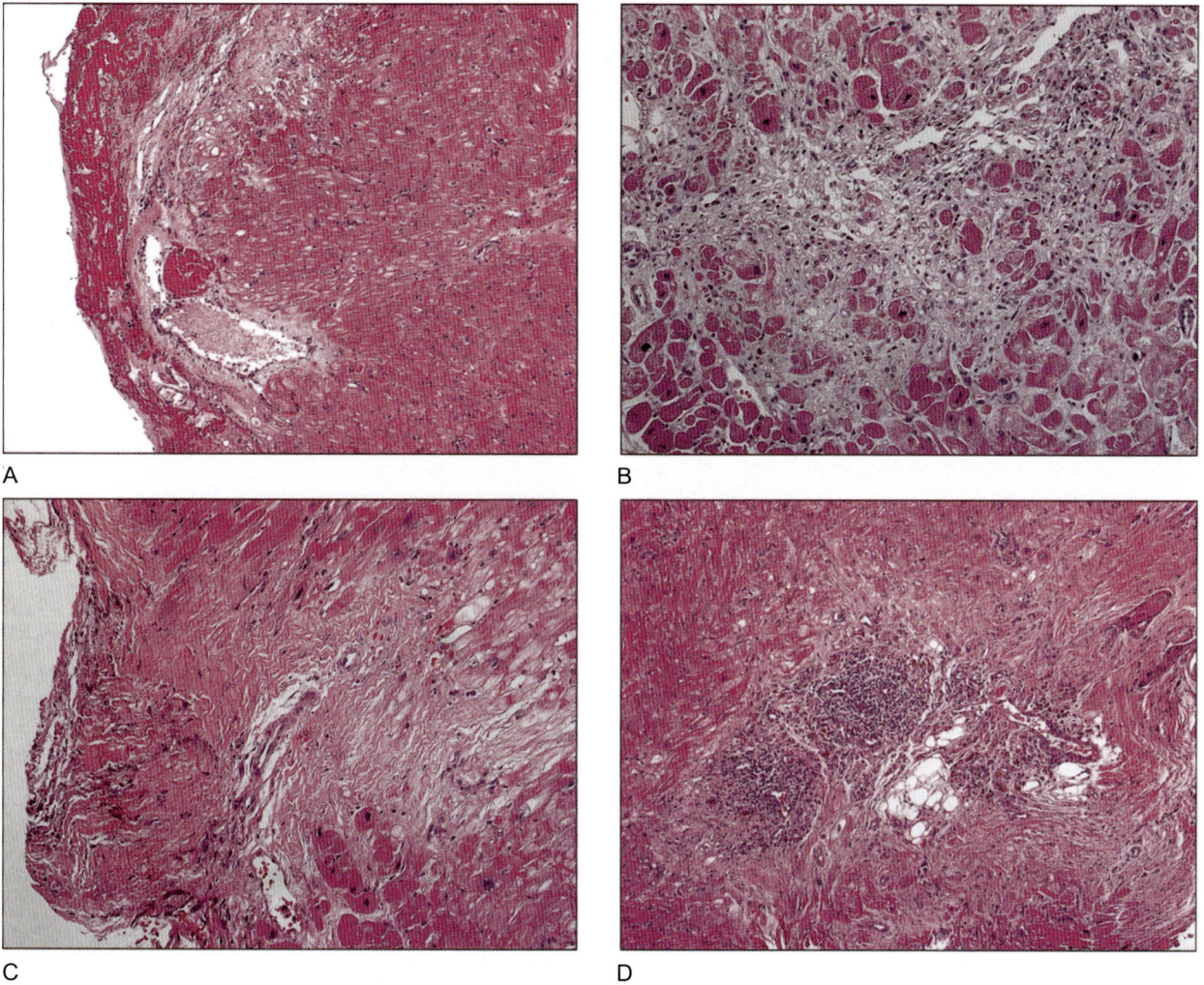

图 5-5　先前活组织检查部位。（A）最近活组织检查部位显示心内膜表面新鲜血栓（HE，原始尺寸放大 100 倍）。（B）比 A 图陈旧性近期活组织检查部位显示肉芽组织伴有数量不等的胶原沉着、心肌细胞损伤、吞噬含铁血黄素的巨噬细胞和散在的单个核炎症细胞浸润（HE，原始尺寸放大 200 倍）。（C）陈旧性活组织检查部位显示致密胶原组织，极少或无炎症细胞浸润。注意边界截然的"穿凿样"改变（HE，原始尺寸放大 200 倍）。（D）陈旧性活组织检查部位伴有显著的单个核炎症细胞浸润。注意吞噬含铁血黄素的巨噬细胞和杂乱排列的心肌细胞（HE，原始尺寸放大 100 倍）

能导致并发症，研发了许多用于检测或监测急性细胞排斥反应的非侵袭性方法。然而，尽管该领域进行了大规模的研究和创新，心内膜心肌活体组织检查仍为当前监测排斥反应的最敏感、最特异和临床行之有效的方法。非侵袭性辅助研究主要分为两大类：监测心肌结构和功能改变，以及对免疫学方面的或移植物内的突发状况进行评估。前一类技术包括磁共振成像（MRI）、磁共振分光镜、多普勒超声心动图、血流动力学监测心电图和心肌内电图。对移植物及免疫学方面的评估包括心脏肌钙蛋白 T、凝结物标记、B 型利钠肽、白细胞膜和补体激活标志、前列腺素、一氧化氮生成标志、膜黏蛋白 -V 成像、

放射标志淋巴细胞、抗肌球蛋白抗体、血清可溶性白介素 -2（IL-2）受体以及外周血淋巴细胞基因表达谱（GEP）。

2005 年 1 月开始在临床上应用 GEP，可用于多种心脏移植项目，协助排除同种异体移植反应和对中 / 重度排斥反应的风险评价。在多中心心脏同种异体移植排斥反应基因表达观察（CARGO）的大宗研究中，发现 GEP 有助于区分静止期（0 级）和中、重度急性细胞排斥反应（2004 年修订的国际心肺移植协会级别 ≥ 2R）。该研究采用实时多聚酶链反应（RT-PCR）技术来监测外周血单个核细胞中 20 种基因的表达。多基因运算法则产生积分系统，分数

从 0 ~ 40 分，较低分数与较低可能性中 / 重度急性细胞排斥反应相关。移植超过 1 年后，分数较低的患者不太可能发生 2R 级和 3R 的排斥反应，从而在一些情况下避免活组织检查。然而，转录组或基因表达研究被认为可重复性较低。为了进一步证实 GEP 方法的有效性，有必要进行长期随访研究并独立地证实以上发现。

多年来，免疫抑制治疗方法不断进步，从 20 世纪 60 年代晚期的硫唑嘌呤、大剂量糖皮质激素和抗胸腺细胞球蛋白到 20 世纪 80、90 年代的钙调神经磷酸酶抑制药。随着一种神经钙调蛋白抑制药——环孢素的引进，患者的生存率得到了极大提高，排斥反应显著减少；然而，环孢素的使用具有较多不良反应，并且许多不良反应非常严重。他克莫司是另一种神经钙调蛋白抑制药，它与环孢素具有相似的生存率而对其他器官系统的不良反应却相对较小。增生信号抑制药（如西罗莫司和依维莫司）作为神经钙调蛋白抑制药的补充性免疫抑制治疗，目前还在研究之中。现已发现这些增生信号抑制药可以预防急性细胞排斥反应，并限制心脏同种异体移植性血管病的发展。然而，它们也与肾功能恶化和伤口修复受损有关。由于用霉酚酸酯（MMF）治疗的患者 1 年内病死率显著下降，并减少排斥反应治疗的需要，因此在很大程度上霉酚酸酯已经取代硫唑嘌呤。约 40% 心脏移植患者采用莫罗单抗 CD₃（OKT-3）、IL-2 拮抗药和抗胸腺细胞球蛋白进行诱导治疗，可以减少移植后早期阶段的排斥反应。

急性细胞排斥反应的治疗选择取决于组织学级别、临床症状、血流动力学改变的表现和各个移植中心使用的特殊治疗方案。总体而言，低级别排斥反应（1R 级）在缺乏血流动力学障碍或明显症状时，一般不进行治疗，因为这些患者进展为高级别排斥反应的风险低，不需要治疗就能消退，而且治疗效果不明显。应尽量早期重复进行心内膜心肌活体组织检查，或者测量血液中免疫抑制药水平。当组织学诊断为轻度或局灶中度急性细胞排斥反应，同时伴有血流动力学改变时，可使用大剂量糖皮质激素或抗淋巴细胞治疗，如抗胸腺细胞球蛋白或 OKT-3。不伴有血流动力学改变的 2R 级排斥反应有必要短期增加糖皮质激素剂量，或脉冲式口服 / 脉管内静脉注射糖皮质激素。治疗完成后，患者通常要在 2 周内每周 1 次进行心内膜心肌活体组织检查，以确

定组织学改变。

在重度急性细胞排斥反应（定义为 3R 级排斥反应）、2R 级排斥反应伴有血流动力学改变或糖皮质激素难治性排斥反应等情况下，患者可以优先采用抗胸腺细胞球蛋白或 OKT-3。有数篇报道，对难治性或复发性排斥反应病例使用体外光化学疗法获得成功。

五、抗体介导性排斥反应

Hammond 等第一次描述了心脏移植中抗体介导性排斥反应，在同种异体移植功能障碍中，人们对它的认识仍然不足。它不同于急性细胞排斥反应涉及较特异的细胞介导性免疫机制，它的移植器官损伤源于抗体沉积在同种异体移植心脏的微血管内，以及随后通过经典途径激活的补体反应，也就是免疫反应的体液途径。它也称为血管（微血管）体液排斥反应，免疫损伤的靶器官为同种异体移植心脏的血管，尤其是毛细血管最为显著。国际心肺移植协会直到最近才认识到抗体介导性排斥反应是真正的、独立的临床病理类型。

在文献报道中，抗体介导性排斥反应的发生率差别较大，为 2.7% ~ 59%。在一项研究中，165 例患者中仅有 5 例（3%）符合同时发生抗体介导性排斥反应的临床和免疫病理证据的标准。这种低发生率归因于大多数患者缺乏同种致敏作用，以及少数人在移植之前安装了左心室辅助装置（LVAD）。相比而言，在频繁使用抗淋巴细胞治疗（如 OKT-3）的医疗中心，可以观察到抗体介导性排斥反应具有较高的发生率。现已发现，在心脏移植受者中，抗体介导性排斥反应具有多种诱因，包括女性、巨细胞病毒血清阳性、同种致敏作用（表现为一组反应性抗体升高或交叉配血阳性）以及 OKT-3 治疗。同种致敏作用的危险因素包括妊娠、多次输血、先前器官移植以及左心室辅助装置植入，与输血可能有关。

典型的抗体介导性排斥反应见于移植后早期，最常见于第 1 个月内。在对供者主要组织相容性复合物抗原预先致敏的患者，可能早至移植后 2 ~ 7d 发生。较少见的抗体介导性排斥反应可能会在移植后数月至数年发生。临床上，抗体介导性排斥反应的患者可能无症状，或显示中重度同种异体移植功能障碍的证据。Michaels 等研究显示，47% 的患者

在诊断为抗体介导性排斥反应时，可见血流动力学功能障碍，包括休克、低血压、心排血量／心指数降低，和（或）毛细血管楔压或肺动脉压升高。此外，在早期（低于 1 个月）抗体介导性排斥反应的患者中，68% 具有移植器官功能障碍，相比而言，在晚期（在 1 个月至 2 年）抗体介导性排斥反应患者中仅占 13%。而且，Michaels 等观察到，与男性患者相比，抗体介导性排斥反应的女性患者更可能显示血流动力学功能障碍（男性和女性分别为 33% 和 59%）。

抗体介导性排斥反应潜在的发病机制为在同种异体移植心脏的微血管系统内同种抗体沉积，随后补体激活。对于大多数抗体介导性排斥反应患者来说，供者的反应性抗体在移植后重新合成，在移植前通常不存在。有记录表明，大多数心脏移植患者在移植后 6 个月内产生同种抗体。同种异体移植似乎为同种抗体的产生提供了有力的刺激，可能与同种异体移植器官的抗体释放以及随后机械性或免疫性损伤有关。这些同种抗体通常针对主要组织相容性复合物 I 类或 II 类抗原决定簇，这两者通常表达于毛细血管内皮细胞。然而，其他非主要组织相容性复合物抗原，例如主要组织相容性抗原 I 相关 A 链（MICA）、波形蛋白（Vimentin）、骨骼肌和心肌肌球蛋白，都可能成为靶目标。抗主要组织相容性复合物抗体的存在与抗体介导性排斥反应、同种异体移植器官生存降低以及心脏移植受者的病死率增加有很强的相关性。

循环内抗主要组织相容性复合物抗体的主要损伤目标为同种异体移植心脏的毛细血管内皮。结合在同种异体移植器官血管内皮上的抗体引发补体激活，形成终末补体成分 C5b-C9（膜攻击复合物），导致内皮细胞死亡（坏死或凋亡）。这导致内皮细胞从下方的基质脱离，引起血管失去完整性，内皮细胞功能受到破坏。而且补体结合可以激活内皮细胞，导致表面白细胞黏附分子表达增强，细胞因子产生和分泌，凝血块和纤溶系统激活。内皮细胞死亡和活化的后果包括微血管血栓形成、间质出血、水肿和炎症细胞浸润、心肌和血管坏死，导致同种异体移植心脏功能障碍，偶尔可以引起移植器官失功能。由内皮细胞激活的增生性和纤维源性生长因子产物在心脏的同种异体移植器官血管病的发病中可能起着重要作用。

近年来，检测循环血中同种抗体的能力以及更

好的检测补体裂解产物如 C3d 和 C4d 的免疫组织化学技术得到了显著发展，提高了我们精确诊断抗体介导性排斥反应的能力。在最新修订版心脏同种异体移植排斥反应的国际心肺移植协会分级标准中，包含抗体介导性排斥反应的诊断标准，使得该诊断更加便利（表 5-2 和表 5-3）。在上述分级标准中，每个心内膜心肌活体组织检查标本都要严格评价抗体介导性排斥反应的组织学特征，如果缺乏这些特征，心内膜心肌活体组织检查视为抗体介导性排斥反应阴性（AMR 0）。如果抗体介导性排斥反应的特征存在，通过冰冻切片免疫荧光检查或石蜡切片采用免疫过氧化物酶（IP）染色，检测供者特异性主要组织相容性复合物 I 和 II 类抗体以及非主要组

表 5-2　国际心肺移植协会推荐的抗体介导性排斥反应

AMR 0	抗体介导性排斥反应阴性 无抗体介导性排斥反应的组织学证据
AMR 1	抗体介导性排斥反应阳性 抗体介导性排斥反应的组织学特征 抗体介导性排斥反应的免疫荧光阳性 抗体介导性排斥反应免疫过氧化物酶染色阳性

表 5-3　抗体介导性排斥反应的诊断标准

移植器官功能障碍的临床证据
组织损伤的组织学证据（诊断需要 a 和 b）
 a. 毛细血管内皮改变：水肿或脱落
 b. 血管内巨噬细胞
 c. 血管内中性粒细胞
 d. 间质水肿、充血和（或）出血
抗体介导性损伤的免疫病理学证据
 在冰冻切片通过免疫荧光检测免疫球蛋白（IgG、IgM 和（或）IgA）阳性 C3d 和（或）C4d 或 C1q（等同于毛细血管染色 2 + ~ 3 +）
在石蜡切片通过免疫过氧化物酶染色 CD68 阳性巨噬细胞位于毛细血管内（采用 CD31 或 CD34 确定），和（或）C4d 毛细血管染色（2 + ~ 3 +）
 血管内纤维蛋白沉积（可选项；如果存在则报道更严重级别）
抗主要组织相容性复合物 I 和 II 类抗体的血清学证据或心内膜心肌活组织检查时发现其他抗供者特异性抗体

织相容性复合物抗体来明确诊断。当这些辅助检查为阳性时，可考虑抗体介导性排斥反应的阳性诊断（AMR 1）。而且，记录到急性抗体介导性排斥反应多次发作的患者，在以后活组织检查时应当采用免疫组织化学检查，并监测供者特异性抗体的产生。

大体观察，心脏重量增加、水肿伴有心肌弥漫出血性变色和局部区域凝固性坏死（图 5-6A）。抗体介导性排斥反应的组织学特征包括毛细血管充血、"内皮细胞肿胀"、间质水肿和出血（图 5-6B）、中性粒细胞浸润（图 5-6C）和血管内血栓，还伴有显著巨噬细胞在血管内堆积，通常充满毛细血管（图 5-6D）。内皮细胞肿胀这个术语适用于受损内皮细胞的形态学表现，特征为细胞质水肿和核增大。尽管存在一些肿胀内皮细胞，CD68 的免疫过氧化物酶染色显示大多血管内细胞为巨噬细胞（图 5-6E）。可通过采用 CD34（或 CD31）免疫组织化学染色来证实它们位于血管内（图 5-6F）。并不少见的是，可能存在同时伴发急性细胞排斥反应的组织学特征。抗体介导性排斥反应和急性细胞排斥反应同时存在时，称为"混合排斥反应"。在一项研究中，约 1/2 的抗体介导性排斥反应活组织检查伴有轻度急性细胞排斥反应。而且，33 例病例中有 5 例（15%）伴有异常血流动力学改变，在进行抗体介导性排斥反应活组织检查后，发现有中至重度的急性细胞排斥反应。

尽管修订的国际心肺移植协会心脏同种异体移植分级标准为急性细胞排斥反应推荐了关键的组织学评价，但 Hammond 等近来的一项研究表明，内皮细胞改变和巨噬细胞的血管内堆积的组织学参数作为抗体介导性排斥反应进一步研究的筛选工具，缺乏充分的敏感性。通过经验和这些组织学参数，他们创立了抗体介导性排斥反应关于内皮细胞改变和血管内巨噬细胞沉积关系的 ROC 曲线。他们发现这些组织学特征为不理想的抗体介导性排斥反应预测因子。在他们的研究中，仅 30% 活组织检查为急性细胞排斥反应阴性者显示显著的内皮细胞改变。即使仅考虑阳性内皮细胞激活，敏感性仍然低至 63%。因此，单独采用该组织学特征来筛选抗体介导性排斥反应将会导致超过 33% 的抗体介导性排斥反应阳性活组织检查不能经过免疫过氧化物酶证实。对于血管内巨噬细胞沉积的组织学特征，他们发现 92% 伴有该发现的活组织检查免疫荧光检测为抗体

介导性排斥反应阳性。然而，该发现在抗体介导性排斥反应阳性活组织检查中发生率仅为 29%。因此，作为抗体介导性排斥反应的筛选工具，血管内巨噬细胞堆积是抗体介导性排斥反应的高度特异性但缺乏充分敏感性的指标。如果其他人也能证明他们的结果，笔者相信，筛选建议应该被修改，对于有高度抗体介导性排斥反应风险的患者应当包含更加敏感的免疫过氧化物酶筛选方法。显然，光学显微镜显示抗体介导性排斥反应组织学特征的能力高度依赖于组织切片的质量，这又转而依赖于许多因素包括最佳固定和组织处理。

当组织学上怀疑抗体介导性排斥反应时，可通过在冰冻切片上进行免疫荧光染色、显微镜下观察来确诊。毛细血管内免疫球蛋白 [IgG、IgM 和（或）IgA] 和补体 [C3d 和（或）C4d 或 C1q] 弥漫线性着色（2 + ~ 3 +）被认为是抗体介导性排斥反应的诊断特征（图 5-6G）。而且，一些研究表明免疫荧光染色发现间质内纤维素的堆积代表更严重疾病。如果不能获得冰冻切片的话，可在石蜡切片上进行免疫过氧化物酶染色显示毛细血管（CD31 或 CD34 染色）内巨噬细胞（CD68 染色）和（或）C4d 在毛细血管内沉积（图 5-6H）。仅多灶（2+）或弥漫（3+）的毛细血管染色被认为是阳性。C4d 沉积可通过使用免疫荧光染色或免疫过氧化物酶技术来证实。一项研究比较了这两种方法，显示免疫过氧化物酶有很好的敏感性和特异性，而免疫荧光染色被认为是金标准。

在经典性补体激活途径中，C4d 为 C4 最终裂解产物。由于 C4d 存在反应性硫酯基团，可以与周围结构（如内皮细胞）形成强力的共价键结合，并且维持数日至数周。其较长的半衰期可以作为补体激活的更好标记，从而作为心脏移植受者抗体介导性排斥反应的一个有用指标。同种异体移植的心脏中，C4d 在微血管内沉积，表明它与移植后 1 年移植器官失功能（graft loss）的发生率增多和心脏同种异体移植性血管病的形成有关，并且与抗供者血清同种抗体有关，敏感性为 84%，特异性为 89%。另一项研究表明，在心脏移植早期活组织检查中，发现 C4d 阳性与缺血性损伤有关，然而，这种相关性并未被其他人所证实。不常见的是，临床和组织学并无抗体介导性排斥反应证据时也可能发生 C4d 沉积。一个比较合理的解释是这些同种异体移植心脏达到

了一个适应（accommodation）状态。适应可源于通过补体调控蛋白对补体结合的调控或废除，从而使得组织损伤并不发生。源于"适应（accommodated）状态的"同种异体移植器官的内皮细胞显示补体调控蛋白增加，例如 CD59 以及保护性、抗凋亡分子，后者包括 A20、血红素氧合酶 1（HO-1）、bcl2 和bcl-xL。因此，C4d 沉积本身并不等同于抗体介导性排斥反应。

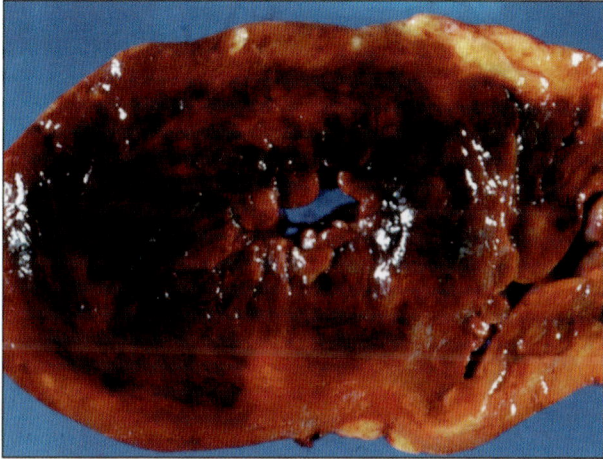

A

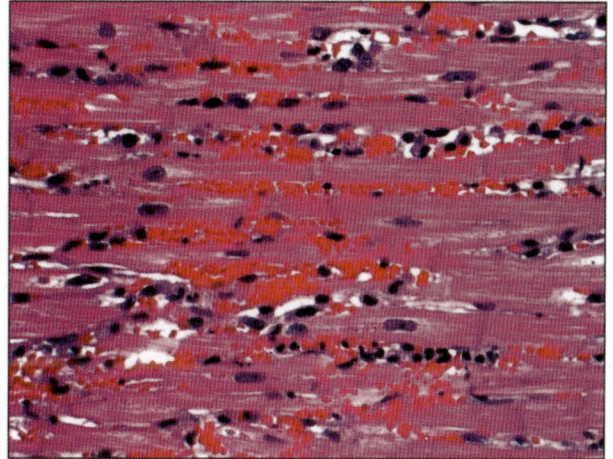

B

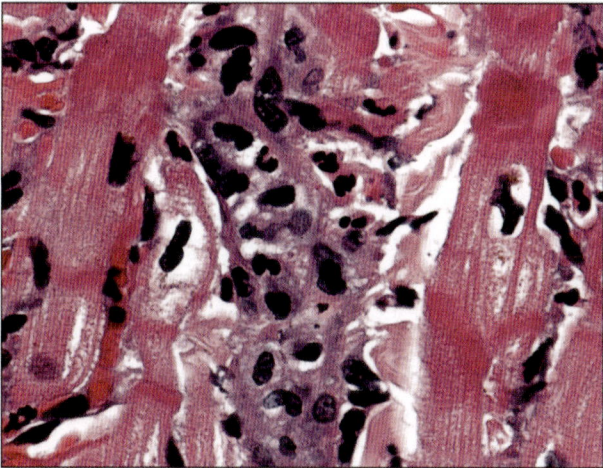

C

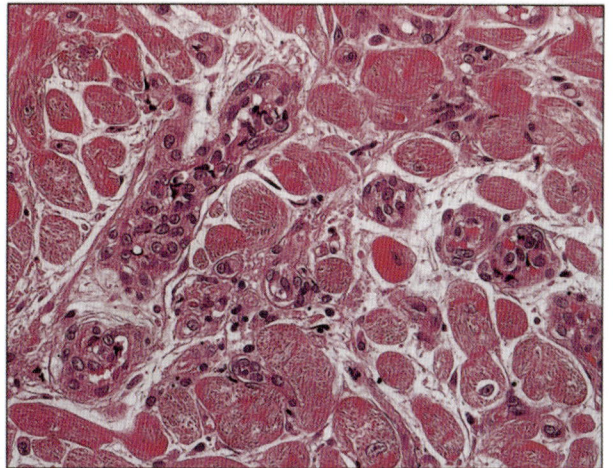

D

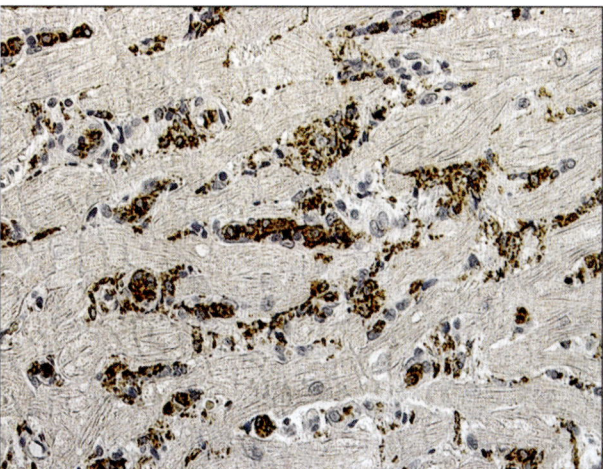

E

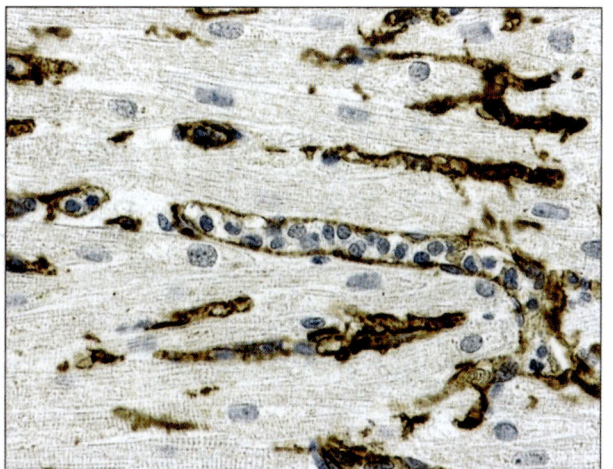

F

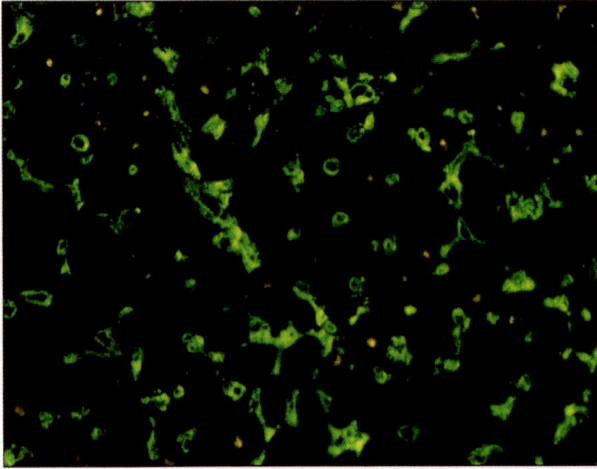

G

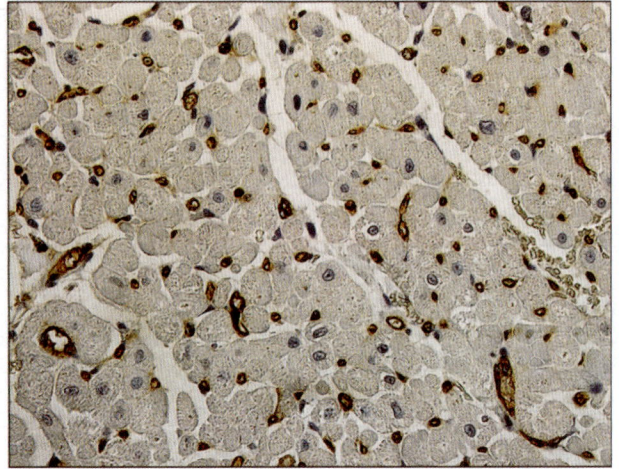

H

图 5-6　抗体介导性排斥反应。（A）大体上，心脏水肿、重量增加，伴有心肌的弥漫性出血。（B）组织切片证实显著的间质出血（HE，原始尺寸放大 400 倍）。（C）毛细血管内可能存在中性粒细胞浸润（HE，原始尺寸放大 400 倍）。（D）其特征为血管内巨噬细胞堆积，充满整个毛细血管（HE，原始尺寸放大 400 倍）。（E）CD68 免疫组织化学染色表明大多数血管内炎症细胞其实是巨噬细胞（HE，原始尺寸放大 400 倍）。（F）采用 CD34 免疫过氧化物酶染色，证明这些巨噬细胞位于血管内（HE，原始尺寸放大 400 倍）。（G）C4d 免疫荧光染色显示毛细血管呈弥漫强阳性线性着色（3＋）（HE，原始尺寸放大 400 倍）。（H）C4d 免疫过氧化酶染色显示毛细血管呈弥漫强阳性线性着色（3＋）（HE，原始尺寸放大 400 倍）

　　有趣的是，据报道同种移植器官中 C4d 的清除发生于 1 周内。这可能是多种因素混杂的原因，包括血浆置换或其他治疗时循环抗体清除不完全，间质间隔内抗体重新分布以及持续的抗体生成。为了克服这些混杂因素，Minami 等采用大鼠模型进行心脏移植，他们采用 DA 大鼠心脏作为供者，移植入受者 Lewis 大鼠体内，DA 大鼠通过血流灌注预先致敏。当来自受者 Lewis 大鼠的 DA 大鼠同种异体移植心脏再次移植入同种基因的 DA 大鼠受体时，C4d沉积在 5d 内降到最低水平。对这种快速清除的一个可能性解释是 MAC（C5b-C9）的亚溶性数量（sublytic quantities）引起部分含有 C4d 的细胞膜胞吐和内吞作用。

　　近年来，Lepin 等发现磷酸化的 S6 核糖体蛋白（p-S6RP）为一个潜在的诊断抗体介导性排斥反应的有用指标。采用免疫过氧化物酶技术检测源自心脏移植受者心内膜心肌活体组织检查的 p-S6RP，并将其结果与临床病理学排斥反应诊断、C4d 染色、移植后抗主要组织相容性复合物抗体产物和临床结果相联系。笔者证明在移植器官的毛细血管内皮，抗体介导性排斥反应诊断和 p-S6RP 的存在有很强的相关性。笔者还发现，C4d 染色与抗体介导性排斥

反应和 p-S6RP 存在着正相关。而且在心脏活组织检查中，移植后抗主要组织相容性复合物 Ⅱ 类抗体产物与 p-S6RP 阳性有显著相关。

　　传统治疗主要针对导致急性细胞排斥反应的细胞介导性免疫功能，而抗体介导性排斥反应对传统治疗反应差。Behr 等发现免疫抑制疗法（包括糖皮质激素、硫唑嘌呤、环孢素或他克莫司）都不能预防抗体介导性排斥反应。尽管环孢素和他克莫司两者都能通过抑制 IL-2 合成来预防 T 细胞激活，但它们并不能抑制 B 细胞驱使的抗体介导性排斥反应进程。目前，抗体介导性排斥反应通过一些组合治疗可以获得成功，包括血浆置换、静脉注射免疫球蛋白、环磷酰胺和抗 CD20 单克隆抗体或免疫吸附。

六、超急性排斥反应

　　超急性排斥反应（HAR）是抗体介导性排斥反应的一种形式，通常发生于移植后数分钟至数小时以内，导致非常迅速的同种异体移植心脏的破坏。这是极其罕见的并发症，病因包括预先形成抗体，这些抗体针对 ABO 抗原、主要组织相容性复合物或供者血管内皮细胞抗原。经典的 HAR 一直被人为地定义为移植后 24h 内发生。当移植 24h 后开始发生

则使用"延迟的 HAR"这个术语。经典 HAR 的发病机制被认为是由于抗体介导性补体结合和激活，导致毛细血管内皮细胞破坏，与同种异体移植器官的继发性出血、栓塞和坏死有关。然而，在不一致（discordant）的异种移植中，形态学研究显示抗体介导性损伤主要发生于心脏小静脉，导致微血管小静脉栓塞。HAR 的形态学表现在不一致的异种移植和人的同种异体移植心脏中已有很好的描述，类似于先前描述的抗体介导性排斥反应。

七、QUILTY 效应

QUILTY 效应（QE）表现为炎症细胞呈结节状浸润心内膜，通常在移植后的心内膜心肌活体组织检查中遇到。它包括心内膜内慢性炎症细胞浸润（QA），可以延伸至下方的心肌（QB）。QE 存在于 10%～20% 移植后的心内膜心肌活体组织检查，可见于 50%～60% 心脏移植后患者，在年轻患者中发病率更高。典型 QE 见于移植后 1 年内以及随后活组织检查的心内膜心肌活体组织检查。

QE 的病因不明。最重要的是，它与急性细胞排斥反应、慢性排斥反应或与移植器官功能障碍并无明确的关联。因此，QE 并未采用增强的免疫抑制治疗。自从它第一次被 Margaret Billingham 描述，发生于使用环孢素进行免疫抑制治疗的患者，人们提出了许多关于其发病机制的理论。最初的理论是这些心内膜炎症浸润为特发性或对环孢素的毒性反应，或由于局部心内膜环孢素水平降低。然而，QE 效应显示可与其他免疫抑制疗法（如 FK506）同时发生。QE 的发病机制还与局部 EB 病毒感染和早期移植后淋巴组织增殖性疾病有关，但其他研究未显示明确相关。

通常认为 QE 不同于排斥反应，但与急性细胞排斥反应和慢性排斥反应的相关性仍存在争议。最近一些研究分析了 QE 的潜在分子学通路和与排斥反应的可能性联系。近来的免疫病理学研究重点阐述了 QE 和反复急性细胞排斥反应发作之间共有类似的分子病理学通路（CXCL13 介导性 B 淋巴细胞募集）。该发现的重要性仍知之甚少。Yamani 等发现玻连蛋白受体表达增高（整合素 αvβ3）存在于急性细胞排斥反应和慢性排斥反应。另一项研究发现导致 IL-10 产物减少的基因型与 QE 有关。有研究认为，该基因型支持 QE 代表急性细胞排斥反应的中止

期阶段。目前有关 QE 的发病机制的解释仍令人难以捉摸。

QE 可以是单发病灶或多发病灶。组织学上，QE 应表现为单个核细胞结节状聚集在丰富的小血管背景中。免疫组织化学检测表明，这些单个核细胞主要为 T 淋巴细胞，混有 B 淋巴细胞、浆细胞和散在分布的巨噬细胞。QE 以往分为两种亚型：局限于心内膜（QA，图 5-7A）和心内膜炎症细胞浸润至下方心肌（QB，图 5-7B），后者可能与心肌细胞损伤并存（图 5-7C）。较少见的 QE 可发生于心外膜并浸润至心肌层。近来报道了一例发生于冠状动脉内的 QE。

由于在 QA 和 QB 之间无临床意义，"A"和"B"的命名意义在最近的国际心肺移植协会分类有所下降。尽管无明显临床意义，但是由于 QB 在组织学上类似急性细胞排斥反应，该分类在病理医师的实际工作中仍然是有益的。多数研究表明，1990 国际心肺移植协会 2 级或 3A 级急性细胞排斥反应与 QB 的鉴别很困难。由于诊断为急性细胞排斥反应可能导致不必要的加重的免疫抑制治疗和伴发的并发症，因此区别这两种疾病很重要。

当淋巴细胞浸润仅限于或接近于心内膜时，QE 通常与急性细胞排斥反应不难鉴别。由于切片时斜切面而心内膜表面呈小梁状，使得这两种病变可能更难鉴别。在这些病例中，可有心肌淋巴细胞浸润伴有心肌细胞损伤，而与心内膜无明显的联系（图 5-7D）。

QB 可以在 HE 染色上通过浸润深度、存在浆细胞、纤维化背景和显著的血管化而与急性细胞排斥反应鉴别。通过深层面连续切片显示淋巴细胞浸润与心内膜相连有助于鉴别 QB 和 2 级排斥反应。据报道，采用这种方法显示 91%（32/35）2 级排斥反应实际上为 QB，令人质疑是否存在 2 级排斥反应。另外，免疫过氧化物酶检测可以帮助鉴别 QB 和急性细胞排斥反应。后者特征为浸润性炎症细胞主要为巨噬细胞（>50%），而前者只有散在的巨噬细胞（图 5-7E）并且浸润性炎症细胞中 50% 以上为 T 淋巴细胞（图 5-7F）。B 淋巴细胞在急性细胞排斥反应和 QB 中都存在，但它们在 QB 中更加丰富（图 5-7G）。最近一项研究显示，32 例 QB 中有 24 例、24 例 QB 中有 23 例 >0.3mm 的病灶中含有滤泡树突细胞网，可通过 CD21 强阳性表达与急性细胞排斥反应鉴别。

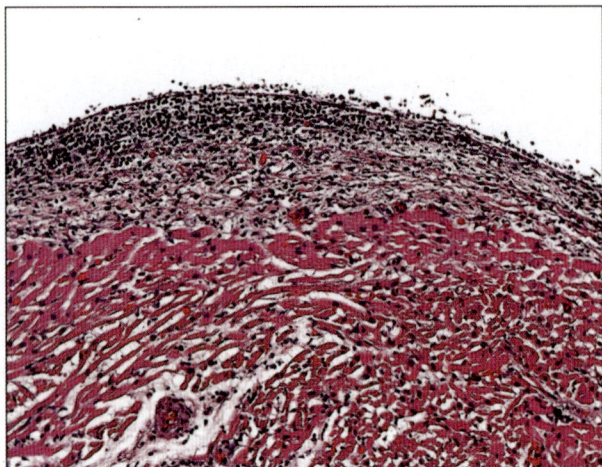

A

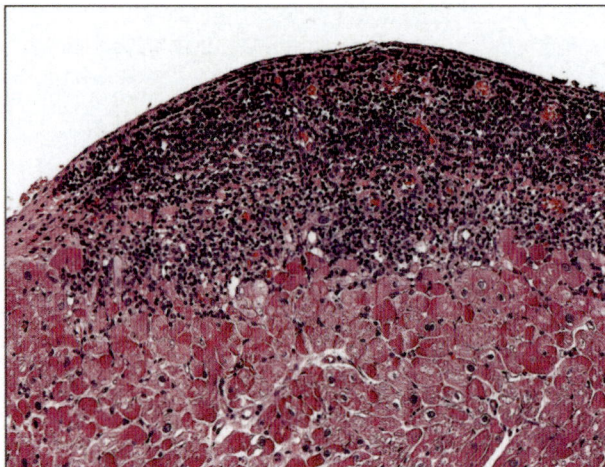

B

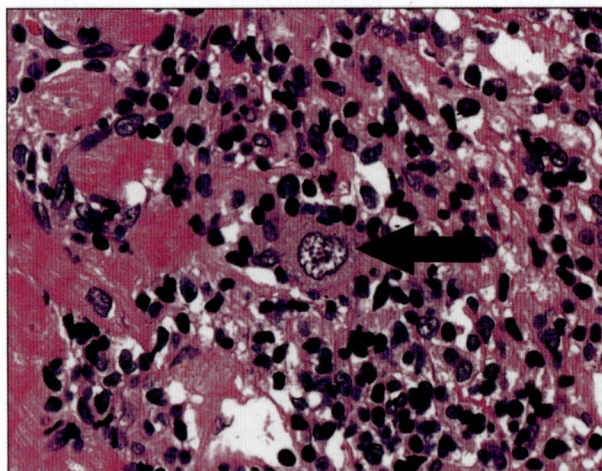

C

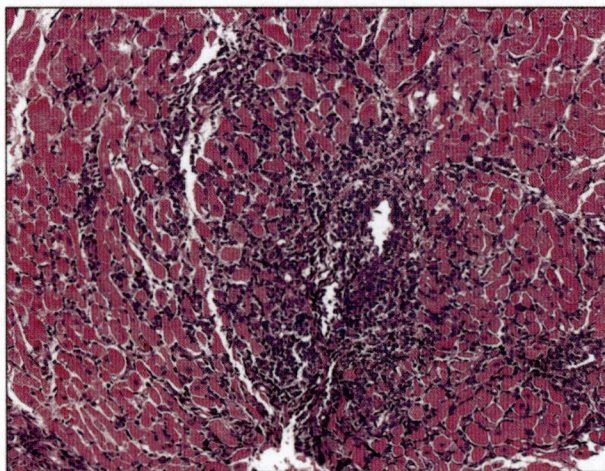

D

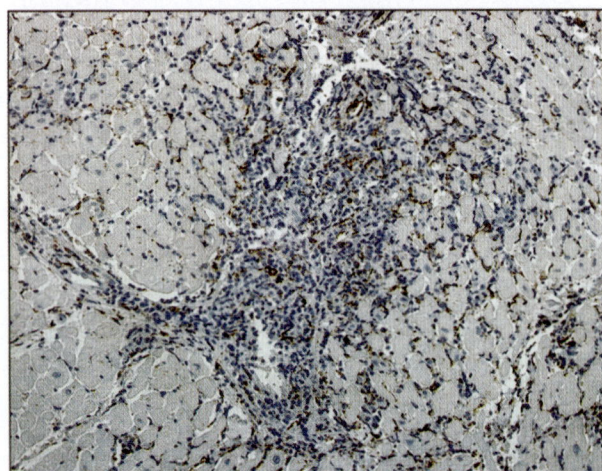

E

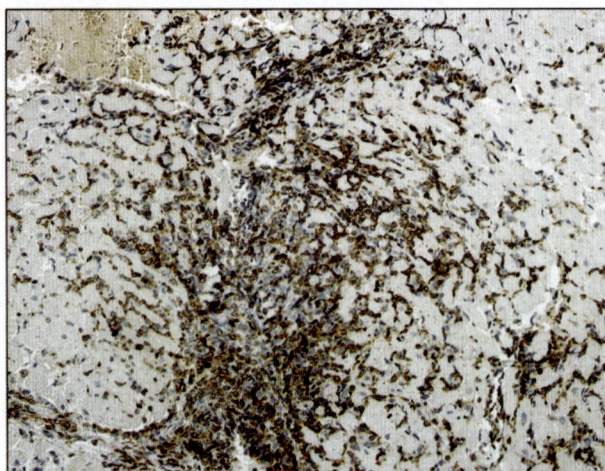

F

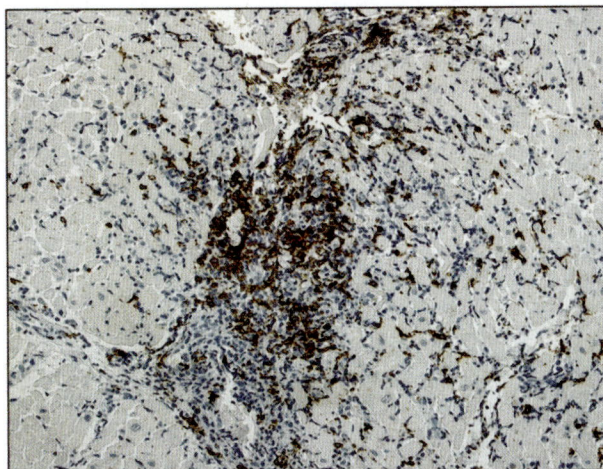

G

图 5-7　QE。（A）Quilty A 病变显示结节状慢性炎症细胞浸润，累及心内膜，其下方心肌无显著浸润（HE，原始尺寸放大 100 倍）。（B）相比之下，Quilty B 病变浸润至下方的心肌（HE，原始尺寸放大 100 倍）。（C）Quilty B 病变中偶尔可观察到心肌细胞损伤（箭头所示）（HE，原始尺寸放大 400 倍）。（D）斜切面切片，QE 和急性细胞排斥反应可能难以鉴别（HE，原始尺寸放大 200 倍）。（E）浸润性炎症细胞中，CD68 免疫组织化学染色显示巨噬细胞仅散在阳性（HE，原始尺寸放大 200 倍）。（F）浸润性炎症细胞大多为 CD3 阳性 T 淋巴细胞（HE，原始尺寸放大 200 倍）。（G）急性细胞排斥反应和 QE 均有 CD20 阳性 B 淋巴细胞，然而，如此例所见，它们一般在 QE 中数量更多（HE，原始尺寸放大 200 倍）

在最近的国际心肺移植协会心脏排斥反应分级中，2 级排斥反应与 1A 级、1B 级排斥反应归入同一组，称为轻度急性细胞排斥反应（1R 级）。在该分类中，QB 或 2 级排斥反应都不需要治疗，所以这两种病变的任何组织学困惑都无临床重要性。尽管修正的国际心肺移植协会心脏排斥反应分级有助于减轻病理医师鉴别 QB 和 2 级排斥反应的负担，但仍有可能有被更高级别的急性细胞排斥反应所困扰。

其他可能类似于 QE 的病变为移植后淋巴组织增殖性疾病和移植后心肌感染。QE 含有混合性炎症细胞群，而大多数移植后淋巴组织增殖性疾病主要由 CD20 阳性 B 细胞或 CD138 阳性浆样细胞，可能为单克隆或多克隆。在一些疑难病例中，辅助研究例如 EB 病毒基因原位杂交和 IgG 基因重排的分子学检测可能会有帮助。QE 通常与移植后心肌感染容易鉴别。感染性疾病通常包含较多的、多种炎症细胞浸润，包括中性粒细胞或肉芽肿，也可能出现较多心肌凝固性坏死。在这些病例中，进行微生物学检测可能会发现炎症细胞浸润的病因。

八、移植后感染

感染为心脏移植后最常见的致病因素和致死原因。心脏移植患者处于免疫抑制状态，通常对细菌、真菌、病毒和原虫感染的感染风险增高。感染为最常见的晚期（30d 后）死亡病因，约占死亡数的 35%；也是早期（30d 以内）死亡的常见原因，占死亡数的 18%～44%。

尽管感染在心脏移植后仍然最常见，感染发作的频率从 20 世纪 70 年代每个患者 2.83 次发作降低至 1980 年和 1996 年的每个患者 1.73 次发作。与先前 Hofflin 等在 1980 年的研究相比，最近一项研究显示，所有感染的移植后中位发作时间（MOT，按日计算）均延长。感染率降低和移植后中位发作时间延长都归功于免疫抑制的改进，尤其是环孢素的引进和新的抗微生物预防疗法。这些疗法包括针对巨细胞病毒感染的更昔洛韦、主要针对耶氏肺孢子虫的复方磺胺甲噁唑和针对真菌感染的吸入性两性霉素 B。由于巨细胞病毒感染可能使得器官移植后患者的免疫抑制网络状态恶化，因此巨细胞病毒的 MOT 从 44d 到增加到 71d 十分重要。有假说认为巨细胞病毒通过调控涉及免疫识别的分子和导致感染增加的炎症，编码影响宿主免疫环境的蛋白。

多项大型系列研究揭示，影响不同医疗机构患者人群的发病率和感染类型的差异，主要取决于免疫抑制疗法的类型、持续时间和强度的差异。免疫抑制的增加和含有激素的免疫抑制疗法与心脏移植受者感染增加有关。此外，在微生物流行区，不同抗生素预防疗法以及地理差异可能影响感染的发生率和种类。

细菌和病毒感染为最常见的心脏移植后感染，占所有感染的80%～90%。真菌感染较少见，占所有感染的5%～15%，但致死率较高（23%～36%）。原虫感染最少见，约占所有感染的4%，最常见感染部位为肺和血液。其他常见感染部位包括口腔、泌尿道、皮肤、胃肠道和外科伤口。心脏为罕见感染部位。

大多数细菌感染由革兰阳性和革兰阴性细菌同时感染引起。较多见的细菌感染包括星形诺卡菌、混合性厌氧菌感染和肺炎支原体。葡萄球菌属代表了大多数革兰阳性菌感染（占所有感染的36%～52%），其中许多为甲氧西林耐药。大肠埃希菌和铜绿假单胞菌代表了大多数革兰阴性菌的感染。其他常见革兰阴性菌感染是由于肺炎克雷伯杆菌和肺炎军团菌所导致。

在预防性使用阿昔洛韦之前，巨细胞病毒为常见的病毒感染，占感染总数的23%～26%。最近两项研究显示，巨细胞病毒仍为常见的移植术后病毒感染，占感染的4.7%和14.1%，但单纯疱疹病毒（HSV）和水痘带状疱疹病毒（VZV）现在更加常见。

最近一项研究发现，最常见的真菌感染为念珠菌和曲霉菌感染，它们占真菌感染总数的83%。曲霉菌感染（图5-8A）与高的病死率相关（高达60%）。弓形虫感染代表了大部分原虫感染，并与高病死率相关（约100%）。其他原虫感染可源于阴道毛滴虫和肠贾第鞭毛虫。

在研究的患者人群中，一些感染的发生率因地理差异而不同。在美国，结核分枝杆菌是心脏移植后患者的少见感染，代表了不足1%的感染。Hsu等显示结核分枝杆菌在他们的系列研究中发病率较高（3.6%），笔者将其归结于在中国台湾地区的结核分枝杆菌感染率较高。该研究还显示了不足1%的耶氏肺孢子虫感染和4.7%巨细胞病毒感染。多种其他研究显示，肺囊虫感染（3%～6.9%）和巨细胞病毒（15%～25%）感染的发生率更高。

罕见的是，一些感染可由受者器官播散，累及同种异体移植的心脏。心内膜心肌活体组织检查诊断最常见的微生物为弓形虫和巨细胞病毒。这些感染可为原发性或由于对疾病的反应所致，组织学上这些感染可基本无或无炎症反应；或者可伴显著的中性粒细胞和嗜酸性粒细胞浸润。当伴有显著炎症和心肌细胞损伤时，可能会与急性细胞排斥反应混淆。

巨细胞病毒感染罕见于组织学诊断。巨细胞病毒累及心肌仅发生于原发感染。特征性表现为细胞增大伴有大的、嗜碱性核内包涵体（图5-8B），在活组织检查中并不典型。免疫组织化学在鉴定巨细胞病毒中可能会有所帮助，但血清学诊断巨细胞病毒感染更加特异。

由刚地弓形虫原虫引起的弓形虫感染在组织学上较易诊断。这些感染的特征是组织囊肿形成和滋养体，HE染色就能识别（图5-8C）。Giemsa染色有助于突出这些微生物。聚合酶链反应（PCR）方法在检测弓形虫感染方面更加敏感和特异，在诊断该类感染中很重要。

在心内膜心肌活体组织检查中曾遇到的罕见感染包括由枯氏锥虫感染引起的美洲锥虫病。疾病控制中心曾报道过心脏移植受者中2例美洲锥虫病。在加利福尼亚大学医疗中心，2例移植患者心内膜心肌活体组织检查中显示枯氏锥虫感染的证据。回顾了供者和受者的人口统计资料，推测第一例可能源自供者，第二例可能为受者先前疾病的激活。组织学上，来自2例心内膜心肌活体组织检查的极少数心肌细胞都含有不动鞭毛体，周围只有轻微的炎症或无炎症（图5-8D）。这些活组织检查的其他部位显示混合性炎症细胞浸润，包括淋巴细胞、浆细胞和散在的嗜酸性粒细胞。如果某例患者被怀疑暴露于枯氏锥虫，应该做血涂片寻找锥鞭毛体，并取得组织培养以证实诊断。如果大部分供器官者和供血者自美洲锥虫病流行的国家移居而来，那么必须保持高度怀疑。

九、移植后恶性肿瘤

已经确定，实体器官移植后重新发生的恶性肿瘤是慢性免疫抑制的并发症。与普通人群平均6%的发生率（3%～9%）相比，器官移植受者发生恶性肿瘤的风险增大100倍。移植后恶性肿瘤倾向于影响相对年轻的患者，诊断时的平均年龄为47岁。而且，与发生于未经历移植的人群相比，发生于移植后的

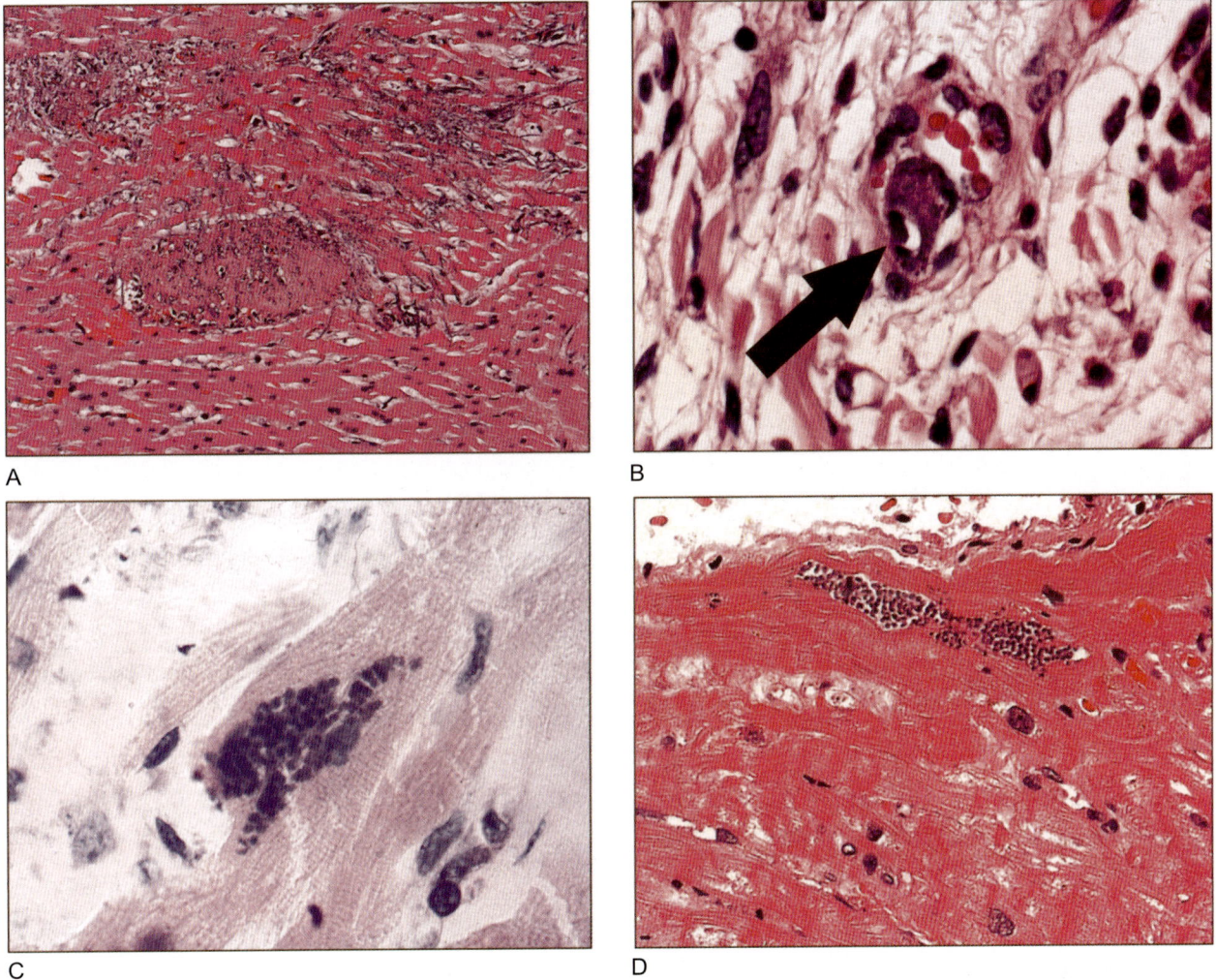

图 5-8　移植后感染。（A）侵入血管的曲霉菌累及心肌，伴有心肌的凝固性坏死（HE，原始尺寸放大 200 倍）。（B）巨细胞病毒感染累及心脏显示特征性巨细胞血管内皮（箭头所示），伴有核内和细胞质包涵体。真正累及心肌非常罕见，通常发生于原发感染（HE，原始尺寸放大 400 倍）。（C）弓形虫位于心肌细胞内，不伴有显著的炎症反应（HE，原始尺寸放大 400 倍）。（D）锥虫位于心肌内。注意周围炎症反应的缺失（HE，原始尺寸放大 400 倍）

恶性肿瘤通常侵袭性更强。心脏移植后 3 年或 3 年以后，恶性肿瘤为主要死因之一，约占病死率总数的 23%。在成年人心脏移植患者罹患各种恶性肿瘤的幸存者中，1 年、5 年和 10 年累计患病率分别为 2.9%、5.1% 和 31.9%。与肾移植受者相比，心脏移植受者恶性肿瘤发病率更高，可能是为了达到移植器官无排斥反应而使用了较大的免疫抑制药物剂量。

移植后重新发生恶性肿瘤中，皮肤和唇部恶性肿瘤（36.8%）和淋巴瘤（16.8%）占大多数。在普通人群中常见的癌（如肺、结肠、乳腺、前列腺和子宫颈发生的癌）在移植受者中无显著增高。其他可见于移植后患者但不常见于普通人群的肿瘤包括 Kaposi 肉瘤、肾癌、外阴癌和会阴癌、肝胆肿瘤和肉瘤（不包括 Kaposi 肉瘤）。

皮下恶性肿瘤为移植后最常见的恶性肿瘤类型。其中大多数为鳞状细胞癌（50.1%）、基底细胞癌（28.0%）或两者皆有（14.7%）。在成年人心脏移植受者，它们在移植后 1 年、5 年和 10 年发生的恶性肿瘤总数中分别占 46.1%、67.4% 和 60.8%。在一项研究中，心脏移植后第 1 年高排斥反应分数与鳞状细胞癌的风险增加无明显关系，可能与心脏移植受者免疫抑制水平较高有关。与肾移植受者相比，其发病率增高，发病风险增大，并较早发展为鳞状细胞癌。

移植后淋巴组织增殖性疾病（PTLD）占同种异体器官移植受者新发恶性肿瘤的 16.8%（见"第十

章 移植后淋巴组织增殖性疾病病理及发病机制"）。
与普通人群相比，移植后淋巴组织增殖性疾病大部
分为非霍奇金淋巴瘤（分别为 65% 和 93.5%），小
部分为霍奇金淋巴瘤和浆细胞肿瘤（分别为 2.7% 和
14%；3.8% 和 21%）。在非霍奇金淋巴瘤的免疫学
研究中，87% 源于 B 细胞，13% 来自 T 细胞，不足 1%
为裸细胞来源。

有报道移植后淋巴组织增殖性疾病发生于
1.2% ~ 9% 心脏移植受者中，在移植后 1 年内更加
多见。在成年人心脏移植中，他们分别在移植后 1 年、
5 年和 10 年中占所有恶性肿瘤总数的 23.2%、9.1%
和 6.4%。与肾移植相比，心脏移植受者移植后淋巴
组织增殖性疾病的风险显著增高。这可能是由于两
种移植人群的免疫抑制方案的差异。心脏移植受者
移植后淋巴组织增殖性疾病的预后不佳，诊断后 1
年、3 年、5 年和 10 年 Kaplan-Meier 生存曲线分别
为 45%、33%、30% 和 13%。

EB 病毒为一种疱疹病毒，与移植后淋巴组织增
殖性疾病的发生有关。EB 病毒感染导致 B 淋巴细胞
呈多克隆性激活和增生，在正常情况下，可被 EB 病
毒特异性细胞毒性 T 淋巴细胞所调控。然而，在移
植后环境中，用于防止同种异体排斥反应的免疫抑
制药可以抑制这些细胞毒性 T 淋巴细胞的活性，允
许被 EB 病毒感染的 B 细胞持续存在。偶尔，EB 病
毒转化的 B 淋巴细胞发生失控性增殖，导致移植后
淋巴组织增殖性疾病。

世界卫生组织（WHO）在造血和淋巴组织肿瘤
分类中，移植后淋巴组织增殖性疾病分为早期病变、
多型性移植后淋巴组织增殖性疾病、单型性移植后
淋巴组织增殖性疾病、霍奇金淋巴瘤和霍奇金淋巴
瘤样移植后淋巴组织增殖性疾病（见"第十章 移植
后淋巴组织增殖性疾病病理及发病机制"）。早期
病变包括反应性浆细胞增生和传染性单核细胞增多
症样病变。前者特征为丰富的浆细胞存在，免疫母
细胞罕见，后者与传染性单核细胞增多症有相似的
形态学特征，包括在大量 T 细胞和浆细胞的背景中
副皮质区膨胀和大量免疫母细胞。然而这两种疾病
都以受累组织的结构存在为特点。与早期病变相比，
多型性移植后淋巴组织增殖性疾病特征为破坏性病
变，淋巴结结构破坏或形成破坏性的结外肿块。不
同于经典的淋巴瘤，多型性移植后淋巴组织增殖性
疾病显示了 B 细胞成熟的整个过程，从免疫母细胞

到浆细胞，以及小至中等大小的淋巴细胞和中心细
胞样细胞（图 5-9A ~ C）。B 细胞和 T 细胞的单型
性移植后淋巴组织增殖性疾病有充分的结构和细胞
的非典型性足以认为是肿瘤性病变（图 5-9D 和 E）。
它们应该根据各自的 B 细胞或 T 细胞肿瘤的分类进
行分类。由于多型性移植后淋巴组织增殖性疾病可
能含有里德 - 斯顿伯格（Reed-Sternberg）样细胞，
因此霍奇金淋巴瘤的诊断必须同时具有经典的形态
学和免疫表型的特征。

临床上，移植后淋巴组织增殖性疾病可能表现
为局灶肿块或弥漫播散性疾病。按照发生频率的高
低，移植后淋巴组织增殖性疾病累及器官依次为淋
巴结、肺、胃肠道、肝、中枢神经系统、脾和心脏。
被 PLTD 累及的同种异体移植心脏可通过采用心内
膜心肌活体组织检查来诊断。在心内膜心肌活体组
织检查中，PLTD 最主要鉴别诊断为急性细胞排斥反
应和 QE。移植后淋巴组织增殖性疾病和前者的鉴别
十分重要，因为早期诊断和随后的免疫抑制治疗减
少会导致一部分病例的疾病消退。在心内膜心肌活
体组织检查标本上行辅助检查可证实诊断，包括免
疫表型、Ig 基因重排和原位杂交或 PCR 检测 EB 病
毒基因。由于移植后淋巴组织增殖性疾病具有潜在
侵袭性和不良预后，所以必须时刻保持对移植后淋
巴组织增殖性疾病的高度怀疑。

十、心脏同种异体移植性血管病（CAV）

心脏同种异体移植性血管病为动脉硬化的一种
弥漫性形式，特征为血管内膜呈同心圆状纤维肌性
增生，逐渐阻塞冠状血管。尽管急性排斥反应的治
疗有了进展，心脏同种异体移植性血管病仍为同种
异体移植心脏长期存活的一个主要限制因素。它是
重新移植的主要指征，是移植 1 年后最主要的死因
之一。根据国际心肺移植协会登记处数据，幸存者
心脏同种异体移植性血管病累计患病率在移植后 1
年、5 年和 10 年分别为 7.1%、32.5% 和 52.7%。在
血管造影研究报道中，心脏同种异体移植性血管病
发生率占所有心脏移植术后满 5 年患者的 42%。采
用更敏感技术例如血管内超声（IVUS）发现 75% 患
者 1 年内可检测到心脏同种异体移植性血管病。

心脏同种异体移植性血管病病理学特征显著不
同于宿主自身的动脉粥样硬化。心脏同种异体移植
性血管病通常弥漫地累及较大心外膜血管、较小心

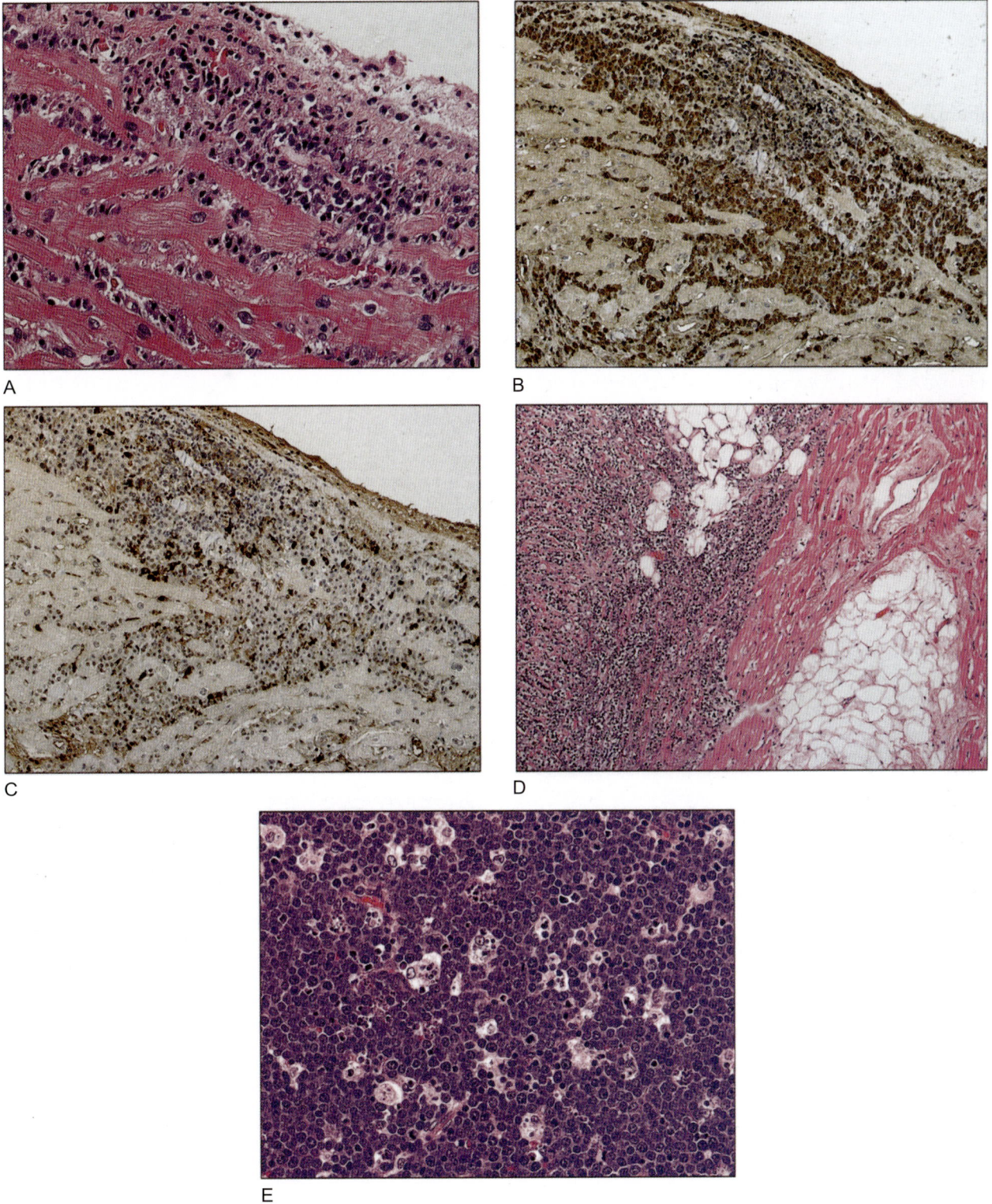

图 5-9 移植后淋巴组织增殖性疾病。（A）多型性移植后淋巴组织增殖性疾病显示 B 细胞成熟的全过程，包括从免疫母细胞到浆细胞的整个过程。在这张显微照片中以浆细胞为主。κ 和 λ 轻链免疫组织化学染色显示 κ 轻链的轻链限制性（HE，原始尺寸放大 400 倍）。（B）κ 轻链的免疫组织化学染色（HE，原始尺寸放大 200 倍）。（C）λ 轻链的免疫组织化学染色（HE，原始尺寸放大 200 倍）。（D）单型性移植后淋巴组织增殖性疾病应该根据其各自的 B 和 T 细胞肿瘤的分类进行分类。在这一特殊病例中，Burkitt 型移植后淋巴组织增殖性疾病累及心外膜并延伸至下方的心肌。（E）成片单型性、中等大小淋巴细胞、细胞质稀少，圆形核和多个核仁。注意由于许多可染小体巨噬细胞引起的"星空样"改变（HE，原始尺寸放大 400 倍）

外膜血管和心肌内冠状血管。虽然此病变均可累及冠状动脉和静脉，但静脉形态学改变通常并不严重。血管病变表现为相对一致的同心圆状血管内膜增生，主要成分为修饰化平滑肌细胞，位于由胶原、脂类和蛋白多糖组成的细胞外基质中（图 5-10A）。吞噬了脂质的巨噬细胞（也称为泡沫细胞）可能会非常显著，这种现象并不少见。这些泡沫细胞最初在内弹力膜周围聚集成团（图 5-10B），但后来它们可能会在内膜全层弥漫分布。此外，可存在活动性血管炎的愈合期血管炎，其形态学表现包括数量和密度不一的炎症细胞浸润（血管壁内淋巴细胞和巨噬细胞）以及血管内皮炎（图 5-10C）和血管中膜纤维化。与宿主自身冠状动脉粥样硬化不同，心脏同种异体移植性血管病早期增生性改变无坏死、钙化和胆固醇裂隙。内弹力膜通常完整，中膜厚度比正常值或增加或减少（图 5-10B）。进展期心脏同种异体移植性血管病，尤其是同种异体移植器官超过 5 年者，或病变存在于有动脉粥样硬化风险的患者，可能显示叠加的冠状动脉粥样硬化的改变。与典型的心脏同种异体移植性血管病相比，冠状动脉粥样硬化的病变典型为局灶、偏心性，通常伴有坏死、钙化和胆固醇裂隙。静脉和肌肉血管通常不受累。内弹力膜通常中断，伴有中层变薄。偶尔可能存在斑块伴破裂出血和相关阻塞性血栓。

由狭窄的心外膜血管和心肌内冠状动脉提供血液供应的远端心肌可能会显示缺血性损伤。一种特殊的心肌缺血性改变属于亚致死性，并且可能逆转，表现为心内膜下心肌空泡化（或肌溶解）（图 5-10D）。其他反映心肌梗死不同阶段的病变包括多灶或局灶性凝固性坏死、肉芽组织和愈合后瘢痕（图 5-10E）。尽管更多见于左心室，类似的心肌缺血性改变也可见于右心室，因此可被心内膜心肌活体组织检查所检测到。由于活组织检查极少能取到足够大的血管，所以心内膜心肌活体组织检查一般不适合直接评估心脏同种异体移植性血管病。然而，一项研究显示在活组织检查标本诊断为心脏同种异体移植性血管病，其心肌缺血病理的特异性和敏感性分别为 98% 和 17%，阳性预测值为 92%，阴性预测性为 52%。因此，在心内膜心肌活体组织检查中，缺血性心肌病理的存在提示心脏同种异体移植性血管病存在的高度可能性，然而缺乏此类改变时不能排除心脏同种异体移植性血管病。

由于在移植时心脏已经去除了神经支配，故而很多心脏移植患者并没有心绞痛的感觉，所以心脏同种异体移植性血管病可能代表了一种诊断挑战。因此这些患者通常代表他们疾病过程的晚期，伴有充血性心力衰竭、无症状的心肌梗死、心律失常或猝死。越来越多的患者伴有心脏同种异体移植性血管病表现为胸部疼痛；放射性核素和生理学研究显示在这些患者中，同种异体移植器官发生了神经再次支配。在过去，检测心脏同种异体移植性血管病的金标准为冠状动脉造影。由于该诊断模式测量血管腔直径而非血管壁厚度，它可能会低估或者甚至对心脏同种异体移植性血管病诊断不足。这要归咎于心脏同种异体移植性血管病的血管重建以及同心圆状和弥漫性分布的性质。在诊断心脏同种异体移植性血管病中，血管内超声被认为是比冠状动脉造影更为敏感的技术，尤其是在早期病变中。由于血管内超声可以显示血管壁形态特征，它可以判定内膜增厚的程度，并可以对血管重构进行评价。然而，血管内超声最主要的缺点是由于导管尺寸的物理限制，它仅能评价较大的心外膜冠状动脉。因此，不能评价心脏同种异体移植性血管病的完整动脉树。据报道，多巴胺负荷超声心动图为检测心脏同种异体移植性血管病最敏感的非侵袭性检测，具有 79% 的敏感性和 83% 的特异性。未来可能会研发其他诊断模式，包括脉冲波组织多普勒成像、电子束计算机断层扫描和磁共振成像在腺苷注射后观察心肌灌注储备，并且可能会作为筛选工具最终取代侵袭性技术如冠状动脉造影和血管内超声。

心脏同种异体移植性血管病的发病机制目前尚不能完全阐明。在心脏同种异体移植性血管病发展进程中，免疫性和非免疫性风险因素都可能起作用。心脏同种异体移植性血管病优先累及同种异体移植器官的脉管系统，而宿主自身血管系统不被累及，充分提示了免疫机制的重要性。尽管急性细胞排斥反应和心脏同种异体移植性血管病的关系仍有争议，但一些研究发现发展成为心脏同种异体移植性血管病的风险与主要组织相容性复合物错配的数目以及排斥反应发作的严重性和频率相关。尤其是经历过两次或多次排斥反应发作的患者，其心脏同种异体移植性血管病发生率为 40%（无排斥反应的患者发生率为 23%）。而且，心脏同种异体移植性血管病的进展速度与排斥反应的严重性有关。

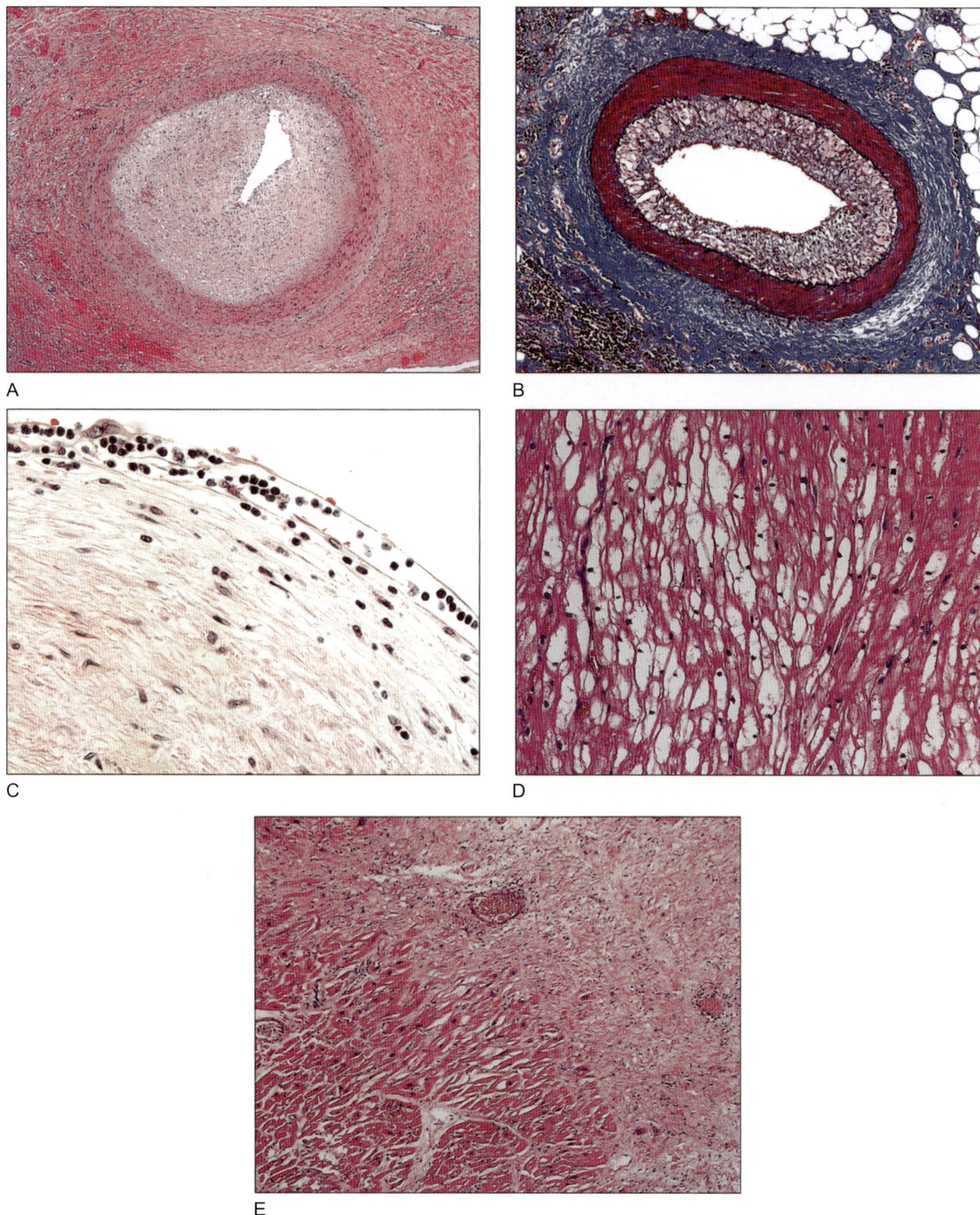

图 5-10　心脏同种异体移植性血管病。（A）血管内膜呈相对同心圆状纤维肌性增生，累及中等大小的心外膜冠状动脉。显著缺乏坏死、钙化和胆固醇裂隙等原发性冠状动脉粥样硬化的典型表现（HE，原始尺寸放大 40 倍）。（B）富含脂质的巨噬细胞（或泡沫细胞）有时非常显著，通常在早期病变中位于内弹力膜附近。注意内弹力膜完整，血管中膜厚度正常（三色 -EVG 染色；原始尺寸放大 100 倍）。（C）血管内皮炎，单个核炎症细胞浸润血管内皮，在心脏同种异体移植性血管病中相当常见（HE，原始尺寸放大 400 倍）。（D）心肌细胞的肌溶解表现为亚致死性、可能逆转的缺血性损伤（HE，原始尺寸放大 200 倍）。（E）同种异体移植心脏中心肌梗死的愈合区域附近有存活心肌，并有严重的心脏同种异体移植性血管病（HE，原始尺寸放大 100 倍）

最近认为体液（或抗体介导性）免疫应答是心脏同种异体移植性血管病发病机制的重要因素。多项研究表明，心脏移植后抗体的产生与心脏同种异体移植性血管病有关。这些研究显示循环血中的抗主要组织相容性复合物抗体和抗内皮细胞抗体都与心脏同种异体移植性血管病以及预后不良有关。此外，抗体介导性排斥反应被认为与心脏同种异体移植性血管病的发生有关。值得指出的是，Hammond 等发现，在心脏同种异体移植性血管病发生的不同阶段，排斥反应方式有显著差异。他们发现伴有单纯血管和混合性（血管和细胞）排斥反应的患者，心脏同种异体移植性血管病的发生早于那些仅伴有细胞排斥反应的患者。

现已发现与心脏同种异体移植性血管病的进展有关的多种非免疫危险因素，包括供者 - 受者相关特征（年龄、性别）、供者携带的冠状动脉粥样硬化、缺血 / 再灌注损伤、巨细胞病毒感染、血脂异常、纤维蛋白溶解缺陷和胰岛素抵抗。

总之，心脏同种异体移植性血管病似乎由免疫因素和非免疫因素介导性机制共同发起和维持。心脏同种异体移植性血管病发病机制的最初事件很可能是内皮细胞损伤，导致免疫疾病的复杂级联反应，特征为释放炎症细胞因子和生长因子以及上调细胞表面黏附分子，随后与循环内的白细胞结合。这导致血管平滑肌细胞被诱导、增生并从血管中层迁徙至血管内膜，产生各种细胞外基质成分，导致新生内膜形成。缩窄性血管结构重建，进一步导致血管狭窄。

十一、心脏同种异体移植的复发性疾病

影响移植心脏的主要问题是急性和（或）慢性排斥反应。然而，仍有其他潜在问题，包括同种异体移植心脏的原有疾病的复发。淀粉样变、美洲锥虫病、法布里（Fabry 病）、巨细胞性心肌炎和结节病等都曾经有报道在同种异体移植心脏中复发。据报道，早在移植后 8 周 Fabry 病就可以复发，移植后 6 个月淀粉样变心脏疾病可以复发。在移植前对受者自身心脏进行活组织检查，可能有助于记录这些情况，或可能排除此类患者作为移植候选人，或是对复发性疾病做好未来监测。此外，应该对外置心脏做任何上述的疾病仔细检查，临床医师也应该对这些发现保持警惕，因为在同种异体移植的心脏中

这些复发可能会导致移植器官功能障碍。根据 Padua 的经验，由于对外置自体心脏进行病理学检查并发现意想不到的病理学结果，10% 的病例移植前临床诊断是错误的。

复发的巨细胞心肌炎与心律失常有关，但容易产生较好治疗效果；因此，巨细胞性心肌炎并不认为是移植的禁忌证。由于考虑到系统性淀粉样变的进展和复发的淀粉样物在心脏移植器官上的沉积，淀粉样变的心脏移植被认为是禁忌证。现发现移植了淀粉样变心脏的患者与其他移植适应证的患者相比，其长期生存率降低。尽管已知该风险，伴有淀粉样变的患者在一些特殊的状况下仍进行了移植。心脏结节病可能在病理医师检查外置自体心脏时才被首次诊断。罕见的复发性结节病病例在心脏同种异体移植中也有报道。然而，复发性结节病的远期后果仍然需要进一步阐明。枯氏锥虫感染是南美地方性流行性，目前在美国备受关注，因为越来越多拉丁美洲移民者成为美国血液供应源以及人类移植器官的捐赠者。如果供者或受者患此疾病但均未被诊断，那么在移植的心脏中美洲锥虫病可能来自供者或受者。对于早期诊断心脏移植后重新激活的美洲锥虫病，PCR 被认为是一种敏感的方法。

十二、结论

在过去数十年中，心脏移植虽然取得了成功，但仍然存在着许多重大局限性。其局限性之一是供者器官的严重短缺。据估计，美国每年约有 4000 例患者可能获益于心脏移植，但只能获得 2000 个供者心脏。此外，心脏移植治疗昂贵并且消耗多种资源。例如，心内膜心肌活体组织检查，为监测心脏同种异体移植排斥反应的昂贵且具有侵袭性检查方法。然而，对于同种异体移植器官排斥反应的检测方面，对非侵袭性技术以及蛋白组和基因组学标志方面的持续研究显示了一些曙光。最后，长期并发症如感染、恶性肿瘤和心脏同种异体移植性血管病仍持续限制心脏同种异体移植受者的预期寿命。尽管存在这些限制，在基础科学和临床研究方面的显著进展使得心脏移植成为患有终末期心脏疾病的患者的一个合理治疗选择。进一步理解急性和慢性排斥反应的发病机制有助于该领域的持续发展。

（译者　牛玉坚　王乐天　杨　洋）

CHAPTER 6

第六章 肺移植病理学

Dani S. Zander, M.D.

一、引言

对于罹患晚期肺疾病的患者，肺移植为他们提供了改善生活质量和延长寿命的机会。自从1963年第一次成功开展肺移植手术以来，选择肺移植手术的患者数量显著增多。目前，在可供选择的手术方式方面，肺移植的主要手术方法包括4大类，分别为：单侧肺移植、双侧肺移植、心-肺联合移植和来自活体供者的肺叶移植。根据2007年出版的国际心肺移植学会（ISHLT）注册机构的报道，2005年共有146所医疗机构对成人患者开展了2169例肺移植手术，并且，这一数目可能低估了全世界实际开展的肺移植数量。每年约有40所医疗机构对成人患者开展了心肺移植手术。根据2006年的心肺移植国际协会注册机构报道，2004年共有27所医疗机构对儿童患者开展了67例儿科肺移植手术，然而据报道仅有4所医疗机构对儿童患者开展了少于10例心肺移植手术，这是由于与以前几年相比，针对罹患囊性纤维化(CF)的儿童患者所开展的手术数量明显减少。

对于成人患者而言，从1995年到2006年，肺移植的主要手术指征包括：慢性阻塞性肺疾病（COPD，占37%）、特发性肺纤维化（IPF，占19%）、囊性纤维化（CF，占16%），以及 α1-抗胰蛋白酶缺陷性肺气肿（占8%）。而对于成人患者

的心肺移植而言，主要手术指征是肺性高血压伴先天性心脏病。在最近6年中，针对特发性肺纤维化患者的肺移植手术所占比例显著升高，而针对慢性阻塞性肺疾病患者的肺移植手术大幅减少。对于儿科肺移植受者而言，肺移植的手术指征随着年龄而变化。在所有儿科肺移植受者的手术指征中，囊性纤维化占据1/2以上，而适合儿科肺移植手术指征的其他疾病/诊断如下：①对于婴儿，先天性心脏病是最常见的诊断，其次是原发性肺动脉高压、肺血管疾病、表面活性蛋白B缺陷以及间质性肺炎；②对于低龄儿童（1—5岁），原发性肺动脉高压是最常见的诊断，其次是间质性肺炎、先天性肺疾病，以及特发性肺纤维化；（3）对于高龄儿童和青少年，囊性纤维化是最常见的肺移植手术指征，其次是原发性肺动脉高压。接受儿童心-肺联合移植的儿童患者，其最常见的年龄11—17岁，其最主要手术指征是囊性纤维化，其次是肺血管疾病。对于闭塞性细支气管炎综合征和其他手术指征的再次移植手术占据儿童肺移植手术总例数的7%。对于儿科肺移植受者，活体供者所提供的器官少于所有供者的10%，并且这一数据在过去3年有所降低。

成人患者肺移植后存活率在移植后第1年有所升高，但在以后的时间段内变化极小。根据2007年

心肺移植国际协会注册机构的数据，在第3个月其存活率是87%，在第1年其存活率是78%，在第3年其存活率是62%，在第5年其存活率是50%，在第10年其存活率是25%。在移植后的前30d，移植器官失功能占病死率的28.3%，其次是感染（占20.3%）、心血管并发症（占10.8%）、技术方面的并发症（占8.2%）、移植排斥反应（占5.1%）、恶性肿瘤（占0.2%），以及其他原因（占27.1%）。在移植后31天到第1年期间，感染是最常见的死亡原因 [非巨细胞病毒占36.4%，巨细胞病毒（CMV）占3.4%]，其次是移植器官失功能（占19.2%）、移植排斥（占6.8%）、恶性肿瘤（占5.2%）、心血管并发症（占4.2%），以及技术方面的并发症（占2.7%），而其他疾病所致死亡约占22.0%。1年之后，慢性呼吸道排斥反应 [闭塞性细支气管炎（OB）/闭塞性细支气管炎综合征（BOS）] 是最常见的死亡原因，在所有病死率中高达30%，其次是感染、移植器官失功能、恶性肿瘤以及其他原因。儿童患者的总体存活率类似于成人患者，与1988—1994年的数据相比，2000—2004年的总体存活率发生了大幅提高。儿童患者的死亡原因与类似于成人患者：①从移植后第1天到第30天，移植器官失功能是最常见的死亡原因，其次是技术方面的问题、心血管问题以及非巨细胞病毒感染；②从第31天到第1年，感染高居死亡原因的榜首，约占据这段时间内病死率的50%；③1年之后，闭塞性细支气管炎 / 闭塞性细支气管炎综合征成为最常见的死亡原因，大概占据这段时间内死亡数的40%。

二、移植后诊断性评估

移植手术后，针对患者的临床处理包括监测移植器官的功能和评估移植并发症。其主要评估项目包括评估临床症状和体征、肺功能检测、影像学评估、临床实验室和微生物检测，以及监测药物水平。CylexTM ImmuKnow 分析是用于免疫学监测的一项新技术，在临床实践中使用日益广泛，具有相当广阔的应用前景。这项检测可以用于评估免疫抑制治疗的疗效，对于同时移植了其他实体器官的患者，可以评估发生移植排斥的可能性，并且对肺移植患者的免疫滴定渐增式免疫抑制疗法可能有帮助。检测抗人类白细胞抗原抗体和胃食管反流在移植后监测措施中也有一定地位，因为这两项都与临床预后不佳有关。而支气管镜检查并收集活组织检查和细胞学标本仍然是随访策略的中心项目。

虽然临床症状和体征都有助于提示并发症出现的可能性，但是它们并非总是出现。感染和移植排斥反应可能引起咳嗽和发热的症状，气促可能提示慢性呼吸道排斥反应、急性排斥反应（AR）（通常是重度）或感染。肺活量测定法发现肺活量下降，血气检查发现低氧血症，胸部X线片发现阴影（特别是新出现或处于变化之中），均应怀疑移植排斥或感染的可能性。当怀疑发生移植排斥反应、感染或其他并发症时，通常进行支气管镜检查，并收集标本用于组织学和细胞学评估以及微生物检测。如果支气管镜检查无法发现导致患者上述症状的原因，可以进行其他检测程序，包括粗针穿刺活组织检查或细针穿刺活组织检查、影像学辅助的内镜活组织检查或开胸肺活组织检查。许多医疗机构在肺移植后在规定的间隔时期进行支气管镜监测性检查，不管是否存在移植功能障碍的任何指征。这种临床实践方法的理论依据是可以检测并处理急性排斥反应和病情进程中的闭塞性细支气管炎，在它们形成临床疾病之前就能发现，因而得以及时治疗，潜在地减少了难治性闭塞性细支气管炎的发生率。有许多研究评估了这项临床实践的效果，主要针对闭塞性细支气管炎的形成和患者生存率，但研究结果存在争议，有关这项研究的争论仍将持续下去。

支气管镜活组织检查标本的组织学处理应当使用标准的福尔马林固定和石蜡包埋技术。应当常规制作3~5张苏木素-伊红染色的切片，许多医疗机构也常规进行银染色以评估真菌和杰氏肺囊虫（或金罗维肺孢子虫），但针对这些微生物的多种其他检测方法也是可用的，例如微生物学、血清学和分子生物学技术。结缔组织染色也很重要，它有助于观察小气道的黏膜下纤维化，后者是诊断闭塞性细支气管炎所必需。巨细胞病毒的免疫组织化学染色方法可能有助于诊断组织学检查发现的可疑病例，有时发生于巨细胞病毒治疗之后，并且可能检出少数组织学上隐匿性病例。其他免疫组织化学、组织化学和原位杂交研究也可以使用，取决于疾病的不同鉴别诊断考虑。

来自肺移植患者的活组织检查标本的诊断，应当考虑到患者的特殊临床情形和其他有价值的检测和检验结果。结合临床和影像学信息，通常有助于形成较特异性诊断，并且，在活组织检查标本的组织学表现超过一种病变时，有助于对其进行深入细致的分析。回顾以前活组织检查标本的切片，也有助于识别抗排斥治疗和其他治疗所导致的形态学影响。

经支气管活组织检查的病理学评估应当包括评估标本满意度。因为排斥反应往往是斑片状的局部病变，其诊断敏感性受活组织检查标本中的肺泡组织的有效性的影响。为了恰当地评估急性排斥反应，建议最少要有 5 块充分舒展的含有肺泡的组织，如果标本量少于上述标准，应当描述其具体数目，并在病理报告中记录。如果在活组织检查标本中未观察到排斥反应的特征，并不能排除移植排斥反应的可能性，因为可能存在取样误差。再次强调结合临床信息综合考虑的重要性，从而将活组织检查的组织学发现放在恰当的临床背景下合理分析。

三、早期并发症

移植手术后第 1 个月发生的并发症包括原发性移植物功能障碍（PGD）、供者传播的和其他原发性感染性肺炎，以及超急性排斥反应的罕见病例和同种异体移植肺的症状性吸烟相关性损害（表 6-1）。大多数气道和血管吻合性并发症也可以在这段时间内出现，在移植手术后的早期患者可出现急性排斥反应发作。超急性排斥反应和急性排斥反应将在本章下文讨论。

原发性移植物功能障碍是指在移植手术后不久发生的严重急性肺功能损害综合征，它是移植后最初 3 天内最常见的死亡原因。用于该疾病的其他命名包括"原发性移植器官失功能""早期移植功能障碍""严重缺血再灌注损伤"和"再次移植反应"。该疾病的重要标志是氧合作用低下。生理学改变包括进行性气体交换障碍、肺顺应性下降，以及肺血管阻力增加。在最终的肺灌注再通之后 72h 内，根据 PaO_2 与 FiO_2 的比值，以及是否存在影像学上符合肺水肿的阴影，对原发性移植功能障碍进行分级。严重原发性移植功能障碍的发生率为 10% ～ 15%，根据诊断标准不同而有所变化，并且，该疾病与高病死率相关，幸存者将会经历很长阶段才能恢复。

在大多数原发性移植物功能障碍病例，一般认为其急性损害是由于供体肺的缺血 - 再灌注损伤所致，但少数病例可能具有隐匿性感染和排斥反应。

表 6-1 移植后早期阶段发生的问题

原发性移植功能障碍（PGD）
感染性肺炎，供者传播或原发
细菌性
病毒性
排斥反应
抗体介导（超急性或加速性）
急性
气道吻合性并发症
阻塞性肉芽组织和狭窄
吻合性感染，特别是细菌和真菌
支气管软化
吻合口裂开
血管吻合性并发症
肺静脉血栓形成
肺动脉血栓形成
双重性肺动脉和静脉血栓形成
肺动脉剥离
吸烟相关性呼吸功能损害

缺血 - 再灌注损伤的发生机制似乎与缺血引起的氧化性应激、钠泵失活、细胞内钙超载、离子释放和诱导细胞死亡等过程有关。缺血时内皮细胞黏附分子上调，促进白细胞黏附、活化和渗出，巨噬细胞、淋巴细胞和其他细胞释放多种前炎性细胞因子和抗炎性细胞因子（见"第一章 器官移植的免疫病理学"）。研究数据也提示，缺血 - 再灌注损伤的肺内 ELR 阳性 CXC 炎症趋化因子增多，后者与 CXCR2 相互作用，在原发性移植功能障碍的发生中起重要作用。血管通透性增加、补体激活以及血管收缩性内皮素 -1 聚集，导致肺血管阻力增加。这些不利影响可能并存着其他因素所导致的生物化学改变，这些因素包括机械性通气障碍、感染、误吸、脑死亡和低血压。原发性移植功能障碍的组织学特征为弥漫性肺泡损伤 / 急性肺损伤（图 6-1）。然而，由于多种感染性肺炎和排斥反应也能导致弥漫性肺泡损伤 / 急性肺损伤，必须仔细观察，寻找感染和排斥反应的迹象，排除感染和排斥反应后，才能将弥漫性肺泡损伤 / 急性肺损伤归因于缺血 - 再灌注损伤。

移植后早期可发生原发性感染和供体传播的感染，对其快速诊断和及时处理非常重要。最近一项研究发现，进行肺移植之后，供体向受者传播的细

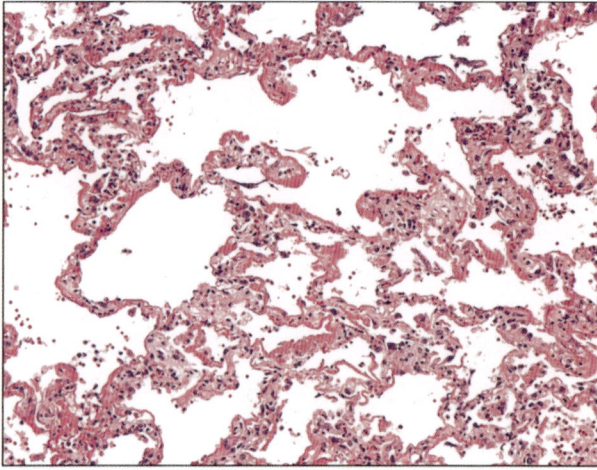

图 6-1　由缺血 - 再灌注损伤导致的原发性移植器官失功能：肺泡隔表面覆盖透明膜，并且可见少量炎症细胞浸润

菌或真菌感染为 7.6%，由于供者菌血症或随着移植器官而感染受者；供者传播的感染性肺炎中，25%为菌血症，14%为随着移植物而进入受者体内。最近出版了一些有关伴有感染的供体肺使用指南。供者传播的感染原包括细菌、巨细胞病毒、腺病毒、甲型流行性感冒病毒、爱泼斯坦 - 巴尔病毒（EB 病毒，EBV）、真菌和弓形虫病（在心肺联合移植受者，此感染位于移植的心脏内）。据报道，移植肺内的一部分肺结核病例可能是供者传播的。

　　气道吻合性并发症和血管吻合性并发症通常

发生于移植手术后不久，偶尔发生于移植后较晚阶段。气道失去供者支气管动脉血液供应后，如果侧支循环不能建立，可发生气道缺血性坏死。总体而言，严重的气道吻合并发症累及肺移植受者的 6.8% ～ 25.0%，包括形成阻塞性肉芽组织和狭窄、感染、支气管软化和吻合口裂开。据报道，身材高的受者，通气延长的供者肺的受者，气道吻合性并发症的风险都可能会升高。在儿童，术前感染了洋葱假单孢菌，术后真菌性肺感染，以及机械性肺通气天数，都是显著的风险因素。治疗选择包括安放支架、扩张支气管、激光消融、支气管镜清创和（或）手术修正。该疾病的组织学改变受患者年龄以及是否并发感染的影响。可以见到气道黏膜和黏膜下组织发生凝固性坏死，有时软骨也坏死，伴有溃疡、纤维素性渗出物、肉芽组织、纤维化和钙化，取决于该疾病发生和持续的时间（图 6-2A）。当该疾病与细菌性感染或真菌性感染叠加时，气道表面可以见到病原体和炎症细胞，病原体和炎症细胞也可侵入较深层组织内（图 6-2B 和图 6-3）。

　　严重的血管吻合并发症的发生率少于气道吻合并发症。肺静脉血栓形成通常发生于移植后早期，并导致所累及肺叶的出血性梗死。亦有报道，肺移植后数年才出现患侧肺静脉血栓形成或狭窄伴单侧肺水肿和胸腔积液。肺动脉阻塞、双重性肺动脉和肺静脉阻塞都非常罕见。文献中也报道了一例因原

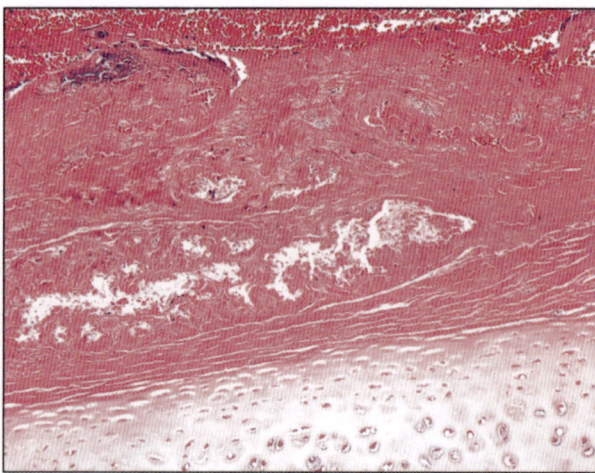

A

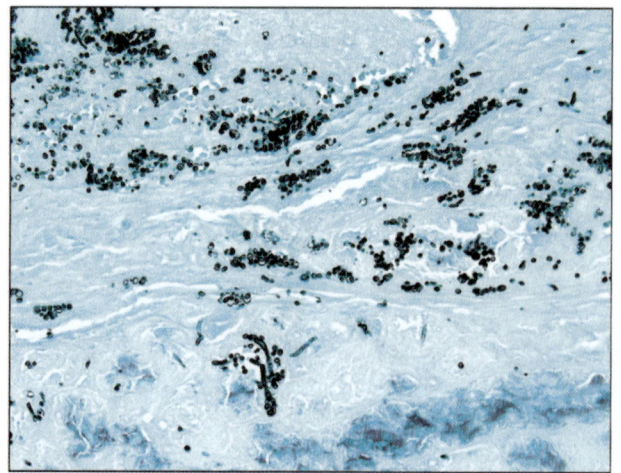

B

图 6-2　气道吻合性缺血伴深部念珠菌病。（A）黏膜、黏膜下和软骨发生凝固性坏死。酵母聚集并浸润于坏死组织内。（B）在支气管吻合部位，Grocott 六胺银染色突出显示浸润性酵母和菌丝

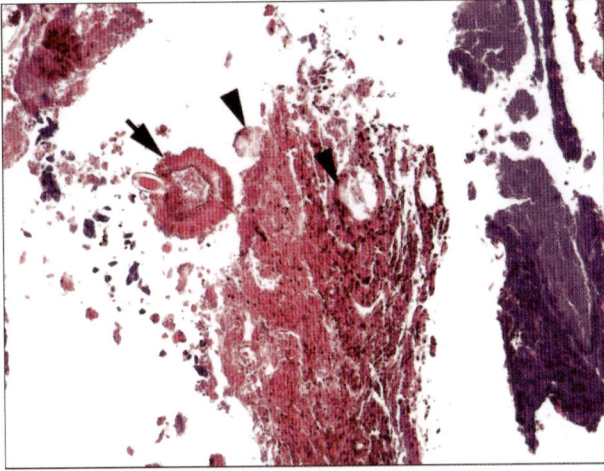

图 6-3　气道吻合性缺血伴黑曲霉菌菌群。黑曲霉菌的子实头（箭号）位于坏死物和渗出物旁边。用箭头提示草酸盐晶体

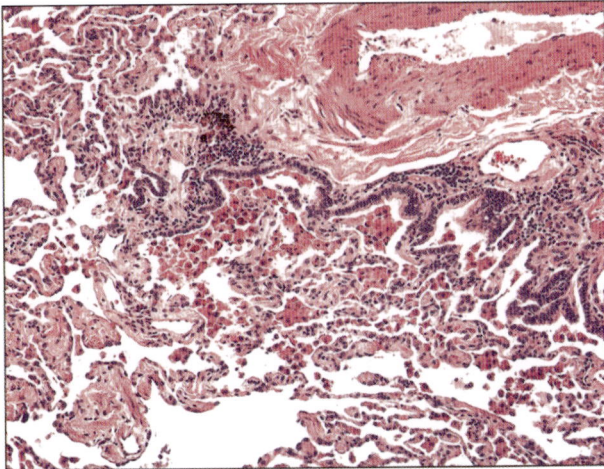

图 6-4　呼吸性细支气管炎：含有色素的巨噬细胞充填呼吸性细支气管的管腔，并有伴随慢性炎症。患者在移植后具有较缓慢的肺功能恢复期，比预期慢

发性肺动脉高压而接受肺移植的患者发生了肺动脉剥离。

与供者吸烟习惯有关的并发症也很少见。虽然通过筛查防止了大多数吸烟相关性肺疾病的肺被移植，少数病例中慢性阻塞性肺疾病的程度被低估，并且肺被移植。在这种情形下，移植后肺功能的恢复可能较慢或比预期恢复得慢。肺活组织检查可以发现呼吸性细支气管炎（图 6-4）。

四、肺的同种异体移植排斥

肺的同种异体移植排斥的诊断和分级对于患者和移植肺存活都很重要。一般认为，支气管镜检查并进行跨支气管活组织检查具有高度敏感性和特异性，因此成为实现上述目标的首要检查方法。自从 1990 年修订以来，移植排斥的分类和分级经历了多次改进，它在 1995 年再次修订，最近又再次升级。总体而言，这种分类和分级方法已经证实具有临床和治疗相关性，一般能直接应用。最后研究认为观察者之间一致性有限，但对急性排斥反应疾病的分级比气道疾病更加一致。

分级系统的最新回顾性研究发表于 2006 年，是在国际心肺移植学会指导下进行的，并在 2007 年 4 月被国际心肺移植学会指导委员会批准。这篇多学科回顾性研究中，参考了自从上一版发行以来近 10 年的研究成果，以及国际心肺移植学会成员和移植病理联合会成员所提供的评论。研究结果形成的分级方案列于表 6-2 和表 6-3。异体反应性损伤对供体肺的影响可分为对血管的影响和对气道的影响这两个方面，这与以前版本相同。急性排斥反应的形态学诊断依据是血管周围和间质内单个核炎症细胞浸润，可伴有气道炎症，这也与以前的版本相同。细支气管纤维性瘢痕是闭塞性细支气管炎病变的特征，这是慢性气道排斥最显著的组织学标志，有时伴肺动脉和肺静脉的加速性纤维内膜改变（慢性血管排斥）。然而，气道炎症的分级在目前工作分类的版本中有所改变，其改变包括 2 点：① 新版本将炎症部位限制于小气道 [淋巴细胞性细支气管炎（LB）]，而 1996 年版本还包括支气管炎症的评估；② 1996 年版本将气道炎症分为 B1 级和 B2 级，新版本将这两级合并为 B1R（低级别），并将以前版本中的 B3 级和 B4 级合并为 B2R（高级别）。慢性排斥反应继续被定义为组织学上闭塞性细支气管炎（C 级），并且被分类为有（C1 级）或无（C0 级），而不涉及是否存在活动性炎症，也不涉及所观察到的气道阻塞程度。慢性血管排斥反应继续被分类为 D 级。

慢性气道排斥反应也可以根据肺功能改变而诊断，在这种情形下称为闭塞性细支气管炎综合征（表 6-4）。通过生理学途径诊断慢性气道排斥反应可能比组织学诊断更敏感，因为生理学检测可以提供更全面的肺功能分析，而组织学诊断所用的活组织检查标本的检查往往只能提供更局限的分析。活组织

表 6-2 肺同种异体移植器官的急性排斥反应分级

级别（A）	组织学特征
A0（无急性排斥反应）	无单个核炎症细胞浸润、出血、坏死
A1（轻微急性排斥反应）	肺泡性肺间质内的血管周围存在散在分布的少量单个核炎症细胞浸润,形成 2～3 个细胞厚度的、松散的或致密的血管周围炎症细胞袖套,特别是在小静脉周围更明显浸润的炎症细胞包括小圆细胞、浆细胞样细胞和转化的淋巴细胞 没有嗜酸性粒细胞浸润和血管内皮炎症 伴随的淋巴细胞性细支气管炎比 A2 级和更高级别病变少见
A2（轻度急性排斥反应）	血管周围存在较多单核炎症细胞浸润,形成松散的或致密的血管周围炎症细胞袖套,特别是在小静脉周围更明显,在低倍镜下容易识别 浸润的炎症细胞通常包括小圆淋巴细胞、活化淋巴细胞和浆细胞样细胞,通常伴有巨噬细胞和嗜酸性粒细胞 通常可见血管内皮炎症,表现为血管内皮下文的单核炎症细胞浸润,通常伴有血管内皮的增生性或退变性改变 没有单个核炎症细胞浸润至邻近肺泡隔或肺泡腔
A3（中度急性排斥反应）	致密血管周围单个核炎症细胞浸润,在小静脉和小动脉周围容易识别,并扩散到血管周围和邻近肺泡隔以及肺泡腔,表现为单个浸润肺泡壁,或表现为更致密成片的浸润模式,并且相应地扩散到肺泡隔;血管内皮炎症常见 浸润的炎症细胞通常包括小圆淋巴细胞、活化淋巴细胞、浆细胞样细胞、巨噬细胞和嗜酸性粒细胞,偶尔还有中性粒细胞 巨噬细胞团可以聚积于肺泡隔浸润区的周围肺泡,并且通常可以见到 2 型肺泡细胞增生
A4（重度急性排斥反应）	单个核炎症细胞弥漫地浸润于血管周围、肺泡间隔和肺泡腔（类似于 A3 级所见）;血管内皮炎症常见 可以出现肺泡腔内坏死性内皮细胞、巨噬细胞、透明膜、出血、中性粒细胞、肺实质坏死、梗死,或坏死性血管炎 可有血管周围炎症细胞浸润减少,同时,炎症性病变扩散至肺泡隔和肺泡腔内,并夹杂着淋巴样细胞浸润和巨噬细胞浸润

表 6-3 肺同种异体移植器官的小气道炎症分级

级别（A）	组织学特征
B0,无气道炎症	无支气管炎症
B1R,低级别小气道炎症	支气管黏膜下单个核细胞浸润,其程度可表现为少见、散在分布或形成边界清楚的浸润带 黏膜下有少数嗜酸性粒细胞浸润 无上皮细胞损伤或上皮内淋巴细胞浸润
B2R,高级别小气道炎症	支气管黏膜下单个核炎症细胞浸润,包括活化的大淋巴细胞伴更多量嗜酸性粒细胞和浆细胞样细胞 上皮细胞损伤,表现为坏死、化生和显著的上皮内淋巴细胞浸润 可出现上皮溃疡、纤维素性及脓性渗出物、细胞碎屑和中性粒细胞
BX,无法分级	由于标本取样问题、感染、斜切面和人工假象等,无法分级

检查取样的组织不一定能反映移植器官的主要方面，或者活组织检查标本中可能缺少用于诊断闭塞性细支气管炎的细支气管，从而导致诊断不足。作为一条总体原则，活组织检查提供的信息必须结合临床背景全面分析。

表 6-4　闭塞性细支气管炎综合征

闭塞性细支气管炎综合征 0：FEV$_1$ >基础值的 90%并且 FEF25-75 >基础值的 75%

闭塞性细支气管炎综合征 0-p：FEV$_1$ 为基础值的 81%～90%和（或）FEF25-75 <基础值的 75%

闭塞性细支气管炎综合征 1：FEV$_1$ 为基础值的 66%～80%

闭塞性细支气管炎综合征 2：FEV$_1$ 为基础值的 51%～65%

闭塞性细支气管炎综合征 3：FEV$_1$ ≤ 50%基础值

（一）临床特征和放射学特征

在移植手术之后第 1 年，高达 85%的同种异体肺移植受者会发生急性排斥反应，并且，所有患者都保持容易罹患这种并发症的状态。急性排斥反应通常在移植之后的 3 个月之内得以诊断，最早可能发生于移植后 3 天之内。轻度发热和咳嗽都是常见症状，较严重排斥反应的发作可能伴有气短。1 秒钟用力呼出量（FEV$_1$）的下降是典型表现，并且可有明显的低氧血症，特别是较严重排斥反应发作的病例。胸部影像学检查显示不一致的改变；可以表现正常，或表现为肺下部肺泡和间质阴影、胸腔积液、胸膜下水肿和（或）支气管周围袖套。虽然大多数急性排斥反应病例对增强免疫抑制治疗有反应，并且病死率较低，但最令人关注的是急性排斥反应与慢性气道排斥反应之间的关联。急性排斥反应 [特别是高级别疾病和（或）持续性或复发性疾病] 是进展为闭塞性支气管炎 / 闭塞性细支气管炎综合征的最重要的危险因素；其他可能的危险因素包括淋巴细胞性细支气管炎、形成抗人类白细胞抗原 Ⅰ 类或 Ⅱ 类抗体，以及药物治疗无效；还有一些可能的危险因素包括巨细胞病毒疾病、供者与受者之间人类白细胞抗原错配程度较大、供者老龄、供体器官缺血时间长、潜在疾病以及胃食管反流伴误吸。对形成慢性气道排斥反应可能有影响的其他因素包括呼吸道病毒（腺病毒、呼吸道合胞体病毒、副流感病毒、流感病毒）、肺炎衣原体和人类疱疹病毒 6 型。

慢性气道排斥反应最早可形成于移植手术后 60d，但是通常在移植手术后 9 ～ 15 个月被诊断。不能确定移植患者是否具有罹患此并发症的长期危险。在超过 1 万名至少存活 14d 的成年人肺移植患者中，有 25%在移植后 2 年内形成了闭塞性细支气管炎综合征，有 50%在 5 ～ 6 年形成闭塞性细支气管炎综合征。在儿科患者，有 32%在移植后 7 年诊断为闭塞性细支气管炎综合征。无论是成人患者还是儿科患者，移植后存活超过 1 年以上者，慢性气道排斥反应仍然是最常见的死亡原因。

慢性气道排斥反应可能表现为先前似乎发生呼吸道感染，或者可能更加隐匿性起病，与慢性气道排斥反应无因果关系或仅有轻微的因果关系的咳嗽。慢性气道排斥反应通常表现为进行性呼吸困难，复发性下呼吸道感染可能导致症状加剧。许多治疗方法试图有效地对抗闭塞性细支气管炎 / 闭塞性细支气管炎综合征的形成，但对绝大多数患者无效。文献中有许多稳定病情或改善症状的报道，但是无法正确评估，因为研究设计的方法不一致以及其他因素。最近研究认为，HMG-CoA 还原酶抑制药（他汀类药物）、阿奇霉素和全淋巴照射都具有应用前景，但是仍然需要进一步研究其临床应用价值。

（二）急性排斥反应的病理学特征

急性排斥反应的诊断依据的分级方法取决于单个核炎症细胞浸润的密度和分布方式，以及任何并存的肺实质损伤（表 6-2，图 6-5 至图 6-10）。虽然通常累及多个血管，偶尔只是累及单个血管；然而，受累及血管的数量并不影响疾病分级。当观察到多个级别的排斥反应时，疾病的总体级别取决于最高级别的模式，而不是其主要模式。气道的黏膜下区域发生的小血管周围单个核炎症细胞浸润被认为符合气道炎症的范畴，这种现象本身不足以诊断为急性排斥反应（A 级）。

急性排斥反应通常累及小静脉，但其他血管也可能受累及，特别是高级别急性排斥反应。一般认为，组织病理学检查发现血管周围炎症细胞浸润的模式必须是环周性（在血管周围形成完整一圈）才能视为与急性排斥反应相关，而不完整的血管周围袖套不太可能是急性排斥反应，但通过更深层面切面观察可能有助于寻找环周性的证据。淋巴细胞是主要的炎症浸润细胞。它可表现为小而活化的细胞，

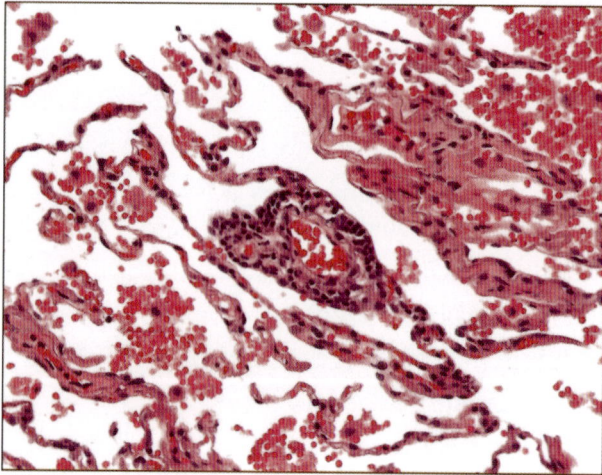

图 6-5　急性排斥反应，A1 级：这条血管周围围绕着 2 ～ 3 层小淋巴细胞

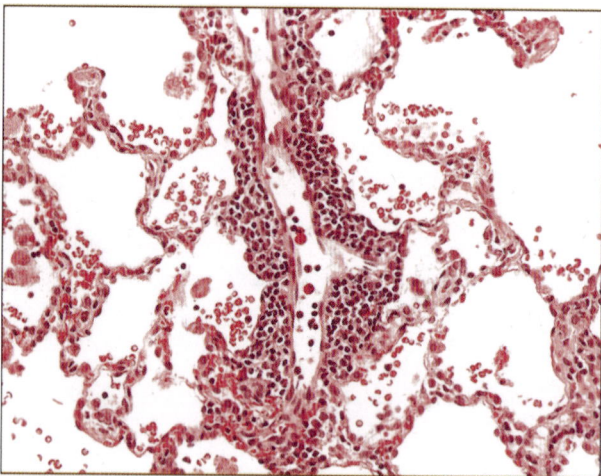

图 6-6　急性排斥反应，A2 级：这条小静脉周围形成 1 个淋巴细胞袖套，伴较少巨噬细胞和浆细胞。炎症细胞浸润没有扩散到肺泡间质

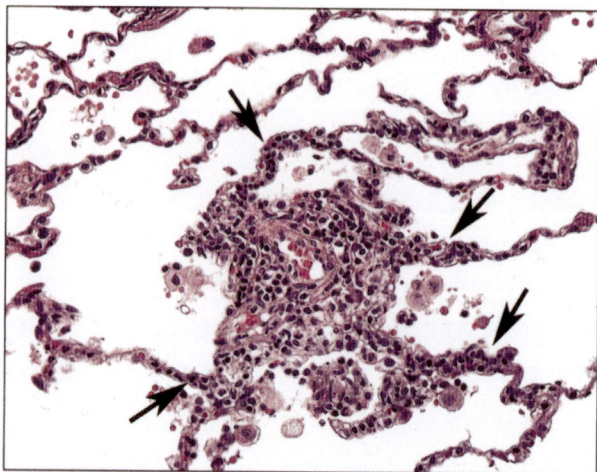

图 6-7　急性排斥反应，A3 级：血管周围形成致密的淋巴细胞袖套，并且还扩散到肺泡间隔内（箭头）

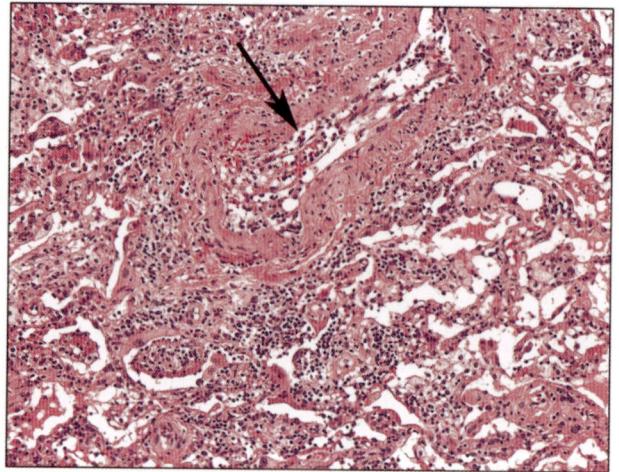

图 6-8　急性排斥反应，A4 级：单个核炎症细胞弥漫地浸润于肺泡间隔和肺泡腔，并有水肿、纤维蛋白沉积和泡沫状组织细胞。有一小灶血管内皮炎症（箭头）显示明显的血管内皮细胞空泡化和增生

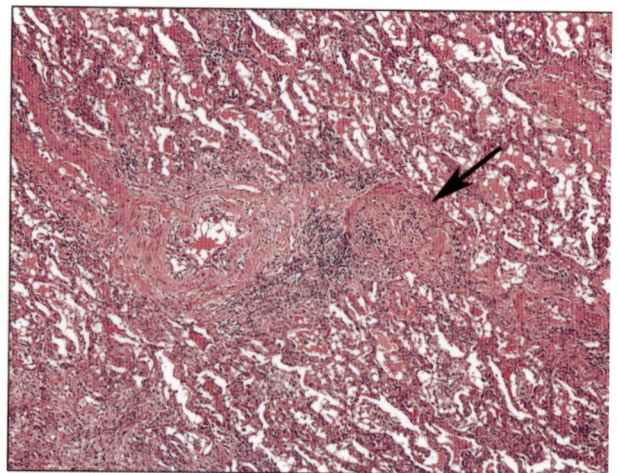

图 6-9　急性排斥反应，A4 级，并存闭塞性细支气管炎，C1 级：肺内弥漫性单个核炎症细胞浸润，并有早期弥漫性肺泡损伤。也可以见到一小灶闭塞性细支气管炎（箭头），由于邻近动脉而容易识别

或浆细胞样，大多数为 T 淋巴细胞，为 CD4 阳性和 CD8 阳性细胞的混合。它们可以浸润血管内皮下方区域，导致内皮细胞空泡化（血管内皮炎症）（图 6-8）。参与急性排斥反应的其他炎症细胞包括浆细胞、巨噬细胞、嗜酸性粒细胞和中性粒细胞，特别是高级别病变。高级别急性排斥反应表现为浸润的单个核炎症细胞从血管周围区域扩散到肺泡间隔和肺泡腔内，伴肺实质损伤的多种表现（主要特征见表 6-2）。在许多医疗机构，对于 A2 级或更高级别的急性排斥

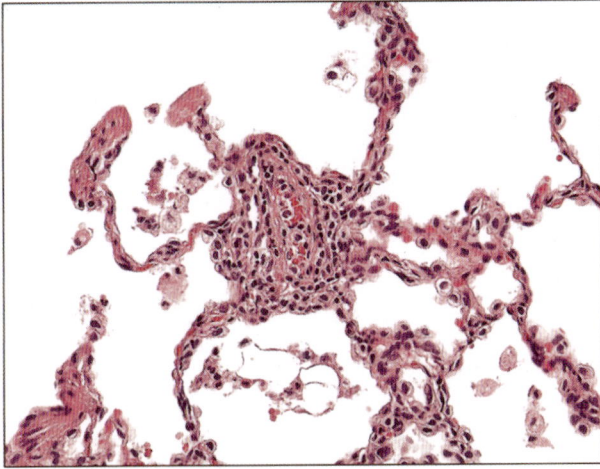

图 6-10　急性排斥反应：小静脉周围围绕一圈小淋巴细胞袖套，表现为明显的血管内皮下浸润。虽然淋巴细胞袖套的厚度和淋巴细胞的非活化状态符合 A1 级的范畴，血管内膜炎更符合 A2 级。这种疾病在组织学上可能难以分类。4 位富有经验的肺病理医师将该疾病归类为交界性 A1/A2（3 人）或 A1（1 人）

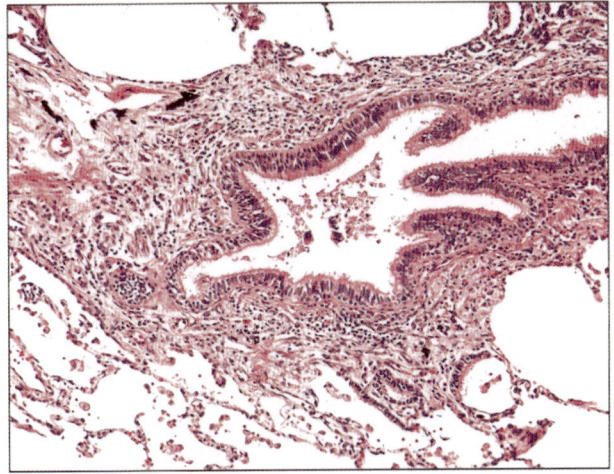

图 6-11　淋巴细胞性细支气管炎，B1R 级：在这条小支气管的黏膜下方区域具有淋巴细胞和浆细胞组成的炎症细胞浸润，没有浸润至上方上皮层

反应进行强化的免疫抑制治疗。在许多医疗机构和许多临床情形下，A1 级排斥反应也要采取相应的治疗措施，但是这种级别的急性排斥反应尚未形成公认的临床处理方法。最近研究支持 A1 级急性排斥反应与慢性气道排斥反应之间存在关联，提示临床治疗的阈值应当较低，并予及时治疗。

　　淋巴细胞性细支气管炎通常伴有急性排斥反应病变，但某些病例可以表现为观察不到的急性排斥反应病灶。在这种情形下，特别重要的是将一种气道病变诊断为排斥反应之前一定要排除感染。组织学上，淋巴细胞性细支气管炎病变表现为小支气管黏膜下方单个核炎症细胞浸润，可以伴有血管内皮损伤的表现（表 6-3，图 6-11 和图 6-12）。对于高级别病变，嗜酸性粒细胞和中性粒细胞倾向于变得更明显，但是如果以中性粒细胞为主则应当怀疑感染的可能性。

　　关于病理报告，专家小组建议继续使用与 1996 年版本工作分类相同的格式，即描述急性排斥反应级别和气道炎症级别。例如，轻微急性排斥反应伴低级别气道炎症应当报告为轻微急性排斥反应，急性排斥反应级，伴气道炎症，B1R 级。不伴有急性排斥反应的淋巴细胞性细支气管炎应当归类为 A0，B1R 或 A0，B2R，取决于气道炎症的级别。

（三）鉴别诊断

　　明确的排斥反应的组织学表现并非排斥反应所特有，其他临床病理情形也可以发生相同改变。因此，结合组织学表现、患者的临床表现和影像学、实验室检查数据，并全面分析、综合考虑是非常重要的。并且，在某些患者该并发症的表现与其他多种病变同时出现，即同一活组织检查标本中同时出现排斥反应与感染表现，但是一般不建议在存在感染的情形下诊断为排斥反应。

　　血管周围的单个核炎症细胞浸润也可见于巨细胞病毒、杰氏肺囊虫（或金罗维肺孢子虫）、分枝杆菌感染和移植后淋巴组织增殖性疾病（PTLD）。然而，这些疾病的鉴别是必需的，因为上述每种疾病都要采取不同的临床治疗。仔细评估形态学特点，并进行微生物特殊染色和免疫组织化学染色有助于诊断。利用微生物学、血清学和分子生物学等检测手段也适用于所考虑的诊断检测。

　　偶尔，可能必须确定某个病例是否为急性排斥反应、感染或缺血 - 再灌注损伤等因素所引起的弥漫性肺泡损伤。在这种情形下，观察到血管周围弥漫性、肺泡间隔性和以气道为中心的淋巴细胞浸润倾向于急性排斥反应的诊断；而炎症程度较轻的形态学表现（图 6-1）倾向于其他病因之一所致。另外，因缺血 - 再灌注损伤所导致的弥漫性肺泡损伤具有早

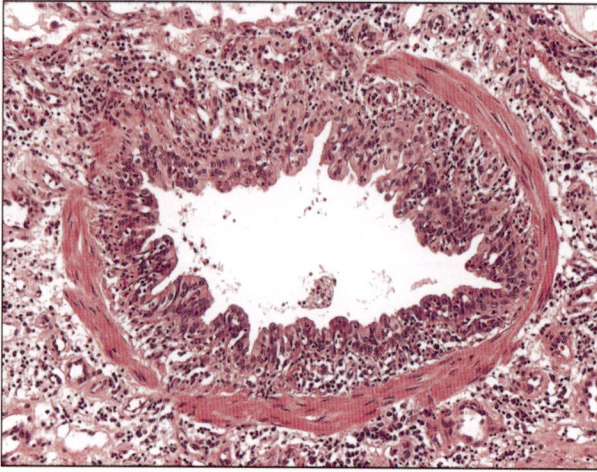
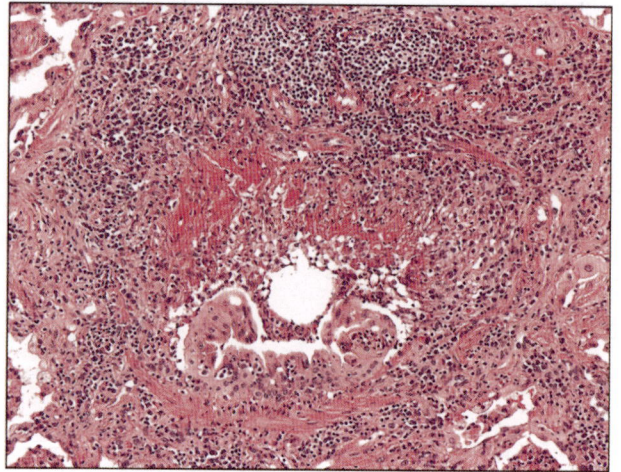

图 6-12 淋巴细胞性细支气管炎，B2R 级。（A）炎症细胞浸润的模式是环周性，并且扩散至上皮层的黏膜下方，伴上皮细胞脱落，以及出现少量中性粒细胞；（B）这条炎症显著的小支气管表现为坏死和溃疡伴残存上皮的炎症和反应性改变以及明显的支气管周围淋巴浆细胞浸润

期发作的特点，在移植手术后数小时到数天发生。多种感染性疾病可以导致弥漫性肺泡损伤，因此，需要仔细观察提示感染的其他组织学特征，并进行恰当的微生物特殊染色和免疫组织化学染色以及其他微生物学、血清学和分子生物学等检测，有助于提高检出病原体的检测准确性，从而提高病因学诊断的水平。观察到急性肺炎、微脓肿、肉芽肿性炎症、明显的嗜酸性粒细胞浸润、蜂窝状肺泡渗出物、病毒性病理学改变或多核巨细胞等形态学表现应当怀疑感染的可能性。

淋巴细胞性细支气管炎（LB）可能会导致诊断困难，特别是不伴有急性排斥反应改变的病例。虽然某些病例可归因于排斥反应，本病的潜在病因非常多，包括多种细菌、病毒、真菌和支原体等所致感染、吻合口愈合期或活组织检查部位反应、误吸、哮喘、吸烟相关损伤以及其他病变因素。当支气管中性粒细胞浸润比淋巴细胞浸润更明显时，应当考虑细菌、念珠菌或偶尔由呼吸道病毒所导致的感染，并进一步检查。然而，必须记住，高级别淋巴细胞性细支气管炎会出现较明显的中性粒细胞浸润，但其主要细胞类型仍然是中性粒细胞。吻合口愈合期反应或活组织检查部位反应可表现为淋巴细胞浸润或中性粒细胞浸润，但是发现含铁血黄素巨噬细胞和肉芽组织应当考虑活组织检查部位反应，并且，支气管镜检查可提供有关活组织检查部位的有价值的信息，从而解决这一问题。当淋巴细胞性细支气

管炎伴有食物颗粒（有时伴有异物巨细胞）或空泡状巨噬细胞伴有中空的圆形腔隙（代表脂滴）时，应当考虑误吸。肺移植可诱发胃食管反流和误吸，并且反流是某些闭塞性细支气管炎/闭塞性细支气管炎综合征病例的重要诱因。对于哮喘，单个核炎症细胞浸润通常伴有嗜酸性粒细胞、杯状细胞增生和基底膜增厚，发现这些特征应当考虑哮喘。淋巴细胞性细支气管炎的鉴别诊断也包括支气管黏膜相关淋巴组织（BALT，图 6-13），它比淋巴细胞性细支气管炎的边界更清楚，并且不伴有上皮损伤。

最后，极少数急性排斥反应病例表现为大量嗜酸性粒细胞，通常伴有高级别排斥反应的其他特征。在 Yousem 的研究系列中，这种现象发生于移植手术后的早期，伴有白细胞增多，偶尔伴有外周血和支气管肺泡灌洗液内的嗜酸性粒细胞增多。将这种急性排斥反应表现的变异型与异体移植器官感染相区分是很重要的，因为有 4 例异体移植器官感染曲霉菌、柯萨奇病毒 A2 和嗜麦芽假单胞菌的病例也显示明显的移植器官嗜酸性粒细胞增多。

（四）慢性气道排斥反应的病理学特征

虽然慢性气道排斥反应可影响肺的所有部位，但是肺的小气道病变对于患者的生存情况和生活质量具有重要意义。慢性排斥反应在组织学上定义为闭塞性细支气管炎（obliterative bronchiolitis，简称闭塞性细支气管炎，也称为 bronchiolitis obli-

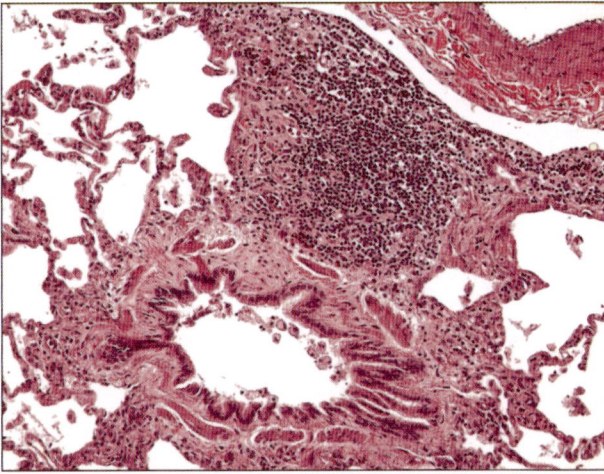

图 6-13　支气管黏膜相关淋巴组织：一种淋巴细胞小结，位于小支气管附近，显示闭塞性细支气管炎的改变（黏膜下纤维化）。

terans）。闭塞性细支气管炎的定义是膜性和呼吸性细支气管的黏膜下出现致密的嗜酸性透明纤维化，进而导致部分性或完全性管腔闭塞。细支气管腔因上皮下纤维化呈向心性或偏心性增生（缩窄性细支气管炎）而狭窄，或者可能因失去上皮的纤维组织完全充填管腔而闭塞（图 6-14）。完全性纤维性闭塞后，细支气管可能显得不明显而难以识别，但是如果注意到它邻近于相似大小的肺动脉旁则有助于辨认（图 6-9）。纤维化过程可能导致细支气管平滑肌的断裂并被纤维组织所取代，并且，纤维组织可以延伸至细支气管周围的组织内。不同程度的致密的单个核炎症细胞浸润气道壁和管腔，通常伴有一些中性粒细胞，可能伴有纤维组织，并导致持续性的上皮损伤。然而，致密的中性粒细胞浸润应当怀

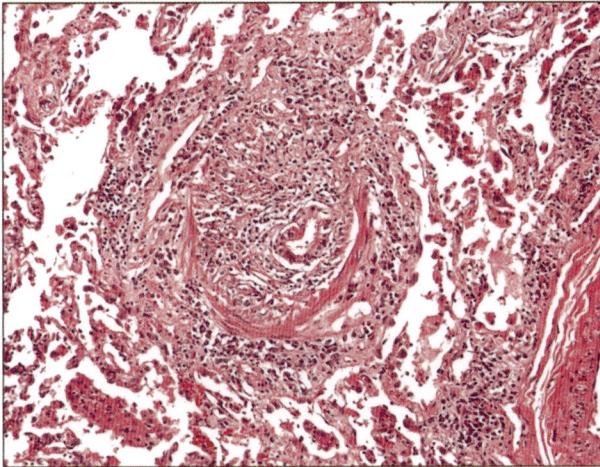

A

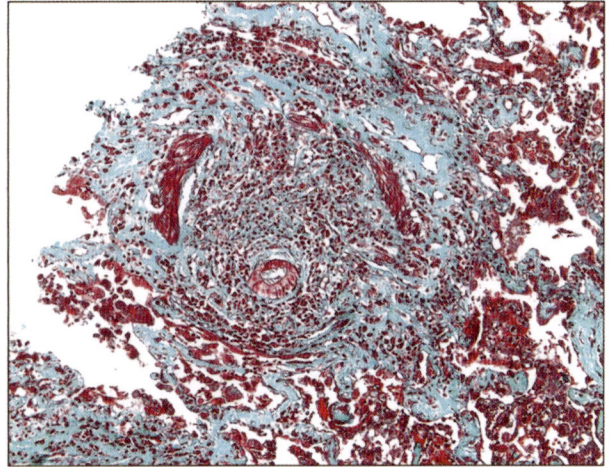

B

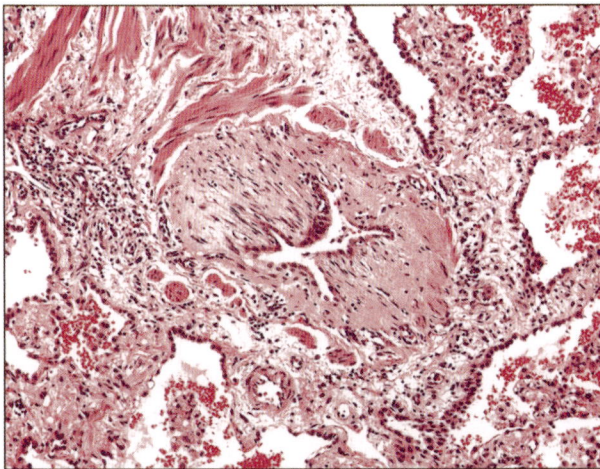

C

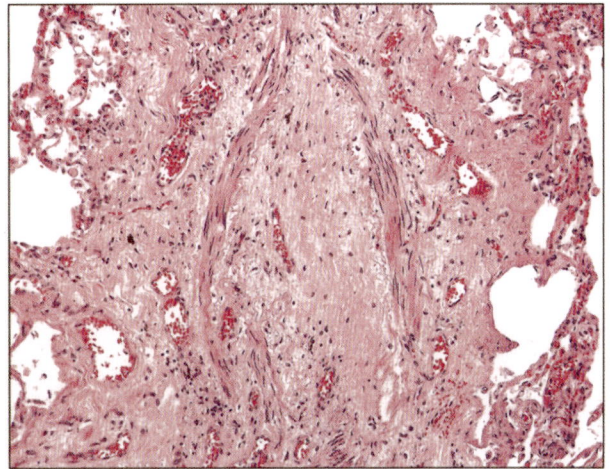

D

图 6-14　慢性气道排斥反应 / 闭塞性细支气管炎，C1 级。（A）这一终末细支气管由于上皮下纤维化和炎症反应而导致管腔明显狭窄，一部分平滑肌被纤维组织所取代；（B）Masson 三色染色突出显示炎症导致的胶原沉积；（C）这一细支气管显示致密的纤维化但炎症反应轻微，并有立方形上皮细胞被覆；（D）这一细支气管的管腔被致密纤维组织完全堵塞

疑感染的可能性。小气道和邻近肺泡的 Mucostasis 和泡沫状组织细胞通常与闭塞性细支气管炎并存。在 2005 年出版的工作分类中，闭塞性细支气管炎分为两类，即无闭塞性细支气管炎（C0 级）和有闭塞性细支气管炎（C1 级），不管是否存在活动性炎症。

1. 支气管扩张症　也可能是排斥反应的后果之一，通常伴有细菌性或真菌性感染。这种现象在目前版本的工作分类中未被分级，因为它对排斥反应缺乏特异性。组织学方面，气道壁表现为致密纤维化，软骨、平滑肌和黏膜腺体消失，以及越来越严重的炎症反应（图 6-15）。上皮可为化生性鳞状上皮或呼吸道上皮，通常伴有反应性改变。

2. 鉴别诊断　肺移植受者发生闭塞性细支气管炎的发病机制还没有完全理解。一般认为，大多数病例是极度免疫损伤的体现，但其他病例，具有倾向于感染或误吸所造成影响的证据。在兼有排斥反应和气道感染的患者，各自影响的后果通常无法分清楚。然而，如果活组织检查标本中可以鉴定出特异性、可治疗的病原体或致病因素，病理医师应当提供这些信息，从而有助于进行有针对性地治疗。然而，在感染所导致的病例中，例如腺病毒感染，很可能在发现闭塞性细支气管炎时所感染的病毒性细胞病理学改变已经消失。识别食物颗粒和异物巨细胞有助提醒临床医师，注意是否发生误吸。

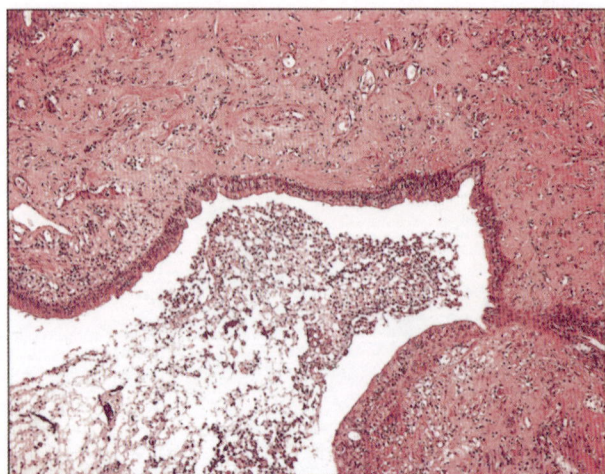

图 6-15　支气管扩张症：这一扩张的支气管表现为致密的透明变性纤维化和炎症反应，伴有平滑肌消失和黏膜下腺体消失

（五）慢性血管排斥反应的病理学特征

慢性血管排斥反应 / 加速性移植器官血管硬化（D 级）是指动脉和静脉的纤维性内膜增厚（图 6-16）。血管内皮下内膜和（或）中膜的单核炎症细胞浸润也可以见到。老年个体的肺内也可以见到相似的静脉硬化，因此老年供者的肺可能发生这种改变的概率较高。

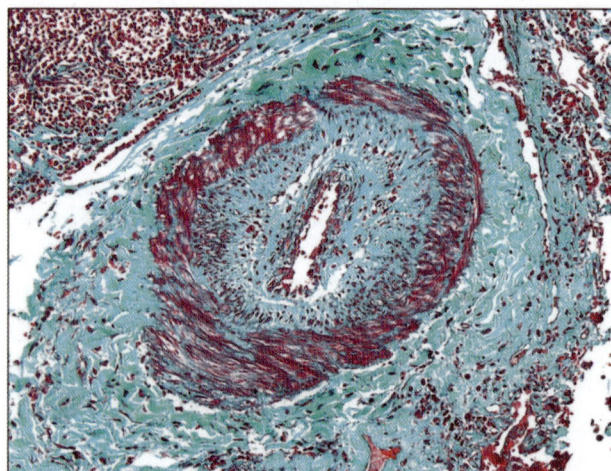

图 6-16　慢性血管排斥反应（D 级）：Masson 三色染色突出显示这一血管的纤维性内膜增厚

（六）抗体介导性排斥反应

虽然肺的抗体介导性异体移植器官排斥反应的研究已经成为最近的研究焦点，但是对它的发生、倾向因素、意义和治疗等方面的需求还在持续增长。抗体的靶目标包括人类白细胞抗原和非人类白细胞抗原，这些抗原在急性排斥反应和闭塞性细支气管炎 / 闭塞性细支气管炎综合征中的作用仍然需要更充分地阐明。然而，越来越多的证据表明，抗体介导性排斥反应在这两种疾病中都起作用，这些证据包括：上述抗原与高级别急性排斥反应、持续性 - 复发性急性排斥反应以及闭塞性细支气管炎 / 闭塞性细支气管炎综合征之间都存在关联。

诊断肺的抗体介导性排斥反应的组织病理学标准尚未建立。一般认为，肺毛细血管炎和体现"毛细血管损伤"的多种形态学表现可作为抗体介导性排斥反应的潜在诊断指标，但是也要明白，这些改变也可以见于感染、弥漫性肺泡损伤和重度细胞排斥反应。然而，国际心肺移植学会共识专家组建议，如果具有可疑的抗体介导性排斥反应的临床、免疫病理学或组织学表现，应当进行 C3d、C4d、CD31 和 CD68 免疫组织化学染色，从而进一步提供信息。然而，不幸的是 C4d 免疫组织化学染色并非万能；最近研究显示了矛盾的结果。Ionescu 等观察到血管内皮下方 C4d 沉积是抗人类白细胞抗原抗体存在的标记物，但它通常呈斑片状着色，表现为低度敏感性和特异性，而其他研究者发现 C4d 沉积与诊断无关。分析来自肺同种异体移植受者的支气管肺泡灌洗液，发现 C4d 浓度高于 100 ng/ml 时与抗人类白细胞抗原抗体相关，但它也可以见于感染和无症状患者。

　　肺移植受者发生的极少数超急性排斥反应病例中，供者预先已经产生了抗供体人类白细胞抗原的抗体，这些抗体似乎对于移植手术后发生的组织学和病理生理学方面的灾难性疾病进展具有非常重要的影响。接受预先生成针对供者抗体的肺之后，大多数患者虽然不形成超急性排斥反应的全部临床病理学表现，但是这些抗体似乎与移植后早期重度肺功能损伤的危险增加有关。临床上，罹患超急性排斥反应的患者在移植后数分钟到数天形成弥漫性肺阴影和重度低氧血症，类似于初次移植器官失功能的表现。移植肺可能产生有泡沫的略带血性的液体，并且可能发生血流动力学不稳定、血小板减少症和凝血功能障碍。虽然这种并发症通常致死，但有一名患者经过血浆去除术、抗胸腺细胞球蛋白和环磷酰胺而治疗成功，并在移植后 5d 恢复。一般认为，移植器官内预先生成抗体针对供者人类白细胞抗原并与之结合，这些人类白细胞抗原表达于肺泡巨噬细胞、血管内皮细胞、肺泡壁细胞和呼吸道上皮细胞，抗原抗体结合后的补体激活，导致血管内皮细胞和上皮细胞损伤、细胞因子释放、增加血管通透性以及水肿。超急性排斥反应的组织学特征包括弥漫性肺泡损伤、弥漫性肺泡出血、间质性中性粒细胞浸润、小血管炎症、微血栓以及气道上皮中性粒细胞浸润（图 6-17A）。肺泡内免疫球蛋白（Ig）G 沉积可用免疫荧光法证实，肺泡毛细血管内 C4d 沉积可用免疫组织化学染色证实（图 6-17B）。

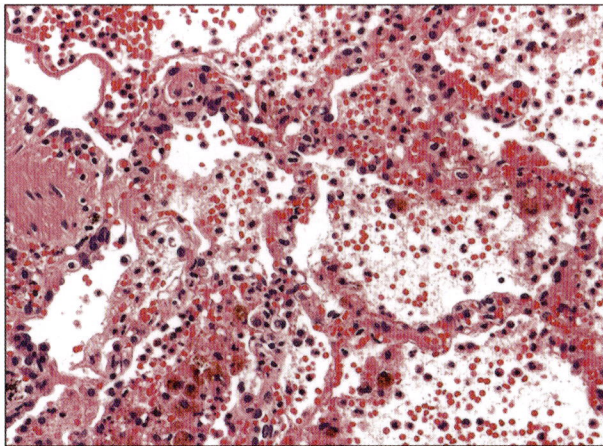
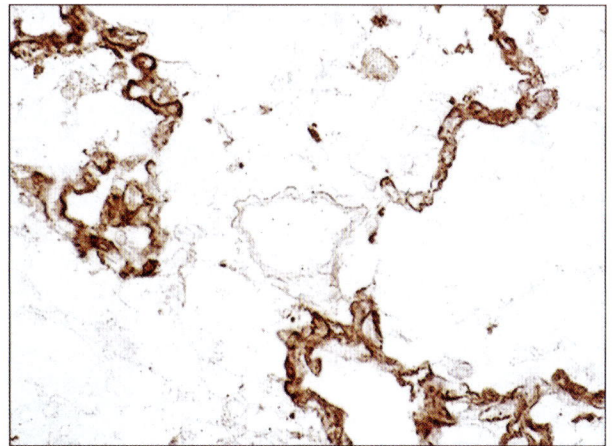

A　　　　　　　　　　　　　　　　　B

图 6-17　超急性排斥反应：（A）早期弥漫性肺泡损伤和出血都很明显，伴有间质中性粒细胞浸润和肺泡腔内凋亡细胞；（B）C4d 免疫组织化学染色突出显示毛细血管壁的轮廓，支持抗体介导性（体液性）排斥反应的存在

（七）肺同种异体移植器官排斥反应的发病机制

　　由于排斥反应的发病机制已经在其他章节广泛讨论（见"第一章器官移植的免疫病理学"），在此仅做简要叙述。一般诊断，大多数闭塞性细支气管炎/闭塞性细支气管炎综合征的形成于免疫学因素，并且一部分患者中非免疫学因素也可能起重要作用。移植手术后，受者 CD8 阳性和 CD4 阳性 T 细胞分别识别供者人类白细胞抗原 I 类抗原和 II 类抗原。气道上皮细胞和血管内皮细胞表达 I 类分子和 II 类分子，并且，闭塞性细支气管炎患者的支气管和细支气管的 II 类分子表达增加，在闭塞性细支气管炎患者表达于血管内皮细胞，在急性排斥反应

患者表达于上皮细胞和血管内皮细胞。CD4 阳性 T 细胞针对表达供者人类白细胞抗原分子的细胞的同种异体反应性增强，似乎与闭塞性细支气管炎 / 闭塞性细支气管炎综合征的发病机制有关，但 CD8 阳性 T 细胞的作用不太明显。气道上皮细胞是闭塞性细支气管炎 / 闭塞性细支气管炎综合征形成过程中 T 淋巴细胞介导损伤的主要作用靶点。一般认为排斥反应主要与 Th1 反应有关，而 Th2 反应可能对闭塞性细支气管炎 / 闭塞性细支气管炎综合征也有作用。急性排斥反应与局部产生前炎症性细胞因子有关，包括肿瘤坏死因子 α、白细胞介素 (IL) -1α、IL-1β、IL-1 受体拮抗药 (IL-IRa)、IL-2、IL-6 和 γ-干扰素产生有关。对于闭塞性细支气管炎，会出现较高水平的 IL-8，并且 2 型细胞因子，IL-13 似乎对闭塞性细支气管炎 / 闭塞性细支气管炎综合征的进展也很重要。最近一项研究显示，与无闭塞性细支气管炎综合征的患者及正常个体相比，闭塞性细支气管炎综合征患者移植后早期的前炎症性细胞因子 IP-10、MCP-1、Th1 细胞因子 IL-1β、IL-2、IL-12 和 IL-15 的基础血清水平升高，并且，闭塞性细支气管炎综合征患者的人类白细胞抗原 II 类同种抗体和 Th1 为主的供者特异性细胞免疫水平都升高。

抗供者特异性抗体与急性排斥反应与闭塞性细支气管炎 / 闭塞性细支气管炎综合征之间相关性的研究信息已于上文讨论，主要侧重于抗体介导性排斥反应。另外，细胞培养研究显示，结合于气道上皮细胞的人类白细胞抗原分子的抗人类白细胞抗体导致与闭塞性细支气管炎 / 闭塞性细支气管炎综合征发生相关的发病机制，包括气道上皮细胞增生；产生纤维生成性生长因子，包括肝素-结合的表皮生长因子、血小板衍生的生长因子、胰岛素样生长因子和碱性纤维母细胞生长因子；以及晚期气道上皮细胞凋亡。一些研究者也注意到在活动性闭塞性细支气管炎情形下气道上皮细胞凋亡的增强。

在排斥反应中，巨噬细胞表达的黏附分子增加，包括 CD11c、CD31 和 CD54。在一项研究中，已发现急性排斥反应和闭塞性细支气管炎与增加表达的 E-选择素有关，但与细胞间黏附分子 -1（细胞间细胞黏附分子 -1/CD54）无关，但在另一项研究中注意到相反结果。后一组研究也报道，肺移植排斥诱导内皮细胞间细胞黏附分子 -2、淋巴细胞功能抗原 -3、非常晚期抗原 -2 以及非常晚期抗原 -6 分子。急性排

斥反应中浸润性炎症细胞和活动性闭塞性细支气管炎中的纤维母细胞都增加表达 CD44，它可以促进炎症细胞迁徙和纤维母细胞进入细胞外基质。局部产生的几种纤维生成性生长因子已证实与慢性气道排斥反应的演进有关，包括血小板衍生的生长因子、转化生长因子 β 和胰岛素样生长因子 -1。

移植肺接触损伤性活性氧和蛋白酶之后，慢性气道排斥反应患者的气道中中性粒细胞数量也增多。在移植肺中，支气管肺泡灌洗液中的组织铁蛋白显著增加，闭塞性细支气管炎综合征患者支气管肺泡灌洗液中的 NO_2^- 水平升高，并且与中性粒细胞百分比呈强相关性，提示显著的氧化性应激潜能既可产生于铁离子，也可由于一氧化氮和中性粒细胞衍生的活性氧而产生，特别是闭塞性细支气管炎 / 闭塞性细支气管炎综合征患者。用髓过氧化物酶和铁蛋白负荷来衡量，人体肺同种移植器官中发生抗氧化酶血红素氧合酶 -1 的表达增加，并且与炎症性 / 氧化剂负荷有关。移植肺内被覆肺泡上皮的液体中，谷胱甘肽总量被显著消除，可能诱发细胞外过氧化氢介导性毒性。

最后，最近数年出版了大量研究，集中于移植器官的嵌合现象（chimerism）。在移植肺，有证据表明在淋巴细胞和巨噬细胞之间至少存在一过性嵌合现象，但直到最近才有证据支持肺实质细胞存在嵌合现象（即供者肺中出现受者核型的上皮细胞、血管内皮细胞和间充质细胞）。绝大多数但不是所有研究显示这些细胞的比例较低，通常少于总数的 5%，推测其起源于骨髓衍生的干细胞。这些研究结果对于患者的意义还不清楚，需要进一步研究以确定干细胞技术对于多种肺疾病的潜在应用价值，包括那些肺移植相关性疾病。

五、疾病复发

虽然肺移植后疾病复发的现象少见，但是文献中确实有许多详尽资料（表 6-5）。结节病是最常见的复发性疾病，其肉芽肿的组织细胞似乎来自受者。2 例淋巴管平滑肌瘤病与此相似，病变细胞起源于受者。相反，肺移植后发现的细支气管肺泡癌在供者肺内具有很高的肿瘤复发率。

六、肺的其他并发症

肺的肺泡蛋白沉积症也是肺移植后少见的并发

表 6-5　肺同种异体移植器官中的复发性疾病

结节病

淋巴管平滑肌瘤病

朗格汉斯细胞组织细胞增生症

脱屑性间质性肺炎

肺泡蛋白沉积症（其中 1 例伴发赖氨酸尿性蛋白耐受不良）

巨细胞性间质性肺炎

弥漫性全细支气管炎

变应性支气管肺曲霉菌病

1 名吸烟者肺移植受者发生的 α-1 蛋白酶抑制剂缺陷性肺气肿

特发性肺含铁血黄素沉着症

静脉内滑石粉导致的肉芽肿病

双侧弥漫性支气管扩张症

肺静脉闭塞性疾病

细支气管肺泡癌

症，病史中发生过缺血 - 再灌注损伤和排斥反应的多种表现以及感染者易发生这种并发症。其组织学改变与其他疾病类型的患者发生的肺泡蛋白沉积症相同，特征表现为肺泡外嗜酸性颗粒状物质蓄积于肺泡腔内（图 6-18），该物质呈过碘酸 - 希夫（PAS）反应阳性。正如其他疾病类型的患者，应当寻找感染性疾病的证据。与普通人群相比，肺栓子似乎较常见于肺和心 - 肺联合移植受者，报道的发生率在移植后前 30d 死亡的患者中占 36.4%，在移植后

31 ~ 365d 死亡的患者中占 20.0%，在更长时间内死亡患者的 23.8%。一项研究报道描述了一例移植物失功能的患者，由于供者发生重度脑水肿导致脑组织栓塞而死亡。据报道，供者恶性肿瘤通过移植物播散的疾病包括肾细胞癌、绒毛膜癌和多形性胶质瘤。

七、肺同种异体移植物中的其他发现

肺同种异体移植物活组织检查可以发现多种其他组织学改变，包括肺泡内纤维素样物质沉积、机化性肺炎（图 6-19）和含铁血黄素巨噬细胞沉积。这些改变常见于排斥反应和感染，并且，机化性肺炎可以继发于缺血 - 再灌注损伤。含铁血黄素巨噬细胞沉积也可见于先前感染伴出血性改变的病例、先前活组织检查部位的取样或发生于出血异常的情形之下。

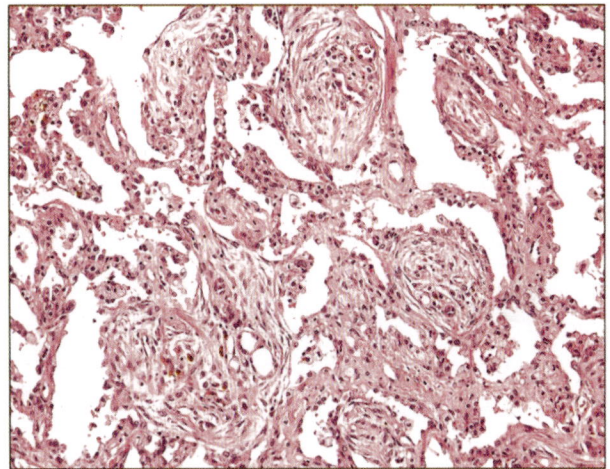

图 6-19　机化性肺炎：新生的结缔组织栓子占据一部分肺泡腔

支气管黏膜相关淋巴组织（BALT，图 6-13）是肺同种异体移植器官活组织检查中的另一常见发现，其组织学表现必须与淋巴细胞性细支气管炎相鉴别。BALT 的边界清楚，缺乏相关的上皮损伤，而淋巴细胞性细支气管炎中炎症细胞浸润灶的边界不清，部分病例伴有上皮损伤，从而可以鉴别它们。

误吸是肺移植患者常见的发现，由于咳嗽反射消失所致。可以见到食物颗粒，并且通常伴有异物巨细胞反应（图 6-20A）。组织内出现空泡化巨噬细胞表明存在误吸的液体物质，而中空的圆形腔隙表明存在误吸的脂滴（图 6-20B）。

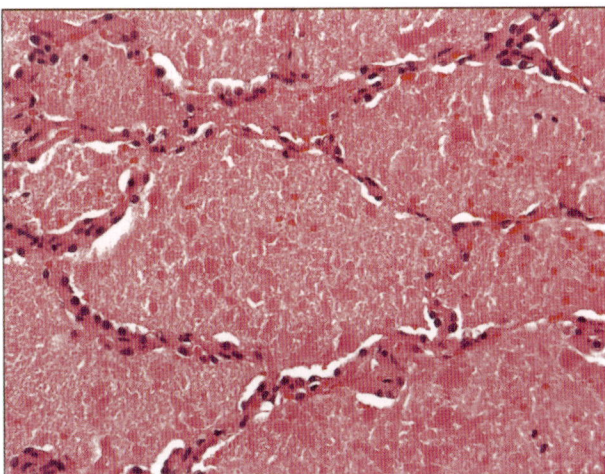

图 6-18　肺泡蛋白沉积症：颗粒状嗜酸性物质充满肺泡腔

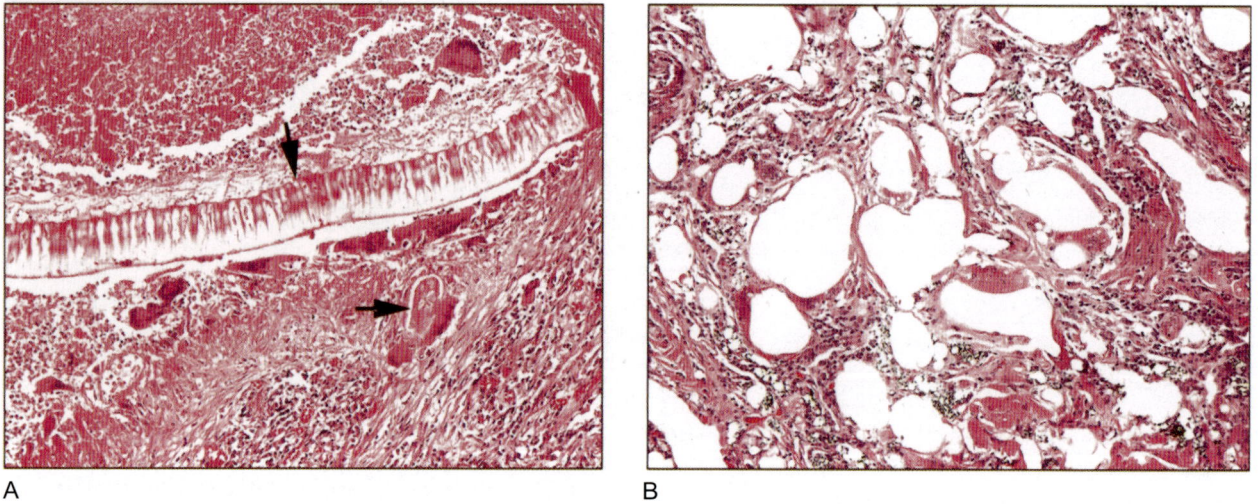

图 6-20　吸入性肺炎。（A）注意吸入的植物物质（箭头）伴异物巨细胞反应，同时发生的肉芽肿反应和炎症反应；（B）腔隙代表吸入的液体物质（组织处理后不可见）伴有纤维化和异物巨细胞反应

八、肺移植患者的感染

肺移植受者存在多种诱发感染的因素，包括免疫抑制治疗、潜在疾病和移植手术继发性损伤。后者可能包括排斥反应相关的气道损伤和手术后果，例如咳嗽反射消失或损害，继而导致误吸和吸入性肺炎，以及因支气管动脉血液中断而导致的气道吻合口缺血。低 γ 球蛋白血症似乎也常见于肺移植后受者。IgG 水平低于 400 mg/dl（正常值为 717 ～ 1410 mg/dl）与极高风险的细菌和真菌感染、浸润组织的巨细胞病毒和生存情况差有关。另外，免疫调制病毒（例如巨细胞病毒）感染、细菌感染导致黏液纤毛损伤和溃疡等因素也促进真菌感染的形成。

对于治疗肺移植患者的医师而言，感染与排斥反应的区分仍然是最具挑战性的难题。病理医师对此具有关键作用，可通过判读活组织检查标本并建议进一步进行微生物学、血清学和分子生物学检查，这有助于确定患者病情不佳的原因。本章讨论感染与排斥反应的鉴别诊断，并以排斥反应为重点，因为某些感染原具有形成闭塞性细支气管炎／闭塞性细支气管炎综合征的潜在作用。在此主要提供影响这类人群的较常见感染原在发生率和病理学等方面的一般信息。这些感染原相关损伤的类型概括于表 6-6，而更详尽的信息可通过许多肺病理学教科书而获取。

在肺移植患者，感染可能累及供体肺或保留下来的自体肺，并且，可能通过移植器官或血液介导性供者向受者传播（见"本章三、早期并发症"）。对于肺移植患者的总体而言，细菌感染最常见，并且以移植后第 1 个月为高峰。铜绿假单胞菌、肺炎克雷伯杆菌、大肠埃希菌、金黄色葡萄球菌和溶血链球菌以及阴沟肠杆菌是最常见的病原菌。观察到气道内和肺泡内明显的中性粒细胞浸润（急性支气管肺炎，图 6-21）应当怀疑细菌感染。据报道，诺卡菌感染在肺移植受者中占 2.1%，通常发生于移植后 1 年以上。最近在肺泡灌洗液中发现了肺炎衣原体，在术后 30d 以上的肺移植受者中占 25%，其中 5 名患者罹患肺炎，其中 8 名患者罹患闭塞性细支气管炎综合征。1 名肺移植受者发生人型支原体导致的弥漫性肺泡损伤。

在所有病毒中，巨细胞病毒是最常见的感染源，而其他病毒所占比例较小。肺移植后巨细胞病毒肺炎的发生率为 15% ～ 55%，并且多达 15% 的肺移植后巨细胞病毒肺炎病例是无症状的。巨细胞病毒疾病可能因为潜伏病毒的复活而发生，也可能因为原发性感染所致，包括某些同种异体移植器官感染。血清反应阴性的受者从血清反应阳性的供者接受肺移植，是移植后获得性巨细胞病毒肺炎的最大的危险因素，并且使用增强免疫抑制疗法治疗排斥反应也可能诱发巨细胞病毒感染和肺炎。大多数巨细胞病毒感染病例在移植后 14 ～ 100d 被发现，并且根据活组织检查标本通常可以容易地诊断，其表现为

表 6-6　感染相关性损伤的模式

类别	损伤模式
细菌	气道吻合口愈合期感染 急性支气管炎和支气管肺炎、脓肿 弥漫性肺泡损伤
病毒	弥漫性肺泡损伤 间质性肺炎 间质性微脓肿（巨细胞病毒） 肉芽肿性反应（巨细胞病毒） 急性和（或）坏死性气道感染 [支气管炎、毛细支气管炎和（或）支气管肺炎]（呼吸道病毒，HSV） 坏死性出血性结节（HSV, VZV） 巨细胞性肺炎（RSV、副流感病毒、麻疹） 闭塞性细支气管炎（腺病毒、其他呼吸道病毒）
念珠菌	气道吻合口感染 急性支气管炎和支气管肺炎、微脓肿 弥漫性肺泡损伤
曲霉菌	气道吻合口感染 气道菌群和浸润性气道感染 肺实质肺泡腔内菌群 慢性坏死性曲霉菌病 侵袭性真菌性肺炎 弥漫性肺泡损伤 支气管中心性肉芽肿性感染
杰氏肺囊虫（金罗维肺孢子虫）	间质性肺炎，偶尔伴有肉芽肿形成 弥漫性肺泡损伤
其他真菌	气道吻合口感染 脓肿 肉芽肿性感染 侵袭性真菌性肺炎
分枝杆菌	肉芽肿性感染，不同程度的中性粒细胞浸润
鼠弓形虫	坏死性肺炎

　　HSV，单纯疱疹病毒；VZV，水痘带状疱疹病毒；RSV，呼吸道合胞病毒

典型的病毒性细胞病理改变（巨细胞、巨核、核内包涵体和细胞质包涵体，图 6-22），并有恰当的宿主反应（表 6-6）。在可疑病例，特别是采用了抗巨细胞病毒治疗的病例，使用免疫组织化学染色有助于诊断。微生物学和分子生物学方法对于诊断巨细胞病毒感染也很便捷。幸运的是，最近由于使用了更昔洛韦而使得巨细胞病毒感染所致的流行率和致死率已经下降，并且，常规使用阿昔洛韦或更昔洛韦预防性治疗后，单纯疱疹病毒性肺炎（图 6-23）的发生率也显著下降。

　　相反，对社区呼吸道病毒感染（腺病毒、流感病毒、副流感病毒、呼吸道合胞病毒、鼻病毒、冠状病毒、人类偏肺病毒）的认识不断提高，成为肺移植后有意义的肺炎的病因，但它们的发生率似乎仍然比巨细胞病毒低。儿童腺病毒感染比成年人常见，并且与特别高度危险的病死率、移植器官失功能和最终形成闭塞性细支气管炎相关。腺病毒导致严重的坏死性肺炎和弥漫性肺泡损伤，并且可以通

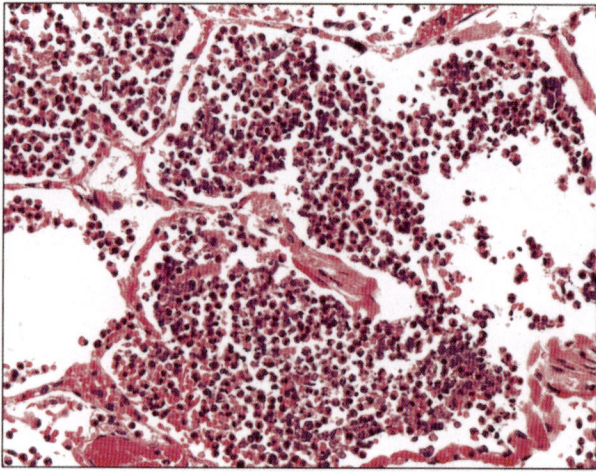

图 6-21 急性支气管肺炎：在这例细菌性肺炎中，可见肺泡腔内充满中性粒细胞

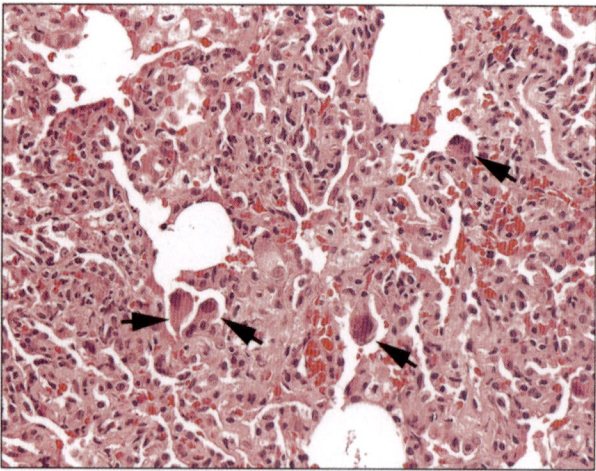

图 6-22 巨细胞病毒肺炎：感染细胞（箭头）显示巨细胞、巨核、核内包涵体和细胞质内包涵体

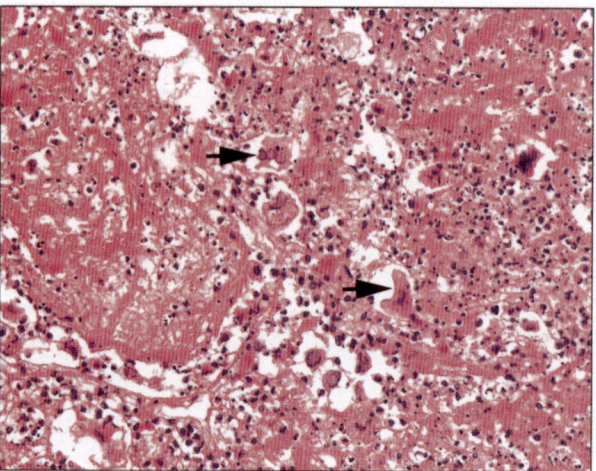

图 6-23 单纯疱疹病毒肺炎：在坏死性肺炎背景中可见多核巨细胞（箭头）伴毛玻璃样染色质

过特征性污浊细胞和其他包涵体而识别（图 6-24）。流感病毒、副流感病毒（图 6-25）和呼吸道合胞病毒（图 6-26）也能导致严重肺炎，但与腺病毒相比不太可能形成致死性疾病。流感病毒感染曾经与急性排斥反应的特征相关并且与其后形成闭塞性细支气管炎相关。呼吸道感染呼吸道合胞病毒和副流感病毒通常是自愈性疾病，但是某些患者也可能形成侵袭性较强的病程。鼻病毒、冠状病毒和人类偏肺病毒也曾经在肺移植后被发现，形成无症状的呼吸道疾病，并且仍然需要进一步研究它们在这组患者中的重要性。

真菌感染的表现差异较大，可表现为从局灶性菌群到较广泛的肺部侵袭性疾病以及播散性侵袭性疾病。总体而言，念珠菌和曲霉菌占据真菌性菌群和感染的绝大多数病例，但是其他真菌也有报道。念珠菌和曲霉菌是最常见的移植后早期发生的气道吻合性感染的真菌病原体。在移植后 1～6 个月发生机会性真菌感染（曲霉菌、肺囊虫、接合菌、隐球菌）和少数地方性感染病例，后者通常发生于生活在疫区的患者。6 个月后，真菌感染通常伴有慢性气道排斥反应或气道的机械性异常。

曲霉菌对于肺移植患者会形成特殊问题。在一篇根据出版资料进行的综合分析研究中，在肺移植后患者中气道菌群、孤立性气管支气管炎和侵袭性肺炎的检出率分别是 26%、4% 和 5%。移植后前 6 个月发生的感染占 1/2 以上，但是从气道菌群进展为侵袭性疾病的发生率较低（约为 3%）。在已出版的数据中，82% 的孤立性气管支气管炎患者抗真菌治疗有效和（或）手术清创术有效，并且，41% 的侵袭性肺炎或播散性疾病患者都存活。曲霉菌感染可能表现为多种临床和组织学改变（表 6-6，图 5-27），包括一些少见改变，如支气管中心性真菌病和急性嗜酸性肺炎。尖端赛多孢子菌可能持续性定居或偶尔成为侵袭性气道吻合性感染或肺炎的病因。接合菌很少引起肺移植受者的侵袭性肺炎或气道吻合性感染。杰氏肺囊虫（金罗维肺孢子虫，图 6-28）的预防性治疗大大减少了显著感染的发生率，但这种病原菌感染偶尔持续存在。

肺和胸膜的分枝杆菌感染似乎在肺移植患者人群中少见，估计其发生率为 2.6%～9.1%。在这组患者人群中，非结核性分枝杆菌比结核菌常见，并且牛型结核杆菌复合感染在非结核性分枝杆菌感染

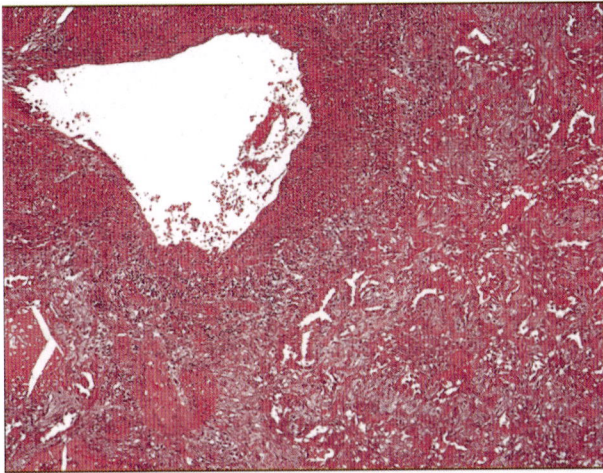 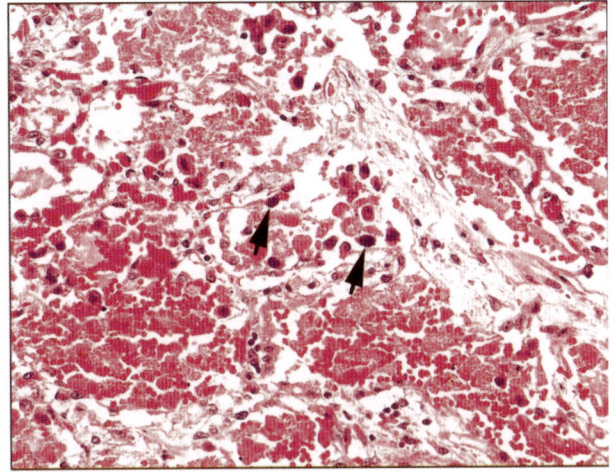

图 6-24　腺病毒肺炎。（A）显示坏死性细支气管炎和弥漫性肺泡损伤；（B）污浊细胞（箭头）是腺病毒的特征

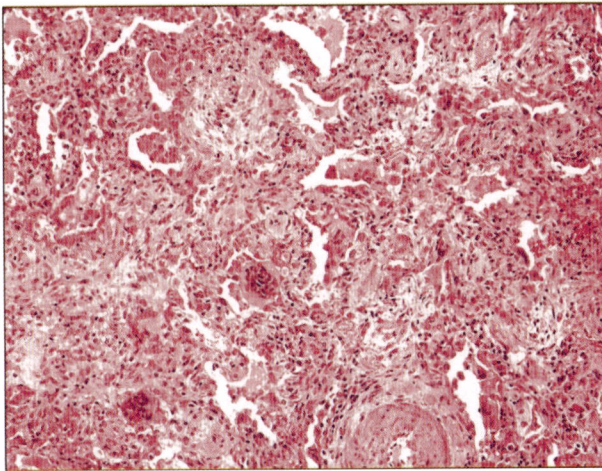

图 6-25　副流感病毒性肺炎：具有机化性弥漫性肺泡损伤背景并有散在的多核巨细胞，为副流感病毒的特征。这种组织学表现的鉴别诊断也包括呼吸道合胞病毒和麻疹肺炎

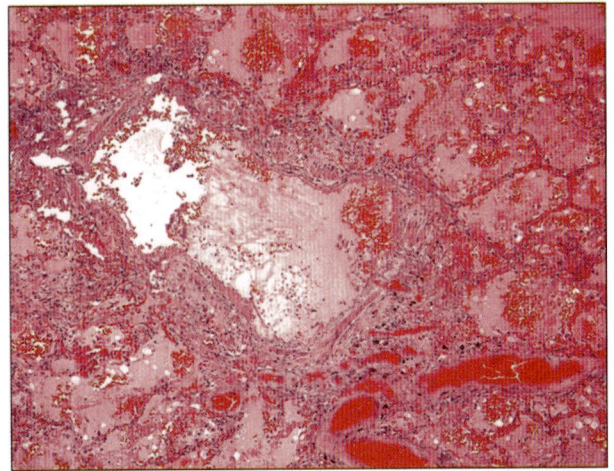

图 6-26　呼吸道合胞病毒性肺炎：这一细支气管显示炎症不明显的坏死性细支气管炎，伴有上皮缺失并被纤维素样渗出物所取代。相反，排斥反应所致的细支气管炎应当有更多淋巴细胞。也要注意存在肺水肿

中是最常见的。其他分离到的感染原包括化脓性分枝杆菌、海分枝杆菌、龟分枝杆菌脓肿亚种、亚洲分枝杆菌、堪萨斯分枝杆菌、龟分枝杆菌和偶发分枝杆菌。

　　肺的弓形虫病是心-肺联合移植受者罕见的并发症，推测继发于心脏供体的感染。由于抗菌药的预防性使用，在弓形体错配患者中这种并发症的发生率已经大幅减少。

九、移植后淋巴组织增殖性疾病

　　移植后淋巴组织增殖性疾病（PTLD）在肺移植后患者中的发生率为 2.5%～6.1%。肺表现为结节性疾病（图 6-29），通常位于同种异体移植器官的肺内，这是典型表现，但也可以伴有溃疡性支气管炎，并可发生于肺外。虽然本病最常见于移植后 1 年，但是患者不确定地持续处于本病的发生风险中。在实性器官移植的受者，移植后淋巴组织增殖性疾病的大部分病例为起源于宿主细胞并且含有 EB 病毒的 B 细胞淋巴瘤。治疗策略包括减轻免疫抑制的治疗强度，并且，最近发现抗 CD20 抗体（利妥昔单抗）对许多 B 细胞淋巴瘤都具有治疗效果。

　　移植后淋巴组织增殖性疾病表现为一个宽广的

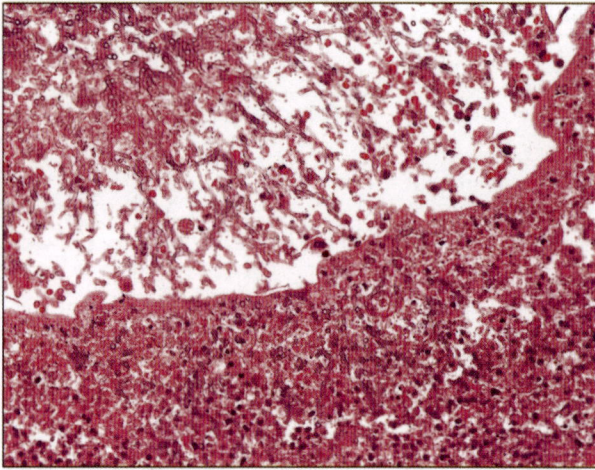

图 6-27 曲霉菌感染: 慢性排斥反应和支气管扩张症患者, 注意这一支气管有真菌侵入气道内。菌丝细而分支, 互相分隔, 具有平行的细胞壁

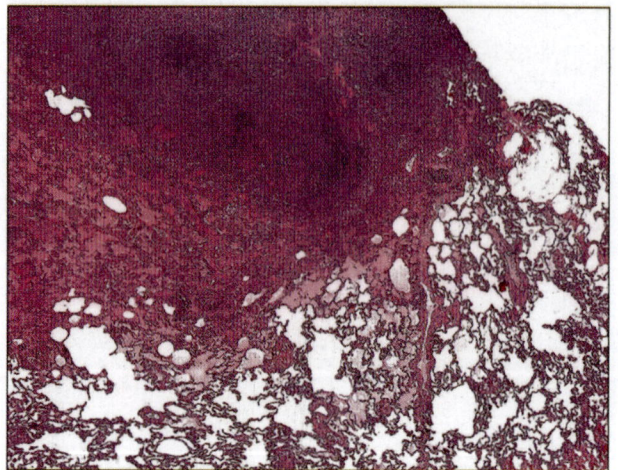

图 6-29 移植后淋巴组织增殖性疾病: 在低倍镜下, 本病可见明显的结节性表现

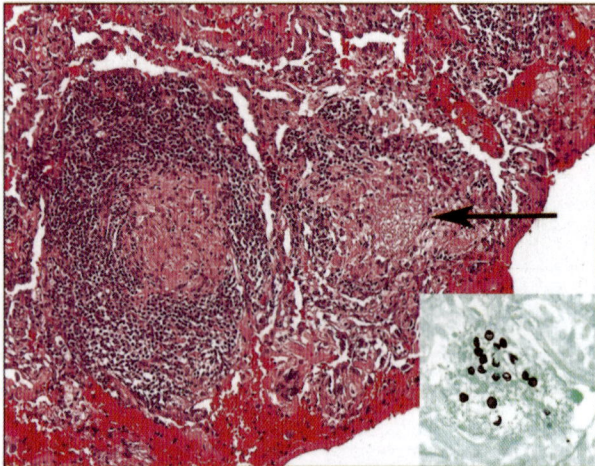

图 6-28 杰氏肺囊虫 (金罗维肺孢子虫) 性肺炎: 这一病例显示典型的嗜酸性蜂窝状渗出物 (箭头) 伴肉芽肿性反应。插图中可见特征性的囊腔, 通过六胺银染色法突出显示。数个囊腔含有一个点头或杯形外观

形态学谱系, 并且涉及多种组织学分类系统。2001年出版的世界卫生组织 (WHO) 分类系统见表 6-7 (见 "第十章 移植后淋巴组织增殖性疾病病理及发病机制")。早期病变通常是多克隆性, 其余病变通常是单克隆性 B 细胞增生性疾病。早期病变通常累及淋巴结, 而肺部疾病通常归类为多型性或单型性移植后淋巴组织增殖性疾病类型。多型性移植后淋巴组织增殖性疾病通常由结节组成, 取代正常肺结构, 病变含有小淋巴细胞、大淋巴细胞、免疫母细胞、

浆细胞样淋巴细胞和浆细胞 (图 6-30A)。单型性移植后淋巴组织增殖性疾病病变由转化的成片的不典型大淋巴细胞组成, 通常类似于弥漫大 B 细胞淋巴瘤 (图 6-30B)。部分病例可见坏死伴血管中心性浸润。较少病例归类为伯基特淋巴瘤/伯基特样淋巴瘤、浆细胞瘤、浆细胞瘤样病变、外周 T 细胞淋巴瘤、NK 细胞型淋巴瘤、霍奇金淋巴瘤和霍奇金淋巴样移植后淋巴组织增殖性疾病 (图 6-30C)。

免疫组织化学、流式细胞术和分子生物学检测都可用于评估淋巴细胞的表型和克隆性, 并可用于检测 EB 病毒。在多型性移植后淋巴组织增殖性疾病, 淋巴细胞包括混杂的 CD20 阳性 B 淋巴细胞和 CD3 阳性 T 淋巴细胞。B 淋巴细胞和浆细胞的免疫球蛋白轻链表达呈现多克隆性或单克隆性模式。在大多数多型性移植后淋巴组织增殖性疾病中, 不典型大淋巴细胞为 B 细胞并且表达 CD19、CD20 和 CD79a。CD43 和 CD45RO 也可表达, 偶有病例表达 CD30。通常可以观察到 κ 和 λ 轻链的单克隆表达模式。用聚合酶链反应技术检测免疫球蛋白重链基因检测, 多型性和单型性移植后淋巴组织增殖性疾病往往都显示克隆性基因重排。绝大多数移植后淋巴组织增殖性疾病病例中, EB 病毒可见于不典型淋巴细胞内。与 EB 病毒 -LMP1 免疫组织化学染色相比, EBER1 原位杂交 (图 6-30D) 是较敏感的检测技术, 任一检测或两种检测结果阳性提供了移植后淋巴组织增殖性疾病诊断的强力证据。如果组织内出现 EB 病毒的证据不明确, 另一次活组织检查可能

表 6-7　移植后淋巴组织增殖性疾病的分类

早期病变

 反应性浆细胞增生

 传染性单核细胞增多症样

多型性移植后淋巴组织增殖性疾病

单型性移植后淋巴组织增殖性疾病

 B 细胞肿瘤

 弥漫大 B 细胞淋巴瘤（免疫母细胞性、中心母细胞性、间变性）

 伯基特（Burkitt）淋巴瘤 / 伯基特样淋巴瘤

 浆细胞骨髓瘤

 浆细胞瘤样病变

 T 细胞肿瘤

 外周 T 细胞淋巴瘤，非特殊型

 其他类型

霍奇金淋巴瘤和霍奇金淋巴瘤样移植后淋巴组织增殖性疾病

解决诊断问题。偶尔，标本取自病变周边组织，此处可见血管周围淋巴细胞浸润，类似急性排斥反应，但检测到 EB 病毒则倾向于移植后淋巴组织增殖性疾病的诊断。然而，只要能取到满意的样本，大多数病例往往容易诊断。

十、其他移植后恶性肿瘤

在成人肺移植患者，恶性肿瘤的诊断率随着生存时间延长而增加。在 2007 年国际心肺移植学会注册的数据中，存活 1 年的患者中有 3.7%、存活 5 年的患者中有 12.4%、存活 10 年的患者中有 25% 发生了至少一种恶性肿瘤。在移植后最初 2 年，淋巴系统恶性肿瘤是最常见的恶性肿瘤，其次是皮肤和其他癌症。在 5 ~ 10 年生存患者中，皮肤肿瘤最常见，其次是淋巴系统肿瘤和其他癌症。在移植后第 1

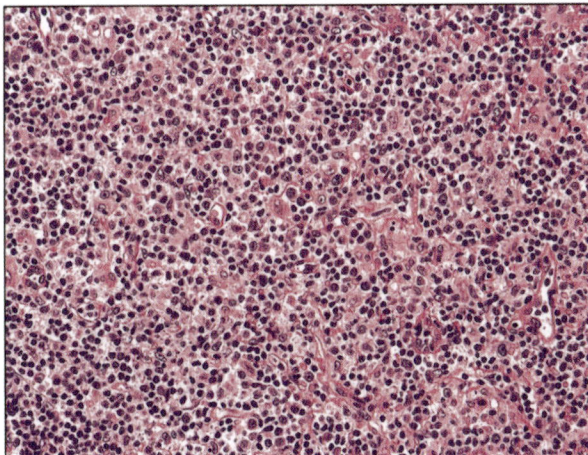

A

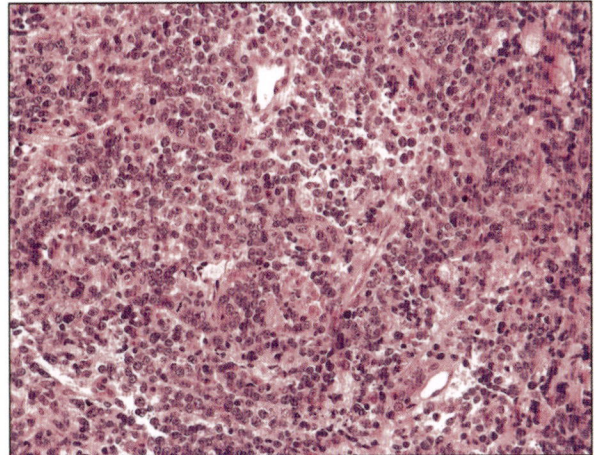

B

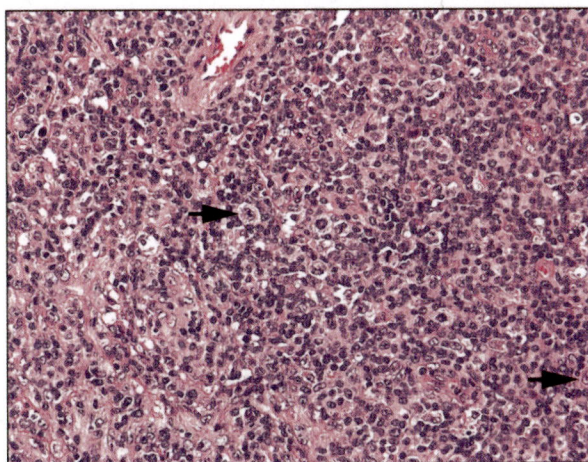

C

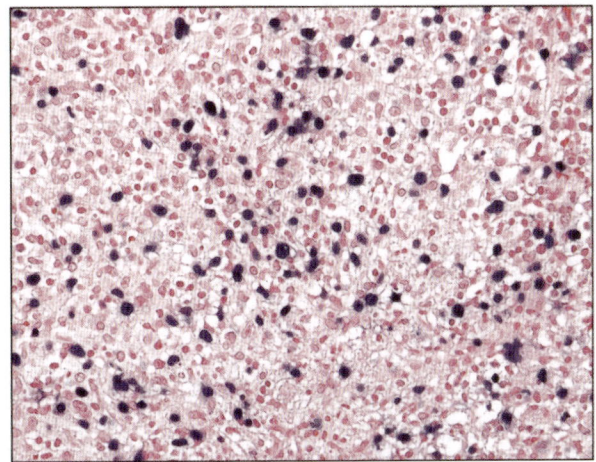

D

图 6-30　移植后淋巴组织增殖性疾病（PTLD）：（A）多型性病例包括不典型大淋巴样细胞夹杂着较小的和其他活化淋巴细胞、浆细胞和组织细胞；（B）单型性病例具有弥漫大细胞淋巴瘤的病史；（C）霍奇金样病例显示少数单个核的里德 - 斯顿伯格（Reed-Sternberg，R-S）变异型细胞（箭头），位于淋巴细胞背景中；（D）肿瘤细胞蓝染核内出现 EB 病毒 RNA（EBER1 原位杂交检测）

年，淋巴瘤和其他癌症导致的病死率都为1.6%，而以后生存期内恶性肿瘤导致的全部病死率为9.3%。皮肤恶性肿瘤是原发性鳞状细胞癌，部分病例具有较强侵袭性临床过程，表现为局部浸润和区域性淋巴结转移。长期吸烟者接受单侧肺移植后，可能增加肺癌形成的危险，并且自体肺的患癌风险高于接受双侧肺移植的患者；在一项研究系列中6.9%单侧肺移植受者形成非小细胞肺癌，而其他研究系列中在移植时或移植后此发生率为2.4%。在另一项系列研究中，肺移植受者的Kaposi肉瘤和尿道移行细胞癌的发生率增加。在儿童患者，移植后前5年淋巴瘤的病死率不到4%，在以后生存期淋巴瘤的病死率为10%，而其他恶性肿瘤罕见。

（译者 王建立 刘 煜）

CHAPTER 7

第七章 胰腺移植病理学

Cinthia B. Drachenberg, M.D.

John C. Papadimitriou, M.D., Ph.D.

一、前言

　　糖尿病（DM）是由胰岛素分泌不足和（或）功能缺陷所导致的一组以长期高血糖为主要特征的代谢综合征，其致病因素很多。大多数糖尿病患者可分为两型：1型糖尿病，免疫介导胰岛B细胞（胰岛素分泌细胞）损伤，导致胰岛素分泌减少；2型糖尿病，更常见，表现为胰岛素功能抵抗，伴有不足的代偿性分泌反应。长期的糖尿病患者可出现广泛的微血管病，并引起相应并发症，例如肾衰竭、视网膜病变及系统性神经病变。这些慢性并发症的出现，导致患者的发病率和病死率显著增加，对患者的总体生活质量影响巨大。此外，糖尿病患者，特

别是1型糖尿病患者，可能出现危及生命的急性并发症，如糖尿病酮症酸中毒和严重低血糖。

　　1型糖尿病治疗主要是频繁地给予胰岛素（强化胰岛素治疗），这种治疗方法比较昂贵，且要求严格监测血糖水平，并定期检测HbAlc（糖基血红蛋白）。此方法对血糖控制较好，但多数病例不能使HbAlc完全恢复正常，继发性并发症的风险有所减少，但仍有发生。此外，胰岛素治疗导致低血糖的风险非常高。

　　正是由于强化胰岛素治疗存在上述局限性，寻求一些新的治疗方法（如胰腺移植或胰岛移植）显得非常必要。这些移植方法的研究进展缓慢，影响

了其在糖尿病治疗中的广泛应用，但目前非常清楚，成功的胰腺或胰岛移植是使糖代谢恢复正常，并防止继发性并发症发生的唯一选择。仅 2004 年，国际胰腺移植登记中心就记录了超过 23 000 例胰腺移植手术，其中约 17 000 例完成于美国，6 000 例完成于其他国家，主要是欧洲国家。

（一）胰腺移植的适应证

胰岛素依赖型糖尿病患者胰腺移植的手术风险，以及免疫抑制相关的风险，主要是偶发的低血糖性意识丧失，或继发性并发症迅速进展。多数接受功能性胰腺移植的患者生活质量显著提高。

大多数接受胰腺移植的患者为 1 型糖尿病，成功的移植手术可使糖代谢恢复正常，急性并发症消失。胰腺移植还可防止和稳定长期存在的肾和神经并发症，一些病例的部分症状甚至可以被逆转。少数胰岛素依赖的 2 型糖尿病患者也接受了胰腺移植术，但仅占所有胰腺移植术的 4%～6%。

依据患者肾功能状况，胰腺移植有 3 种方式，尿毒症/终末期肾病患者可选择同时性胰肾联合移植（SPK），或先肾后胰腺移植（PAK），不伴有尿毒症的糖尿病患者行单独胰腺移植（PTA）。

此外，曾经手术切除固有胰腺（如因良性肿瘤）的患者，或显著的慢性胰腺炎导致胰腺外分泌和内分泌功能缺陷的患者，一般不适合行胰腺移植术。患有良性胰腺疾病的患者，在考虑同种异体胰腺移植之前，应先考虑行自体胰腺或胰岛移植术，以避免需要免疫抑制治疗。

自 20 世纪 80 年代后期以来，胰腺移植的效果持续提升，移植胰腺 1 年存活率，同时性胰肾联合移植患者为 85%，先肾后胰腺移植为 78%，单独胰腺移植为 77%，所有的胰腺移植方式 1 年存活率均达 95%～96%。移植效果提升的原因在于技术性失败率和免疫抑制失败率降低、新的更为特异的免疫抑制药、排斥反应得到更好的诊断以及抗感染治疗手段的提升。近年来，成功移植后，由于急性排斥反应导致的 1 年内移植器官失功能的风险降低明显，同时性胰肾联合移植减少至 2%，先肾后胰腺移植减少至 8%，单独胰腺移植减少至 10%。单独胰腺移植的改进最为明显，相应手术量也明显增加，目前占所有胰腺移植术的 35%。由于排斥反应的风险更高，胰腺活组织检查对单独胰腺移植的成功与否具

有决定性作用。

与其他器官移植相比，由于器官自身的原因所带来的技术性难题，胰腺移植发展非常缓慢，首先，越来越多的证据表明，对胰腺外分泌物的处理还需要改进，其次，静脉引流方式也需要仔细考虑。

（二）胰腺移植/外科技术发展简史

1966 年，美国明尼苏达大学施行了第 1 例胰腺移植术，与肾移植手术同时进行（同时性胰肾联合移植，SPK）。动物实验表明，胰腺导管阻塞可导致胰腺外分泌部弥漫萎缩，同时可保存血管化的内分泌部，因此手术对外分泌部分的处理采用导管阻塞的方式，但患者术后出现胰瘘和胰腺炎。此例患者术后 6d 均不需要胰岛素治疗，但 1 周后死于肺栓塞。之后，明尼苏达大学还施行了多例胰腺移植术，外分泌物引流方式分别为皮肤移植十二指肠造口（4 例）和肠引流（8 例）。静脉多数引流至髂静脉（体循环回流）。20 世纪 70 年代至 80 年代，不同中心尝试了多种引流方式，包括肠引流、输尿管引流、开放性导管引流和合成聚合物导管注射等，但由于急性排斥反应和技术性并发症，效果均很差。这些最初的移植术以节段性胰腺移植为主，全胰腺移植较少。

到 20 世纪 80 年代早期，全世界仅施行了 105 例胰腺移植术，美国和欧洲各半。1983 年，威斯康辛大学施行了一种新的技术，采用全胰腺移植，并将外分泌物引流至膀胱（图 7-1）。20 世纪 90 年代，膀胱引流方法成为共识，并被应用到 80%～90% 的病例中，但不幸的是，25% 的患者出现明显的并发症，包括血尿、尿漏、复发性尿路感染、尿道炎及反流性胰腺炎，这些患者最终需要改为肠引流。膀胱引流（胰十二指肠膀胱造口术）的主要优势在于，可通过尿淀粉酶的减少来诊断急性排斥反应 [见"本章二、（一）急性同种异体移植排斥反应的临床诊断"]。20 世纪 90 年代，由于更有效的免疫抑制药的出现，进一步提高了移植手术的效果，同时，外科技术的精细化，使医师可选择肠引流方式，避免了膀胱引流常见的并发症（图 7-2）。近来，肠引流成为同时性胰肾联合移植患者处理外分泌物最常用的方法，此时建议检测肌酐来作为胰腺排斥反应的替代标记。由于尿淀粉酶的检测优势，一些单独行胰腺移植的患者仍采用膀胱引流。当采用肠引流时，可能将静

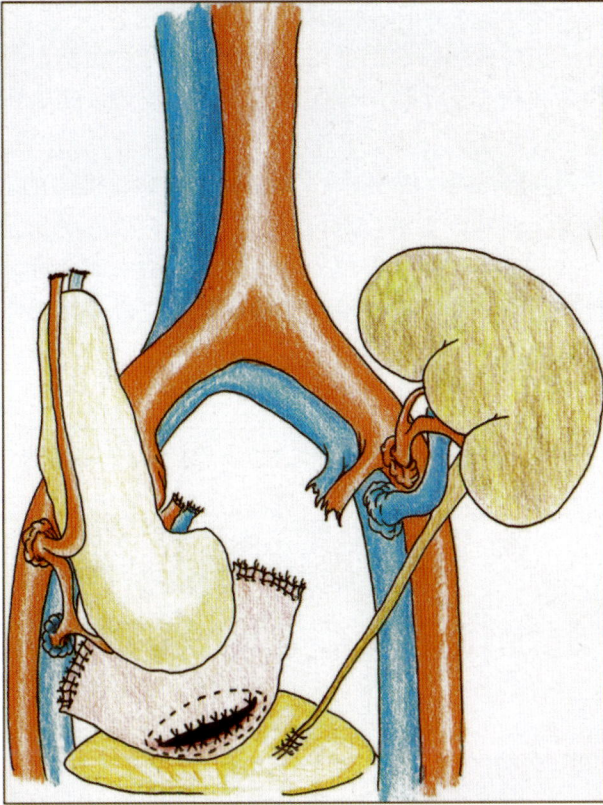

图 7-1　胰腺 - 肾联合移植术示意图。胰腺外分泌物引流至膀胱，静脉引流至体循环（髂静脉）

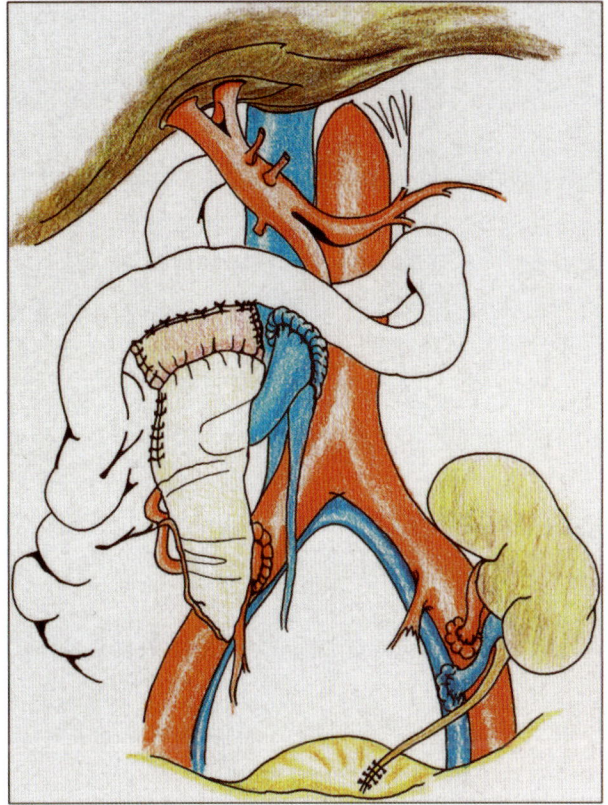

图 7-2　胰腺 - 肾联合移植术示意图。胰腺外分泌物引流至一个小肠环（肠引流），静脉引流至门静脉系统（门静脉引流）

脉引流至门静脉（而不是髂静脉），这样更接近生理状态（图 7-2）。

二、急性同种异体移植排斥反应的诊断

（一）急性同种异体移植排斥反应的临床诊断

急性胰腺排斥反应的临床症状不常见，因此诊断主要依靠实验方法来证实外分泌物的异常（如淀粉酶、脂肪酶），和（或）内分泌功能的异常（如血糖）。外分泌异常预示有急性腺泡细胞损伤的发生，这在细胞介导性排斥反应中很常见。当采用膀胱引流方式时，可采用一系列的尿淀粉酶检测方法来监测急性排斥反应的发生，如尿淀粉酶较基础水平降低 25% 以上或 50% 以上，表明发生了急性排斥反应。但尿淀粉酶降低并不特异，还可见于急性胰腺炎、移植器官血栓形成和导管阻塞。与活组织检查结果比较，尿淀粉酶降低的特异性为 30%，阳性预测值为 53%。

血清淀粉酶和脂肪酶升高是腺泡细胞损伤的常

用标志，可用于胰腺移植患者的监测（急性排斥反应性患者升高），也可用于急性胰腺炎及其他胰腺炎性过程的监测。急性排斥反应过程中，血清淀粉酶和脂肪酶水平迅速升高，对于重度排斥反应非常具有特征性，但患者与患者之间的差异非常大，胰酶的总体水平与轻微的排斥反应相关性也不好。

与常见于多种形式急性排斥反应的外分泌成分（淀粉酸和脂肪酶）异常相比，内分泌异常（如高血糖）相对罕见，仅见于严重的、多是不可逆转的急性排斥反应，典型者与广泛地实质纤维化有关。除严重的排斥反应外，高血糖还可见其他疾病（如自体免疫性疾病复发、胰岛细胞药物毒性损伤及慢性排斥反应）。

慢性排斥反应 / 移植器官硬化的进展，导致进行性糖动态平衡破坏，常伴有尿和（或）血清内淀粉酶和脂肪酶水平逐渐降低。同时性胰肾联合移植患者可通过血清肌酐水平来监测肾功能，并可同时反映出肾和胰腺的排斥反应情况。这种方法的临床应用很广，但由于患者仅单个器官发生排斥反应性情

况并不少见，可见于 30% 的病例，因此这种方法绝对诊断价值还有疑问。

急性排斥反应早期发生，更常见于单独胰腺移植患者。同样，与其他类型的移植术相比，单独胰腺移植更常发生由不可逆的排斥反应导致的移植器官失功能（1 年、2 年、5 年发生率单独胰腺移植患者为 9%、15% 和 30%，同时性胰肾联合移植患者为 2%、3% 和 7%）。单独胰腺移植患者肾功能不具有"标记"作用，但经皮胰腺穿刺活组织检查术的应用，极大地改善了患者预后。需要重点强调的是，及时而准确地诊断急性胰腺排斥反应，对于防止移植器官硬化至关重要。急性排斥反应的发作，特别是迟发型急性排斥反应，显著增加了由于慢性排斥反应所致移植器官失功能的危险性。

（二）急性同种异体移植排斥反应的组织学诊断

总体而言，约有 80% 的急性同种异体移植排斥病例，其临床标记与组织学上的表现相一致。由于实验室检查不具有特异性，穿刺活组织检查成为诊断排斥反应的金标准。

三、同种异体移植胰腺活组织检查

经皮穿刺活组织检查术由 Allen 等于 20 世纪 90 年代早期描述，一般在超声或 CT 引导下，采用 18 号或 20 号针进行，88%～90% 的病例可获得足够的标本。明显的并发症（如出血）见于 2%～3% 的病例，但没有导致移植器官失功能的报道。

行肠引流的患者，肠管常插入腹壁与移植器官之间，影响经皮穿刺术的进行，采用腹腔镜活组织检查术可解决这一问题。在其他方法均不能获得足够诊断的标本时，可选择开放性（外科手术）活组织检查。

行膀胱引流者，膀胱镜经十二指肠胰腺活组织检查术可提供与经皮穿刺活组织检查相同的临床信息，但仅 57%～80% 的病例可获得足够的胰腺组织。有时在仅含十二指肠组织的标本中，也可识别出急性排斥反应的特征，但十二指肠活组织检查标本阴性，并不能排除胰腺排斥反应（详见"第八章 小肠和多脏器移植病理学"中的十二指肠移植病理学）。随着经皮穿刺活组织检查技术的发展，更具侵袭性的膀胱镜活组织检查术已很少使用，后者也更昂贵。

（一）足够的针刺活组织检查标本

虽然任何特殊的活组织检查标本是否足够，最终要由检查标本的病理医师来确定，但建议胰腺移植活组织检查标本要求至少含有 3 个小叶及相应的叶间间隔组织（图 7-3），间隔内含静脉和胰腺导管分支。动脉分支单独走行，或多或少与腺泡成分混合在一起，取样更困难。相比之下，由于动脉对于诊断的重要性，若标本中无动脉存在，建议在病理报告中要特别注明。

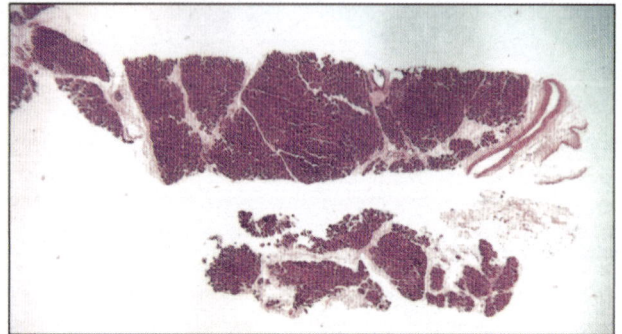

图 7-3 胰腺针刺活组织检查标本（低倍镜）。小叶被纤维性间隔分隔，间隔内含脉管和导管，无炎症表现。腺泡小叶完整，无腺泡丢失表现，小叶周边基本规则（例如小叶与结缔组织的交界处无明显破坏）

（二）胰腺同种异体移植活组织检查标本的处理方案

为更好地进行诊断，建议至少从不同的深度制作 2 张苏木素 - 伊红（HE）染色组织学切片，同时制备 5～10 张相邻 / 相间的未染色的切片，以备行其他检查，如巨细胞病毒（CMV）染色。

Masson 三色法有助于显示一些特殊结构或一些特殊的病理改变（如动脉壁、纤维素样坏死），怀疑慢性排斥反应时，可用于显示早期的腺泡间纤维化。

因高血糖而行活组织检查的患者，必须行胰岛素和胰高血糖素染色，以证明是否有胰岛 B 细胞选择性丢失，后者提示自身免疫性疾病复发。

对所有活组织检查标本行 C4d 免疫染色，特别是因高血糖而行活组织检查但无其他发现的患者、体液排斥反应危险性升高的患者（如再次移植），以及腺泡间毛细血管内有中性粒细胞或其他炎症细胞浸润的患者。

（三）同时性胰肾联合移植患者胰腺和肾排斥反应之间的关系

动脉试验表明，肾和胰腺移植器官急性排斥反应常同时发生。有趣的是，即使同时发生，两个器官间排斥反应的组织学级别或严重程度也可能不同。

从临床实践来看，一般认为同时性胰肾联合移植患者的排斥反应是同时发生的，至少"一前一后"发生，肾排斥反应在前，胰腺排斥反应在后。尽管这一观点已成为共识，但同时性胰肾联合移植患者异时性排斥反应已被详细记录。一项大样本研究中，同时进行肾和胰腺活组织检查，65%同时发排斥反应，22%单独累及胰腺，13%单独累及肾，结果表明，有超过1/3的排斥反应仅发生于一个器官，因此即使是同时性胰肾联合移植患者，也需要进行肾或胰腺的选择性活组织检查。

（四）计划性/程序性活组织检查

计划性/程序性活组织检查（protocol biopsy）是指不考虑移植器官功能状态，在某一特殊的时间点进行的活组织检查，有关程序性活组织检查组织学表现的报道非常少。在采用环孢素作为免疫抑制药的时代，Stratta等进行的一项前瞻性研究结果显示，超过1/2的患者（54%）在移植后第1个月发生轻微的排斥反应，尽管采用类固醇治疗，这些患者中仍有60%的人在2个月内的重复活组织检查中显示有排斥反应存在。因此笔者认为，发生排斥反应的患者应行标准化抗淋巴细胞抗体治疗，以阻止排斥反应的继续发展，而程序性活组织检查有助于识别具有发生急性排斥反应风险的患者。

相反，一项回顾性研究在评估Maryland Ⅱ级（轻微）排斥反应行程序性活组织检查的结果后发现，Maryland Ⅱ级排斥反应很少进展为更为严重的炎症。

最近的一项研究中，Rogers等发现，单独胰腺移植患者在移植术后第1个月和第2个月的程序性活组织检查标本中，50%存在急性排斥反应表现，与同一时期的同时性胰肾联合移植患者相比，积极的抗排斥反应治疗后，单独胰腺移植患者预后显著改善。此项研究中包括20例仅行胰腺移植的患者，在术后第1个月行活组织检查术，如阴性，每两个月重复活组织检查。患者接受他克莫司和霉酚酸酯（MMF）治疗以消耗抗体，维持免疫抑制。

Stratta等及Rogers等的研究结论被另一项研究证实，此项研究中包括30例功能正常的移植器官活组织检查，距移植手术平均时间为15.4个月（2d～7年），剖腹手术原因均与移植胰腺功能无关，这些标本多数（83%）无排斥反应证据，另5例虽然也无临床表现，但有组织学水平轻微的排斥反应，其中4例发展为加速性慢性排斥反应，移植术后14～20个月移植器官失去功能。

四、急性排斥反应

（一）免疫学表现

胰腺急性排斥反应的发生机制与其他实体器官移植一样，当然，由于胰腺具有双重器官的特征（外分泌和内分泌），其机制也有一些特殊的地方。移植术后早期阶段，多数组织病理学改变与手术创伤有关，常表现为一定程度的胰腺炎（中性粒细胞和巨噬细胞浸润，伴不同程度的细胞坏死）。移植术后不久，与抗原呈递相关的事件开始发生，之后T细胞活化，产生大量细胞因子，发生细胞介导或体液介导性排斥反应。

移植物排斥反应的程度主要与供体和受体间主要组织相容性复合物（MHC）抗原的不匹配程度有关。主要组织相容性复合物Ⅰ型和Ⅱ型分子在胰腺内分泌部和外分泌部的表达不同，正常胰腺和发生排斥反应的胰腺的表达方式也不同。在正常胰腺内，Ⅰ型抗原在胰岛细胞的表达很弱，在导管上皮的表达很强，腺泡细胞不表达，胰腺的所有细胞成分均不表达Ⅱ型抗原。试验研究显示，发生急性排斥反应的胰腺内，腺泡细胞过表达Ⅰ型和Ⅱ型抗原，后者还表达于导管上皮和内皮细胞，而Ⅰ型抗原表达于胰岛B细胞。研究显示，Ⅱ型同种抗体的表达增加了体液排斥反应和移植器官失功能的危险性。

虽然急性排斥反应的机制有重叠，但一般依据形态学表现，分为"细胞介导"和"抗体介导"两类，形态学上，前者表现为效应性炎症细胞浸润，后者表现为抗体/补体沉积于血管壁。两种途径中，移植器官损伤均来自抗原特异性免疫损害和其他非特异性因子。

与其他实体器官移植一样，胰腺同种异体移植细胞介导性排斥反应过程中，关键的效应因子为T淋巴细胞、单核细胞和嗜酸性粒细胞。细胞毒性T细胞（CTL）通过特异性抗原识别途径溶解靶细胞。

细胞毒性 T 细胞释放溶解分子（如穿孔素、颗粒蛋白酶 A 和 B、粒溶素），导致靶细胞的补体样渗透性损伤。细胞毒性 T 细胞还可通过前面的机制，或细胞毒性 T 细胞的 Fas 跨膜糖蛋白与靶细胞的 Fas 配体结合，诱导靶细胞凋亡。充分发展而不受控制的急性细胞介导性排斥反应特征性表现为移植器官广泛炎症细胞浸润，导致迅速进展的，或偶尔更为缓慢的移植物破坏。

抗体介导性排斥反应表现为抗体沉积于血管壁，通过级联活化补体，以及抗体依赖的细胞介导性毒性反应（ADCC），对血管造成直接损伤。更为严重的抗体介导性排斥反应（如超急性排斥反应）的特征包括血管损伤和坏死、血栓形成以及继发性实质缺血坏死。最初认为抗体介导性排斥反应是一种瞬即效应，但现在认识到还存在一些发展更为缓慢的类型（急性与超急性，慢性活动性）。在抗体介导性排斥反应中，补体趋化因子的释放，募集大量中性粒细胞。中性粒细胞还见于更为严重的细胞介导性排斥反应，以及任何形式的严重实质损伤。

胰腺内分泌部和外分泌部不同的排斥反应类型，与不同的主要组织相容性复合物表达模式有关，也与一些其他因素有关，如微脉管系统的类型和性质、组织对缺血的敏感性。动物实验及临床研究表明，腺泡小叶是细胞介导性排斥反应主要靶点，动脉壁较少受累。腺泡损伤/丢失及慢性脉管损伤均导致纤维化反应，后者是慢性排斥反应的主要特征。细胞介导性急性排斥反应不会直接影响胰岛，相反，已证实体液介导性排斥反应伴有高血糖的出现，表明胰岛易受抗体沉积所致微血管损伤的影响。

（二）急性同种异体移植排斥反应的形态学特征

在小动物和大动物模型中，胰腺急性排斥反应表现为间质内炎症细胞浸润，小静脉受累情况较为一致，导管受累情况更为多变。腺泡炎性改变，以及细胞损害（包括凋亡），也是急性排斥反应的特征。严重的、发展更为充分的急性排斥反应表现为动脉内膜炎、坏死性血管炎、血栓及最终的实质坏死。虽然胰岛不是细胞介导性排斥反应的主要靶点，广泛的实质坏死也可继发累及胰岛，导致高血糖的出现。

最初的同种移植胰腺检查发现了一些排斥反应相关的病理改变。移植术后 2 周，胰腺显示出明显的结构紊乱和纤维化，类似于胰腺导管结扎后改变。小叶间隔及灶性腺泡内有中等程度的单核细胞浸润，类似于急性细胞介导性排斥反应。胰岛正常。通过十余例病例研究发现，与导管结扎相比，外分泌物引流通畅，有助于维持外分泌胰腺的结构。体表引流（皮肤移植物十二指肠造口术）的经验表明，移植十二指肠暴露节段的炎症与胰腺排斥反应相关。

在随后的几十年里，一些连续和随机取样的实验也发现了与动物模型相似的组织学表现（图 7-4 至图 7-10）。已公认动脉内膜炎和透壁性动脉炎对移植物预后有不利影响，因此，在对照功能性和失功能移植物组织学表现的基础上，动脉受累被视作 Nakhleh 和 Sutherland 推介分级方案中严重排斥反应的标志。后来，对功能良好的和发生排斥反应的移植物均进行常规针刺活组织检查，以识别移植物所有的病理学改变。结合原有研究成果，以及系统性比较程序性活组织检查和有适应证情况下活组织检查标本的组织学改变，马里兰大学制订了急性排斥反应的分级方案，此方案共分 6 级，包括：无炎症反应（0 级）；孤立性累及纤维间隔（I 级）；间隔内结构受累（II 级）；腺泡受累（III 级）；动脉受累（IV级）；实质坏死（V 级）为最严重的排斥反应。此分级方案与最终的移植结局和治疗反应的总体相关性非常好。需要注意的是，II 级和 III 级的长期预后，以及对抗排斥治疗的反应非常相似，与更高级别的排斥反应（IV 和 V 级）相比，均表现为轻微的急性排斥反应。

2003 年，在 Banff 移植病理学会议上，提出重新评估和更新现有分级方案的计划。2005 年 Banff 会议首次召集在移植病理方面非常优秀的多学科医师组，对 2003 年计划进行讨论，形成新的肾和肝排斥反应分级的 Banff 方案。自从病理学评估胰腺标本成为胰腺移植的标准化程序后，专家们协同努力的目的是综合分析，所发表的数据，以及病理医师、肾病学家及外科医师的经验，最终形成了 2007 年 Banff 移植病理会议（La Coruňa Spain）上一致的工作提案（表 7-1）。

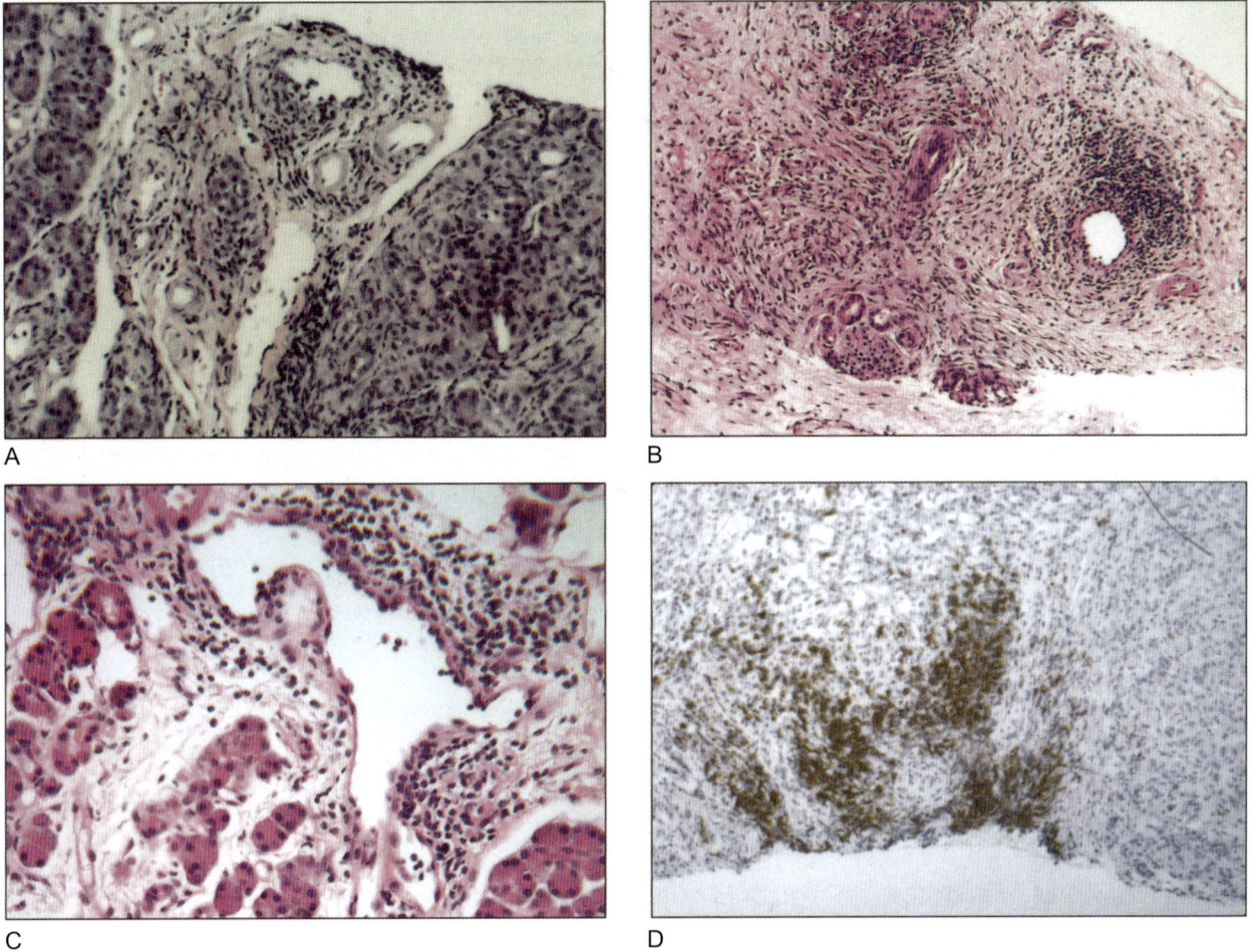

图 7-4　（A）急性细胞介导性排斥反应。结缔组织间隔内有活动性炎症，并累及静脉（静脉炎）和小导管，炎症还累及右侧邻近的小叶。（B）患者曾行 3 次活组织检查，并接受了急性细胞介导性排斥反应治疗，本次活组织检查显示间隔区域扩大，显著纤维化，图中一个静脉周围有显著的单核细胞呈袖套状浸润，另一个静脉呈典型的静脉炎表现（右侧）。左侧顶部残留的腺泡组织有持续存在的淋巴细胞浸润，表明细胞介导性排斥反应仍继续发展。底部中央可见一个正常胰岛。（C）静脉周围有单核细胞袖套状浸润，但内皮下浸润和内皮细胞损伤不确定，除此之外无其他任何组织学改变，应诊断为急性排斥反应不明确。（D）急性细胞介导性排斥反应 CD3 标记。证实间隔内浸润的细胞主要为 T 淋巴细胞，这与爱泼斯坦-巴尔病毒（EBV）相关性移植后淋巴组织增殖性疾病不同

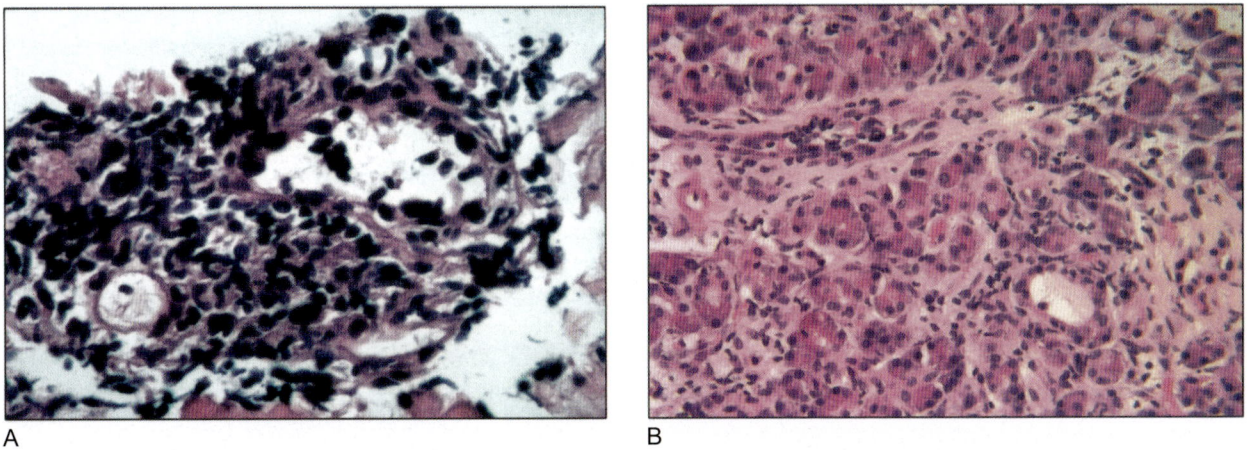

图 7-5　（A）静脉炎（高倍镜）。静脉袖套状活化淋巴细胞（淋巴母细胞）浸润。注意存在内皮细胞损伤：内皮抬高和缺失。核增大为内皮细胞活化的表现。（B）薄的结缔组织内轻微的静脉炎（左上部）和小导管早期炎症（右下部）。注意轻度水肿的结缔组织（左中部）和小导管上皮的腺泡（右中部）内相对稀疏的炎症

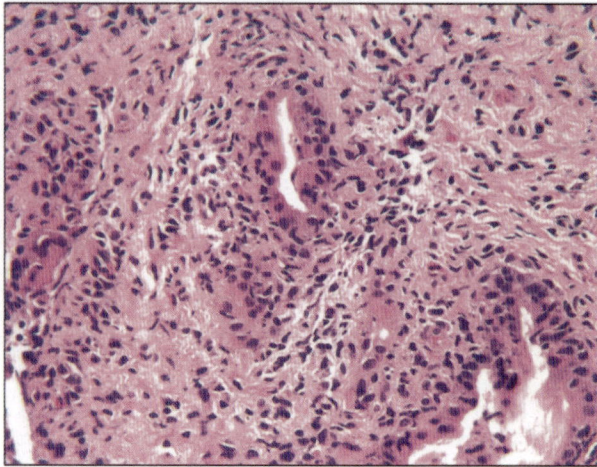

图 7-6 炎性间隔内显著的导管炎，后者定义为炎症细胞浸润导管上皮。图中还有上皮损伤表现（极性丧失、细胞质嗜酸性变、核大小不一）

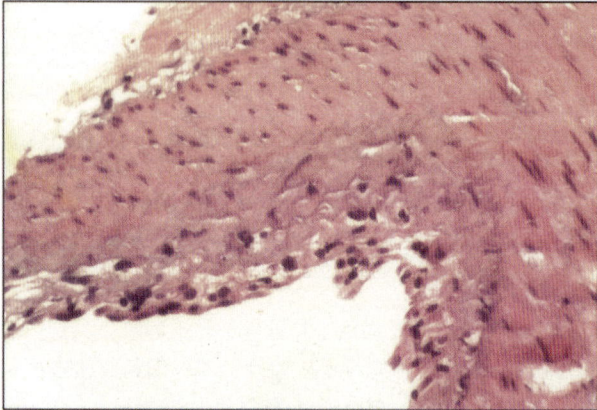

图 7-7 动脉内膜炎（高倍镜）。动脉内皮下炎症细胞聚集，伴内皮抬高，部分缺失

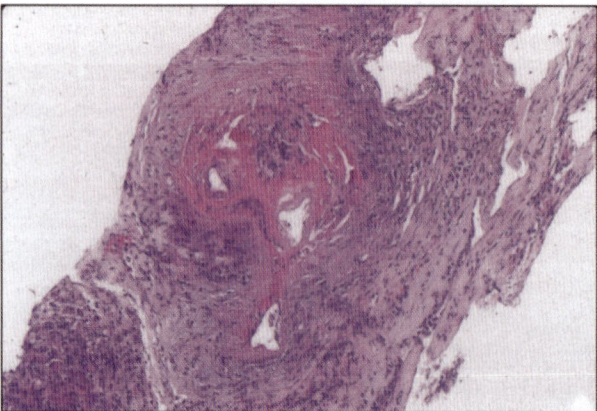

图 7-8 坏死性动脉炎（抗排斥反应治疗无效患者）。扭曲的动脉壁完全被亮红色无定形物质取代（纤维素样坏死）。动脉周围纤维结缔组织和邻近的腺泡组织（左下部）有炎症表现，与进行性排斥反应病史相一致

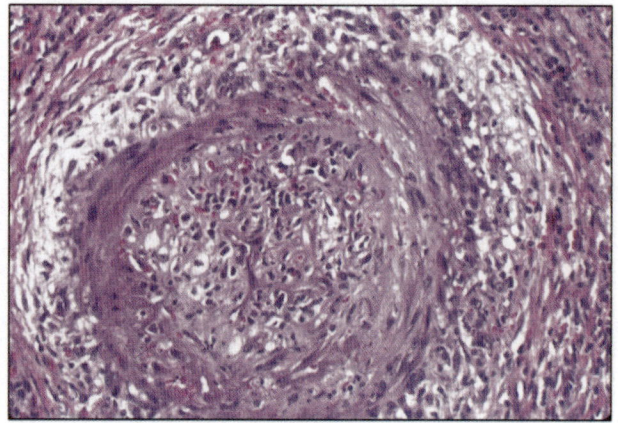

图 7-9 动脉横切面。动脉下半部透壁性炎症和坏死（动脉炎）。由于炎症细胞聚集和疏松的纤维母细胞 - 肌纤维母细胞增生，内皮下区域显著扩大，致使管腔呈裂隙状，伴有新内膜形成（左中部）。纤维母细胞 - 肌纤维母细胞增生的现象表明，除急性排斥反应（动脉炎）外，还存在亚急性和慢性排斥反应

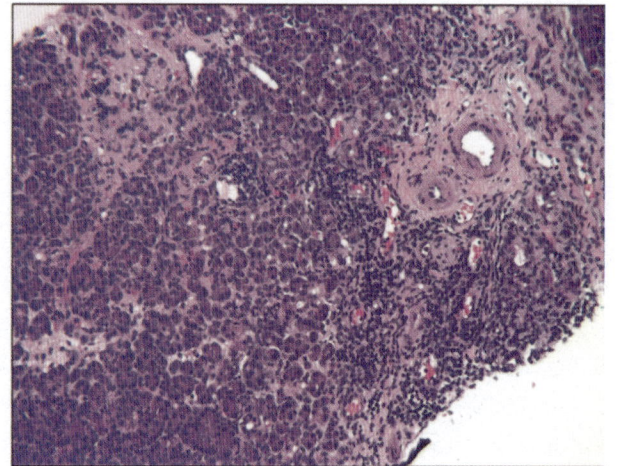

图 7-10 急性细胞介导性排斥反应。表现为间隔炎症，伴早期腺泡受累（右下中部）

五、慢性同种异体移植排斥反应／移植物硬化

（一）发病机制概述

发生于移植术后第 1 个月的移植器官失功能多与外科并发症、特发性血栓、急性排斥反应及胰腺周围感染有关，但在术后 1 年以后，慢性排斥反应（伴或不伴有重叠的急性排斥反应）成为移植物失功能的主要原因。急性排斥反应表现为移植物突然出现的失功能，多数可被预防或成功地治疗，相比之下，慢性排斥反应特征性表现为缓慢进展的移植器官功能下降，对治疗反应差。

表 7-1　Banff 胰腺急性同种异体移植排斥反应工作分级方案 #*

1. **正常**　无炎症或间隔静止,单核细胞浸润不累及导管、静脉、动脉或腺泡。无移植物硬化,纤维性成分仅见于正常间隔,其数量与所包裹的结构(导管和脉管)的大小相匹配。腺泡性实质无萎缩或损伤表现
2. **不确定**　间隔有活动性炎症,但总体特征不满足诊断轻度细胞介导性急性排斥反应的标准
3. **细胞介导性排斥反应类型(分级)**

 急性细胞介导性排斥反应

  Ⅰ级(轻度急性细胞介导性排斥反应)

  活动性间隔炎症(活化的淋巴母细胞,± 嗜酸性粒细胞),累及间隔内结构:小静脉炎(间隔内静脉内皮下炎症细胞聚集和内皮损伤),导管炎(导管上皮炎症和损伤),神经 / 神经周围炎症细胞浸润

  和(或)

  灶性腺泡炎症表现:每个小叶内不超过 2 个炎性病灶,无或仅轻微腺泡细胞损伤

  Ⅱ级(中度急性细胞介导性排斥反应)

  多灶性(但不融合或弥漫分布)腺泡炎症(≥3 个炎性病灶 / 小叶),伴斑点状(单个)腺泡细胞损伤和丢失

  和(或)

  轻微的动脉内膜炎

  Ⅲ级(重度急性细胞介导性排斥反应)

  弥漫性(广泛分布的)腺泡炎症,伴灶性或弥漫性多细胞性(融合性)腺泡细胞坏死

  和(或)

  中到重度动脉内膜炎

  和(或)

  动脉透壁性炎症、坏死性动脉炎

 慢性活动性细胞介导性排斥反应

  慢性同种异体移植器官动脉血管病(动脉内膜纤维化,纤维化结构内有单核细胞浸润,新内膜形成)

4. **抗体介导性排斥反应(=C4d 阳性 **+ 存在供体特异性抗体 + 移植器官失功能)分型**

 超急性排斥反应:由于受体血中存在抗体而迅速发生移植器官坏死(≤1h)

 加速性抗体介导性排斥反应:严重的暴发型抗体介导性排斥反应,形态学表现类似超急性排斥反应,但发生时间稍晚(数小时或数天)

 急性抗体介导性排斥反应:注明活组织检查标本中病变性质(局灶或弥漫)。相关的组织学表现:可无炎症细胞浸润,或有中性粒细胞或单核细胞浸润(毛细血管炎)、血栓、血管炎、实质坏死

 慢性活动性抗体介导性排斥反应:第 4 类和第 5 类特征

5. **慢性同种异体移植排斥反应 / 移植物硬化**

 Ⅰ期(轻度移植物硬化)

 纤维间隔增宽,纤维化不超过总面积的 30%,但腺泡小叶有破坏,外形不规则,小叶中心区域正常

 Ⅱ期(中度移植器官硬化)

 纤维化占总面积的 30% ~ 60%,外分泌部的萎缩主要发生于小叶周边区(外形不规则)和中心区域(单个腺泡间有细的纤维条带穿过)

 Ⅲ期(重度移植器官硬化)

 以纤维化区域为主,超过总面积的 60%,仅有散在残留的腺泡组织和(或)胰岛

6. **其他组织学诊断**　与急 / 慢性排斥反应无关的病理学改变,如巨细胞病毒胰腺炎,移植后淋巴组织增殖性疾病

 #:第 2 ~ 6 分类可能同时存在,具有各自不同的临床病理意义,均应在诊断中列出

 *:见病变的形态学定义

 **:如无供体特异性抗体,或相应数据未知,在出现抗体介导性排斥反应的组织学特征时,可能被诊断为"可疑急性抗体介导性排斥反应",特别是在出现移植器官失功能时

胰腺同种异体移植患者急性排斥反应与慢性排斥反应之间有明显的相关性。反复性、高级别、迟发型（超过 1 年）急性排斥反应的发作，均可导致慢性排斥反应和移植器官失功能的危险性增加。许多病例在行连续性活组织检查时，可发现很长一段时间内持续发展的纤维化和腺泡丢失。

在肾脏，若实质的丢失量达到一个临界点，组织损害会向周围扩散，尚不清楚胰腺内是否也有相似的机制在起作用。可以想象，除免疫介导性腺泡细胞和血管损伤外，其他一些因素也参与了移植器官硬化的发生过程。慢性排斥反应的主要组织学改变（间隔纤维化、腺泡丢失）与固有胰腺所发生的慢性胰腺炎非常相似。微循环异常对固有胰腺纤维化进程非常重要，也在慢性同种异体移植排斥反应 / 纤维化过程中发挥着非常重要作用。

当与其他器官联合移植时，同种移植胰腺纤维化更像是不同器官损伤（免疫性或非免疫性）累及的终端效应。移植物硬化不是慢性排斥反应的同义词，特别是患者无明显的急性排斥反应发作史时，因此推介使用"慢性胰腺同种移植排斥反应 / 移植器官硬化"这一含义更广的诊断。

（二）慢性排斥反应 / 移植器官硬化的临床诊断

慢性排斥反应 / 移植物硬化的临床表现不具特征性，主要为血糖失控。高血糖可进行性发展，也可因感染或其他生理性应激状态而出现。此外，外分泌部标记（如血或尿淀粉酶）进行性降低，最终在移植器官发展为广泛纤维化后消失。慢性排斥反应所致高血糖的出现，表明胰岛 B 细胞功能显著降低，并提示移植器官存活时间短。

移植胰腺的硬化可被影像学检查发现，例如，超声和磁共振成像检查可显示移植物体积进行性减小，或发现一些实质灌注减少的证据。肾移植术后，可通过检查血清肌酐水平和肾小球滤过率来监测移植肾的功能，但尚没有可用于监测胰腺功能进行性减退的临床指标，仅 C- 肽水平进行性降低与胰岛 B 细胞功能减退大致相关。

移植术后早期，严重的胰腺周围感染伴脓肿形成时，若从胰腺周围取材，镜下表现可类似发生于慢性排斥反应 / 移植器官硬化中所见的间隔纤维化，这样的病例，其深部实质并未受累，炎症的消退后，可能并不影响移植器官的存活时间。

（三）慢性排斥反应 / 移植物硬化的形态学特征

与其他器官的动物模型和临床研究结果一样，胰腺慢性排斥反应的组织学特征为纤维间隔增宽，进行性纤维化，以致萎缩的腺泡小叶间出现大面积的纤维化区域（图 7-11）。随移植物硬化的进行性发展，外分泌小叶结构破坏，增生的纤维母细胞束随机分布于腺泡间。最终所有的外分泌组织完全消失，一些区域除偶可见包埋于致密瘢痕内的残留胰岛外，已不能识别其组织来源。虽然大多数患者在腺泡成分消失的同时，也预示有胰岛的进行性减少，但少数患者的血糖水平可在一定时间内得以维持，有时甚至外分泌部已被广泛的纤维化取代后，血糖仍处于正常水平。

慢性排斥反应 / 移植物硬化的另一特征是由增生性动脉内膜炎 / 移植器官动脉血管病所导致的动脉分支狭窄（图 7-12）。慢性动脉损伤在慢性排斥反应 / 移植物硬化中的作用非常明确。因慢性排斥反应而切除的胰腺中恒定出现新近形成的或机化的血栓。导致移植器官失功能的晚发性血栓（late thrombosis）位于动脉内膜炎或移植物动脉血管病处。移植时间长的患者，采用神经钙蛋白抑制药进行的免疫抑制可能与广泛的小动脉硬化有关，但尚不清楚这是否与移植物硬化进程相关（图 7-13）。此外，患者全身性动脉粥样硬化症的患者，粥样硬化栓子可停留于移植胰腺内，引起迟发性胰腺炎，进一步加重组织缺血（图 7-14）。

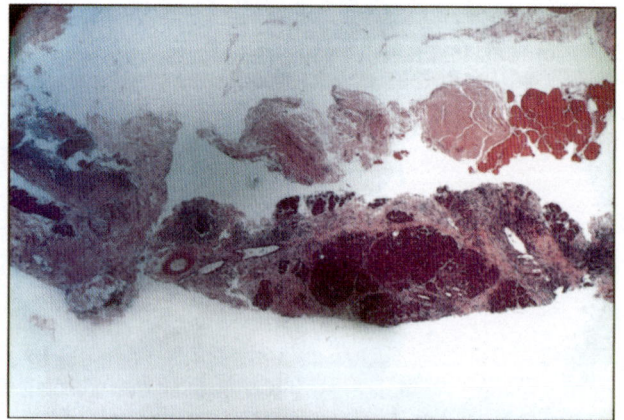

图 7-11 穿刺活组织检查标本低倍镜，示增宽的间隔内显著的淋巴细胞浸润。重度急性排斥反应发作，或治疗不足的细胞介导性排斥反应导致进行性纤维化。注意与进行性间隔纤维化相关的腺泡小叶轮廓破坏

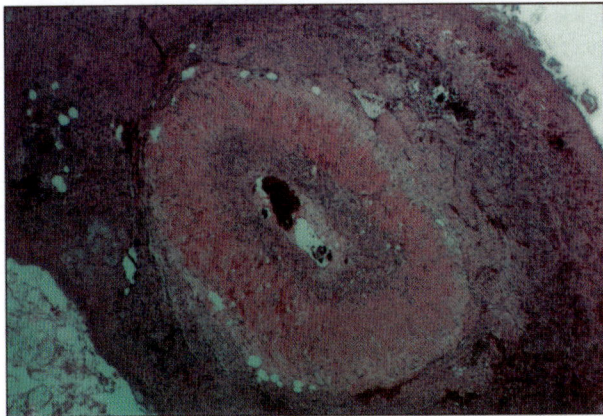

A

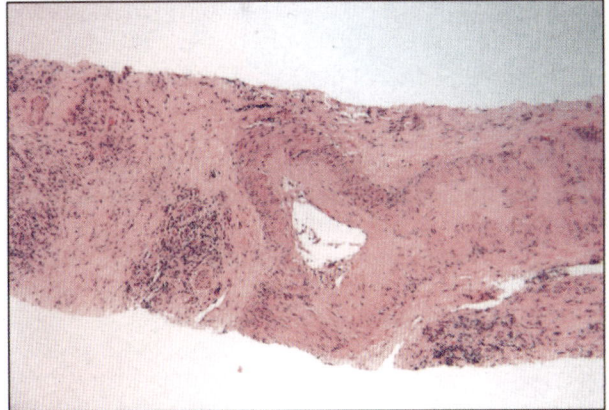

B

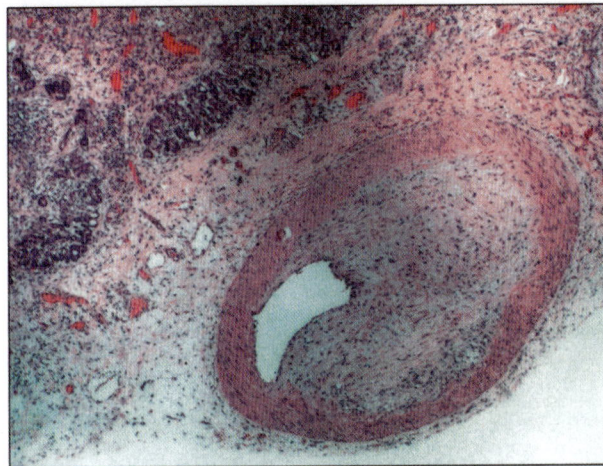

C

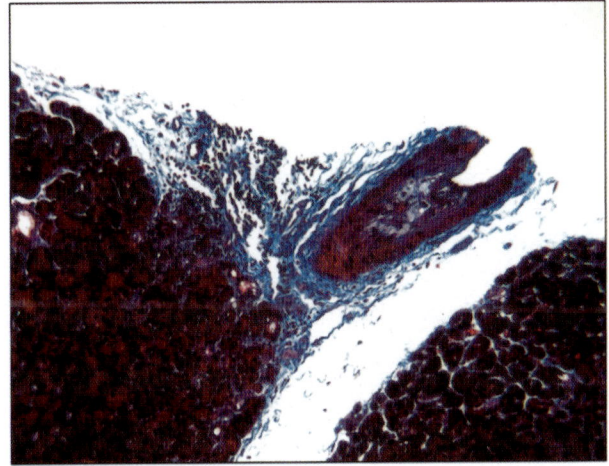

D

图 7-12　（A）增厚血管壁的横切面，显示慢性活动性 T 细胞介导性排斥反应的特征，表现为内膜纤维化，伴纤维间隔内单核细胞浸润。注意有新内膜形成。（B）动脉内膜炎，动脉内皮下纤维化区域内灶性分布的稀疏的炎症细胞浸润，伴管腔明显的纤维性狭窄。间隔区域由于纤维化而显著增宽，仅见少量残留腺泡（中左部）。（C）动脉不对称性狭窄，伴管腔显著狭窄和慢性活动性 T 细胞介导性排斥反应表现（纤维性区域内单核细胞浸润）。（D）一些慢活动性细胞介导性排斥反应表现为内皮下泡沫细胞聚集，伴新内膜形成

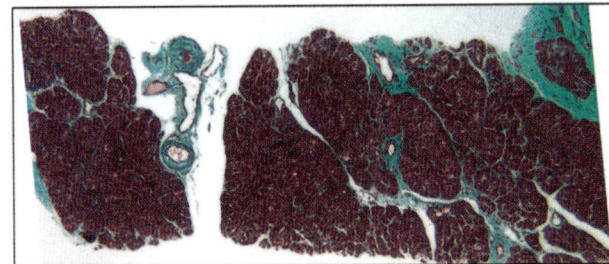

A

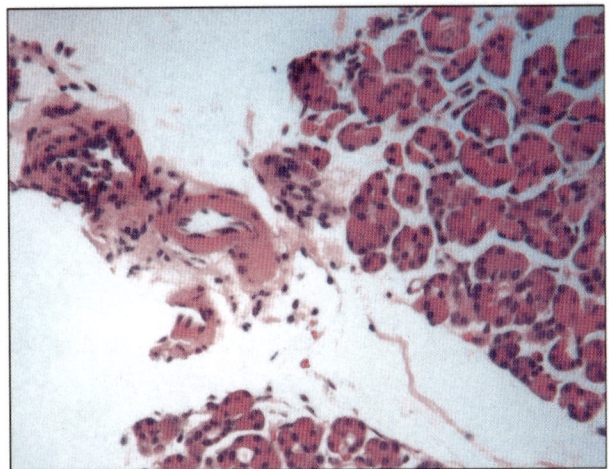

B

图 7-13　（A）移植后 52 个月，功能良好移植胰腺穿刺活组织检查标本（中倍镜）。虽然两个动脉显示环状透明变性（可能与神经钙蛋白抑制药毒性有关），但无炎症或明显的纤维化。（B）功能良好的移植胰腺，伴有动脉透明变性。无明显炎症。连续切片显示，左侧结构是一个血管的正切面，无炎症

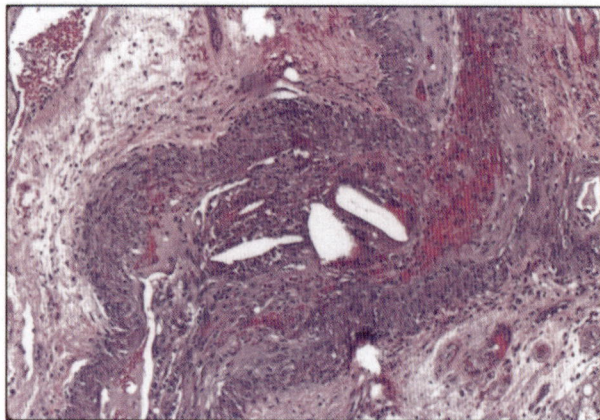

图 7-14 粥样硬化栓子阻塞动脉，胰腺活组织检查标本来自一个血清淀粉酶和脂肪酶急性升高的患者。无急性排斥反应证据

六、Banff 胰腺同种移植排斥反应工作分级方案（2007 版）

此方案将移植胰腺的组织病理学改变分为 6 个诊断类别。与其他移植物一样，有两种主要的排斥反应类型：细胞介导和抗体介导性排斥反应，每一类排斥反应又可分为急性和慢性。对移植胰腺活组织检查标本而言，细胞介导性急性排斥反应和慢性同种移植排斥反应 / 移植物硬化是最常见的诊断，可分为几个不同的级别（Ⅰ级为轻度，Ⅱ级为中度，Ⅲ级为重度）。两种命名具有相同的临床含义，病理医师可依据活组织检查标本的表现选用其中一个进行诊断（如轻度细胞介导性急性排斥反应，或细胞介导性急性排斥反应Ⅰ级）。

排斥反应的诊断和分级要建立在对活组织检查标本总体评估的基础上。以后的分级方案也可能加入评分的方式，以对病变组织学表现进行更精确的评估，就像肾 Banff 分级方案或肝组织学活动指数一样。

2007 版 Banff 分级方案中包括一些特殊的组织学表现（表 7-1）：①间隔炎症细胞浸润，显著的单核细胞，包括活化的淋巴细胞及不同数量的嗜酸性粒细胞。偶尔嗜酸性粒细胞可非常显著（图 7-15）；②小静脉炎，定义为间隔静脉内皮下炎症细胞浸润和内皮细胞损伤（图 7-16）；③导管炎，定义为胰腺导管分支上皮内单核细胞或嗜酸性粒细胞浸润，有导管上皮损伤的表现（图 7-17）；④胰腺内神经和神经周围炎症细胞浸润；⑤腺泡炎症，定义为外分泌腺泡中有类似于间隔炎症的炎症细胞浸润（图

7-18 至图 7-22）；⑥与腺泡炎症相关的单个和融合的腺泡细胞坏死 / 凋亡；⑦动脉内膜炎，定义为动脉内皮下单核细胞浸润（图 7-7）；⑧坏死性动脉炎，定义为透壁性炎症，伴灶性或全周纤维素样坏死（图 7-8）；⑨血清内有供体特异性抗体的患者，腺泡间和胰岛毛细血管及小脉管 C4d 染色阳性。如果同时伴有 C4d 阳性，中性粒细胞和巨噬细胞浸润腺泡间毛细血管被认为是与急性抗体介导性排斥反应相关的特征（图 7-23 至图 7-25）。

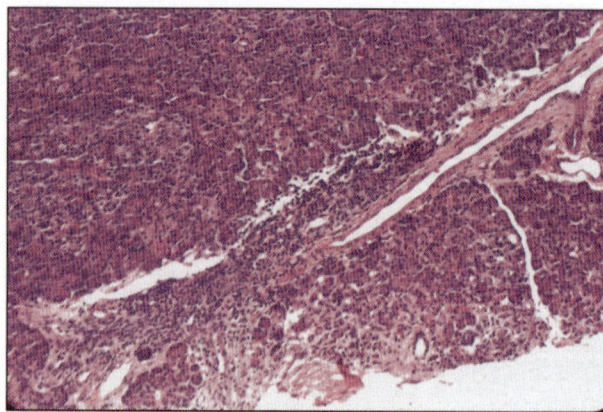

图 7-15 急性细胞介导性排斥反应早期。炎症主要局限于间隔结缔组织

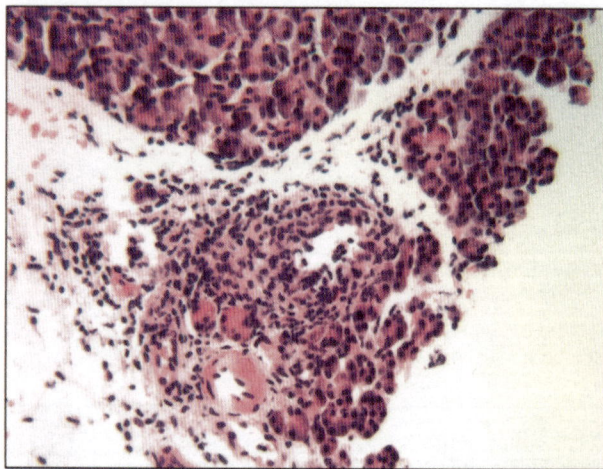

图 7-16 典型的静脉炎，为急性细胞介导性排斥反应早期的特征性表现

定义急性排斥反应严重程度的组织学特征

动脉内膜炎和坏死性动脉炎为重度急性胰腺排斥反应的特征，原因在于这类病变对抗排斥治疗反应差，迅速发生或随后发生移植物血栓 / 移植器官失

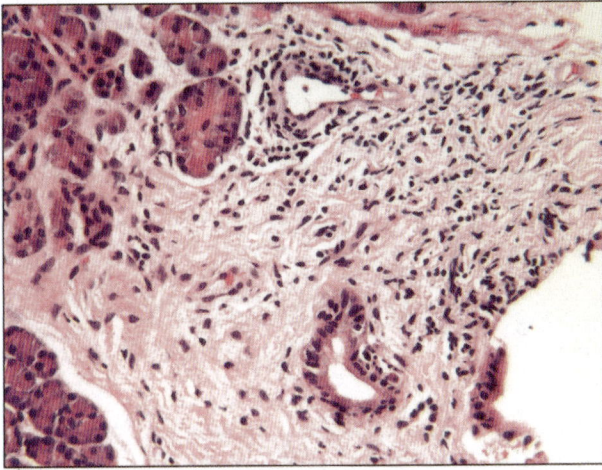

A

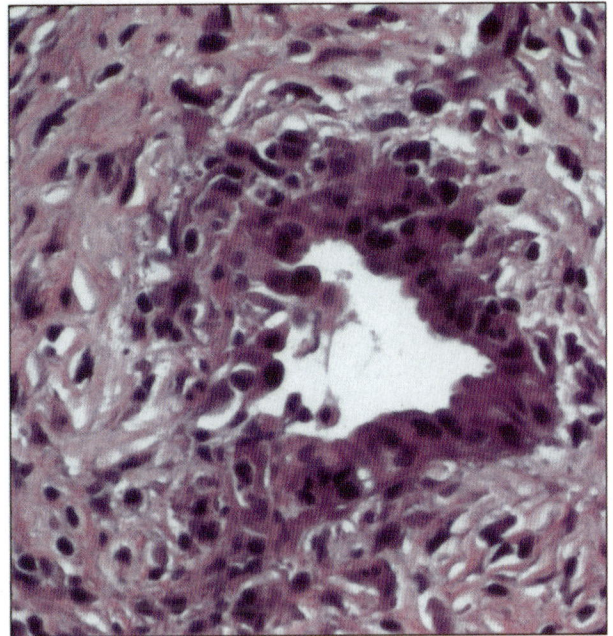

B

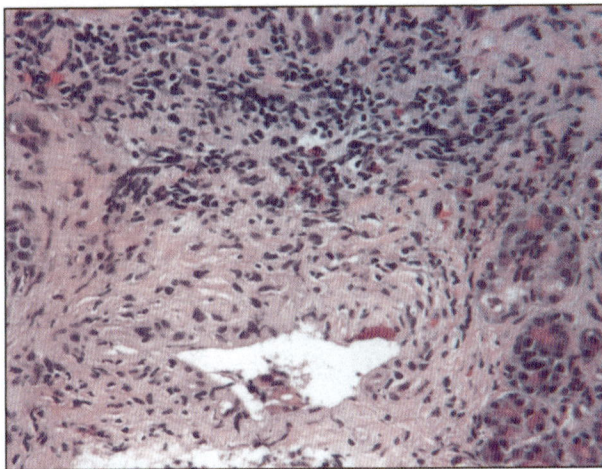

C

图7-17　（A）轻度细胞介导性急性排斥反应。主要病变为导管炎伴明显的上皮损伤，包括凋亡（下中部偏右侧）和大导管上皮缺失。可见静脉周围轻微的袖套状炎症细胞浸润。（B）急性细胞介导性排斥反应中的导管炎。由上皮内炎症造成的上皮细胞退变和反应性／再生性非典型性。（C）继发于急性细胞介导性排斥反应的显著的上皮损伤，导致导管上皮缺失，仅导管下部残留有少量呈反应性改变的上皮细胞

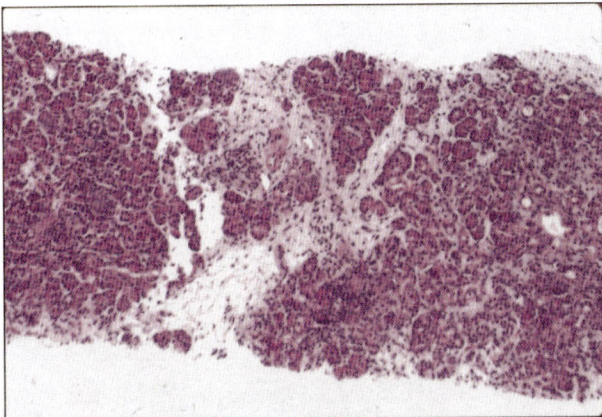

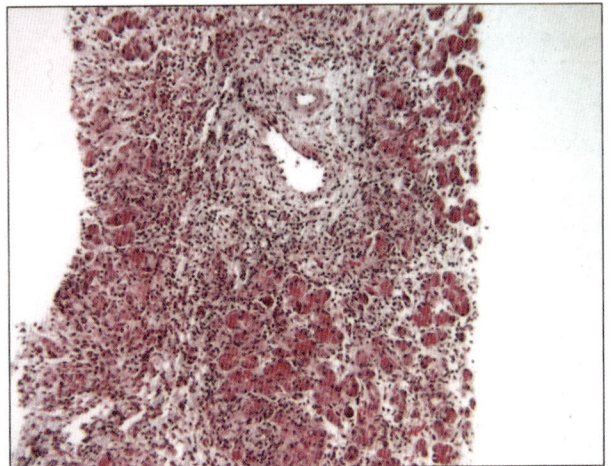

图7-18　急性细胞介导性排斥反应主要表现为腺泡炎症，呈斑点状分布，腺泡簇状受累（下中部和左侧）

图7-19　中度细胞介导性急性排斥反应的典型表现。炎症弥漫累及间隔区域和腺泡区域，仅有非常少的区域未被累及

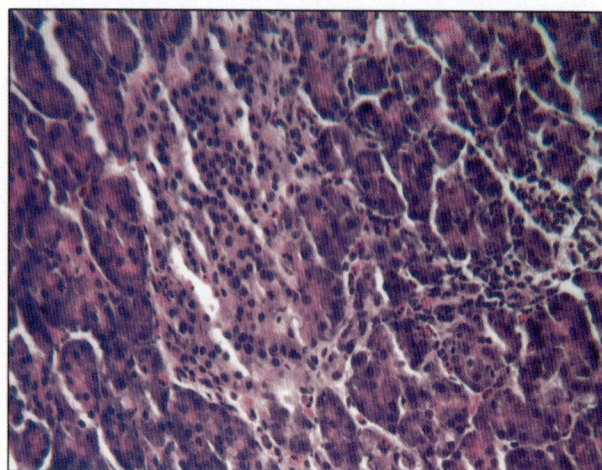

A

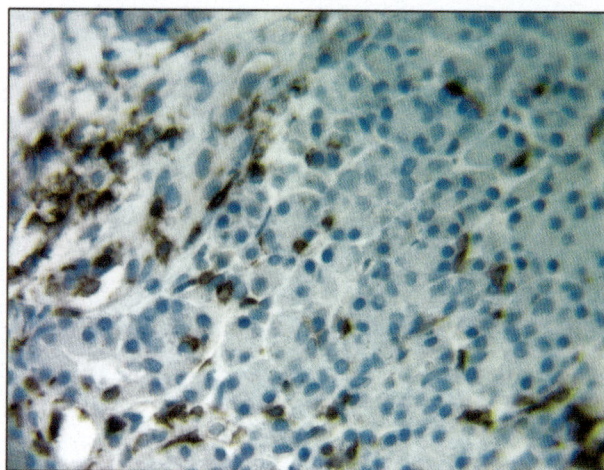

B

图 7-20 （A）腺泡炎症（高倍镜）。（右侧）浸润炎症细胞包括淋巴细胞和嗜酸性粒细胞。虽然胰岛右上部有少量嗜酸性粒细胞，但胰岛不是细胞介导性排斥反应的靶点。（B）CD3 标记清楚地显示出 T 淋巴细胞和腺泡细胞之间的关系。T 淋巴细胞是细胞介导性排斥反应的主要效应细胞，腺泡细胞、导管上皮细胞、动脉和静脉内皮细胞是急性细胞介导性排斥反应的主要靶点

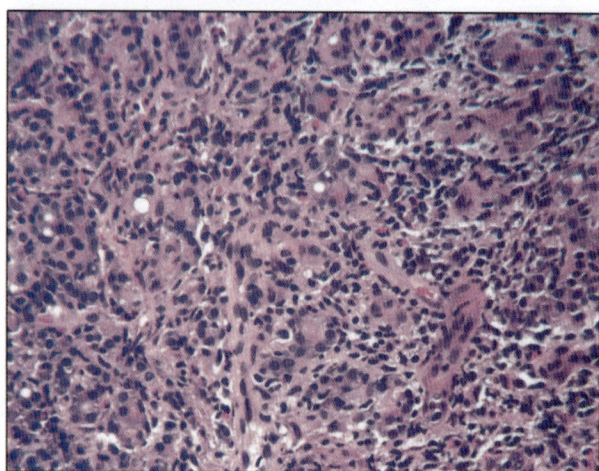

图 7-21 细胞介导性排斥反应中显著的炎症细胞浸润。大量腺泡细胞出现细胞质空泡化

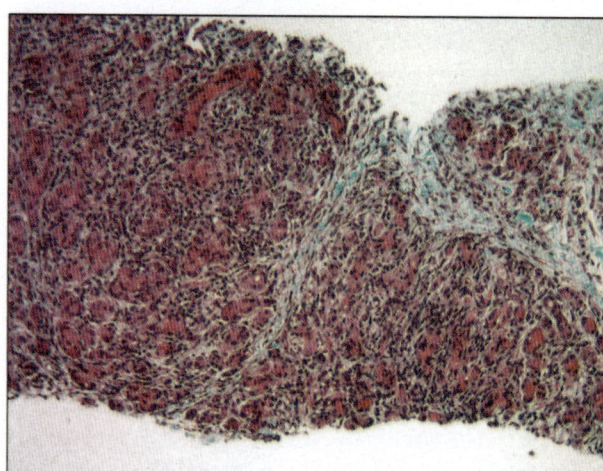

图 7-22 图 7.21 标本 Masson 三色法染色，显示腺泡间早期纤维化

功能及移植器官动脉血管病的危险性增加。相比之下，局限于间隔和间隔内结构（静脉、导管）的炎症是中度排斥反应的特征，对抗排斥治疗有反应，一般不会导致不可逆转的结局。

新的 Banff 胰腺分级方案从如下几个方面来定义中度和重度排斥反应：动脉受累；腺泡炎症的范围（灶性或多灶弥漫性）；腺泡细胞损伤及其范围。后者基于研究发现，广泛的腺泡损伤和破坏可导致纤维化，若不治疗或治疗不足，可加速移植器官失功能。

诊断分类：具体考量

（1）正常：无炎症细胞浸润，或非常散在的不活动的单核细胞（如小淋巴细胞，少量浆细胞）。如果有轻微炎症，也仅为灶性分布，且局限于间隔，不累及任何间隔内结构（脉管、导管、神经）（图 7-26 至图 7-28）。

取材充分的标本中出现这些组织学表现，基本可排除细胞介导性急性排斥反应。这样的发现一般见于功能好的移植器官行程序性活组织检查的标本中。

需要强调的是，这些所谓"正常"的组织学表现也可见于其他疾病，因高血糖而行活组织检查的

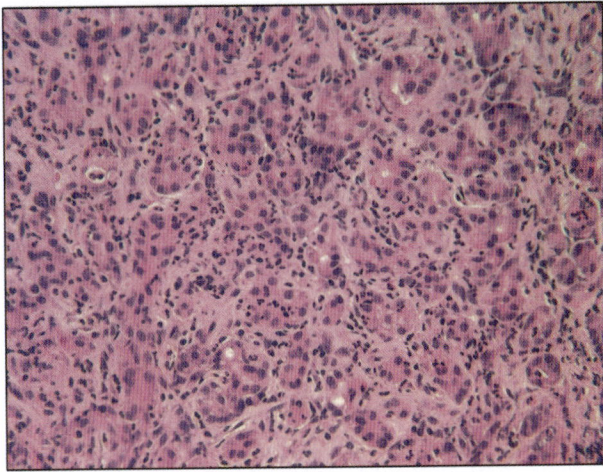
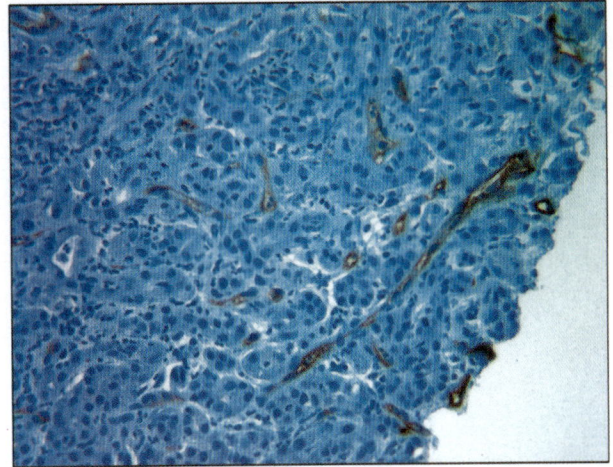

A   B

图 7-23 （A）急性抗体介导性排斥反应。腺泡炎症主要表现为毛细血管和间质内中性粒细胞聚集。（B）急性抗体介导性排斥反应（图A），C3d 染色证实有补体沉积于微血管

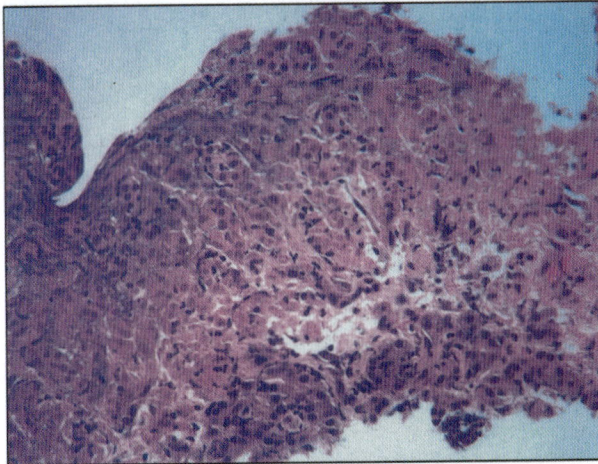
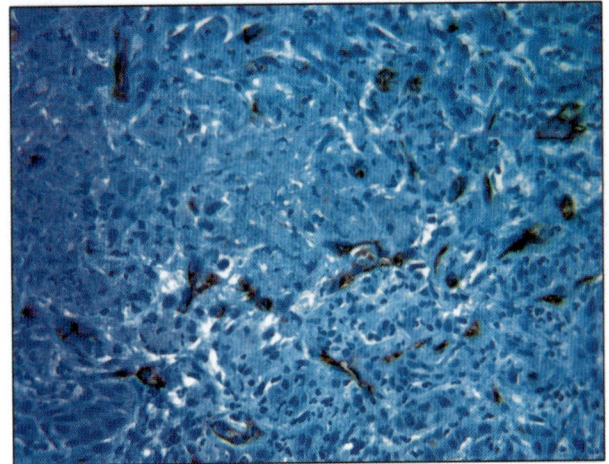

A   B

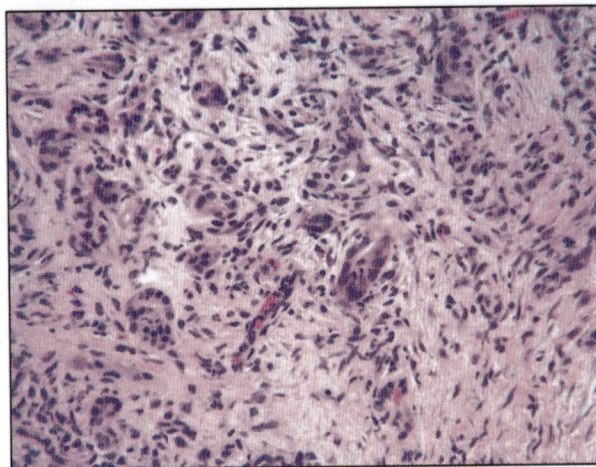

C

图 7-24 （A）重度急性抗体介导性排斥反应，特征性的实质坏死，其范围主要与坏死和血栓所累及血管的大小和数量有关。（B）C4d 染色强阳性。注意中性粒细胞浸润和坏死区（左上）。（C）图 7-23A 患者 3 周后随访活组织检查标本，显示进行性发展的纤维化，腺泡成分丢失更为明显。患者胰腺切除标本见图 7-47

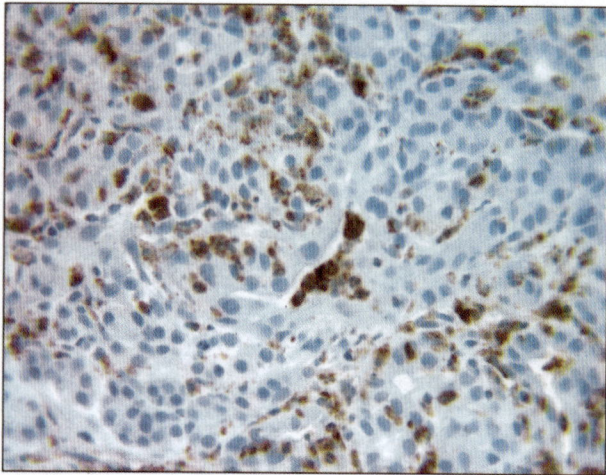

图 7-25 除中性粒细胞浸润外，急性排斥介导性排斥反应还可表现为间质内和毛细血管内巨噬细胞聚集（CD68标记）

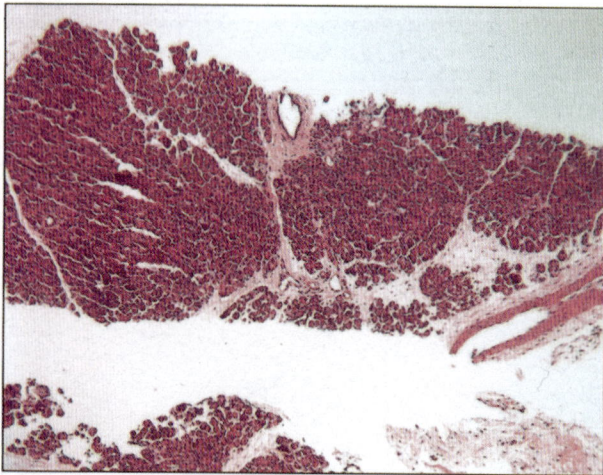

图 7-26 术后 3 个月移植器官功能良好患者程序性活组织检查。无炎症表现

患者需要与如下 3 种情况鉴别：①复发性自身免疫性疾病的晚期，也就是胰岛炎症消退后，这种情况只能通过免疫组织化学染色标记胰岛素和胰高血糖素，证明有胰岛 B 细胞选择性丢失；②药物毒性，主要表现为胰岛细胞空泡化和损伤；③急性抗体介导性排斥反应，已有 1 例急性抗体介导性排斥反应患者活组织检查表现基本正常的报道（图 7-29），因此，建议移植物失功能患者若活组织检查阴性，应行 C4d 染色，以除外抗体介导性排斥反应。

（2）排斥反应不确定：排斥反应不确定（indeterminate for rejection）定义为有灶性活动性间隔炎症（母细胞改变，一些嗜酸性粒细胞），但总体特征不足以诊断为轻度排斥反应（如间隔内静

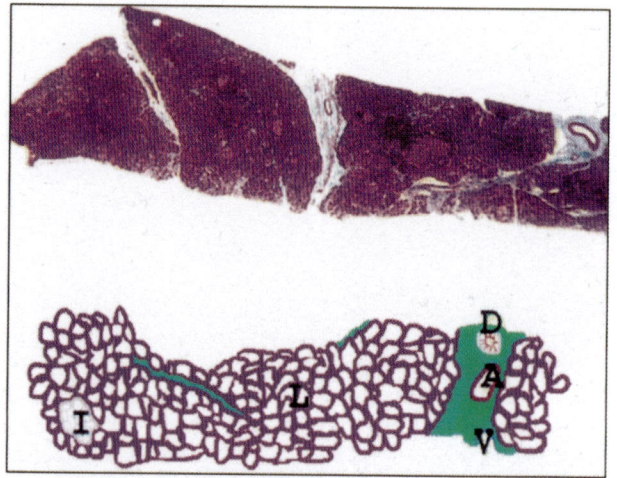

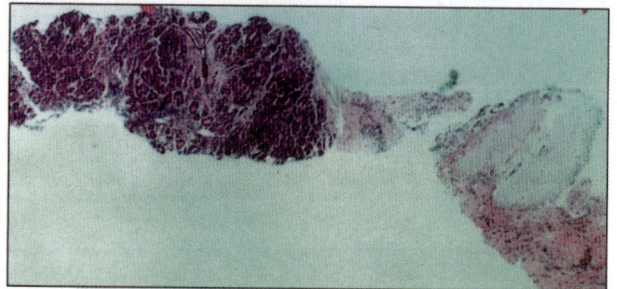

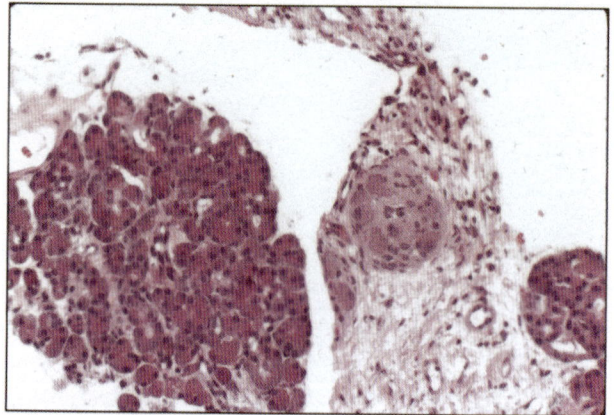

图 7-27 （A）术后 12 个月功能良好移植胰腺程序性活组织检查镜下图片和示意图。小叶周边光滑，腺泡成分完整，腺泡间无结缔组织。活组织检查标本中至少需要包括 3 个小叶和相应的间隔，这样的活组织检查阴性标本可排除急性排斥反应。（B）正常胰腺无包膜，围绕以无明确分化的结缔组织，移植术后，由于反应性和修复性原因，这些结缔组织可非常明显，针刺活组织检查标本中，胰腺周围结缔组织可有多种表现，包括脂肪坏死（最右侧），后者常见于移植后早期。（C）罕见情况下，移植胰腺内可见到簇状分布的神经节细胞，不要误认为巨细胞病毒感染性细胞改变

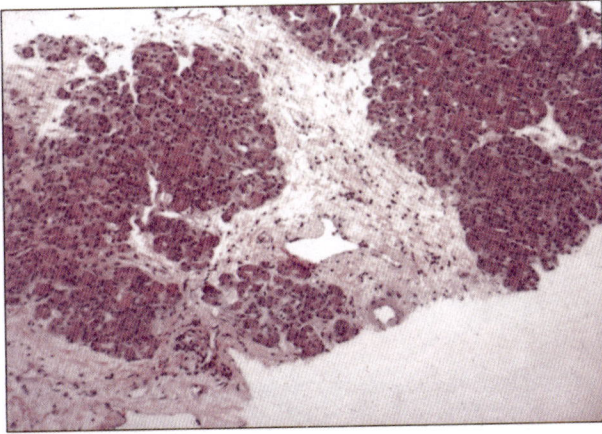

图 7-28　功能良好移植胰腺针刺活组织检查标本。间隔内炎症细胞非常稀少，间质轻度水肿，这些表现无特异性。此切片中无急性细胞介导性排斥反应证据

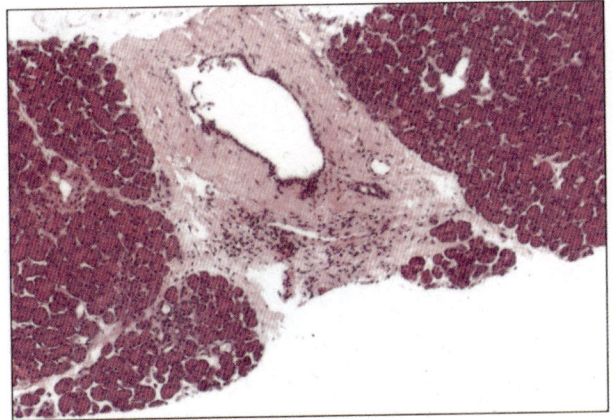

图 7-30　血清淀粉酶和脂肪水平出现波动的患者的活组织检查标本。间隔内孤立性炎症，静脉和导管未受累。炎症处于不活动状态，病变无特异性。患者接受类固醇治疗，但似乎无明显反应

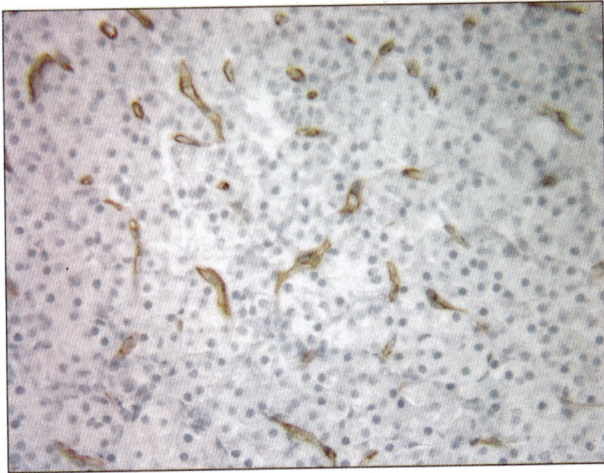

图 7-29　C4d 染色，患者因血清淀粉酶水平升高而行活组织检查，依据间隔改变诊断为轻度细胞介导性排斥反应（图中未显示）。常规染色显示外分泌部为正常组织学表现。类固醇治疗后血清淀粉酶和脂肪酶水平恢复正常。尽管 C4d 染色阳性，并且证实存在人类白细胞抗原 Ⅱ 型供体特异性抗体，但移植后 66 个月，移植物功能仍保持良好

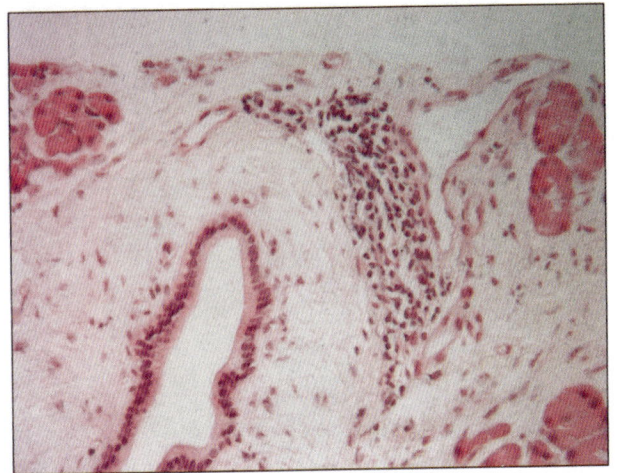

图 7-31　血清淀粉酶和脂肪酶水平升高患者活组织检查标本。图示间隔炎症病灶的其中一个，静脉和导管未受累。这样的组织学表现诊断为"不确定"急性排斥反应是合适的

脉或导管周围有不完全炎症细胞套，但无内皮或上皮受累证据）（图 7-30 至图 7-33），可见于功能良好移植物的程序性活组织检查和移植物失功能患者。与肾分类中"交界性改变"一样，这些改变可能代表早期急性排斥反应、治疗后的急性排斥反应，或完全不具有特征性。

由于病理表现不具有特征性，这些显示"不确定"表现的患者的最终治疗方案依靠临床医师来判断。这些不确定的组织学表现的本质可能不同，也导致

患者对治疗的反应出现显著差异，相比之下，若活组织检查能确定为急性细胞介导性排斥反应，通常对治疗有反应。

（3）细胞介导性急性排斥反应：细胞介导性急性排斥反应依据病变表现，分为轻度、中度和重度（分别为 Ⅰ 级、Ⅱ 级、Ⅲ 级），随病变加重，预后逐渐变差。

①轻度细胞介导性急性排斥反应（Ⅰ 级）：定义为出现间隔活动性炎症（淋巴"母"细胞，不同数量的嗜酸性粒细胞），间隔内结构（静脉、导管）

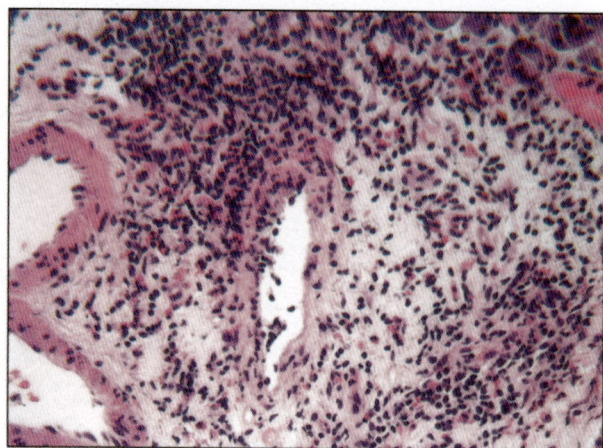

A

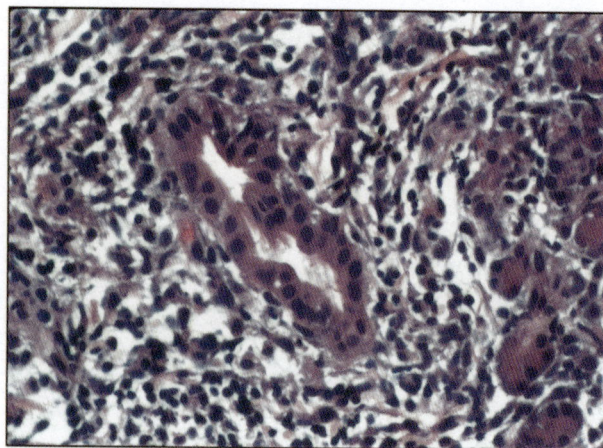

B

图 7-32 （A）急性细胞介导性排斥反应。间隔炎症细胞主要为活动性（母细胞性）淋巴细胞和嗜酸性粒细胞。（B）显著的间隔炎症围绕胰腺导管，灶性炎症细胞浸润导管，炎症为活动性（母细胞转化），偶见显著的非典型核（左顶部）

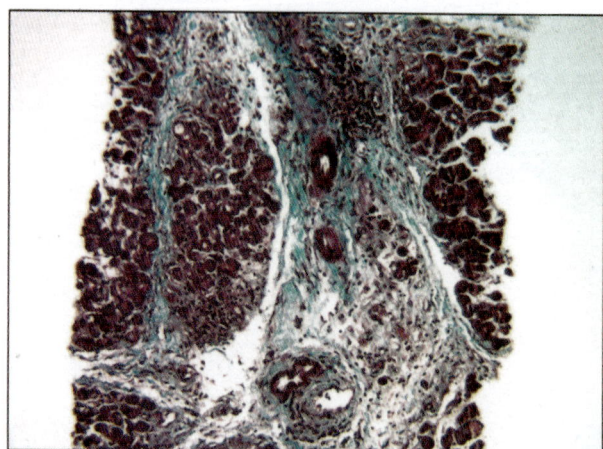

A

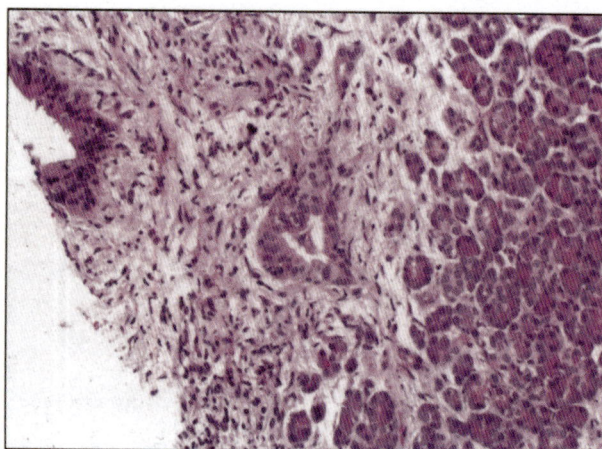

B

图 7-33 （A 和 B）分别为图 7-32A 和 B 病例 2 周和 3 周后再次取材标本，显示急性排斥反应治疗后改变。很难依靠组织学表现对病变进行分类，有可能被诊断为"不确定"排斥反应或轻度排斥反应。注意早期的间隔纤维化，伴有外分泌小叶周边的破坏

受累，伴有不同程度灶性腺泡炎症。不同间隔内的炎症程度可能不同，但任何程度的小静脉炎（间隔静脉内皮下炎症细胞聚集和内皮损伤）或导管炎（胰腺导管上皮炎症和损伤）足以诊断轻度（Ⅰ级）细胞介导性排斥反应。穿过实质的外周神经分支炎症也是排斥反应的一个特征，但活组织检查标本很少取到这种结构，因此这种现象罕见。

具有上述（轻度即Ⅰ级排斥反应）特征的活组织检查标本中，灶性腺泡炎症并不少见，主要位于间隔结缔组织与腺泡小叶的交界处（如外分泌区域的外周部位）。部分情况下（与取材有关），灶性的腺泡炎症看起来像间隔炎症累及了小叶"更深"

的区域。

由于取材的原因，有时仅见灶性腺泡炎症，而看不到间隔受累。无论如何，诊断轻度细胞介导性排斥反应（Ⅰ级）时，腺泡炎症必须为明确的灶性分布（如每个小叶不超过 2 个炎性病灶，见下述），并且没有腺泡细胞损伤的证据（凋亡、坏死）。

中高倍镜下识别腺泡炎性病变/病灶并不困难，但为避免误判，分级方案中提出了专门的定义（一个腺泡区域至少有 10 个淋巴细胞/嗜酸性粒细胞聚集），特别是对于间隔炎症轻微或无，诊断轻度（Ⅰ级）完全依靠腺泡炎症的病例。腺泡病灶的炎症细胞组成同间隔部分（混有活化淋巴细胞、小淋巴细

胞及不同数量嗜酸性粒细胞）。

　　上述特征也可偶见于功能良好的移植器官，但更常见于因移植器官失功能（典型表现为血清淀粉酶/脂肪酶升高，或行膀胱引流的患者尿淀粉酶降低）而行活组织检查的标本中。主要应与巨细胞病毒胰腺炎鉴别，后者病灶呈斑块状分布（图7-34至图7-38）。

　　②中度细胞介导性急性排斥反应（Ⅱ级）：有两种特征性的组织学表现，即多灶性腺泡炎症和轻微的动脉内膜炎，可单独出现，也可同时存在。

　　多灶性腺泡炎症。此级排斥反应最常见的组织学表现为多灶性（指每个小叶内有3个以上的炎性

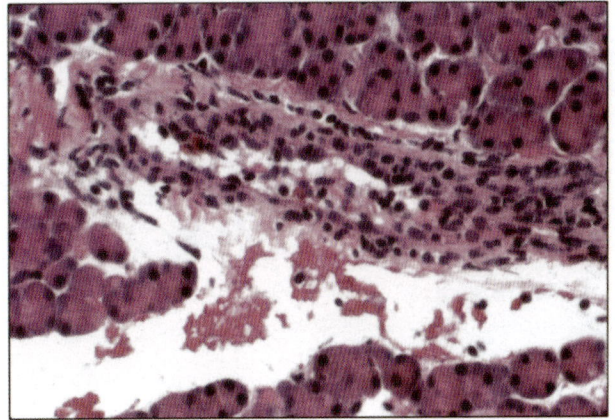

图7-34　间隔炎症局限于间隔/小静脉周围区域，由于存在显著的内皮损伤（抬高、空泡化和灶性缺失），因此诊断为急性排斥反应。炎症为活动性（母细胞改变），还可见嗜酸性粒细胞

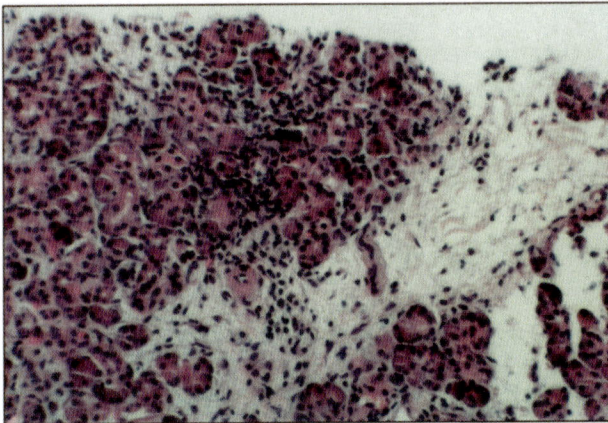

图7-35　轻度急性细胞介导性排斥反应。表现为与间隔结缔组织交界处的局灶性活动性腺泡炎症。标本取自胰腺移植行膀胱引流患者，实验室检查发现尿淀粉酶降低。抗排斥治疗后淀粉酶水平恢复正常

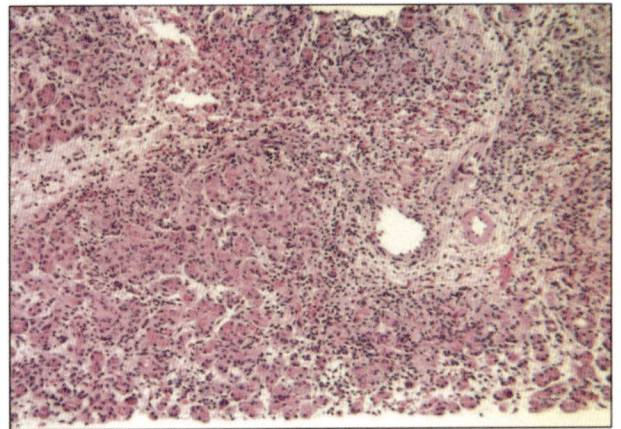

图7-36　中度急性细胞介导性排斥反应。与图7-35相比，小叶周边炎症累及范围更广，小叶更深的部分受累

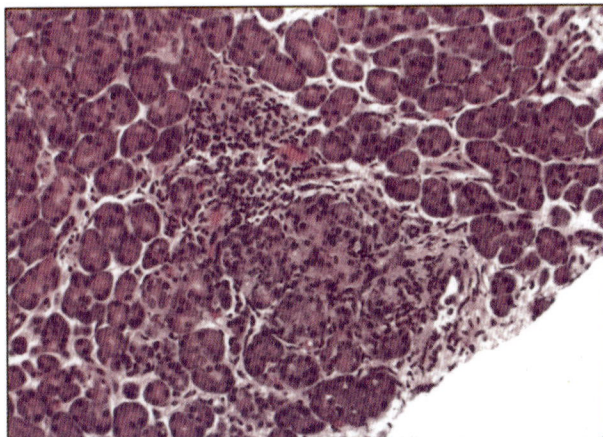

A

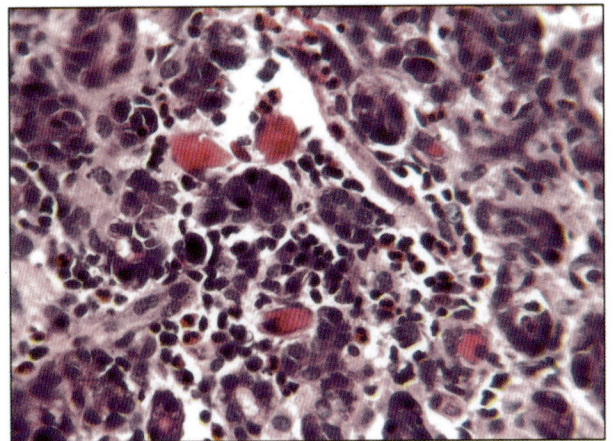

B

图7-37　（A）轻度细胞介导性排斥反应，一个腺泡炎症的中倍镜表现。炎症局限，周围腺泡正常。（B）炎症病灶高倍镜，显示活动性炎性浸润与腺泡细胞间的密切关系。炎症细胞包括淋巴细胞、嗜酸性粒细胞和一些浆细胞

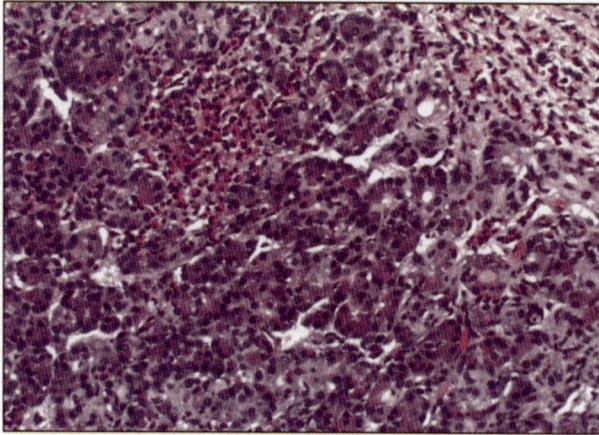

图 7-38　急性细胞介导性排斥反应，间隔和腺泡炎症以嗜酸性粒细胞为主

病灶）腺泡炎症，斑点状（单个）腺泡细胞损伤和丢失。腺泡炎症在中倍镜下易于识别，但不能是融合性或弥漫性分布，从实际应用出发，也就是说，炎性病灶间应有易于识别的完全没有炎症的腺泡 / 外分泌组织。无融合性炎症病灶是此级与更高级别排斥反应的区别。显著的腺泡炎症常伴有腺泡细胞损伤，但在此级排斥反应中，腺泡细胞损伤应为斑点状（孤立性）。腺泡损伤可有如下几种表现：细胞丢失（与细胞大小一致的空白区域）、细胞质肿胀和空泡化、核固缩、凋亡小体或单个细胞溶解坏死（图 7-39）。

　　轻微的动脉内膜炎。由于取材原因，中度细胞介导性排斥反应（Ⅱ级）可仅可见轻微的、灶性分布的动脉内膜炎，后者定义为内皮下（内膜）偶可见少量但明确的单核细胞浸润。这种轻微的动脉内膜炎可单独出现，也可与前面描述的间隔和小叶星空状分布的炎症同时出现（图 7-40）。

　　从临床表现来看，中度细胞介导性排斥反应（Ⅱ级）的标本见于移植物失功能的患者（如血清淀粉酶 / 脂肪酶升高，或行膀胱引流的患者尿淀粉酶降低）。

　　③重度细胞介导性急性排斥反应（Ⅲ级）：有 3 种特征性的组织学表现，即严重的腺泡炎症和腺泡细胞损伤、中度或重度动脉内膜炎、坏死性动脉炎、三者可单独出现，也可同时存在。

　　严重的腺泡炎症和腺泡细胞损伤。表现为融合性 / 弥漫性（广泛分布的）腺泡炎症，伴灶性或弥漫性多个 / 融合性腺泡细胞坏死。炎症可以淋巴细胞为

主，或含大量嗜酸性粒细胞，或不同数量的中性粒细胞。从定义上讲，组织内应无或仅有灶性完全没有炎症表现的腺泡 / 外分泌部（图 7-39）。

　　中度或重度动脉内膜炎。定义为受累肌性动脉内膜层有容易识别（如超过 6 ~ 8 个）的淋巴细胞浸润。标本中出现这一表现足以诊断重度细胞介导性排斥反应（Ⅲ级）（图 7-41）。此表现常伴有内膜损伤（如内皮细胞肥大、纤维素外渗、中性粒细胞包裹，和（或）巨噬细胞浸润、内膜肌纤维母细胞活化）。

　　坏死性动脉炎。透壁性动脉炎症导致动脉壁出现部分或全周坏死，也对重度细胞介导性排斥反应具有诊断意义。但透壁性动脉纤维素样坏死更常见于抗体介导性排斥反应，因此，需要行 C4d 染色，并检查供体特异性抗体，以除外体液排斥反应（图 7-42）。

　　上述 3 种组织学表现均可用于诊断重度细胞介导性排斥反应，由于这些表现可导致不可逆转的实质破坏或与之有关，因此是移植物预后不良的标志。对器官的短期和长期影响与腺泡损伤的范围、动脉内膜炎或坏死性动脉炎所累及动脉的大小和数量有关。

　　融合性腺泡炎症和坏死必然引起一定程度的腺泡间继发性胶原化，最终导致受累区域外分泌部减少或消失。这些变化对移植物微脉管环境造成显著改变，而胰岛依靠后者来维持适当的功能。

　　与其他实体物移植一样，动脉内膜炎与快速或延迟血栓形成危险性增高有关（图 7-43）。动脉内膜炎还是移植器官动脉血管病的前驱病变。透壁性动脉炎 / 血管炎与快速血栓形成的可能性及继发性实质梗死相关。出现此类组织学改变的患者常表现为移植器官失功能 / 衰竭，常伴有高血糖。

　　④慢性活动性细胞介导性排斥反应：特征为出现"活动性"移植器官动脉血管病，表现动脉内皮下纤维母细胞、肌纤维母细胞和平滑肌细胞增生，管腔狭窄，伴进行性活动性炎症。后者表现为内膜下单核细胞（典型者为 T 细胞和巨噬细胞）浸润、纤维性增生（图 7-12）。由于取材的原因，这种改变在活组织检查标本中很少见到，但在因慢性排斥反应导致移植物衰竭的胰腺切除标本中恒定出现。

　　将"活动性移植器官动脉血管病"收录入此分级方案的原因在于，临床和实验研究发现，活动性

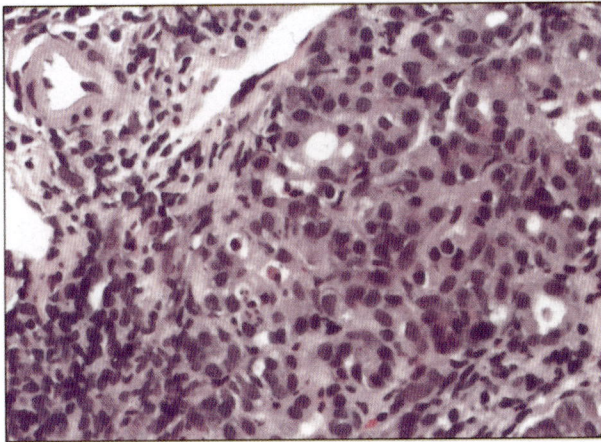

A

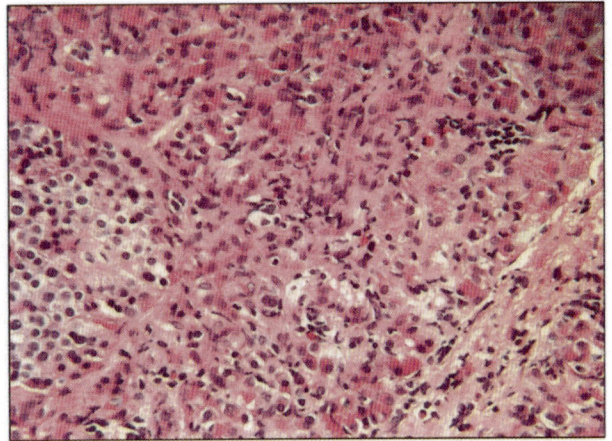

B

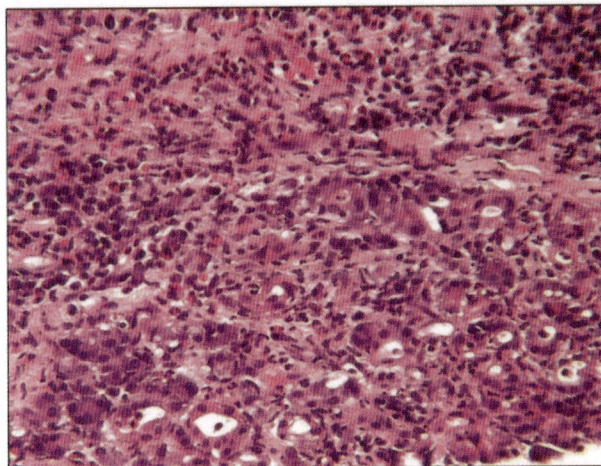

C

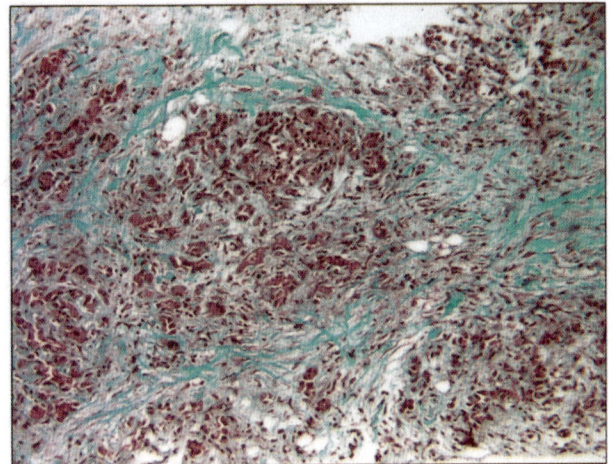

D

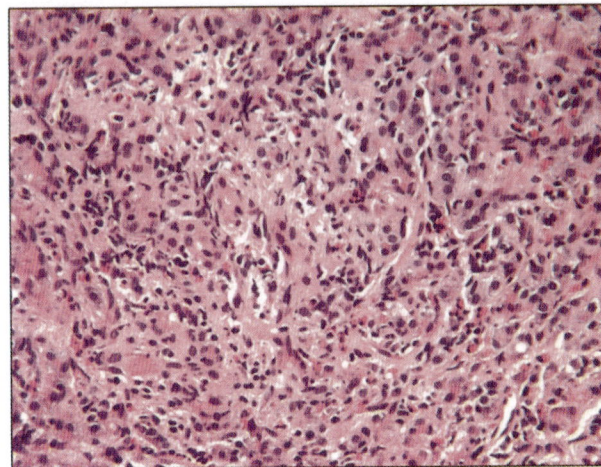

E

图 7-39 （A）中度细胞介导性排斥反应。表现为多灶性腺泡炎症和单个（斑点状）腺泡细胞损伤。活组织检查标本的一小部分区域高倍放大，显示腺泡细胞空泡化和偶见的凋亡现象（中央偏左）。（B）中倍放大，显示多灶性腺泡损伤。注意显著的腺泡细胞空泡化和腺泡结构溶解（下中部）。左侧的胰岛基本无炎症表现。（C）重度急性细胞介导性排斥反应的典型表现。间隔和腺泡广泛炎症，伴腺泡细胞损伤表现。注意右下区域的腺泡结构溶解，以及继发的中性粒细胞浸润。C4d 染色阴性。（D）图 7-39B 患者 6 周后再次活组织检查标本，显示弥漫性腺泡炎症和多细胞性腺泡细胞损伤，为腺泡萎缩 / 纤维化的前驱病变。（E）另一病例的多细胞性腺泡细胞损伤。表现为腺泡结构消失和嗜酸性无定形物质积聚

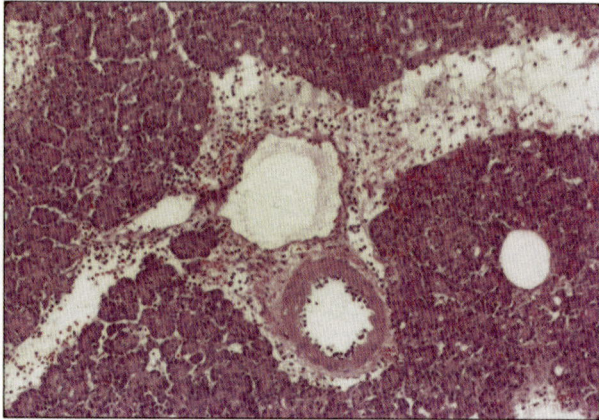

图 7-40 中度急性细胞介导性排斥反应。轻度动脉内膜炎具有诊断意义。还可见显著的间隔水肿和轻度的间隔炎症

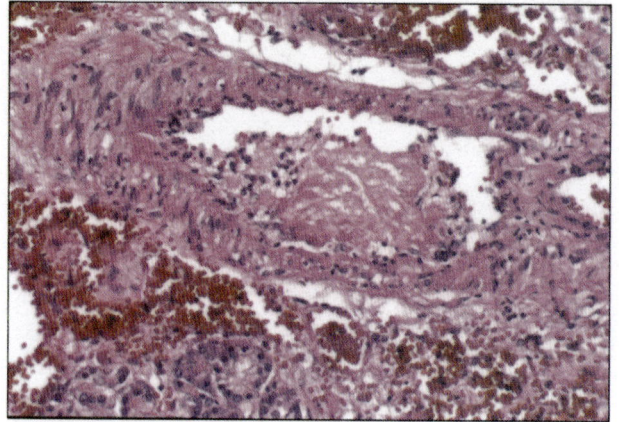

图 7-43 动脉内膜炎（血管最左侧表现最明显）和新形成的血栓。急性排斥反应伴有动脉受累时，发生血栓的危险性显著增加

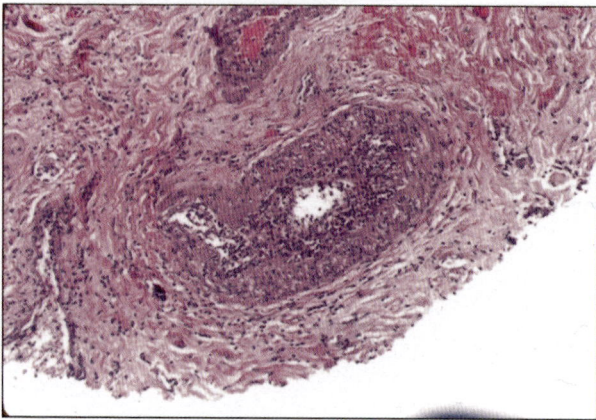

图 7-41 重度动脉内膜炎，伴管腔显著狭窄

移植器官动脉血管病是动脉内膜炎与慢性移植器官动脉血管病的中间阶段。组织学改变的范围和炎症细胞浸润的数量与欠佳的免疫抑制相关。识别这种病变具有潜在的临床意义，因为进行性的细胞介导性血管损伤可加重动脉狭窄，而优化免疫抑制治疗方案，可阻止病变的发展。

（4）急性抗体介导性排斥反应：急性抗体介导性排斥反应：由于真正发生于胰腺的病例非常少，此类抗体介导性排斥反应在胰腺的研究不多。包括有 3 个明确的特征性表现：腺泡间毛细血管、胰岛毛细血管和小静脉 C4d 染色阳性；血清内存在供体特异性抗体；移植器官失功能。当无移植器官失功能或未发现供体特异性抗体时，可考虑诊断为"可疑为急性抗体介导性排斥反应"，但目前尚不清楚这种情况下 C4d 阳性的意义。

抗体介导性排斥反应急性发作，移植器官失功能突然出现，且没有基础性慢性损伤（如纤维化）的组织学证据。此类排斥反应主要发生于移植后早期，其组织学表现变化非常大，可为完全正常的 HE 组织学表现，也可为腺泡间中性粒细胞和（或）巨噬细胞浸润（更类似肾毛细血管炎），也可表现为血管纤维素样坏死和相应的实质坏死。

没有可用于判断 C4d 染色阳性的阈值（如腺泡间阳性毛细血管的比例），目前推介报道 C4d 染色阳性，并注明阳性部分所占标本面积的比例，报告中还需要注明，最终诊断需要结合血清学检查（供体特异性抗体）。

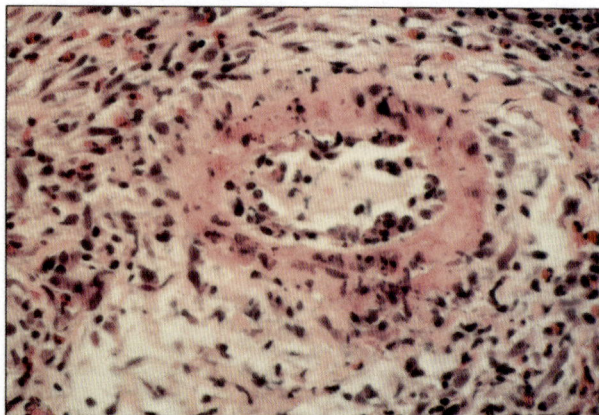

图 7-42 重度急性细胞介导性排斥反应。动脉分支可见动脉内膜炎、透壁性炎症和纤维素性坏死。C4d 染色阴性

同样，也没有公认的最好的 C4d 染色技术。虽然应用最广的是在福尔马林固定、石蜡包埋的切片上进行染色，结果也可以接受，但与肾一样，免疫荧光技术可能敏感性更高（图 7-23 和图 7-24）。

所有报道的抗体介导性排斥反应病例均出现高血糖，表明胰岛微血管环境受损在疾病的发生中具有重要作用，这一特点可用于鉴别细胞介导性损伤，后者胰岛免于受到直接免疫损伤，大部分保留。

超急性 / 加速性同种移植排斥反应：与其他器官一样，常规移植术前交叉配型可避免发生这种类型的排斥反应。早期移植术和实验研究结果表明，这一灾难性的体液排斥反应特征性表现为，广泛的免疫球蛋白 [典型者为免疫球蛋白（Ig）G] 沉积于血管，

导致动脉和静脉坏死，继发大量而迅速的血栓形成。超急性排斥反应迅速发生移植器官坏死 / 衰竭。除超急性排斥反应外，此分类还涉及临床表现稍轻的重度体液排斥反应，即所谓的加速排斥反应或称延迟性超急性排斥反应等，尽管移植前交叉配型阴性，但术后证实存在供体特异性抗体。这些病例的形态学改变类似于超急性排斥反应（泛发性免疫球蛋白和补体沉积于血管，血栓形成和坏死），但发生于移植术后数小时内（而不是数分钟）（图 7-44），其临床表现类似于技术性失败所至移植器官血栓形成，需要与之鉴别。超急性排斥反应极其罕见（不足所有胰腺移植病例的 0.01%），临床病理研究显示，加速性排斥反应占所有胰腺切除标本的 2.5%。

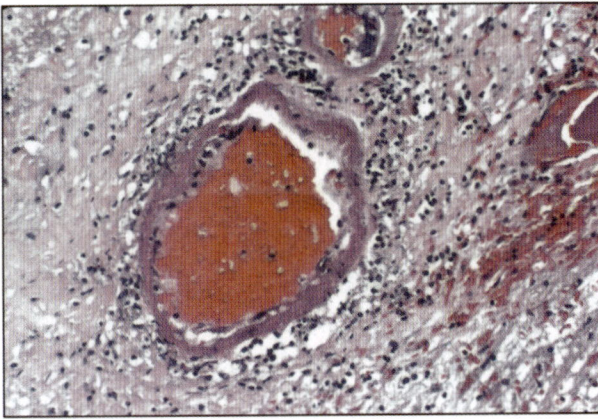
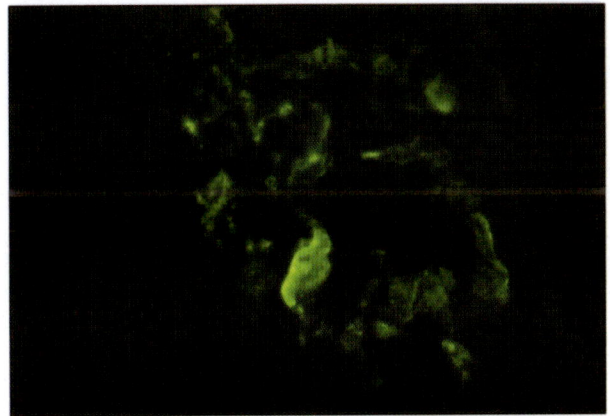

图 7-44 （A）严重的加速性急性抗体介导性排斥反应罕见，移植后数小时或数天内发生急性移植器官衰竭。组织学上表现为弥漫性血管纤维素样坏死和血栓形成。（B）IgG 沉积于动脉壁（与图 7-44A 为同一病例）

慢性活动性抗体介导性排斥反应：在慢性排斥反应的发展过程中，体液机制的作用非常清楚。当病变显示有慢性排斥反应 / 移植物硬化特征（见分类 6），伴实质内大多数毛细血管和小血管 C4d 染色阳性时，诊断为慢性活动性抗体介导性排斥反应。这一提案见于 Carbajal 等的报道。血管纤维素样坏死，伴新形成的或机化的血栓，支持进行性抗体介导性排斥反应。任何情况下，若怀疑发生体液性排斥反应，诊断时必须结合供体特异性抗体检查。

（5）慢性同种移植排斥反应 / 移植物硬化分级：胰腺慢性同种移植排斥反应 / 移植物硬化的组织学分级与移植物的预后相关，轻度纤维化者移植物存活时间长，而严重的纤维化预示移植器官功能保留时间有限。此外，尽管众所周知，同种移植胰腺的纤维化呈斑块状分布，但通过半定量分级方法，可对

针刺活组织检查标本进行可靠的评估，并且结果具有可重复性。半定量分析硬化 / 纤维化区域与残留的腺泡 / 小叶区域的比例，是组织学分级的基础。

诊断分为 3 级：轻度移植器官硬化（慢性 I 级）；中度移植物硬化（慢性 II 级）；重度移植器官硬化（慢性 III 级）。纤维化区域所占标本面积分别为：< 30%、30% ～ 60% 和 > 60%（图 7-45 至图 7-47）。

移植物动脉血管病与纤维化程度密切相关。尽管血管病变具有重要的病理生理学作用，但并不用于慢性排斥反应 / 移植物硬化的分级，原因在于血管疾病只有在胰腺切除标本中才能被充分评估，而在针刺活组织检查标本中只是偶可见到。同样，内分泌性胰岛的评估也不用于分级，因为胰岛的消失对移植器官纤维化不具有预测意义。

与进行性腺泡细胞损伤、小静脉炎和（或）动

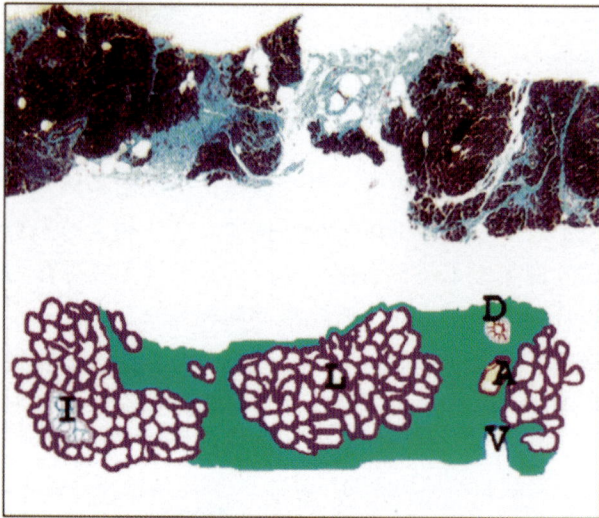
A

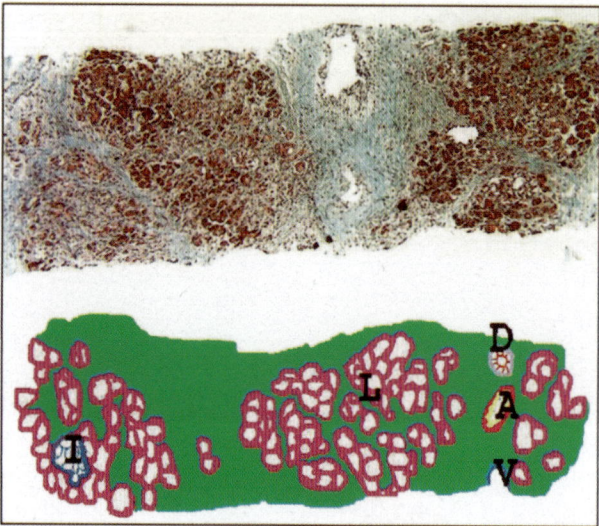
B

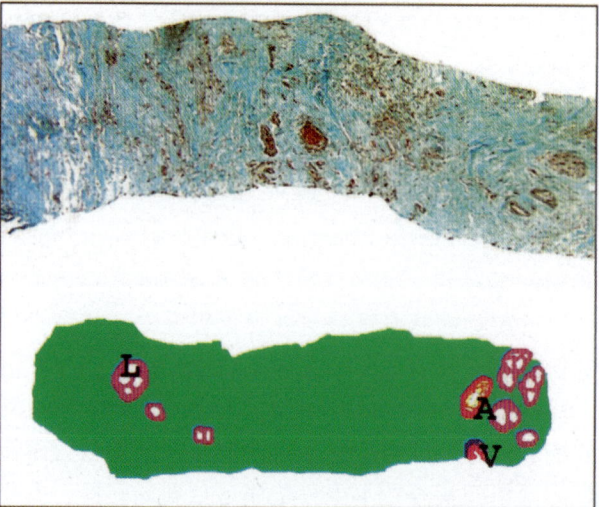
C

图7-45 （A、B、C）低倍镜和相应的示意图，显示轻度、中度和重度慢性排斥反应/移植物失功能（分别为Ⅰ级、Ⅱ级和Ⅲ级），纤维化和腺泡萎缩程度逐级加重

脉内膜炎及导管炎症有关的炎症细胞浸润，表明存在急性细胞介导性排斥反应。急性细胞介导性排斥反应与慢性排斥反应/移植器官硬化共存时，应依据各自的关键性组织学特征，分别进行分级。

（6）其他组织学诊断：其他多种病理学进程可影响移植胰腺，并形成相应的组织病理学表现，这些病理进行可单独发生，也可与此方案中的其他类型共存。

七、其他类型的胰腺移植病

（一）外科并发症

1. **移植物血栓形成**　技术性失败所致的外科并发症中（漏、出血、血栓、感染和胰腺炎），血栓形成可导致非免疫性移植器官失功能，在肾脏后胰腺移植和单独胰腺移植行肠引流的患者发生率较高。

移植术后任何时间行胰腺切除的标本中，大中血管内恒定可见血栓形成。胰腺移植物血栓可见于如下几种情况。

· 基本正常的胰腺：这是因"技术性失败"，早期移植器官血栓形成，导致移植器官失功能的最佳例证。新形成的血栓和轻微的实质缺血性坏死是镜下唯一的病理改变，没有基础性血管病变或其他特征性病理改变（图7-48）。缺乏明显的组织学改变，并不能除外超微结构上的或轻微功能性的损害，因为供体年龄大和长时间的冷冻缺血时间者，早期血栓形成的危险性增加。与其他器官相比，胰腺本身血流量低，术间炎症和水肿，以及与供体/获得性因素和器官保存相关的微血管和内皮损伤，均可进一步加重对血流的限制。同样，与缺血性胰腺炎相关的因素，如冷冻缺血时间长，也会增加早期移植器官血栓的形成概率。

· 与急性排斥反应相关的血栓形成可发生于移植术后的任何时间段，为细胞介导性排斥反应损伤血管的结果（图7-43，图7-44），此时最常见的基础性病变为动脉内膜炎。比较不常见的是发生于透壁性炎症和（或）坏死性动脉炎基础上。血栓也是不同类型体液排斥反应的特征，包括所谓的加速性排斥反应。

· 晚发性移植物血栓是迟发性移植物失功能的一个原因。相应的基础性血管病变可以是免疫介导性的（急性或慢性活动性细胞介导性血管排斥反应），

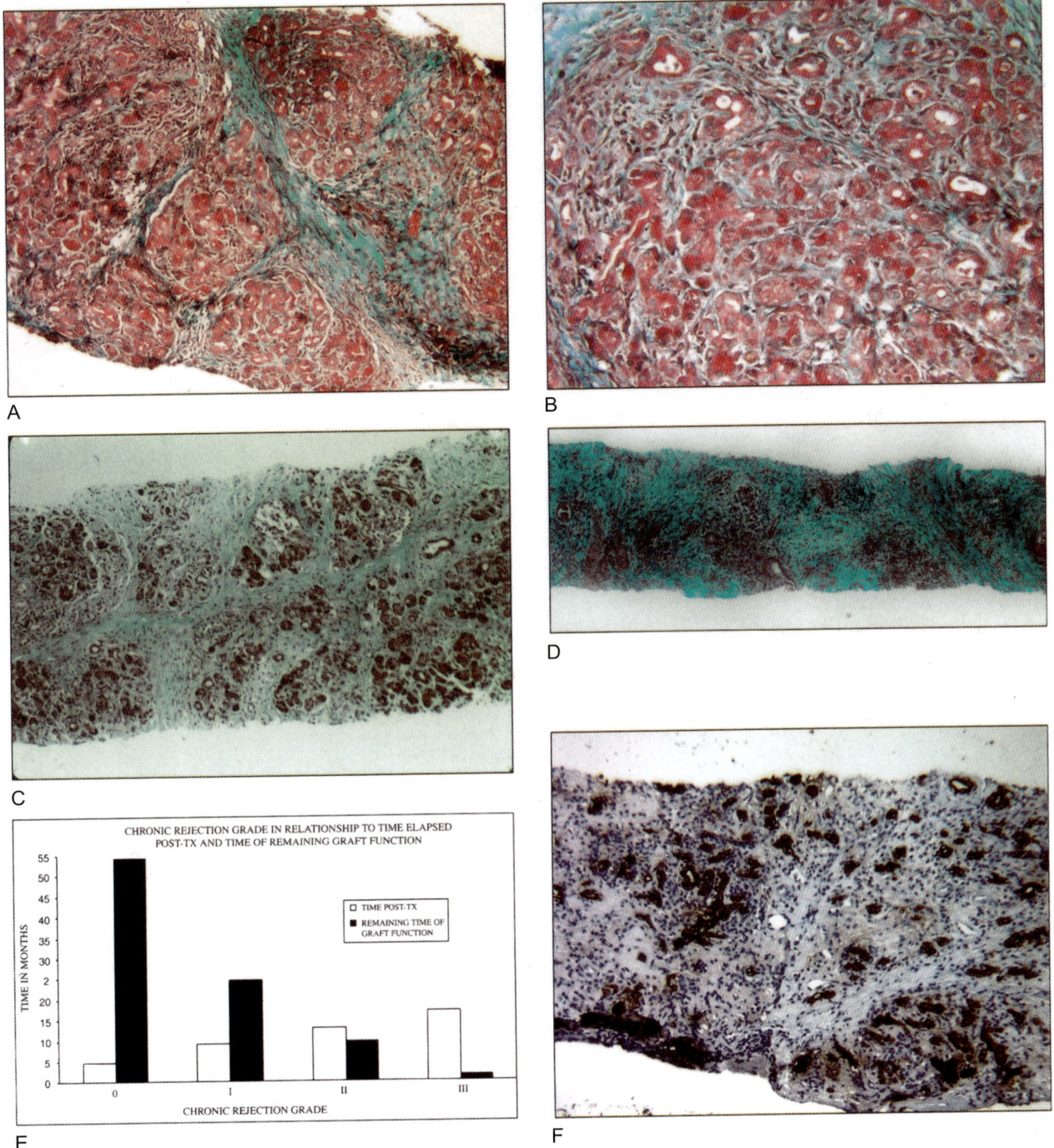

图 7-46 （A、B、C、D）活组织检查标本 Masson 三色法染色，显示逐渐加重的纤维化。A：间隔早期纤维化，腺泡受累非常少；B：腺泡区域高倍镜，显示腺泡间早期纤维化；C：纤维性间隔扩大，中度纤维化，由于腺泡周围和腺泡间纤维化，小叶轮廓有"破坏"；D：弥漫性纤维化，外分泌成分基本消失，被纤维组织和炎症浸润所取代。（E）图示慢性排斥反应/移植器官硬化的程度与移植器官存活期缩短之间的关系。（F）CK标记，显示外分泌部分结构显著扭曲，主要由残留的小管构成

也可是非免疫性的（如动脉粥样硬化）。

2. 移植后（缺血性）胰腺炎　由于手术并发症，胰腺移植患者中很大一部分需要早期行再次开腹术，这些并发症包括腹内感染、移植胰胰腺炎、胰腺移植物血栓和吻合口瘘。再次开腹术降低了患者和移植物的存活时间。

移植后早期发生的移植胰胰腺炎继发于缺血损伤，后者导致细胞结构溶解，内溶物溢出，引发急

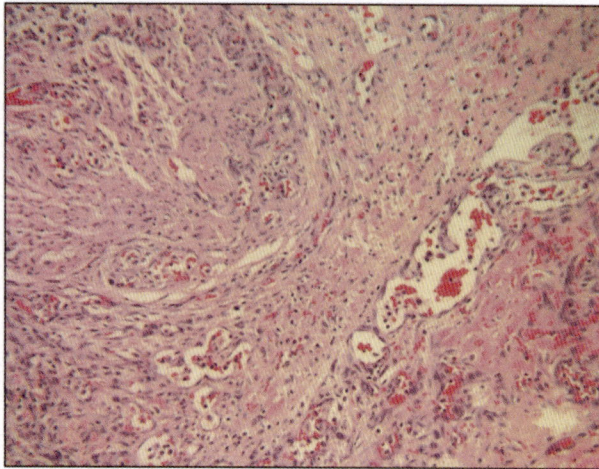

A

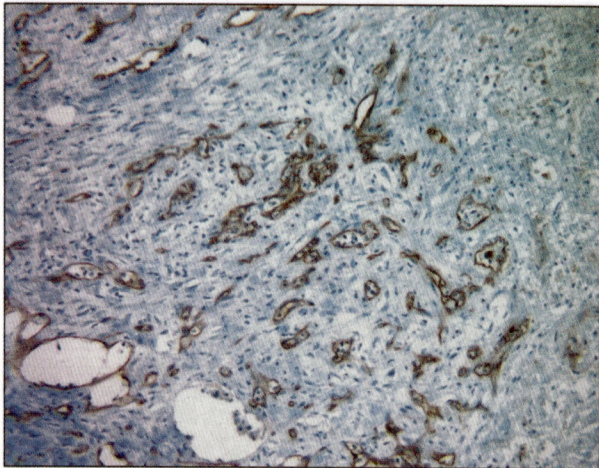

B

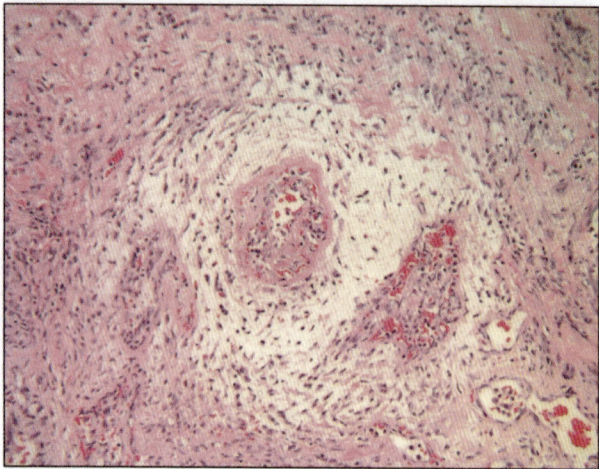

C

图 7-47　移植后 2 个月，由于急性和慢性抗体介导性排斥反应导致移植物失功能，行胰腺切除术。（A）外分泌和内分泌结构完全消失，仅见残留的血管结构。（B）C4d染色，毛细血管大小的血管强阳性。（C）大血管纤维素样坏死，血栓形成，伴再通。同一患者以前的活组织检查标本见图 7-23 和图 7-24

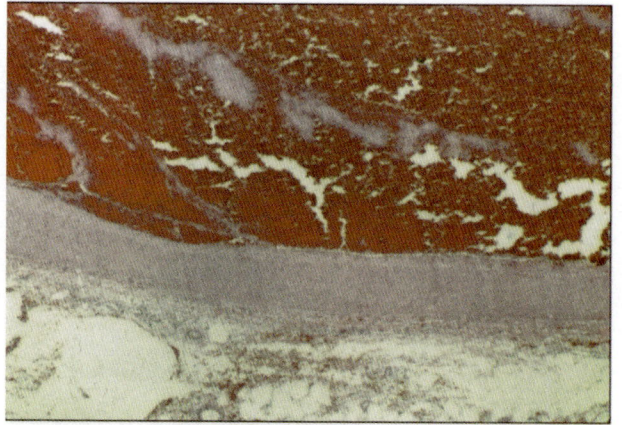

图 7-48　由于"技术性失败"导致的动脉血栓栓塞。除有新形成的血栓外，动脉无异常表现。患者移植后 24h 行移植胰腺切除术

性炎症。移植胰胰腺炎的发病率和严重程度与冷冻缺血时间相关，与再灌注期微循环功能紊乱直接相关。来自老年供体的移植器官发生移植胰胰腺炎的可能性更高，这可能与血管质量有关。外分泌物引流障碍较少引起移植胰胰腺炎。

移植胰胰腺炎的形态学表现类似于固有胰腺炎，主要表现为中性粒细胞和巨噬细胞浸润，脂肪和实质酶解性坏死，小叶间隔水肿，更为严重者可出现广泛出血性坏死（图 7-49）。

缺血 - 再灌注损伤不仅在移植胰胰腺炎的发生发展过程中发挥着重要作用，还与胰腺移植后血栓形成有关。大血管内大血栓形成与广泛的移植物凝固性坏死及迅速发生的移植物失功能相关。相比之下，小血管内血栓形成与腺泡组织斑块状凝固性坏死有关。上述发现有时轻微，与急性胰腺炎的表现相重叠。

多数移植后第 1 周的活组织检查标本中，可见轻微的缺血 - 再灌注损伤的组织学表现，包括斑点状的腺泡细胞丢失、斑点状凋亡、腺泡细胞变平坦及其他一些轻微的炎症表现。缺血的表现还包括显著的腺泡细胞和胰岛细胞细胞质肿胀和空泡化，在这种情况下，可能出现胰腺细胞气球样变及斑点状丢失，需要与胰岛药物毒性损伤鉴别。

3. 移植后感染性胰腺炎 / 胰腺周围炎 / 积液 / 胰腺周围脓肿　感染性胰腺炎是胰腺移植术后相当常见的早期并发症，常继发于缺血性移植胰胰腺炎（图 7-50）。

感染所致腹腔积液可通过适当的经皮穿刺引流

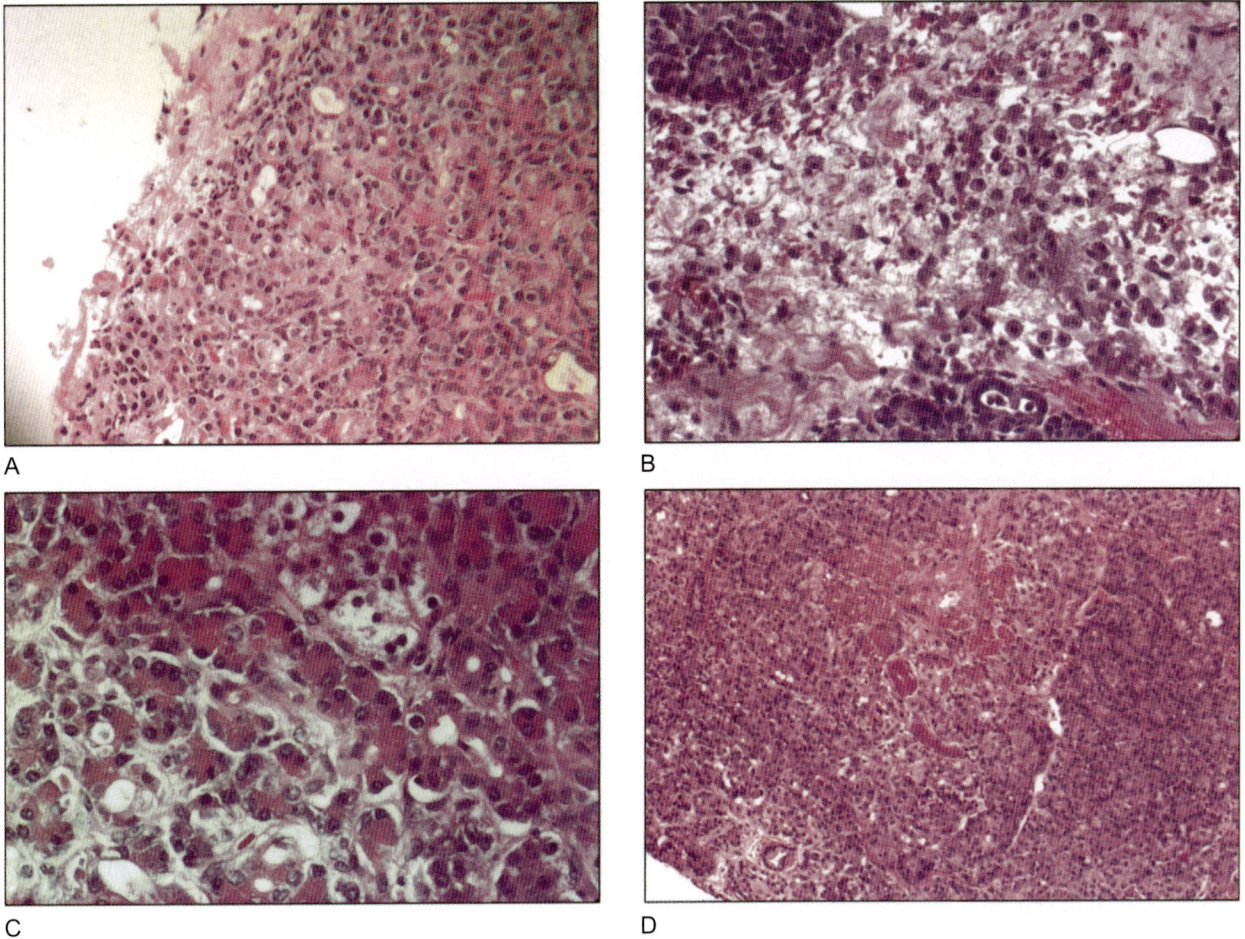

图 7-49 （A、B）缺血性胰腺炎。（A）轻度缺血性胰腺炎。表现为结缔组织间隔内和腺泡附近中性粒细胞聚集。（B）更为严重的缺血性胰腺炎。表现为脂肪坏死，散在分布的吞噬有脂肪的巨噬细胞、间隔（间质）水肿和斑片状出血。（C）缺血性损伤表现为腺泡细胞和胰岛细胞空泡化，伴点状细胞丢失。图片下半部腺泡损伤最明显。（D）缺血性损伤和缺血性胰腺炎患者发生血栓的危险性增加。患者胰腺切除术前 48h 针刺活组织检查标本，表现为弥漫性动脉和静脉血栓，但无细胞介导性或体液介导性排斥反应证据，图示为小血管血栓栓塞所致相应腺泡区域的灶性坏死

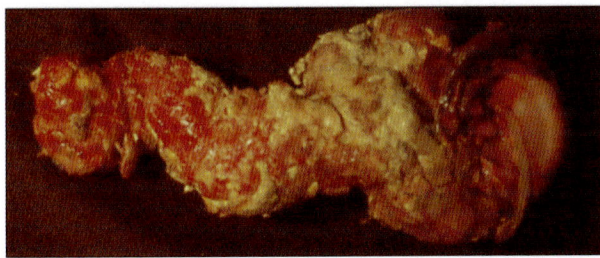

图 7-50 移植胰腺切除术标本，病因为严重细菌感染和广泛的胰腺周围脓肿

和抗生素治疗，但常需要行腹腔探查引流和清创术，在术中行穿刺所获得的标本可显示一些典型特征：胰腺实质不同程度混合性炎症细胞浸润，主要位于间隔内，炎症细胞包括淋巴细胞、嗜酸性粒细胞、中性粒细胞及少量浆细胞。典型的组织学表现是由活动性组织培养样的含大量纤维母细胞的结缔组织构成的束状分隔（图 7-51），纤维性条带走行于外分泌小叶间，形成"肝硬化"样的表现。若胰腺周围感染性积液持续存在，纤维化越来越明显。腺泡小叶的周边常有一定程度的炎症累及，但典型者腺泡性实质的炎症和腺泡损害轻微。

腹内 / 胰腺周围脓肿主要需与急性和慢性排斥反应鉴别，临床信息非常重要。典型的移植后胰腺周围炎发生于移植术后数天或数周内，患者有感染的临床证据（如发热），结合微生物学检查，可以确定病变的感染性本质。

从形态学观点来看，急性细胞介导性排斥反应

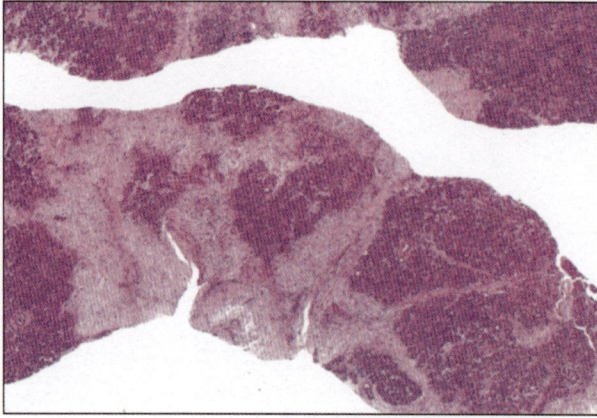

A

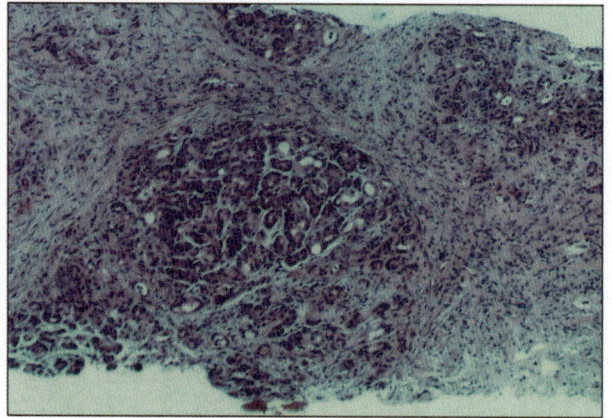

B

图 7-51　因胰腺周围感染或积液行开腹探查术和"冲洗"的患者，手术时所获得标本中胰腺实质常有反应性改变，表现为纤维性间隔内活动性纤维母细胞增生，导致间隔增宽。典型者结缔组织带内有混合性炎症细胞浸润，类似于急性排斥反应，但通常没有静脉炎和导管炎，远离间隔的腺泡也无炎症表现。（B）移植胰外周区域，以及直接与感染灶相延续的区域，可有萎缩改变，类似于慢性排斥反应 / 移植器官硬化。临床病史对鉴别诊断最有用（例如移植术后短期内发生和有胰腺周围感染或积液证据）

的炎症不伴有活动性纤维化（或任何活动性的间隔纤维母细胞增生）。有助于鉴别继发于慢性排斥反应 / 移植器官硬化的纤维化的特征是腺泡小叶的情况，胰腺周围炎中，腺泡小叶基本保存，而慢性排斥反应 / 移植器官硬化者外分泌小叶的中心部分发生广泛萎缩。

需要行 1 次或多次开腹手术的患者的活组织检查标本中，间隔纤维化程度可能非常显著，但这些改变一般仅限于移植器官外周（表面），因此取材表浅的纤维化标本可能并不能代表整个器官的状态。

引起坏死的感染性十二指肠 - 胰腺炎伴脓肿形成，可见于移植术后的任何时间段，但更常见于术后第 1 个月内。培养出的病原菌多种多样，最常见为肠杆菌（阴沟肠杆菌、奇异变形杆菌）和抗甲氧西林金黄色葡萄球菌。真菌感染，多为念珠菌感染和混合性细菌 / 真菌感染，并不少见。巨细胞病毒感染罕见继发坏死性胰腺炎。

吻合口瘘：感染、缺血及外科技术差，均可导致十二指肠套管（duodenal cuff）与膀胱或小肠间的吻合口裂开。因这一原因行移植器官切除的标本，病理检查可发现一些特殊的病因，如巨细胞病毒相关性穿孔，或一些非特异性改变，如吻合口周围区域坏死和急性炎症。邻近的腹膜表面显示急性纤维素性或化脓性浆膜炎。

（二）病毒感染

1. 巨细胞病毒感染　新出现的免疫抑制作用更强的药物的应用，如他克莫司和麦考酚酸莫酯，导致所有类型感染的概率增加（细菌、真菌和病毒）。许多移植中心均采用抗病毒药物以预防巨细胞病毒感染，有证据表明，预防性用药延迟了巨细胞病毒感染的发生时间，也减轻了感染的严重程度。

供体阳性、受体阴性的肾 - 胰腺移植患者巨细胞病毒感染发病率为 22%，但真正诊断为巨细胞病毒移植胰胰腺炎的病例很少。Klassen 等报道了 4 例活组织检查证实为巨细胞病毒胰腺炎的病例，分别于术后第 18 周至 44 个月诊断，通过延长更昔洛韦的治疗时间，这些患者的临床和组织学感染表现均消退。

巨细胞病毒移植胰胰腺炎的临床表现与急性排斥反应无区别，如血清淀粉酶和脂肪酶水平升高。同样，经皮针刺活组织检查标本中，急性同种移植排斥反应和轻微的巨细胞病毒胰腺炎均表现为中度至明显的腺泡淋巴细胞浸润。此外，巨细胞病毒感染也可出现类似于小静脉炎的静脉内皮炎症。嗜酸性粒细胞常见于排斥反应，但也可见少数巨细胞病毒感染。排斥反应和巨细胞病毒胰腺炎中，腺泡细胞损伤或坏死区域均可见中性粒细胞。由于两者形态学非常相似，因此，对于所有移植器官活组织检查标本，无论临床表现如何，均应仔细寻找是否存在病毒所致的细胞学改变（图 7-52）。如果有必要排除病毒感染，可多切片，并行巨细胞病毒染色。

严重的巨细胞病毒感染病例可出现顽固性胃肠道出血和（或）十二指肠套管穿孔。巨细胞病毒感染致组织坏死及脓肿形成，以及发展为巨细胞病毒相关性动静脉瘘均已见报道。

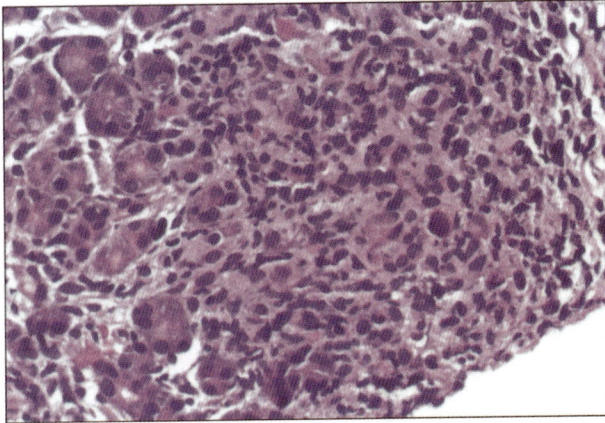

图 7-52　巨细胞病毒感染。致密的腺泡炎症，主要由单核细胞构成（淋巴细胞和巨噬细胞）。病毒性细胞改变轻微（注意中间偏右的位置偶见非典型核）。任何移植活组织检查标本在诊断为排斥反应之前，均应仔细寻找有无病毒性细胞改变

2. EB 病毒相关性移植后淋巴组织增殖性疾病

移植后淋巴组织增殖性疾病(PTLD)发生于 1%～3% 的胰腺移植患者。多数移植后淋巴组织增殖性疾病与 EB 病毒相关，多为 B 细胞增生（见第十章"移植后淋巴组织增殖性疾病病理及发病机制"）。术后出现的时间与免疫抑制的强度有关，可数周或数年后发生。T 细胞系移植后淋巴组织增殖性疾病非常罕见，术后发生时间更晚。

EB 病毒相关的移植后淋巴组织增殖性疾病的组织学表现非常广泛，可为良性增生到非常明显的恶性淋巴样增生。这个变化谱最良性的一端（浆细胞增生），患者的症状和淋巴结病为全身性表现，而不是移植器官失功能，因此移植器官活组织检查不具有诊断价值。正如以前报道于肾的移植后淋巴组织增殖性疾病一样，其他类型移植后淋巴组织增殖

性疾病（多型性 B 细胞增生／淋巴瘤，免疫母细胞性淋巴瘤）累及移植胰腺的情况并不少见。移植器官被单型性移植后淋巴组织增殖性疾病／淋巴累及，可通过识别单形性非典型性 B 免疫母细胞来诊断，这些病例可见广泛的实质浸润，以及地图状坏死（图 7-53）。

相比之下，多型性移植后淋巴组织增殖性疾病累及移植胰腺，与急性细胞介导性排斥反应的鉴别可能困难。多形移植后淋巴组织增殖性疾病早期阶段与急性细胞介导性排斥反应的鉴别非常困难，特别是同时存在急性排斥反应时。检测 T、B 细胞标记（如 CD3、CD20）可显示活组织检查标本中不同区域内主要的细胞构成，对诊断有帮助。急性排斥反应以 T 细胞为主（超过 75%），混有少量 B 细胞，所形成的聚集灶不超过 200～300μm。相比之下，大而融合的结节状 B 细胞聚集是移植后淋巴组织增殖性疾病累及移植物的特点。浸润灶主要由免疫母细胞和浆样细胞构成，细胞有显著非典型性，也倾向于移植后淋巴组织增殖性疾病。急性排斥反应和移植后淋巴组织增殖性疾病内均可有不同比例的嗜酸性粒细胞。多型性 B 细胞增生患者可有免疫球蛋白轻链限制性表达，后者主要见于淋巴瘤。

通过原位杂交检测 EB 病毒编码的 RNA 可确定 EB 病毒相关性移植后淋巴组织增殖性疾病的诊断，阳性见于大量非典型性细胞。同样，标记 LMP-1（EB 病毒潜伏感染膜蛋白），也有不同比例的细胞阳性（图 7-53）。

EB 病毒相关移植后淋巴组织增殖性疾病累及移植胰腺还有一些特征。所有大小的静脉均有非典型性 B 细胞浸润，内皮细胞抬高和损伤，类似于急性排斥反应。淋巴组织增生还累及神经和邻近软组织。在观察动脉变化时，若同时存在细胞介导性排斥反应所致动脉内膜炎，内皮下浸润的淋巴细胞主要为 T 细胞，而不像移植后淋巴组织增殖性疾病区域那样以 B 细胞为主，若不伴有血管排斥反应，动脉壁的浸润以非典型性 B 细胞为主。

最后，移植后淋巴组织增殖性疾病浸润灶随机分布，可能见到完全未被累及的正常实质区域，而重度细胞介导性急性排斥反应弥漫累及胰腺的所有区域。

（三）移植物胰岛病变

1. **非特异性胰岛病变**　没有实验数据或临床证据表明内分泌性的胰岛是细胞介导性排斥反应的主要靶点。急性和慢性排斥反应中的胰岛病变无特征性，继发于急性实质损伤（最初发生于外分泌胰腺）和随后发生的纤维化／硬化。病理学表现包括胰岛炎症和偶见的坏死，其程度与急性排斥反应的严重性有一定相关性，因此炎症表现随机分布，浸润的细胞类型同周围炎症病灶，大致呈"溢出"样表现。

移植时间长的胰腺内，胰岛的分布和形态学表现大致可反映出进行性损伤和修复的情况。慢性排斥反应广泛的胶原化，可导致外分泌小叶和胰岛破坏，胰岛外形不规则，仅由少量细胞构成，分布不规则，但无论如何，仍含有产生胰岛素和胰高血糖素的细胞。相反，一些移植胰腺内可见大的，但基本呈正常表现的胰岛，可能为代偿性增生表现。所

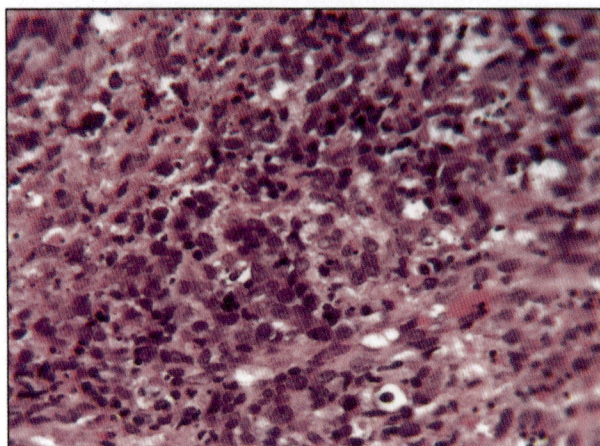

A

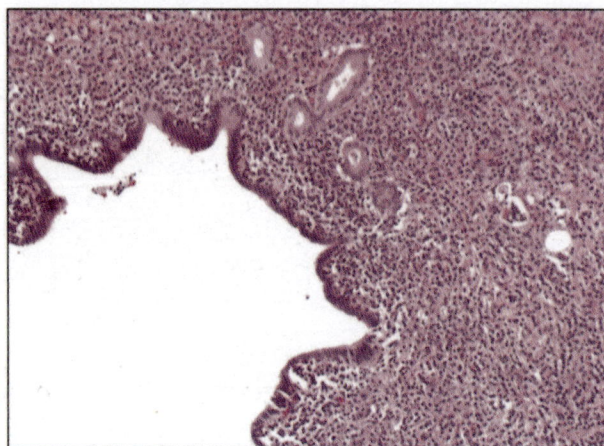

B

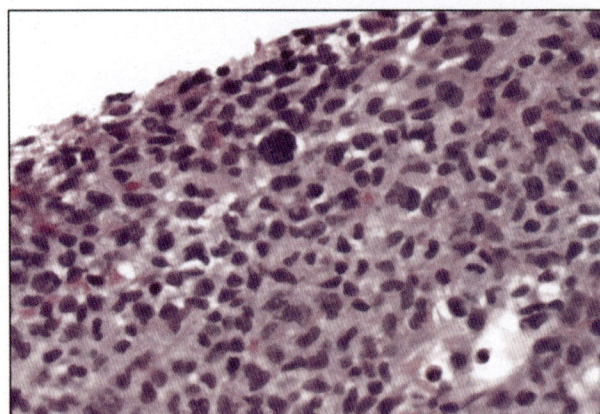

C

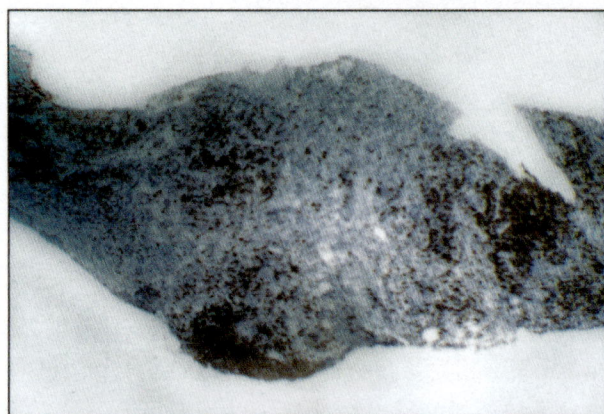

D

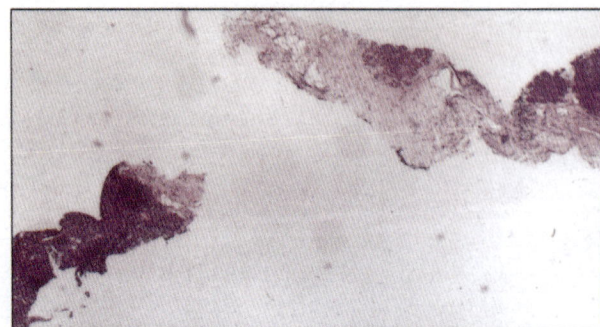

E

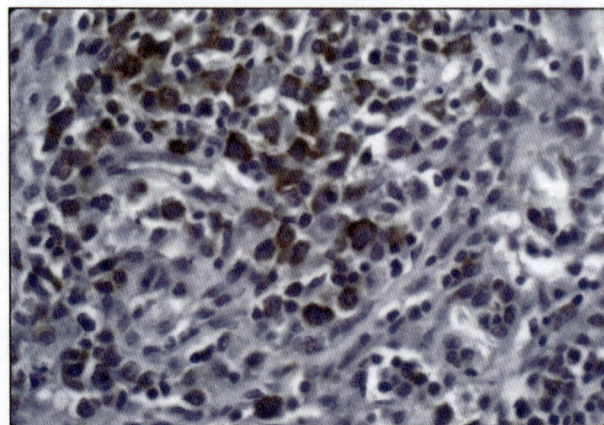

F

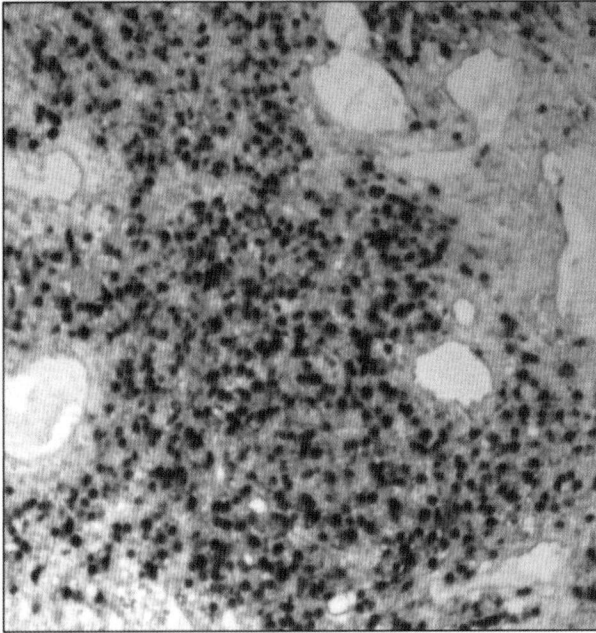

G

图 7-53 （A）EB 病毒相关性移植后淋巴组织增殖性疾病。显著的非典型炎症使间隔区域扩大。出现大量坏死（核碎片）有助于移植后淋巴组织增殖性疾病的诊断。（B）EB 病毒相关性移植后淋巴组织增殖性疾病。胰腺导管周围致密炎症细胞浸润。（C）单型性 EB 病毒相关性移植后淋巴组织增殖性疾病（高倍镜）。（D）EB 病毒相关性移植后淋巴组织增殖性疾病累及移植胰腺早期患者针刺活组织检查标本，CD20 标记清楚显示大的结节状 B 细胞聚集灶。（E）罕见情况下，移植胰腺针刺活组织检查标本中可包含有来自胰腺周围的良性淋巴组织（左下角），不要与淋巴组织增殖性疾病混淆。（F）一例多型性 EB 病毒相关性移植后淋巴组织增殖性疾病，LMP-1 染色可见大量阳性细胞。（G）EBER（EB 病毒编码的 RNA）原位杂交检测阳性可确定 EB 病毒相关性移植后淋巴组织增殖性疾病的诊断

有移植胰腺内均无发生胰岛素瘤或其他胰岛细胞瘤的报道。

无论活组织检查原因，在所有胰腺活组织检查标本中，不到 5% 的病例可出现胰岛细胞非典型性和深染，其病因和意义均不清楚。

2. 1 型糖尿病复发　1 型糖尿病为自身免疫性疾病，胰腺移植后可复发。自身免疫性疾病复发比较罕见，到目前为止约有十几例报道。移植后复发的 1 型糖尿病特征为选择性自身免疫介导性胰岛 B 细胞损伤，与固有胰腺所发生的 1 型糖尿病一样。突然出现的，或进行性的血糖失控，伴移植物选择性胰岛 B 细胞丢失，而其他胰岛细胞（特别是产高血糖素的胰岛 A 细胞）正常时，可诊断为复发。一些病例可见活动性胰岛 B 细胞损害，表现为单核细胞浸润（胰岛炎）。与固有胰腺一样，炎症位于尚含有胰岛 B 细胞的胰岛的中央，当胰岛 B 细胞消失后，炎症也消退。固有胰腺与移植胰腺还有一个相似的表现，即病变胰岛内偶可见由淀粉蛋白构成的嗜酸性无定形物质沉积（图 7-54）。

首先报道的复发性糖尿病患者为单卵双生或人类白细胞抗原相同同胞移植，患者未接受免疫抑制治疗或仅小剂量免疫抑制治疗。未接受免疫抑制治疗者，疾病复发于移植后数周内。一些病例在免疫抑制治疗或增大剂量后，胰岛炎消退。来自尸体器官提供者的人类白细胞抗原不匹配移植患者易于出现自身免疫性疾病复发，但发生的概率很小。总体而言，1 型糖尿病的复发率很小，可能原因在于，移植胰腺内含有供体淋巴组织，受体通过与供体 T 细胞亚群（RT6.2）形成嵌合状态，发挥调节效果。

除临床表现和组织学改变外，还可通过检测血清中胰岛细胞自身抗体（GAD 65 和 IA-2）来诊断自身免疫性疾病复发，但这些抗体也可见于临床上无自身免疫性疾病复发表现患者。一项研究比较慢性移植物衰竭的患者与移植物功能良好的患者，发现无论是移植前，还是移植物衰竭时，前者血清中胰岛细胞自身抗体水平均更高。移植物失功能的患者在移植物失功能时，自身抗体水平增加。

从病理学角度来看，由胰岛炎伴进行性和选择性胰岛 B 细胞丢失构成的活动性破坏期是暂时性的，识别到这一点非常重要。静止期内（胰岛 B 细胞消失和胰岛炎消退后），胰腺表现基本正常，可显示一定程度的纤维化，此时的诊断只能依靠免疫组织化学检测，证实胰岛内无胰岛 B 细胞存在。持续一段时间以后，胰岛可完全消失。

3. 胰岛细胞药物毒性损伤　在应用环孢霉素的时代以前，将近 1/2 的肾移植患者因大剂量皮质类固醇的使用，会继发移植后糖尿病。年龄大、体重高、异常糖代谢家族史，以及非洲裔美国人或西班牙人后代等，移植后糖尿病的发病率较高，这可能是胰岛素抵抗同时伴有相应的胰岛素分泌不足共同作用

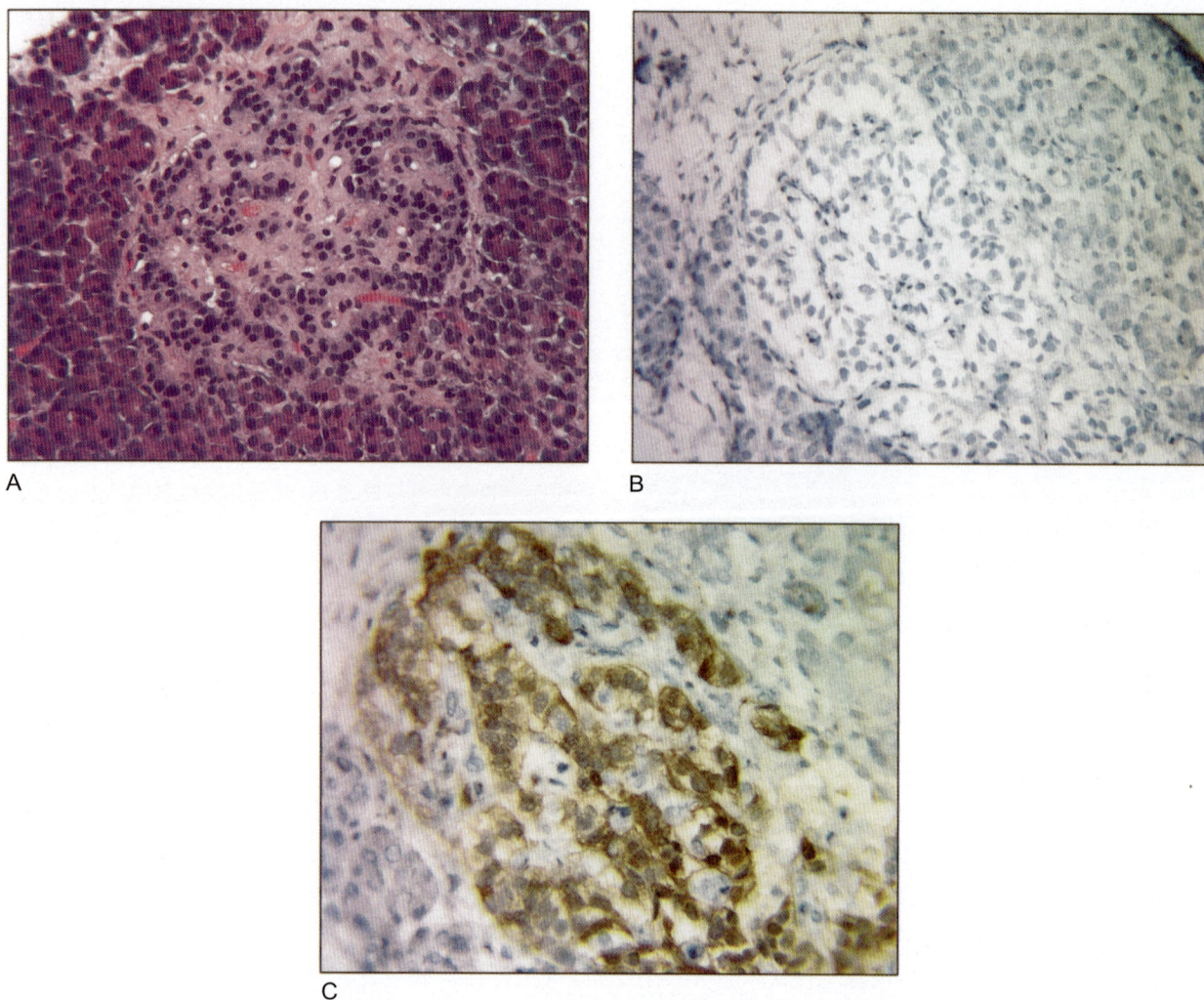

图 7-54 移植胰腺患者糖尿病复发。（A）胰岛区域仅见灶性由淀粉蛋白构成的嗜酸性无定形物质沉积，类似于固有胰腺糖尿病时的表现。腺泡组织正常（HE 染色）。（B）胰岛素染色阴性。当胰岛 B 细胞完全丢失后，胰岛炎也消退。（C）胰高血糖素染色，α 细胞为残留胰岛的主要组成细胞

的结果。胰岛素抵抗的原因在于胰岛素受体数量减少、亲和力降低，葡萄糖摄取障碍，可能还包括胰岛 B 细胞分泌胰岛素受限。

环孢素和他克莫司的使用，显著改善了胰腺移植的预后。这两种药物的不良反应除肾毒性、多毛症 / 脱发、神经及胃肠道不良反应外，还可引起糖代谢异常。高血糖更常见于接受他克莫司的患者。动物实验显示，环孢素的应用可减少胰岛素分泌、减小胰岛 B 细胞密度、减少胰岛素合成并破坏胰岛素分泌，应用他克莫司也可造成相似的形态学改变。应用环孢素和他克莫司治病，患者高血糖的发生率分别为 11% ~ 19% 和 15% ~ 29%。多数患者还接受了类固醇治疗，这成为结果分析过程中的干扰因素。

有药物毒性临床表现的患者，其活组织检查标本的形态学表现为胰岛细胞细胞质肿胀和空泡化，胰岛变得透明，在更为嗜酸性的腺泡性实质中非常显眼。更为严重的病例，胰岛细胞丢失，形成空白区域（腔隙），如果有融合的胰岛细胞丢失，则在光镜下可以观察到。罕见情况下，胰岛内还可见到凋亡细胞碎片（图 7-55）。

与对照组相比，免疫过氧化物酶染色检测胰岛素和胰高血糖素时，胰岛 B 细胞内胰岛素减少，电镜检查显示为胰岛 B 细胞内胰岛素致密核心颗粒减少。电镜还证实胰岛内外周非 B 型细胞得以保存。减少或停用药物可逆转这些临床症状和组织学改变。最近应用类固醇冲击疗法来治疗急性排斥反应，使

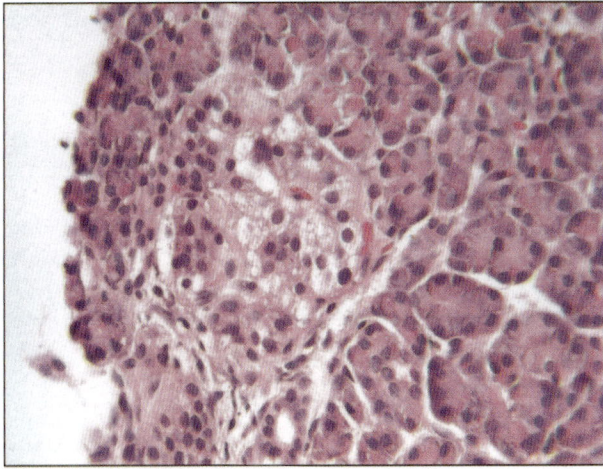

A

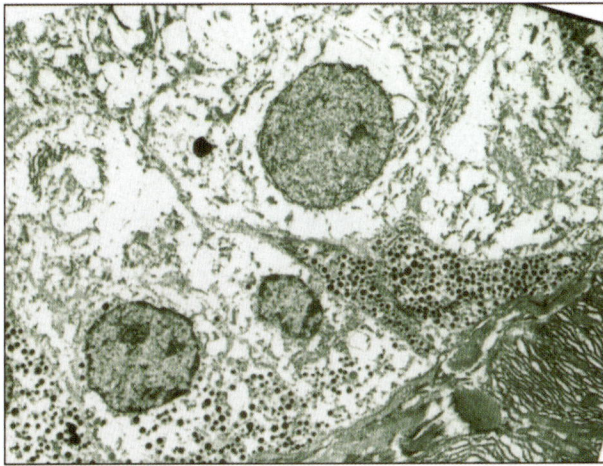

B

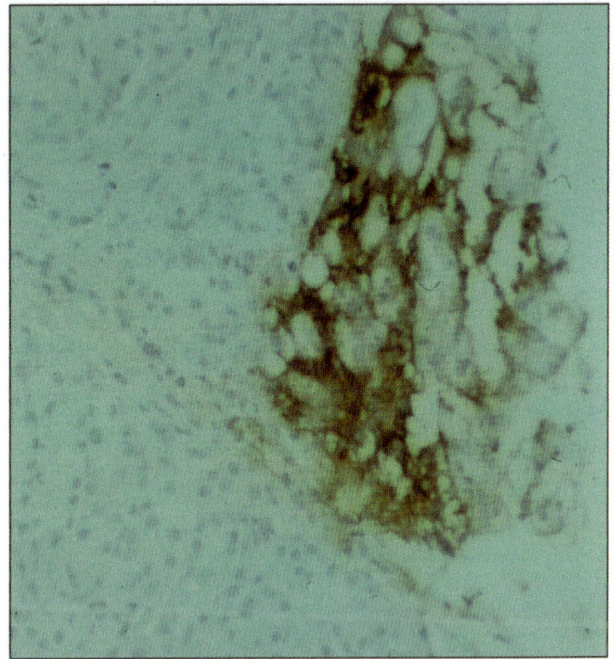

C

图 7-55　（A）神经钙蛋白抑制药所致胰岛细胞毒性损伤。显著的胰岛细胞空泡化，偶见胰岛细胞凋亡或丢失。患者有高血糖和高水平 FK506（他克莫司）。腺泡细胞无空泡化，也无炎症表现。（B）神经钙蛋白抑制药所致胰岛细胞毒性损伤。胰岛素染色结果较弱，呈"褐色"样表现。（C）电子显微镜检查，胰岛 B 细胞显著空泡化，神经内分泌颗粒丢失，α 细胞（下半部）内有丰富的神经内分泌颗粒

得高血糖和药物毒性损伤的组织学表现更加严重。最近开始在免疫抑制方案中减少类固醇的使用，将可能减少胰岛药物毒性损伤的发生。

4. 胰岛细胞增生症　固有胰腺内，成年人胰腺导管上皮可增生分化为产胰岛素的细胞（图 7-56）。胰岛细胞增生症发现于一个胰腺移植动物模型中。

系统性研究移植胰腺活组织检查标本发现，约 4% 的标本中可见胰岛细胞增生症，可伴或不伴有移植排斥反应。多数情况下，这种改变与前文所述的损伤（如缺血性胰腺炎）及随后发生的增生性改变有关。尚不清楚这一改变的临床意义。一项报道认为胰岛细胞增生症与高血糖相关。

（四）十二指肠移植病

全器官胰腺同种移植的外分泌引流吻合一般通过移植一段十二指肠来完成。行膀胱引流的患者，移植十二指肠标本可通过膀胱镜来获得。有时偶也可通过经皮途径来获得十二指肠标本。

十二指肠急性排斥反应通常与胰腺排斥反应同时发生，但也可各自单独发生。轻微的十二指肠急性排斥反应表现为黏膜固有层内炎症细胞数量增加、绒毛轻度变短及上皮细胞凋亡（见第八章"小肠和多脏器移植病理学"）。重度排斥反应出现融合性细胞坏死，表面可完全无上皮被覆，坏死可累及全层，包括固有肌层。动脉受累（例如动脉内膜炎和血管炎）对排斥反应具有诊断意义，也可见于十二指肠。

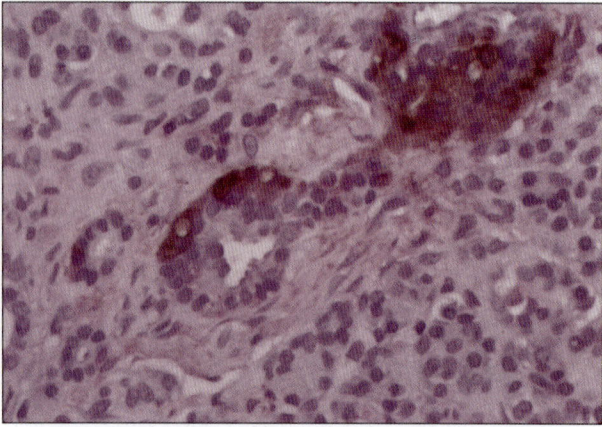

图 7-56 胰岛细胞增生症。重度缺血损伤后，胰腺导管内出现产胰岛素的细胞。这可能是一种反应性 / 再生性表现

已有 1 例因十二指肠排斥反应而穿孔的报道。

膀胱镜活组织检查标本中还可见到的其他类型十二指肠病变，包括缺血和感染性十二指肠溃疡（例如巨细胞病毒、细菌、真菌）、Foley 导管损伤和膀胱肿瘤等。若尿路症状反复出现，可能需要将膀胱引流改为肠引流。

八、同种移植物衰竭标本的大体和镜下评估

移植胰腺切除标本常包括整个胰腺及相连的部分十二指肠，后者还连有受者的部分小肠或部分膀胱壁（图 7-1 和图 7-2）。如果病理医师理解胰腺移植技术的复杂性 [见本章一、（二）"胰腺移植 / 外科技术发展简史"]，就可以很好地完成标本的大体检查。

系统性地对衰竭标本进行组织学检查，对于准确判断移植器官失功能的原因非常重要。最低的组织取材标准是包括所有大血管的横切面，并从实质处取几块组织，以包括足够数量的中等大小血管和小血管。每个病例的取材数量不同，一般为 4 ~ 10个组织块，目的是保证最重要的结构已被取到。

大体和镜下评估的指导方案如下。

大动脉和静脉：评估血栓（新形成的和机化的血栓）、动脉内膜炎、移植器官血管病、供体动脉粥样硬化等。

实质内随机取材（有生机的和坏死的组织，一般取 3 ~ 5 个组织块）：评估缺血 / 胰腺炎、急性排斥反应、慢性排斥反应、感染性病原体等。

吻合区域：评估吻合口裂开（瘘）和浆膜炎。

其他病变：肿块（例如移植后淋巴组织增殖性疾病、囊肿、脓肿、淋巴结。

辅助检查：怀疑自身免疫性疾病复发的患者，应行免疫过氧化物酶法，检测胰岛素和胰高血糖素，以证实有胰岛 B 细胞的选择性破坏。这些病例的实质表现可能接近正常，无慢性排斥反应所具有的纤维化 / 腺泡丢失表现；若怀疑体液排斥反应的存在，应行 C4d 染色；怀疑超急性 / 加速性排斥反应的患者，应取冷冻组织标本，行免疫荧光检测免疫球蛋白和补体。

电镜检查：可用于 1 型糖尿病复发患者检测，以证明有选择性胰岛 B 细胞丢失，或用于证实神经钙蛋白抑制药药物毒性所致胰岛 B 细胞变性。

九、胰腺移植的其他并发症及其组织病理学表现

血栓性微血管病是众所周知的移植并发症之一，已有发生于同时性胰肾联合移植患者的报道，但一般缺乏胰腺受累的临床病理学证据，甚至在因此而出现系统性表现的患者也见不到。

已有继发于胰腺移植的移植器官抗宿主病（GVHD）的报道，但非常罕见，总体发病率不超过 0.5%，其诊断依靠继发于胃肠道、肝和皮肤受累后的临床病理学表现（见其他章节），受累器官内检见供体人类白细胞抗原或 DNA，可确定诊断。

多瘤病毒感染：多瘤病毒性肾病是导致 SKP 患者移植肾失功能的一个主要原因。由于这种感染局限于移植肾，因此诊断需要在肾活组织检查标本中证实有病毒性细胞改变。尿细胞学及血中病毒载量对诊断很有帮助。

胃肠道药物毒性：慢性腹泻是麦考酚酸莫酯治疗常见的不良反应之一。结肠活组织检查标本最典型的表现与其他免疫抑制状态相同，被命名为隐窝细胞凋亡增多。严重者类似于肠道急性移植器官抗宿主病。减少或停止用药，可改善临床表现和组织学改变。

（一）腺病毒

腺病毒与肾移植患者发生的出血性膀胱炎有关，

罕见情况下可有肾实质累及（腺病毒性肾盂肾炎）。仅有 1 例肾 - 胰腺联合移植患者发生腺病毒感染的报道，一些肾小管内可见腺病毒 11 型，但移植胰腺功能正常，似乎未被感染。

（二）肿瘤形成

仅有 1 例移植胰腺内发生胰腺腺癌的报道。

（译者　邹卫龙　王　毅）

第八章 小肠和多脏器移植病理学

PhillipRuiz, M.D., Ph.D.

AndreasTzakis, M.D.

HidenoriTakahashi, M.D.

一、引言和背景

过去的 20 年里，小肠和多脏器移植领域取得了巨大进步，这种曾经罕见的治疗措施目前已经常规用于肠衰竭的治疗。全肠道外营养治疗仍然是短肠综合征的维持治疗手段，但这种治疗有很大的缺陷，包括并发症多且常危及生命、费用昂贵和影响生活质量。相比之下，成功应用小肠移植（Itx）和多脏器移植（MVTx）后，受者有可能重新获得有功能的消化道，饮食限制很少或者无、生长发育改善，并且有可能获得较为正常的生活方式。当然，由于肠管含有大量淋巴样和非淋巴样实质性细胞团块，对宿主而言，接受一段肠管或多脏器移植器官，会带来大量组织不相容性抗原，因此，小肠移植和多脏器移植与其他实体器官同种异体移植一样，需要无限期地使用有效的和强力的免疫抑制治疗，从而在面对持久的、强力的宿主免疫攻击时维持移植器官的存活。这种免疫抑制状态使得受者处于发生感染和恶性肿瘤的高度危险之中，这些药物本身也常常对数种器官系统（如肾和神经系统）具有直接毒性

作用。尽管如此，随着免疫抑制技术的不断改进、手术技术越来越好和临床管理日趋完善，小肠移植和多脏器移植的成功率也越来越高。人们对涉及肠道移植器官排斥反应的机制理解得更加深入（见第一章 "器官移植的免疫病理学"），也使得介入性治疗方案的设计更加完善，从而保护受者和移植器官免受免疫损伤。伴肠道功能受损的多种基础性疾病可导致 "短肠综合征"，这些疾病已经可以通过小肠移植或多脏器移植来达到治疗的目的。在这些特殊情形下，小肠主要的衰竭表现是失去吸收功能，最终导致受者营养不良，部分疾病列于表 8-1。儿童和成人患者采取的治疗措施相同，但导致各年龄组肠道功能受损的疾病却显著不同（表 8-1）。大多数患者在移植之前采取全肠道外营养治疗。

许多动物模型使用原位或异位肠管移植进行研究，其经验有助于改进临床情形下的操作程序和治疗措施。来自这些动物模型的经验已经帮助识别了各个级别的并发症，以及免疫抑制治疗的效果，并使手术技术更加精细化。自首次尝试移植手术以来，

表 8-1　接受小肠或多脏器移植患者的主要疾病 *

疾病	%
儿童	
腹裂	22
肠扭转	17
坏死性小肠结肠炎	12
假性梗阻	9
肠闭锁	8
神经节细胞缺乏症 /Hirschsprung 病	7
二次移植	7
微绒毛包涵体病	6
其他原因	4
吸收障碍	3
其他短肠原因	3
肿瘤	1
其他	1
成人	
缺血	25
克罗恩氏病	13
外伤	9
其他短肠原因	9
肠扭转	8
运动性	8
（肠系膜）纤维瘤病	8
二次移植	6
杂类疾病	6
其他肿瘤	5
加德纳（Gardner）综合征	3

* 资料来自小肠移植登记中心

在过去 30 年中，小肠和多脏器移植的手术操作不断演进、不断完善。移植前供者和受者的筛查程序，以及移植后免疫抑制治疗也日益改进。所有这些因素，加上对肠道生理学和免疫学基础知识理解的不断深入，极大地提高了移植器官和受者的存活率。尽管小肠移植和多脏器移植进步显著，患者仍然易发生多种并发症，其中部分列于表 8-2。

在过去 20 年中，对小肠移植器官功能和患者状况的监测也取得了巨大进步，临床团队对于移植后并发症的监测，可通过活组织检查评估或实验室检查来进行，而病理医师在此过程中发挥着最为重要的作用，因此，涉及胃肠道（GI）移植领域的移植病理学成为一门独立学科，其中整合了传统的组织

表 8-2　小肠移植后的潜在并发症列表

并发症
急性排斥反应
慢性排斥反应
感染
移植后淋巴组织增殖性疾病（PTLD）
移植物抗宿主病（GVHD）
肾功能不全
胰腺炎
肠穿孔
吻合口漏

学检查、临床实验室检查和分子生物学技术进展。

小肠同种异体移植可分为单独的小肠移植和多脏器移植，后者可包括胃、小肠和大肠、肝、胰和脾脏。是单独进行小肠移植还是进行多脏器移植，取决于受者导致肠道功能受损的基础疾病状态。最近数年，与单独的小肠移植相比，应用多脏器移植增加了移植器官和患者的存活率。从病理医师的角度，使用多脏器移植需要扩大外科同种异体移植器官的知识面，它不同于通常所见或通常所讨论的标本（如胃或结肠），并且需要认识到病理学改变可能取决于胃肠道的取样部位（如十二指肠还是回肠）。这些患者做了腹腔脏器外置造口术，通常经过造口进行内镜下取样。由于造口部位存在非特异性炎症反应和组织结构扭曲，会影响诊断，因此从造口部位取样的组织对于移植器官功能的评估基本没有帮助。

二、组织病理学评估

同种异体异物的组织病理学评估和医学实验室检查，对于临床上小肠移植和多脏器移植的所有阶段都非常重要，包括移植前期和连续性评估长期存活移植器官功能的维持情况。绝大多数组织标本在可视内镜指导下对小肠移植和多脏器移植进行选择性取样，标准化的取材部位是取黏膜区域。小肠和胃同种移植器官的活组织检查取样在技术方面类似于相对应的自身器官。

内镜医师具有一些胃肠道器官移植的经验，这一点很重要，有助于确定活组织检查的部位，并且能将内镜下黏膜改变的类型与病理医师交流。同种异体移植器官的黏膜下区域一般不需要取样，只有可疑区域需要手术修补或移植器官外置准备替换时，

才会对黏膜下区域进行取样。与其他器官移植活组织检查评估一样，移植病理医师一定要获取受者相关的临床病史（如移植时间、导致移植的自身疾病或问题、目前的临床表现）、以前活组织检查的结果（如果有）以及上述提及的内镜下器官所见。必须注明活组织检查的具体部位，如是病变部位、病变周围和非病变区域，因为这些邻近部位的组织学表现可能完全不同。大多数涉及胃肠道移植的问题都非常紧急，可能快速引起同种异体移植器官功能障碍和移植器官失功，因此，同种异体移植器官活组织检查标本的处理和评估应当越快越好，并且应当每周 7 天都能进行。

每个部位取样 1 ~ 2 块组织，迅速放入恰当的固定剂内（通常使用中性缓冲福尔马林），并且应当至少固定 1h 再进行组织处理。石蜡切片通常间隔 0.5cm 的厚度做多层面切片，因为病变（如排斥反应）可能局灶分布而非弥漫分布。苏木素和伊红（HE）染色用于初始评估。组织学实验室应当能够进行特殊染色、免疫组织化学检查（如针对感染原如巨细胞病毒和腺病毒）以及原位杂交技术 [用于检测病毒，如爱泼斯坦 - 巴尔病毒（EB 病毒，EBV）]，分子病理实验室也有价值，可以检测病毒负荷量（如针对 EB 病毒），在评估移植后淋巴组织增殖性疾病（PTLD）的可能性时，可以检测 T 细胞和 B 细胞的抗原受体基因重排。

三、供者器官和保存损伤

与其他实体器官移植一样，在小肠和多脏器移植领域，器官获取方法和手术技术正在不断改进，以帮助解决普遍存在的合适供体缺乏的问题，并努力使得更多器官可以使用。其他器官移植（如肾和肝），如果供体临床病史有问题，或器官大体看起来有问题，会进行移植前活组织检查，而小肠和多脏器移植前，很少要求病理医师对供体的小肠或胃进行评估。对供体候选人的筛选包括供者的临床病史、大体表现和受者腹腔大小（如儿童年龄）等，以避免任何潜在的问题。病理医师确实会检查一部分手术后残留的供者组织，根据笔者的经验，这种检查除了轻微缺血性损伤之外（可能是移植物的保存损伤所致），通常找不到任何有意义的病理学改变。

移植物必然有一段冷溶液中的器官保存期，随后是血管吻合后的受者血液供应产生的温暖的移植物再灌注。随着供者器官的置入和血运重建，通常对移植造成某种程度的器官保存相关性损伤或缺血再灌注（ischemia reperfusion，I/R）损伤。生理学上，肠管可能表现为运动性减弱，这可能是器官血流减少所致全肠管炎症反应的结果。绝大多数病例缺血再灌注损伤改变轻微，对器官的短期功能没有明显影响，但同种异体移植物对免疫介导损伤的最终易感性和生理学功能可能会受到显著影响。越来越多的证据表明，即使在最佳条件下获取尸体器官，并且组织学上无明显异常，转录也不是静止的，例如，尸体器官可能表现为获取器官后，炎症和运输相关的几组基因转录水平显著增加。这些改变的意义仍然不明，目前小肠同种异体移植物的研究还不广泛，然而这些发生于获取器官的改变有可能影响移植物的长期功能。由于缺少供者器官，目前使用"边缘"供者（如老年供者提供的移植物或心脏死亡者提供的器官捐赠）作为移植物来源的数量还在增长。这些不理想的器官更可能受到缺血 - 再灌注损伤，并且原发性无功能或移植物功能延迟发生率都增加，并发症（如排斥反应）的发生率也增加。

形态学：移植后早期获取的黏膜活组织检查的特征性表现为保存损伤的改变。在小肠和结肠，轻微保存损伤的改变包括小肠绒毛弥漫性水肿和肿胀，不伴有显著增多的炎症细胞浸润，部分血管充血，表面被覆上皮与下方的固有层分离(图 8-1 和图 8-2)。较严重的缺血 - 再灌注损伤还显示有其他改变，如上皮细胞坏死，从黏膜表面扩散到黏膜下深层。缺血 - 再灌注损伤的大鼠实验室模型显示小肠透壁性坏死。与后一改变相关的临床表现少见，但在缺血 - 再灌注损伤伴有长期的血管受损时可能出现（图 8-3），在这种情况下，同种异体移植器官组织显示缺血性改变，与自体器官的肠缺血改变相似。关于这一点，笔者不清楚缺血 - 再灌注损伤对胃肠道移植物功能的持久性和存活期的影响，也不知道长时间的移植物中，哪些特异性病理学改变与早期缺血 - 再灌注损伤有关。迄今为止，对于胃同种异物移植物缺血 - 再灌注损伤的形态学表现了解非常有限。

四、急性排斥反应

要使小肠和多脏器移植受者的移植物保持长期功能，对临床医师而言，需要面对急性排斥反应的检测和有效治疗的持续挑战。虽然强效免疫抑制药

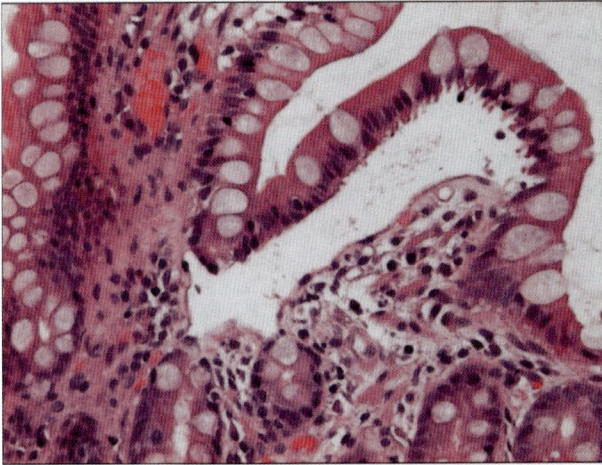

图 8-1　保存损伤：移植后数日所取小肠活组织检查标本，显示小肠绒毛肿胀，不伴有明显增加的炎症细胞浸润，部分血管充血，被覆的表面上皮与下方固有层分离(HE 染色，原始尺寸放大 200 倍)

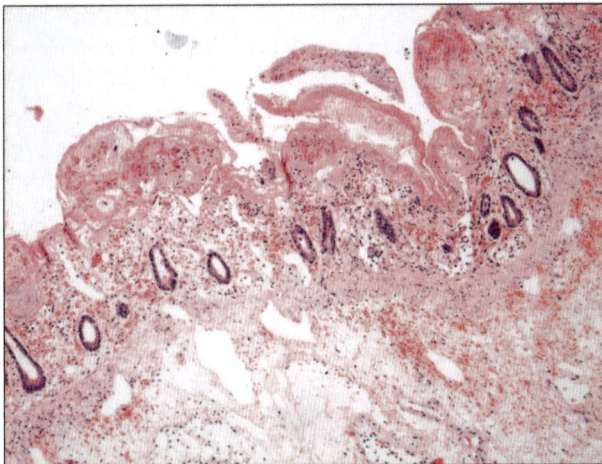

图 8-2　保存损伤：更严重缺血 - 再灌注损伤，上皮细胞坏死，从黏膜表现扩散到黏膜下深层（HE 染色，原始尺寸放大 100 倍)

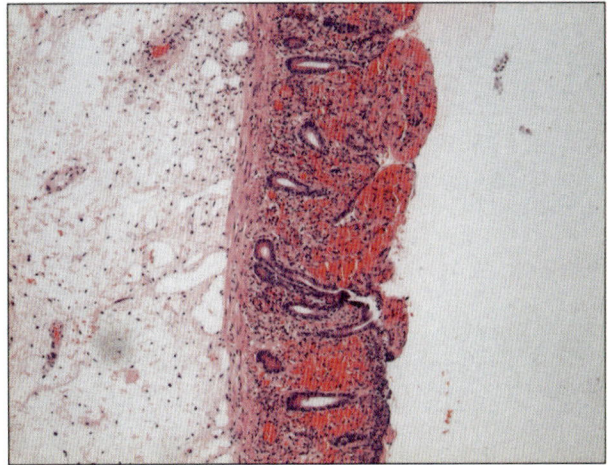

图 8-3　保存损伤：缺血 - 再灌注损伤伴长期血管受损(HE 染色，原始尺寸放大 40 倍)

括肠细胞及其前体、血管内皮细胞、肌细胞和神经细胞。这些不同类型细胞群的损伤或死亡，导致后续出现同种异体移植物排斥反应的临床表现，如吸收障碍、运动障碍和缺血。由于胃肠道同种异体移植物中抗原物质的数量巨大，如果不及时治疗，小肠急性排斥反应可快速进展，最终导致严重的并发症，如严重的剥脱性排斥反应和肠腔内细菌迁移，后者可发展为败血症。如果宿主排斥持续不减退，临床后果非常严重，因此要求小肠和多脏器移植急性排斥反应必须得到快速而准确地诊断。正如胃肠道同种异体移植物的其他活组织检查一样，考虑急性排斥反应的诊断可能性时必须结合临床和内镜结果。小肠移植或多脏器移植患者发生急性排斥反应时的症状变化多端，包括排便增多（早期为从造口排出）、发热和肿胀，这些症状没有特异性，其他疾病（如感染）也可能导致相似的表现。鉴于此，活组织检查在区分这些疾病方面起着至关重要的作用。亚临床排斥反应（subclinical rejection， SCR）现象的描述已见于其他一些器官移植，包括肝和肾，其定义为活组织检查标本中出现与急性排斥反应相关的形态学表现，但缺乏相应临床症状的状态。因此，当活组织检查作为监测方案的一部分，并且患者临床情况稳定时，可以使用这一诊断。目前，许多研究者认为亚临床排斥反应可能是一种重要的疾病实体，因为具有这种表现的患者最终发生移植物失功的概率很高（如肾），目前已经有一些方案可确定亚临床排斥反应是否需要进一步使用免疫抑制治疗。

物的使用已经改变了自然病程，但是同种异体移植物急性排斥反应往往很严重，而且发生率居高不下，这种宿主对移植物的免疫介导损伤仍然是最重要的胃肠道移植并发症（表 8-2）。细胞介导和体液介导性排斥反应的发生机制类似于其他器官系统，并且已经在前面章节讨论过（见第一章"器官移植的免疫病理学"）。简而言之，来自宿主的 T 细胞和 B 细胞，加上自然杀伤细胞和巨噬细胞，在识别同种异体小肠的免疫学途径的发生发展中发挥至关重要的作用。小肠内免疫效应细胞的靶点数量巨大，包另外，这些病例的转录信息类似于急性移植排斥反应。笔者最近描述了小肠同种异体移植物中的亚临床排斥反应，根据笔者的经验，在所有活组织检查标本中亚临床排斥反应的发生率非常高。这些亚临床排斥反应病例在患者病情稳定期间的监测活组织检查中发现，并且最常见的表现为符合1级急性排斥反应的改变。小肠同种异体移植物亚临床排斥反应患者最终发生移植物失败的概率较高。还需要进一步研究的问题包括这些患者是否需要治疗、需要采取何种监测活组织检查方案，以及在移植后间隔多长时间进行。

因为缺乏理想的特异性和敏感性，比活组织检查创伤更小的排斥反应检测方法（如外周T淋巴细胞的免疫表型分析、血清和尿液中多种细胞因子水平的检测）目前还没有在临床普及。瓜氨酸似乎可以作为一种肠道特异性标记物，通过连续分析其在外周血中的水平（从移植后3个月开始），似乎可以区分移植物是否受到损伤。然而，单独检测瓜氨酸作为急性（或慢性）排斥反应的特异性检查方法似乎不太可能，将来结合一些其他炎症标志物进行检测，可能比单独使用瓜氨酸更具诊断特异性。目前，胃肠道同种异体移植物活组织检查的组织病理学检查仍然是最可靠、最明确的排斥反应诊断方法。

形态学：移植术后活组织检查标本中，与急性排斥反应有关的组织病理学变化多端，形成广泛的形态学谱系，并且有时与移植后持续时间相关。其他器官移植一样，小肠和多脏器移植的急性排斥反应的分类术语来自基本的免疫学（超急性排斥反应，加速急性排斥反应，急性血管排斥反应等），但是它们可能无法体现活组织检查标本中的组织病理学发现。

（一）超急性和加速急性排斥反应

超急性和加速急性排斥反应罕见，指在移植后数分钟到数小时（超急性排斥反应）或数日内发生（加速急性排斥反应）的严重排斥反应。已经发现，这种现象发生于预先致敏的患者，继发于严重的体液反应（抗体介导），血管是主要的损伤靶目标，血管损伤、血栓形成和缺血性病变是其组织学特征。试验证实，小肠同种移植可发生这两种类型的排斥反应，但临床上发现的小肠移植超急性排斥反应的病例并不多，因此在胃肠道移植前，并未要求常规

完成受者血清与供体细胞交叉配型检测，但这种情形可能正在发生改变，因为笔者（待出版的手稿）和其他研究者（匹兹堡大学的个人交流）发现小肠超急性排斥反应的发生，与受者移植前存在供者特异性抗体有关。在笔者的病例中，供者移植物一旦吻合，立刻色泽变得灰暗和充血，类似于其他实质性器官的超急性排斥反应所见。形态学上，出现广泛的黏膜充血和坏死，伴血管周围中性粒细胞聚集。充血可延伸至黏膜下，此现象不见于移植前活组织检查标本。自身组织无明显改变。值得注意的是，如果采取恰当的干预措施，如血浆去除术、抗CD20抗体治疗（并且使用其他免疫抑制药）和密切监测，这些患者可克服这种严重的体液急性排斥反应。笔者的患者发生超急性排斥反应后完全恢复（正常移植物形态学和无症状），同时抗供者特异性抗体的滴度降低和正常内镜表现。然而正如上文所述，根据最近的经验，笔者考虑在胃肠道移植前先完成交叉配型。

笔者也发现了少数在小肠移植后数日内发生的加速急性血管性排斥反应（AVR）病例，患者有同种异体抗体，并且具有下文所述急性血管性排斥反应的形态学特征，但未达到超急性排斥反应的程度。

（二）急性血管性（体液性）排斥反应

急性血管性排斥反应（AVR）作为发生于人体小肠和多脏器移植的一种临床疾病，笔者对其发病率和严重性的认识往往不足。一般认为，抗体与同种抗原结合（即体液反应）启动了这种急性血管性排斥反应相关性疾病，病变程度取决于抗体的类型和水平以及移植类型。然而，细胞介导性免疫反应（T细胞介导性血管炎）也可能是小肠同种异体移植物血管炎的潜在病因，因此，如果没有进行辅助研究并获得其他信息，就不可能区分这种类型排斥反应的发病原因。文献中小肠移植的严重型急性血管性排斥反应已有描述，通常与移植后受者对供者抗原产生致敏性同种异体抗体有关，在移植前其含量非常低，而移植后其滴度增加。移植器官显示广泛的炎症改变，主要病变为大动脉到小动脉分支的血管炎（图8-4和图8-5）。血管炎形态学倾向于动脉内膜层混合性急性和慢性炎症细胞浸润，伴内膜下层水肿和内皮损伤。血管壁内可出现C4d沉积（图8-6），细胞介导性免疫过程也可能参与了这一疾病。血管

炎进展为透壁性炎症和纤维素沉积，如不加遏制，可发展为动脉坏死，并导致移植物严重的缺血性损伤。严重的血管炎也可能选择性地累及移植物中的部分动脉，而另一些动脉受累较轻，但原因并不清楚。例如，部分患者的肠系膜动脉可发生血管排斥反应，并且可能导致硬化性肠系膜炎（图8-7和图8-8）。后一现象少见，但是如果在小肠移植和多脏器移植中见到，则需要对受者进行同种异体抗体检测，并用免疫组织化学方法检测T细胞和其他炎症细胞群的构成。胃和结肠同种异体移植物可能显示严重的类似小肠的血管炎模式，但与前文所述一样，根据同种异体移植物部位的不同，血管病变的严重程度和分布可能存在显著差异。这种只是累及移植物的严重血管炎需要与感染鉴别（如真菌和病毒），因此也应当进行特殊染色和培养。血管炎的其他病因，如药物、癌症、自身免疫性过程，通常不会成为同种异体移植物的致病因素，并且一般也见于自身器官，而不仅局限于同种异体移植物。

对病理医师而言，黏膜活组织检查不会见到大血管炎，但可见于外置术、排斥反应的器官和尸检标本。表8-3为我们使用的小肠移植急性血管性排斥反应中血管炎的分级系统（注：胃或结肠同种异体移植物尚未制定类似的分级系统）。如上所述，这

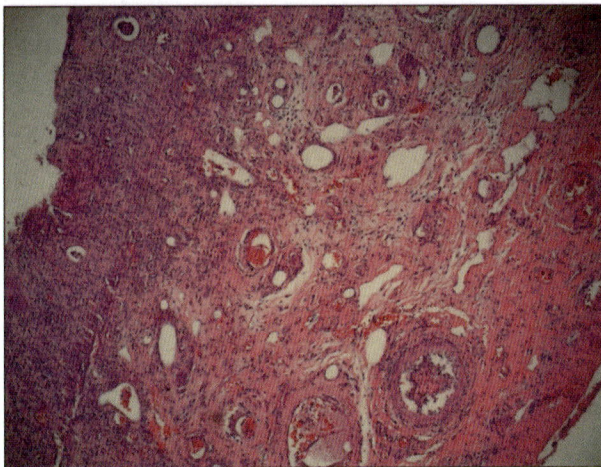

A

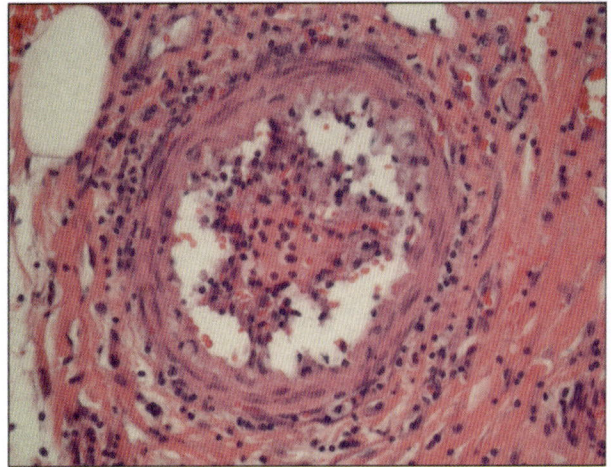

B

图8-5　急性血管性排斥反应（A）：中等到大血管发生严重的血管炎（HE染色，原始尺寸放大200倍）。（B）小肠外置术的大体照片，显示节段性坏死，继发于因血管排斥反应所致的肠系膜动脉血栓

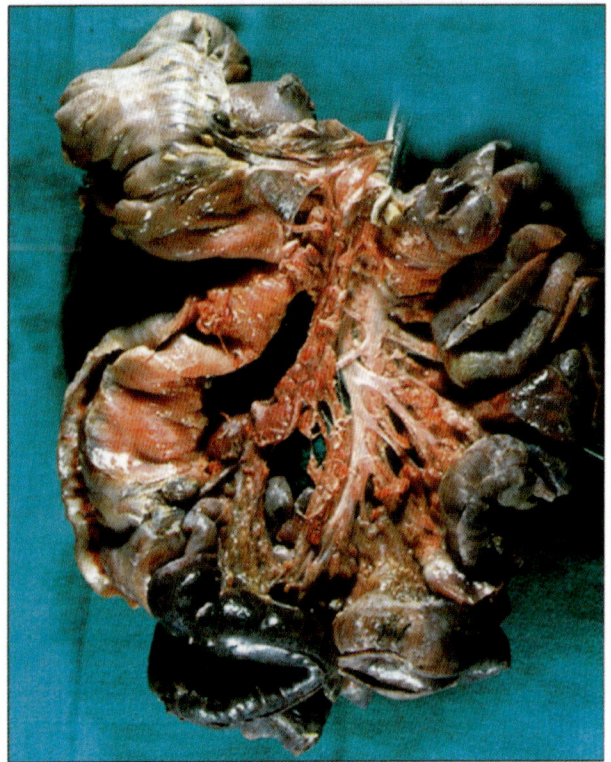

图8-4　急性血管性排斥反应：小肠同种异体移植物显示隐窝消失，固有层和黏膜下弥漫性纤维化。中等到大血管显示严重的血管炎。这些形态学改变提示中度到重度的急性血管性排斥反应伴并存的慢性排斥反应（HE染色，原始尺寸放大100倍）

种急性血管性排斥反应可能导致广泛坏死并最终导致移植物失功能。然而小肠移植也可能发生不太严重的急性血管性排斥反应，其发生率高于以前的观点。有鉴于此，笔者寻找出一些可区分早期、轻微或进展中的急性血管性排斥反应的特征性表现，这些表现可单独出现，也可与细胞介导性排斥反应同

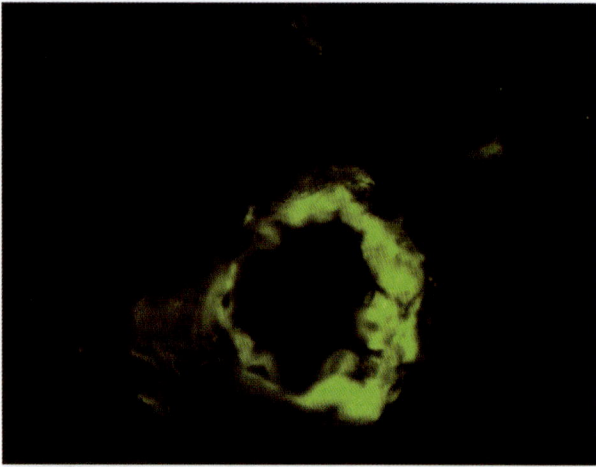

图 8-6 急性血管性排斥反应：小肠同种异体移植物黏膜微小血管 C4d 阳性，临床怀疑急性血管性排斥反应（C4d 免疫荧光染色，原始尺寸放大 400 倍）

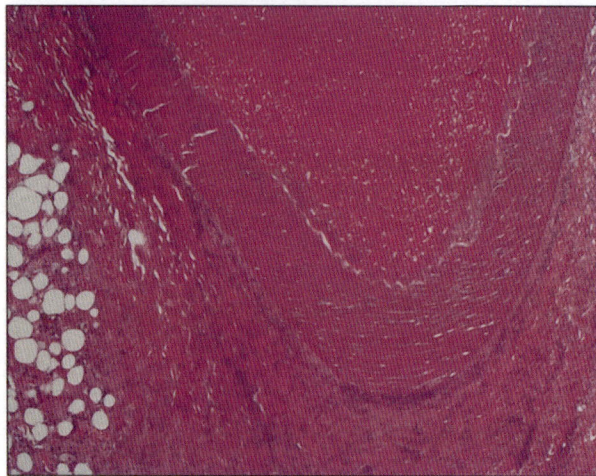

图 8-7 急性血管性排斥反应：硬化性肠系膜炎。剧烈的纤维素样坏死使中等到大血管结构消失（HE 染色，原始尺寸放大 100 倍）

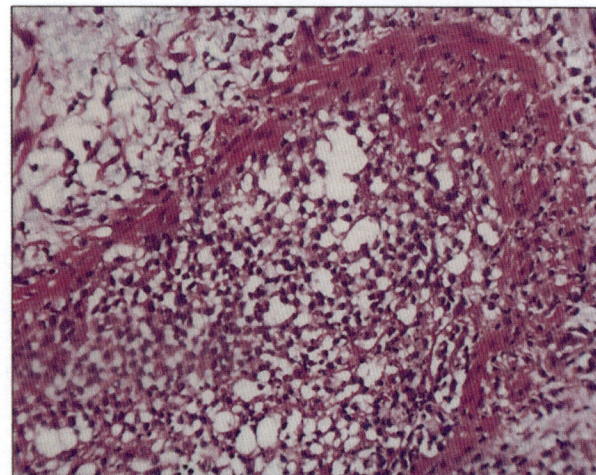

图 8-8 急性血管性排斥反应：肠系膜切片，示大动脉的透壁性血管炎（HE 染色，原始尺寸放大 200 倍）

时出现。这些形态学改变可发生于黏膜内，在许多病例中，与先前存在的或新生成的同种异体抗体有关。这些改变可发生于同种异体移植物手术后的任何时间点，但在早期阶段最具特征性。小肠黏膜微小血管的形态学表现变化较大，可从活组织检查标本中少数血管轻度充血到弥漫性显著充血和红细胞渗出（图 8-9 和图 8-10，见表 8-4 的评分系统）。这些改变主要累及小肠绒毛区域和固有层，当病变主要累及更小的血管时，可能没有任何显著血管炎的证据。慢性炎症细胞可能增多但也可能不增多，通常出现小肠水肿，上皮结构往往保存。结肠同种异体移植物所发生的较轻微的急性血管性排斥反应与之类似，目前文献或出版资料中尚无胃同种异体移植物的可用经验。

表 8-3 急性血管性排斥反应中的血管炎病变

级别	组织病理学表现	
0	无炎症改变	
1	轻微炎症改变	极少数血管内有黏附的炎症细胞，没有坏死或纤维素沉积的证据
2	中度炎症改变	> 50% 的血管显示炎症的改变，但无坏死或透壁性炎症的证据
3	重度炎症改变	透壁性炎症伴坏死和纤维素沉积

基于体液的急性排斥反应通常不需要进一步检测以进行评估。如果怀疑或先前诊断过体液排斥反应，笔者会建议进一步取样，用恰当的固定液保存，例如 Michel 固定液或 Zeus 固定液，然后对组织进行免疫荧光套餐检测，根据需要确定是否存在免疫球蛋白 [免疫球蛋白（Ig）G、IgA、IgM]、补体成分（C3、C4、C4d、C1q）、纤维蛋白原和其他免疫反应物。笔者已经发现免疫球蛋白伴补体成分在血管内和间质内沉积。正如其他发生体液排斥反应的移植物一样，笔者发现在急性体液排斥反应中，小动脉和毛细血管内有 C4d 沉积（图 8-11）。由于许多体液排斥反应病例并没有进行 C4d 免疫荧光检测，因此没有两者间精确相关性报道。笔者实验室和其他机构尝试使用多克隆 C4d 免疫过氧化酶染色，因为这种方法具有特殊优势，它可以利用福尔马林固定的石蜡包埋组织进行检测，这种染色方法可能会

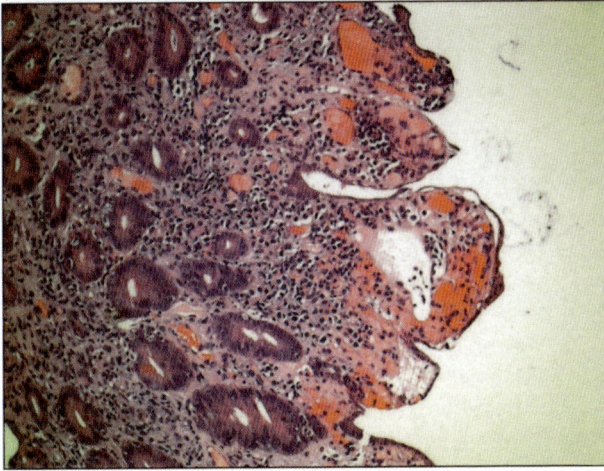

图 8-9　不确定急性排斥反应伴血管改变。小肠绒毛内血管显著充血和红细胞渗出（HE 染色，原始尺寸放大 100 倍）

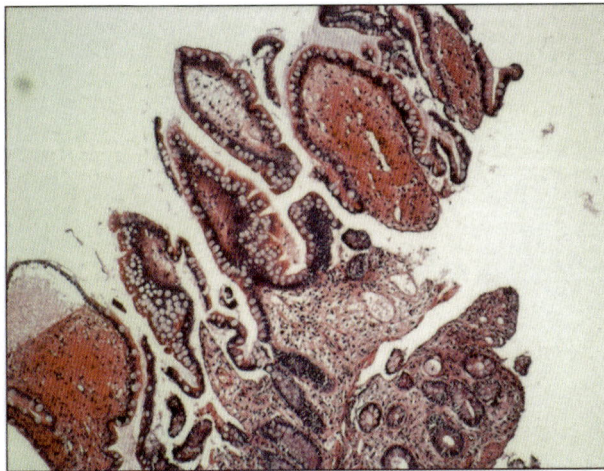

图 8-10　急性血管性排斥反应，轻微型。患者交叉配型试验阳性，有排斥反应的临床证据。轻微的非特异性炎症改变，但有显著的微小血管充血伴红细胞渗出（HE 染色，原始尺寸放大 200 倍）

表 8-4　评估胃肠道同种异体移植物黏膜活组织检查急性血管性排斥反应中微小血管改变的评分系统

级别	组织学表现*
0	无显著充血或红细胞外渗
1	10%～40%组织发生上述改变
2	40%～70%组织发生上述改变
3	70%或更多组织发生上述改变

　*评估固有层和黏膜下层毛细血管、小静脉和动脉分支有无血管扩张和充血。另外也评估周围间质内有无红细胞渗出和水肿。根据上述改变占据整个活组织检查组织的比例进行评分

成功，但在笔者实验室的结果还不太理想，目前看来，还是免疫荧光检测法更敏感。这些轻微的急性血管性排斥反应类型没有特异性组织学改变，也可见于缺血、非特异性肠炎、病毒感染和机械性血管损伤，因此，诊断必须整合临床病史和实验数据（如抗供者特异性抗体滴度）、病变分布（同种异体移植物还是自身组织）、其他形态学表现（如是否存在急性炎症细胞浸润或肠炎相关的表面上皮改变）和微生物培养结果。另外，症状减轻和病理学改变消退，与强化免疫抑制治疗和抗体滴度下降之间应当具有关联。

（三）急性细胞排斥反应

　　急性细胞排斥反应（ACR）是小肠、胃和结肠移植急性排斥反应的最常见类型，并且可与急性血管性排斥反应、感染或其他并发症同时发生。这种形式的排斥反应主要是 T 细胞介导受者对供者同种异体抗原的免疫反应，主要表现为 T 细胞丰富的慢性炎症细胞浸润，分布于器官的间质区域，损伤特定的组织成分。在小肠和胃，这些被损伤的成分主要是位于隐窝内的细胞、腺体结构和表面被覆上皮细胞，也可累及肌组织、血管内皮和神经细胞。这些被宿主免疫反应效应细胞所攻击的靶细胞可能只在功能上受累及，而形态学改变非常轻微，可出现反应性改变或化生性改变（特别是胃），也可发生凋亡。如果凋亡的细胞非常多，且同时伴有血管的免疫损伤，这种情况下有可能出现广泛坏死。急性细胞排斥反应的分子机制细节仍未明确，但是已经知道这是一个多因素过程，CD4 阳性和 CD8 阳性 T 细胞均参与其中，这与其他形式的同种异体移植物排斥反应类似。小肠同种异体移植物急性细胞排斥反应的主要特征之一是隐窝上皮细胞凋亡。CD8 阳性细胞毒性 T 细胞通过两种不同的机制诱导细胞凋亡：粒酶 B/ 穿孔素依赖的颗粒胞吐通路和 Fas-Fas 配体介导性细胞毒作用，这两种途径均参与了小肠移植物急性细胞排斥反应的发生，因此，端粒酶 B 和穿孔素 mRNA 表达上调可能作为急性细胞排斥反应和抗体介导性排斥反应的标志物。有趣的是，在动物实验模型中，即使缺乏 CD8 阳性 T 细胞，隐窝上皮细胞凋亡和急性同种异体移植物排斥反应也可能发生，提示小肠同种异体移植物急性细胞排斥反应可能还有其他发病机制。

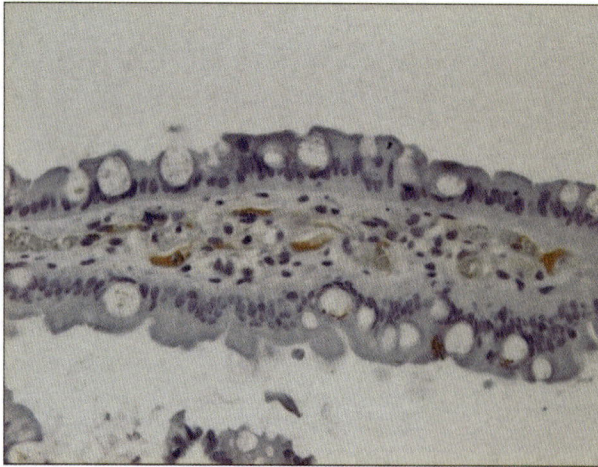
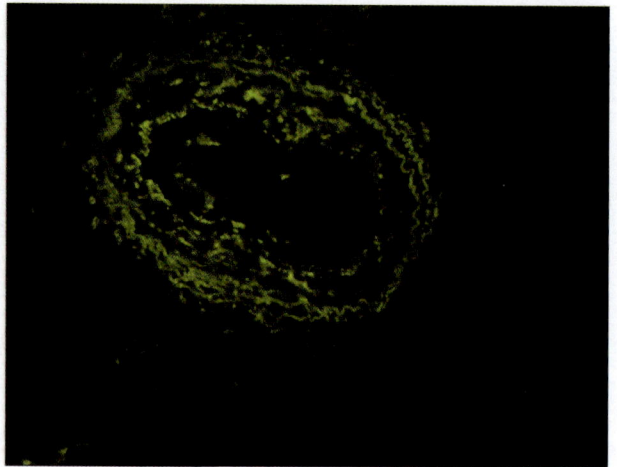

A   B

图 8-11　急性血管性排斥反应。（A）C4d 免疫过氧化酶染色，小肠绒毛内毛细血管阳性（免疫组织化学染色，原始尺寸放大 200 倍）。（B）C3 免疫荧光染色，血管阳性（原始尺寸放大 200 倍）

　　与其他实体器官的同种异体移植器官一样，已经认识到对胃肠道移植物急性排斥反应进行分级是有益的。小肠移植的分级系统有很多种，因为迄今为止，大多数医疗机构都已经积累了非常丰富的小肠移植经验。迈阿密大学制定了胃的分级系统，但至今仍没有结肠的正式分级方案。2003 年，在第八届国际小肠移植论坛上，一个由病理医师和临床医师组成的国际专家组共同制定了小肠同种异体移植物急性细胞排斥反应的统一分级系统（表 8-5）。这一分级系统目前已被广泛采用，在笔者医院已经用于超过 2 500 例的活组织检查病例。到目前为止，形态学分级系统与受者临床症状之间存在良好相关性。最初有关不同机构观察者之间的研究（未出版数据）结果也很好。然而，如上所述，确实会发生临床沉默（亚临床）排斥反应的情形。

　　非常重要的是，评估这些改变的病理医师必须非常熟悉小肠不同部位的正常组织学改变，因为在早期急性细胞排斥反应时，或者当急性细胞排斥反应采取有效的免疫抑制药（如 Campath，又名 alemtuzmab，一种抗肿瘤药）诱导治疗时，活组织检查标本中通常仅有轻微组织学改变。

　　1. 无急性排斥反应证据，0 级　当组织形态学与正常小肠无法区分，或组织学改变可与急性细胞排斥反应所致改变明确区分时，适用这一分级（图 8-12）。

　　2. 不确定急性排斥反应，IND 级　不确定急性排斥反应（indeterminate for acute rejection）可见于任何阶段，包括急性细胞排斥反应的早期或消退期，表现为极少量上皮细胞损伤或破坏，然而间质内炎症细胞浸润增多，包括淋巴细胞、嗜酸性粒细胞、免疫母细胞、一些浆细胞和偶见的中性粒细胞（图 8-13 和图 8-14），各种细胞的组成比例不一（如可有丰富的嗜酸性粒细胞浸润）（图 8-15），但是炎症细胞密度明显增加且超过正常范围，可呈弥漫性或局灶性分布。随着移植后时间的推移，炎症细胞密度可以改变。偶尔可见水肿、小肠绒毛变钝和血管充血，但这些特征不是诊断所必需。隐窝内淋巴细胞或嗜酸性粒细胞浸润（隐窝炎），表面上皮出现凋亡小体，但凋亡小体的数量未达到诊断 1 级（轻度）急性细胞排斥反应的水平。

　　3. 急性细胞排斥反应，轻度，1 级　国际分级系统使用 ≥ 6 个凋亡小体 /10 个隐窝作为轻度急性细胞排斥反应的分界值。常有水肿、充血和结构改变，如小肠绒毛变钝。在轻度急性细胞排斥反应（1 级），出现隐窝细胞损伤、炎症和上文罗列的其他改变，但其程度比 IND 级更严重，包括细胞凋亡的水平（图 8-16 至图 8-19）。炎症细胞浸润通常呈弥漫性分布，轻至中等密度，倾向于扩散到黏膜下较深层，并可累及肌层。这些特征变化很大，因为移植后随着时间推移，炎症细胞浸润的特征和密度可能发生改变。也可能出现退变特征，例如黏液缺失、上皮细胞核增大和深染。1 级和更高级别的急性细胞排斥反应通常还会出现血管充血和内皮炎。

　　4. 急性细胞排斥反应，中度，2 级　在急性细胞

表 8-5　小肠同种异体移植物急性细胞排斥反应的特征

级别	评分	描述	组织学表现
0	0	无急性排斥反应证据	组织学改变不明显，基本类似于正常的自身小肠
IND	1	不确定急性排斥反应	极少量上皮细胞损伤或破坏；隐窝上皮细胞凋亡增多，但不超过 6 个凋亡小体 /10 个隐窝；固有层炎症细胞浸润增多，多种炎症细胞混杂但以单核细胞为主；可以出现水肿、小肠绒毛变粗钝和血管充血
1	2	急性细胞排斥反应，轻度	黏膜结构改变（例如小肠绒毛略显粗钝）、水肿、血管充血；隐窝上皮细胞凋亡增多（≥ 6 个凋亡小体 /10 个隐窝）；固有层炎症细胞浸润增多，多种炎症细胞混杂但以单核细胞为主，伴母细胞化和活化的淋巴细胞
2	3	急性细胞排斥反应，中度	具有 1 级特征以及多处显著的隐窝上皮细胞凋亡增多（≥ 6 个凋亡小体 /10 个隐窝），伴局灶性"融合性凋亡"；整个腺体坏死，和（或）隐窝脓肿；广泛的固有层炎症细胞浸润增多，多种炎症细胞混杂，以单核细胞为主，伴母细胞化和活化的淋巴细胞；水肿、血管充血、小肠绒毛粗钝等程度比 1 级更严重
3	4	急性细胞排斥反应，重度	广泛的形态学扭曲和隐窝毁损伴凋亡、腺体破坏并有黏膜溃疡；显著的弥漫性炎症，包括母细胞化和活化的淋巴细胞、嗜酸性粒细胞和中性粒细胞；肉芽组织和（或）纤维脓性渗出物伴黏膜脱落（剥脱性排斥反应）

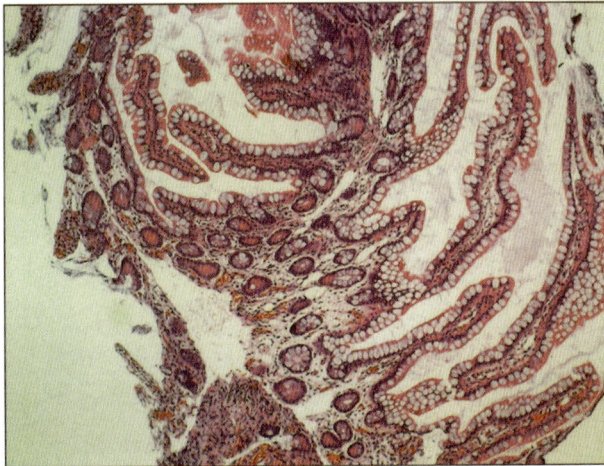

图 8-12　无急性排斥反应证据：移植后 7d 小肠同种异体移植物活组织检查，患者接受 CAMPATH-1 免疫抑制治疗。没有任何有意义的与急性排斥反应相关性改变。总体而言，造血细胞成分少于其他免疫抑制治疗（HE 染色，原始尺寸放大 200 倍）

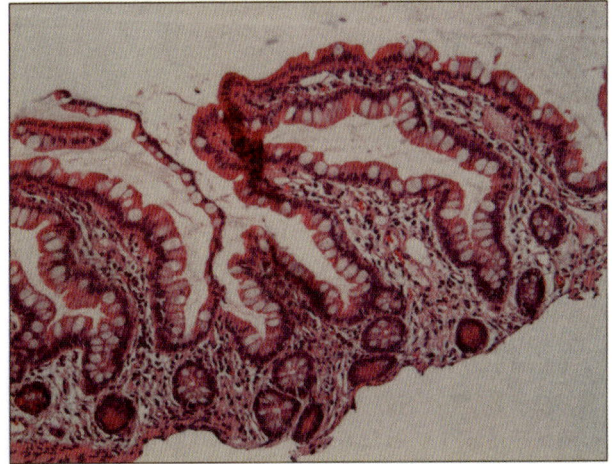

图 8-13　不确定急性排斥反应：间质内炎症细胞浸润增多，由淋巴细胞、嗜酸性粒细胞、免疫母细胞、一些浆细胞和少数中性粒细胞组成，小肠绒毛轻度变钝（HE 染色，原始尺寸放大 100 倍）

排斥反应中度（2 级），出现轻度急性细胞排斥反应的特征，但隐窝细胞的损伤更明显，包括单个隐窝内出现多个凋亡小体，有时融合（图 8-20 至图 8-26）。在部分病例可出现明显的整个腺体坏死和隐窝脓肿（图 8-24）。固有层和黏膜下层炎症细胞浸润通常比轻度急性细胞排斥反应更加致密，炎症细胞浸润的性质一般为混合性，但以单核细胞为主，包括活

化淋巴细胞（或称淋巴母细胞），并且黏膜结构改变倾向于变得明显。炎症细胞浸润的程度通常为中度到重度，受移植后间隔时间的影响不大。与 1 级排斥反应相比，水肿、小肠绒毛变钝和血管充血程度更重，分布也更广泛。

5．急性细胞排斥反应，重度，3 级　重度急性细胞排斥反应（3 级）并不少见，是一种具有毁损

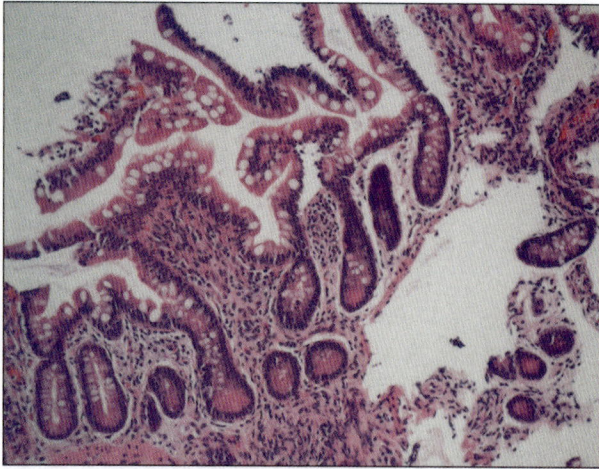

图 8-14　不确定急性排斥反应：移植后数月的患者，具有急性排斥反应临床证据。形态学提示随后发生了急性排斥反应，并见固有层内有早期的胶原沉积（HE 染色，原始尺寸放大 200 倍）

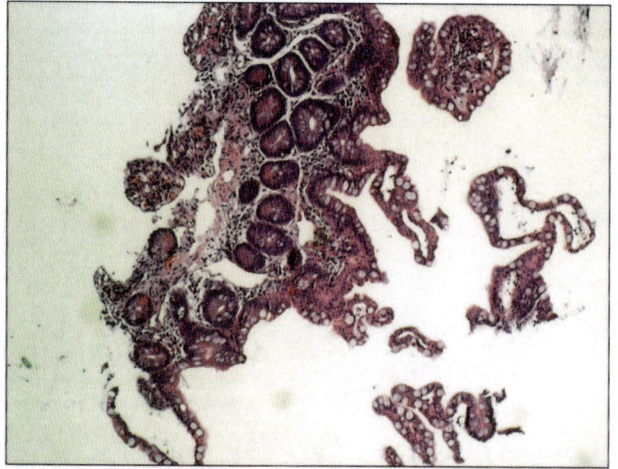

图 8-16　急性细胞排斥反应，轻度：轻度小肠绒毛变钝，炎症细胞浸润的密度轻度增加（HE 染色，原始尺寸放大 40 倍）

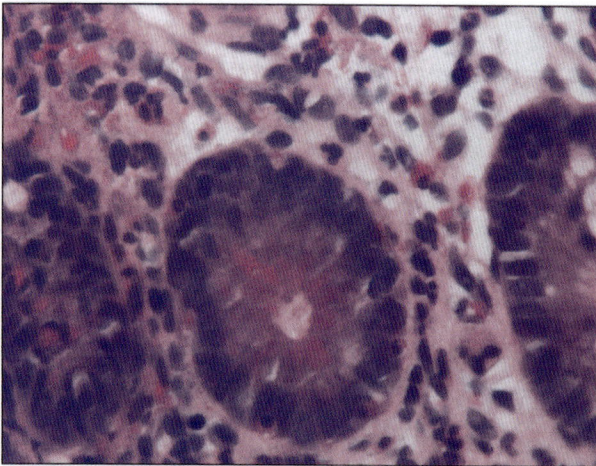

图 8-15　不确定急性排斥反应：示嗜酸性粒细胞丰富的病例（HE 染色，原始尺寸放大 400 倍）

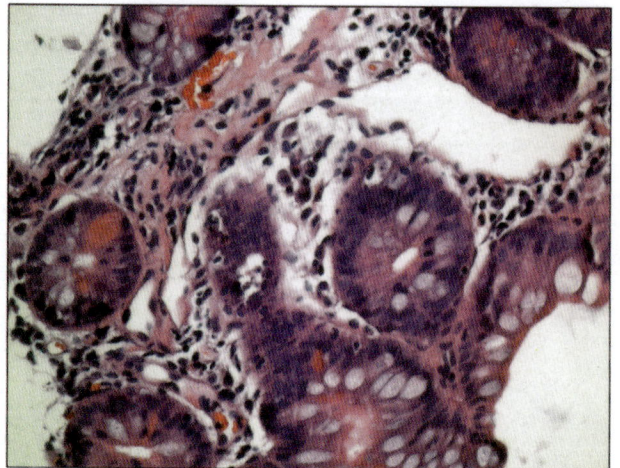

图 8-17　急性细胞排斥反应，轻度：混合性炎症细胞浸润，隐窝内可见数个凋亡小体（少于 6 个凋亡小体 /10 个隐窝）（HE 染色，原始尺寸放大 200 倍）

移植物潜能的急性细胞排斥反应。重度急性细胞排斥反应（3 级）具有广泛的细胞损伤和凋亡、腺体破坏和相应的黏膜溃疡（图 8-27 至图 8-30）。隐窝上皮的凋亡水平不定，事实上，残存隐窝内的凋亡可能非常不明显。病变内显著的弥漫性炎症细胞浸润，包括活化淋巴细胞、嗜酸性粒细胞和中性粒细胞。广泛的严重排斥反应通常导致小肠形态学结构完全丧失，并且可有大量肉芽组织和（或）纤维脓性（假膜性）渗出物伴黏膜剥脱。内镜医师通常发现组织质脆而易碎，因而取样组织破碎伴显著的结构扭曲。若无活动性隐窝细胞损伤，则黏膜溃疡不应当归类为急性细胞排斥反应 3 级，而是应当诊断为"符合重度急性细胞排斥反应"，因为缺血性和感染性病变也可能导致黏膜坏死。最广泛的严重排斥反应基本上仅见坏死组织，称为"剥脱性排斥反应（exfoliative rejection）"。从肉眼观察受累程度较轻的部位取样，对这种级别排斥反应的诊断非常有价值。小肠移植的动物实验模型中，最常见急性重度排斥反应的特征（图 8-31）。

小肠内某些区域似乎更容易发生急性细胞排斥

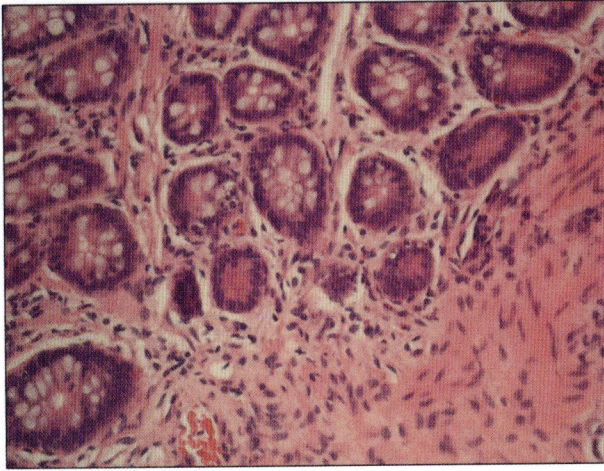

图 8-18　急性细胞排斥反应,轻度:隐窝上皮细胞凋亡(HE染色,原始尺寸放大 400 倍)

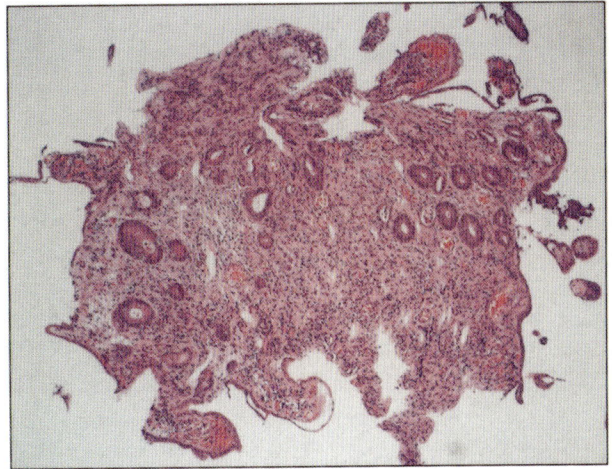

图 8-20　急性细胞排斥反应,中度:黏膜改变显著,小肠绒毛变钝和血管充血,其程度比 1 级排斥反应更严重。固有层内中等密度的炎症细胞浸润,伴局灶水肿和隐窝数量减少(HE 染色,原始尺寸放大 40 倍)

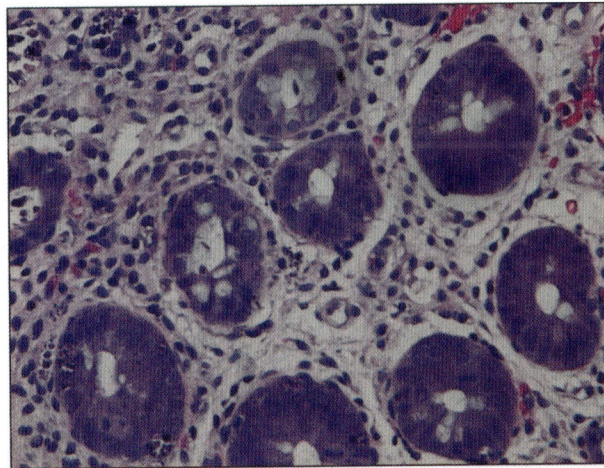

图 8-19　急性细胞排斥反应,轻度:隐窝内可见混合性炎症细胞浸润、明显水肿和数个凋亡小体(少于 6 个凋亡小体/10 个隐窝)(HE 染色,原始尺寸放大 200 倍)

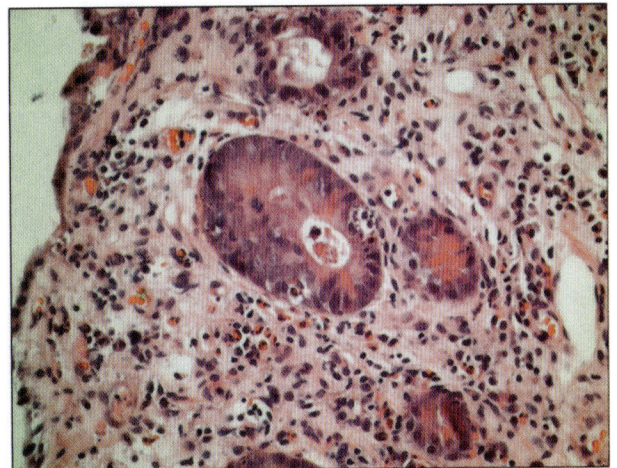

图 8-21　急性细胞排斥反应,中度:隐窝内可见较多凋亡小体(≥6 个凋亡小体/10 个隐窝)伴"融合性凋亡"。混合性炎症细胞浸润,以单核细胞为主,包括母细胞化或活化的淋巴细胞(HE 染色,原始尺寸放大 400 倍)

反应,特别是回肠较常见,并且其程度往往比十二指肠或空肠部位活组织检查的病变更严重。这种现象往往与内镜所见相一致。

　　急性细胞排斥反应可能导致小肠移植失功和严重的感染性并发症,后者是用强化免疫抑制治疗急性细胞排斥反应的后果;细菌移位(bacterial translocation)是黏膜屏障受损的结果。小肠上皮细胞、细胞间紧密连接和基底膜在维持小肠移植物的屏障功能方面发挥重要作用。据报道,急性细胞排斥反应过程中,细胞间紧密连接结构发生改变,并伴上皮细胞损伤,可能是细菌移位的原因之一。

(四)结肠和胃急性细胞排斥反应

　　尽管经验不多,但结肠同种异体移植物的急性细胞排斥反应改变与小肠非常相似(图 8-32 和图 8-33),结肠急性细胞排斥反应呈现相同的炎症细胞浸润模式和炎症细胞构成,并且隐窝上皮细胞损伤的形式也呈线性上升。结肠的表面结构比小肠更难评估,但通常有杯状细胞消失和表面上皮细胞厚度变薄。结肠还没有制定专用的分级系统,我们采用与小肠相同的标准。多脏器移植患者通常具有自

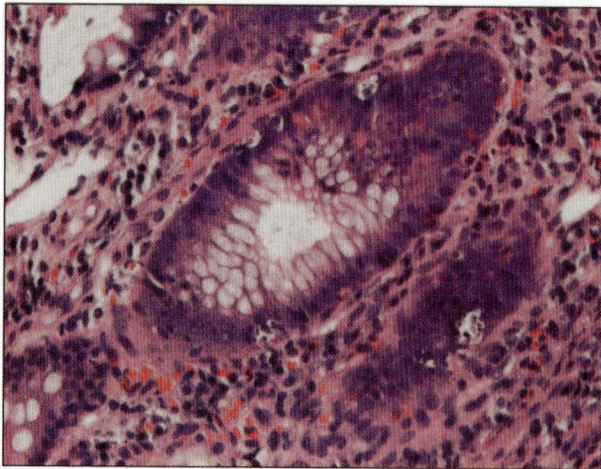

图 8-22　急性细胞排斥反应，中度：隐窝内多灶"融合性凋亡"。黏膜固有层内出现致密的炎症细胞浸润，以单核细胞为主，伴有嗜酸性粒细胞（HE 染色，原始尺寸放大 400 倍）

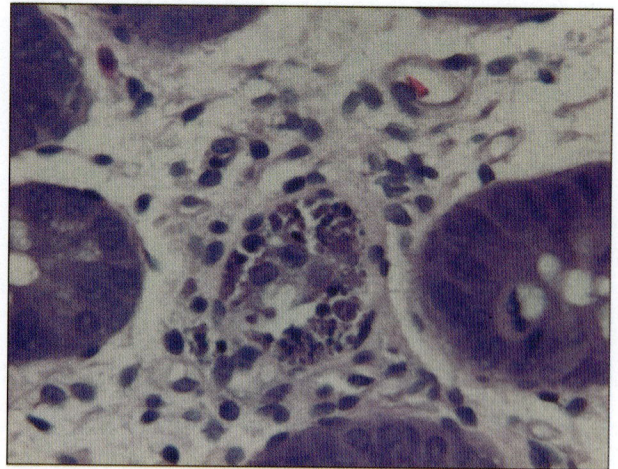

图 8-24　急性细胞排斥反应，中度：整个腺体坏死伴多个隐窝上皮细胞凋亡（HE 染色，原始尺寸放大 400 倍）

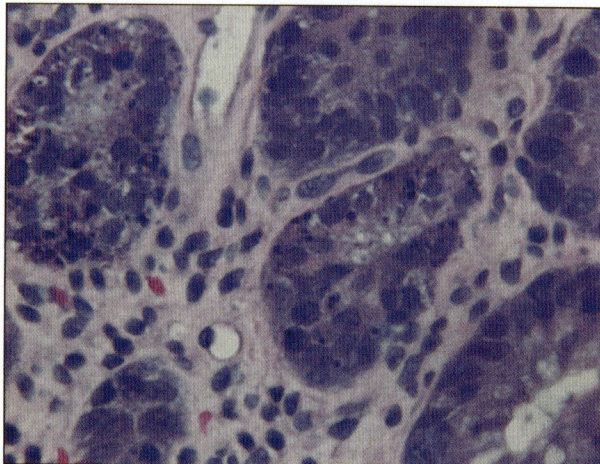

图 8-23　急性细胞排斥反应，中度：隐窝细胞损伤广泛，可见多个凋亡小体（HE 染色，原始尺寸放大 400 倍）

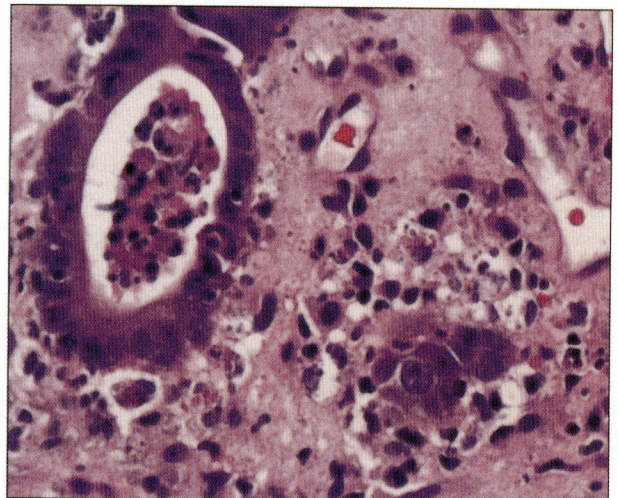

图 8-25　急性细胞排斥反应，中度（HE 染色，原始尺寸放大 100 倍）

身结肠，因此活组织检查时对自身结肠和同种异体移植物同时取样，对病理医师区分同种异体反应还是其他炎性疾病很有帮助。

在胃内，所有区域都可能发生急性细胞排斥反应（图 8-34 和图 8-35）。重要的是将胃急性细胞排斥反应与其他炎症性病变相区分，如多种类型的慢性胃炎和感染性疾病。正如小肠和结肠同种异体移植物，胃急性细胞排斥反应必须存在上皮损伤（凋亡和反应性改变）才能确定为急性细胞排斥反应。总体而言，胃急性排斥反应的炎症程度不及小肠，病理医师应当知道，胃急性排斥反应分级与小肠的炎症和上皮损伤水平并不相同，如胃轻度急性排斥反应的炎症程度和隐窝凋亡水平低于小肠。笔者见过许多例外情形：胃排斥反应为孤立性，或其程度超过小肠或结肠的排斥反应。评估胃同种异体移植物病理学的一种实用方法，是使用分级系统对单个形态学特征进行评分，产生一个数值，用于表示急性细胞排斥反应的不同水平（表 8-6）。

五、慢性排斥反应

由于小肠移植物存活率稳步上升，慢性移植性肠病（CAE）的发生率也随之上升，并已成为小肠

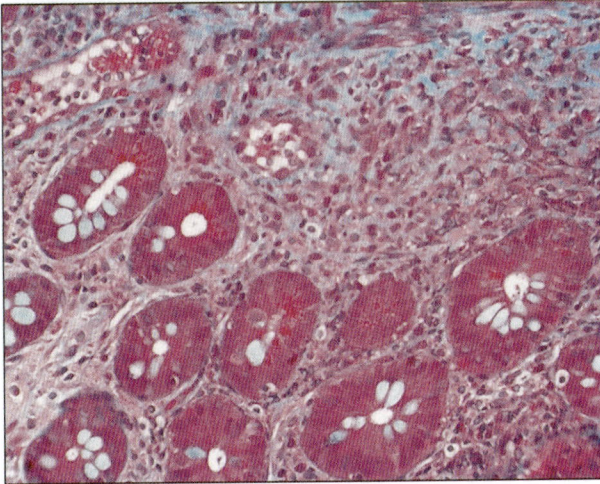

图 8-26 急性细胞排斥反应，中度：中度急性细胞排斥反应伴重叠的慢性排斥反应。黏膜萎缩，隐窝丢失，黏膜下层和固有层纤维化增加。隐窝内出现多个凋亡小体和局灶性"融合性凋亡"（HE 染色，原始尺寸放大 400 倍）

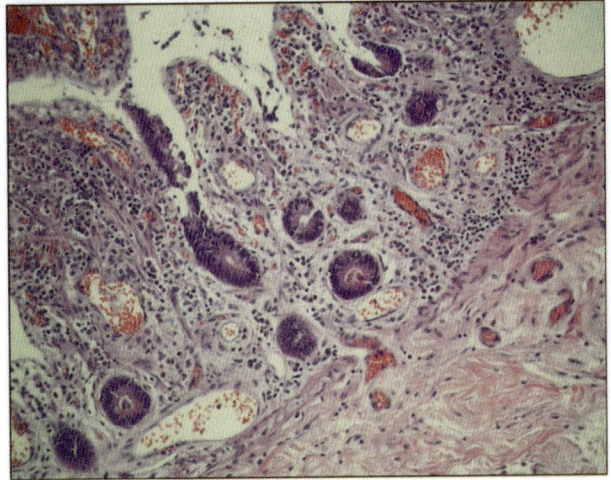

图 8-28 重度急性细胞排斥反应：黏膜重度萎缩、隐窝消失、血管充血和红细胞外渗，伴有显著的弥漫性炎症细胞浸润，可见母细胞化和活化的淋巴细胞、嗜酸性粒细胞和少数中性粒细胞。残存隐窝的凋亡水平不太显著（HE 染色，原始尺寸放大 100 倍）

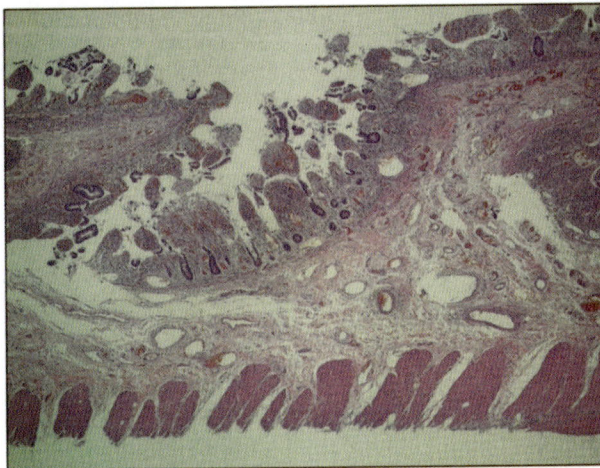

图 8-27 重度急性细胞排斥反应（广泛的形态学异常伴显著的弥漫性炎症，可见严重的小肠绒毛变钝和上皮细胞脱落 HE 染色，原始尺寸放大 40 倍）

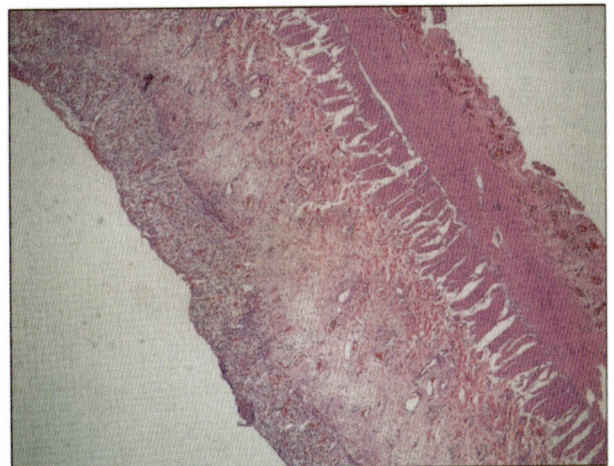

图 8-29 重度急性细胞排斥反应：黏膜和隐窝广泛消失，并被肉芽组织取代，符合严重的"剥脱性排斥反应"（HE 染色，原始尺寸放大 40 倍）

移植和多脏器移植术后晚期移植失功的主要原因之一。与其他实体器官的同种异体移植物一样，慢性移植性肠病很可能是数种免疫和非免疫因素共同作用的结果（见"第一章 器官移植的免疫病理学"）。慢性移植性肠病的临床症状（如蛋白丢失性肠病）没有特异性，但是将内镜所见（如黏膜皱襞平坦）与病理学表现相结合很有帮助。外置肠管的慢性排斥反应（图 8-36）肉眼观察表现为全层弥漫性增厚，伴不规则变扁平的黏膜，偶见溃疡。浆膜广泛粘连，

器官缠结在一起。小肠慢性排斥反应的特异性病理学改变与其他移植器官的改变相同，即中等和大血管呈向心性内膜增厚伴纤维化改变、中膜平滑肌细胞肥大，其间夹杂泡沫状细胞，以及外膜纤维化（图 8-37 至图 8-41）。在疾病的不同阶段，动脉血管内有时可见血栓，内膜可有少数慢性炎症细胞，后者可与重度急性血管性排斥反应中剧烈的、纤维素性、急性毁损性病变相区分。黏膜结构改变显著，包括不同程度纤维化，纤维化可延伸至黏膜下层和肌层，

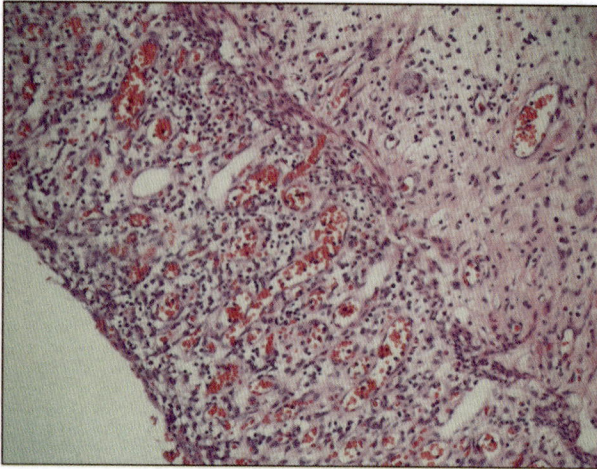

图 8-30　重度急性细胞排斥反应：黏膜结构广泛异常并被肉芽组织取代。由于隐窝完全消失，难以评估上皮细胞凋亡情况。可见致密的混杂性炎症细胞浸润，以单核细胞为主，包括母细胞化和活化的淋巴细胞、嗜酸性粒细胞和中性粒细胞（HE 染色，原始尺寸放大 200 倍）

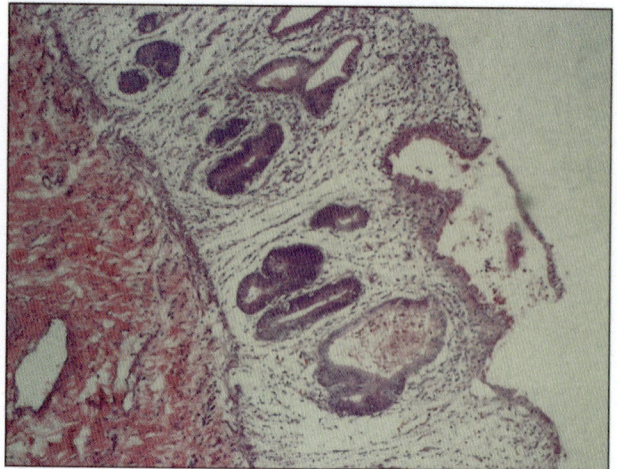

图 8-32　同种异体结肠移植物急性细胞排斥反应：中度急性细胞排斥反应。可见广泛的结构扭曲伴显著水肿和隐窝内凋亡小体数量增多（HE 染色，原始尺寸放大 100 倍）

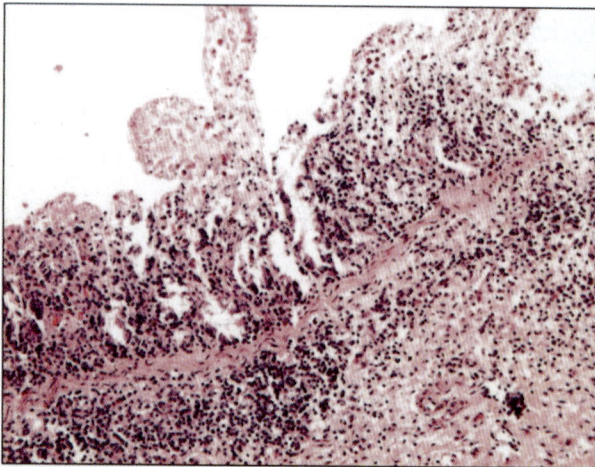

图 8-31　同种异体猪小肠移植器官急性细胞排斥反应：黏膜和隐窝广泛消失，并被肉芽组织取代，符合严重的"剥脱性排斥反应"（HE 染色，原始尺寸放大 40 倍）

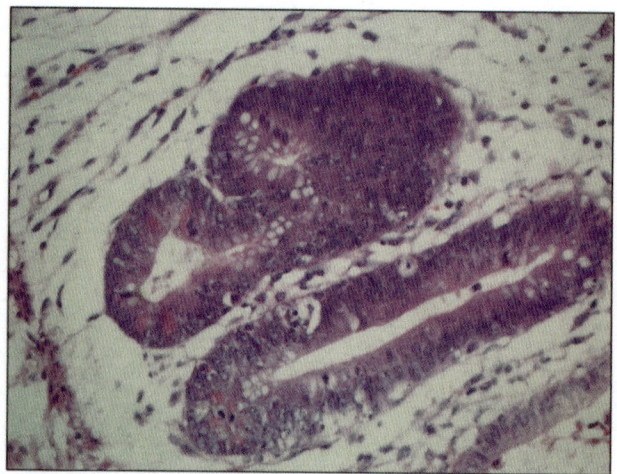

图 8-33　同种异体结肠移植物急性细胞排斥反应：隐窝内出现多个凋亡小体，伴"融合性凋亡"（HE 染色，原始尺寸放大 400 倍）

表 8-6　同种异体胃移植物急性细胞排斥反应的特征

级别	描述	组织学表现
0	无急性排斥反应证据	无或非常轻微的炎症细胞浸润，细胞学和结构正常（腺体结构呈背靠背排列）
IND	不确定急性排斥反应	散在的混合性炎症细胞浸润，水肿，或局灶充血；结构和细胞学正常，凋亡小体不增多
1	急性细胞排斥反应，轻度	炎症细胞和凋亡小体都增多，轻度细胞学非典型性，以及轻度结构不规则
2	急性细胞排斥反应，中度	明显的混合性炎症细胞浸润，细胞学非典型性增大，壁细胞空泡化，表面上皮糜烂或溃疡，大部分结构不规则，融合性凋亡小体
3	急性细胞排斥反应，重度	显著的结构异常，腺体和胃小凹几乎全部破坏，并有溃疡

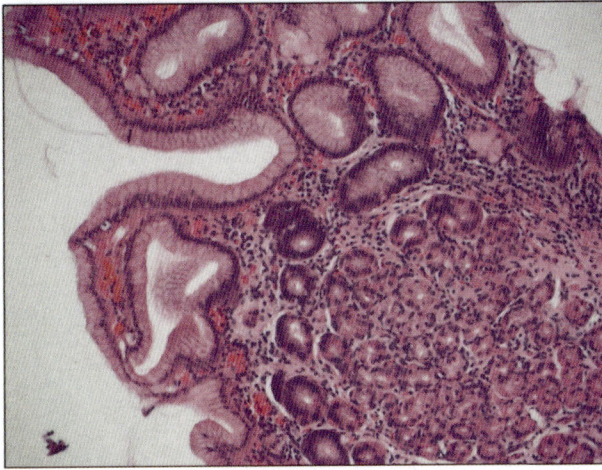

图 8-34　同种异体胃移植物急性细胞排斥反应：轻度急性细胞排斥反应。结构排列轻度不规则，炎症细胞浸润显著增多，也可见轻度血管充血和红细胞外渗（HE 染色，原始尺寸放大 100 倍）

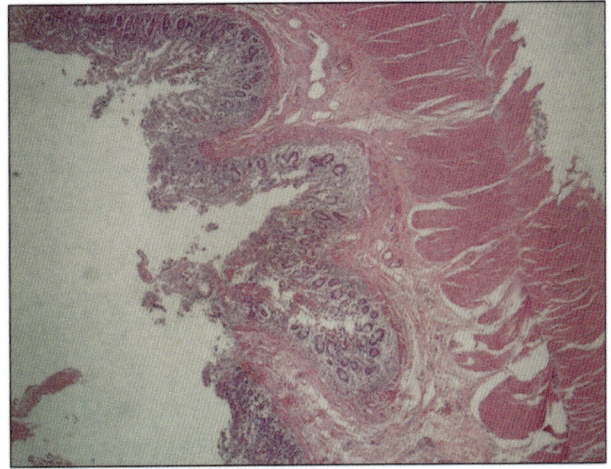

图 8-36　慢性排斥反应：示肠管外置术慢性排斥反应病例。固有层和黏膜下层重度纤维化，隐窝消失（HE 染色，原始尺寸放大 40 倍）

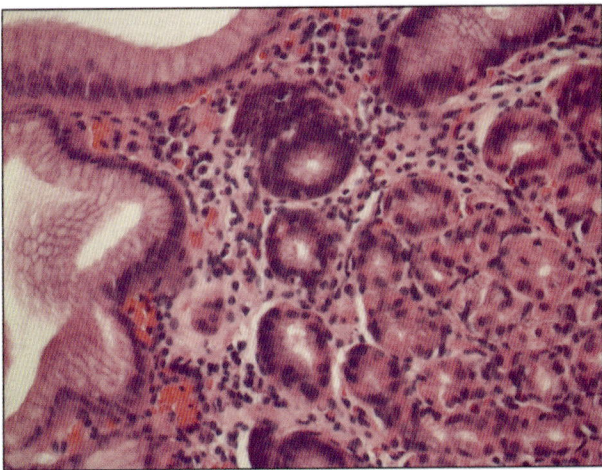

图 8-35　同种异体胃移植物急性细胞排斥反应：出现数个隐窝上皮细胞凋亡小体和混合性炎症细胞浸润，伴微小血管充血（HE 染色，原始尺寸放大 400 倍）

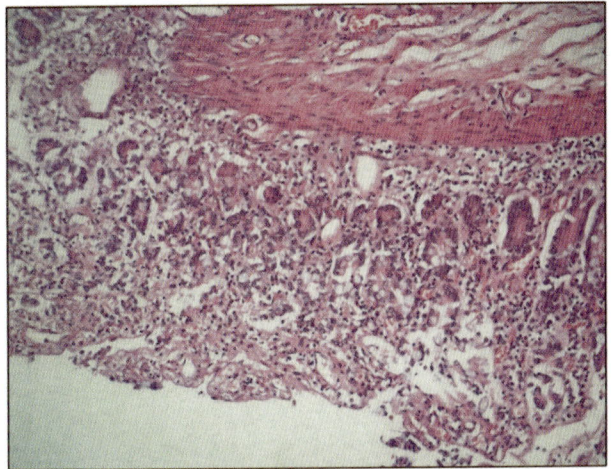

图 8-37　慢性排斥反应：显著的结构异常和腺体萎缩（HE 染色，原始尺寸放大 200 倍）

以及隐窝消失，隐窝分离，小肠绒毛变钝，黏膜萎缩，小动脉分支出现移植器官动脉血管病的证据。在较深层，可有神经节细胞破坏和增生，浆膜显著增厚伴广泛的纤维素样物质沉积。慢性炎症细胞浸润的分布不规则，可有溃疡和重叠的急性排斥反应。

小肠黏膜活组织检查标本通常有限，不能显示大血管的慢性排斥反应改变，因为这些动脉通常不会出现在内镜活组织检查标本中。尽管如此，小肠慢性移植性肠病黏膜活组织检查对识别黏膜慢性损伤（如纤维化、隐窝消失和扭曲、结构改变）仍然可能非常有价值，结合临床病史和内镜所见往往能合理地诊断可疑慢性排斥反应。建议多取样，因为这种类型排斥反应的病变程度具有波动性。笔者制定了一套慢性排斥反应黏膜活组织检查评估的评分系统（表 8-7），可对本病的一些特征进行半定量分析。到目前为止，对于胃肠道同种异体移植器官慢性排斥反应而言，免疫组织化学检查并无任何诊断意义或提示作用。

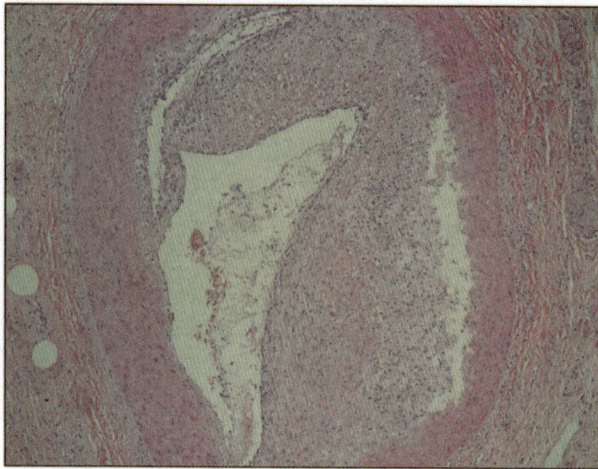

图 8-38 慢性排斥反应：肠系膜上动脉分支的闭塞性动脉血管病。肌性内膜显著肥厚和内皮下泡沫状巨噬细胞聚积（HE 染色，原始尺寸放大 100 倍）

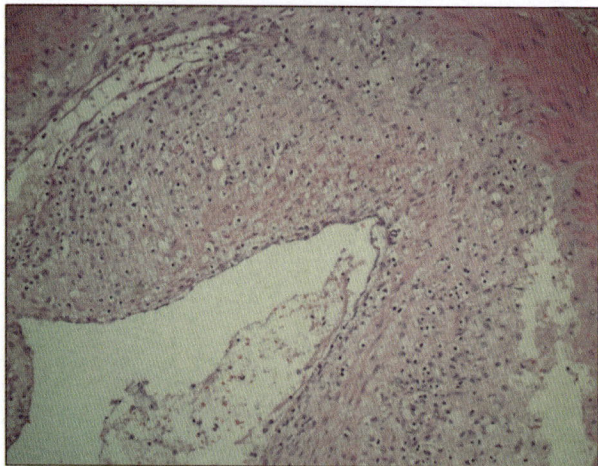

图 8-39 慢性排斥反应：一个大血管的闭塞性动脉血管病，可见肌性内膜显著肥厚，内皮下泡沫细胞聚积，以及散在的淋巴细胞（HE 染色，原始尺寸放大 200 倍）

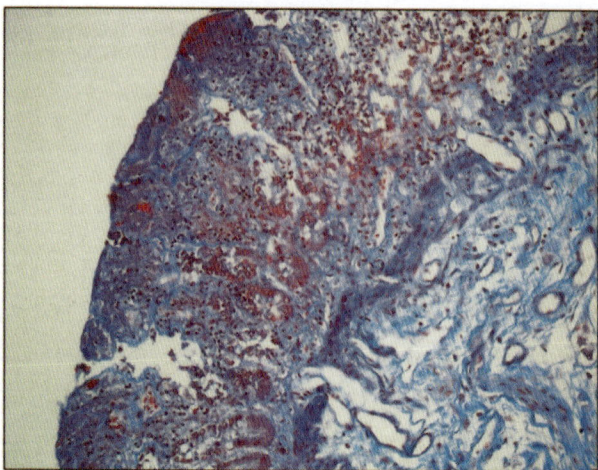

图 8-40 慢性排斥反应：浆膜下和固有层纤维化显著（三色染色，原始尺寸放大 200 倍）

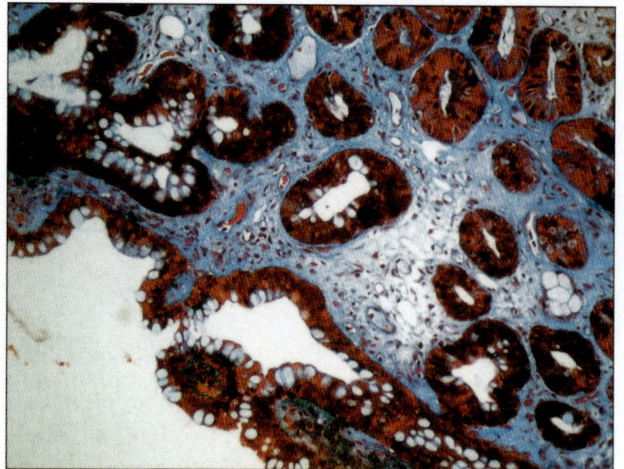

图 8-41 慢性排斥反应：同种异体小肠移植物活组织检查标本，显示结缔组织沉积导致的黏膜中度纤维化和上皮结构扭曲（三色染色，原始尺寸放大 200 倍）

表 8-7 黏膜活组织检查半定量分级系统

级别	描述	组织病理学表现
0	无纤维化	胶原纤维不明显
1	轻微纤维化	胶原纤维很少，但容易见到
2	轻度纤维化	少量胶原纤维排列成束状，腺体结构保存
3	中度纤维化	固有层内出现纤维组织，腺体数量减少
4	严重纤维化	出现无腺体区域，被纤维组织取代

六、感染

宿主出现机会性感染是严重的免疫抑制相关性并发症。小肠移植和多脏器移植患者接受广泛的免疫抑制后，常常发生系统性感染性并发症，并可累及胃肠道移植物，形成感染性胃炎/肠炎/结肠炎（注：感染性胃炎和结肠炎的相关改变与宿主自身组织的相应疾病相同，超出了本章讨论范围。本章讨论感染性肠炎，因为它在小肠移植中非常普遍，并且可能与小肠急性细胞排斥反应非常难以区分，形成巨大的诊断挑战）。在小肠移植中，可出现多种病原体，如果不能正确识别并及时治疗，它们会潜在地危害移植器官功能，并将宿主置于死亡危险之中。许多病原体导致的感染性肠炎的临床症状都非常类似急性排斥反应（如腹泻，发热），它们的治疗（如下调免疫抑制）通常与排斥反应的治疗相反，因此必须通过微生物培养和（或）活组织检查加以区分。病理医师必须清楚，这些感染性病变可能伴有同时发生的急性排斥反应。根据笔者的经验，小肠移植患者中，感染性肠炎的发生率可能非常高，病毒是最常见的病原体。许多病毒类型都可能累及移植小肠，可通过特征性形态学改变、免疫组织化学、微生物培养或分子生物学技术进行识别。这些病毒包括轮状病毒、腺病毒、杯状病毒（人杯状病毒：HuCV）、巨细胞病毒（CMV）、单纯疱疹病毒（HSV）和 EB 病毒。与宿主自身小肠一样，这些病毒的出现通常伴随肠炎改变，后者表现为混合性急性和慢性炎症细胞浸润伴部分上皮损伤，常有细胞增生紊乱和细胞学改变。较严重病例可能出现局灶性坏死。可出现并存的急性排斥反应，实际上一部分病毒感染可能显示急性排斥反应的某些改变，因此，移植病理医师在观察切片时仍然需要考虑患者的临床病史和微生物学检查结果。作为诊断感染性肠炎的一个重要辅助手段，新出现的分子生物学技术可从组织内识别出这些病原。

（一）轮状病毒

轮状病毒感染一般是儿童患者的常见并发症，并且可能使小肠移植患者的病情变得更加复杂。有关这种病毒所导致的小肠特征性组织学改变的信息非常少，因为大部分病例是通过使用快速微生物学分析而诊断。一些实验研究显示表面上皮发生增生性改变，笔者的经验显示，除此之外，表面上皮附近可有混合性炎症细胞浸润，伴偶见的中性粒细胞和细胞碎屑。通常不累及较深层隐窝，也没有急性排斥反应所见的上皮损伤。与其他所有类型的感染性肠炎一样，急性排斥反应和轮状病毒感染也可能同时存在。

（二）腺病毒

对小肠移植患者而言，腺病毒感染是一种具有挑战性且高危的感染。笔者和其他学者以前报道过小肠移植的腺病毒感染。腺病毒感染所致的许多组织病理学改变也可见于急性排斥反应（图 8-42 和图 8-43），包括隐窝细胞凋亡、混合性慢性炎症细胞浸润，以及表面上皮内出现大而深染的细胞所导致

的细胞排列紊乱。另外，可能出现嗜酸性核内包涵体和"污秽细胞"伴增大的嗜碱性细胞核，以及肠表面细胞增生。免疫组织化学染色和病毒多聚酶链反应（PCR）检测（针对组织标本）非常有价值，几乎是识别这种病原体的必需手段；电子显微镜检查虽然有价值，但是其工作烦琐，并且可能由于取样部位的原因导致阴性结果。由于组织病理学特征具有某种程度的重叠，有时难以区分腺病毒性肠炎或急性细胞排斥反应。准确而快速地诊断腺病毒性肠炎非常重要，因为如果没有采取恰当治疗，患者病情会快速恶化。

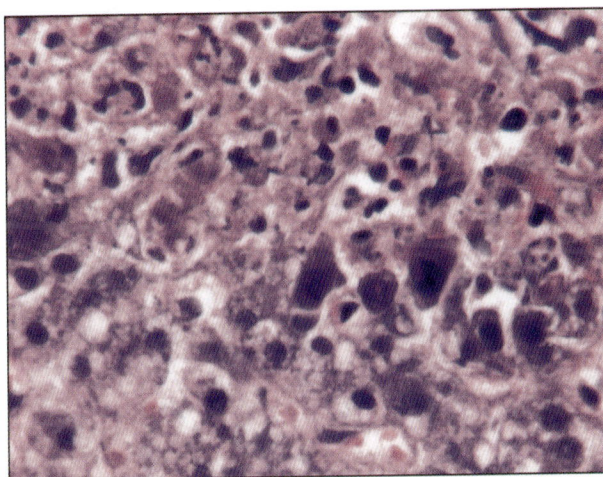

图 8-42　腺病毒性肠炎：小肠同种异体移植器官中的腺病毒包涵体（×400，HE 染色）

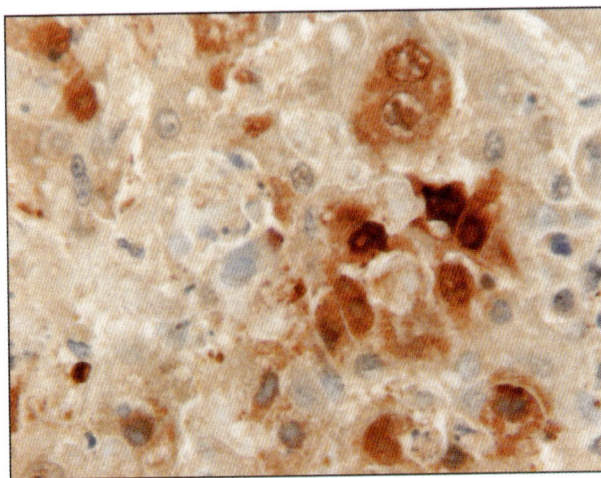

图 8-43　腺病毒性肠炎：免疫组织化学染色证实腺病毒阳性细胞（免疫组织化学染色，原始尺寸放大 400 倍）

（三）杯状病毒

在普通人群，杯状病毒（HuCV）是轻度胃肠炎的常见病因。致病性 HuCV 包括两组：诺瓦克（Norwalk）样病毒和札幌（Sapporo）病毒。通常使用实时多聚酶链反应技术检测粪便中的 HuCV。在小肠移植受者，这种病毒感染的临床表现主要是长期大量腹泻。小肠移植器官中有关这种病毒感染的组织病理学改变的信息非常有限，但文献中报道了数种特征性改变：小肠绒毛变钝和扁平；固有层混合性淋巴浆细胞浸润伴少量中性粒细胞；表面上皮排列紊乱，出现反应性改变并失去细胞极性；表面上皮和隐窝上皮凋亡增多；固有层浅部出现巨噬细胞。

（四）巨细胞病毒

人类巨细胞病毒（巨细胞病毒）感染常见于小肠移植受者。巨细胞病毒性肠炎的临床表现包括腹泻、心口疼痛和腹部不适。在内镜检查时可见多灶糜烂和浅表溃疡，多见于胃而少见于小肠。显微镜下，固有层内可见不同程度的慢性炎症细胞浸润，包括淋巴细胞、组织细胞和中性粒细胞（图 8-44 和图 8-45）。可见巨细胞病毒感染导致的特征性大细胞，表现为嗜酸性核内包涵体，周围围绕透明空晕，核膜增厚。核内包涵体可见于内皮细胞、间质细胞、平滑肌细胞，少见于上皮细胞。不同病例中核内包涵体的数量不一。有时孤立性核内包涵体隐藏于致密的慢性炎症背景中，难以识别。免疫组织化学染色检测巨细胞病毒和 PCR 分析组织中的巨细胞病毒有助于明确诊断。

（五）单纯疱疹病毒

单纯疱疹病毒（HSV）感染常见于免疫缺陷患者，如器官移植、恶性肿瘤和获得性免疫缺陷综合征（AIDS），最常见感染部位是口腔、食管、肛周和结肠，但小肠移植受者的单纯疱疹病毒性肠炎相当少见。内镜检查时，通常可见黏膜红斑和质地变脆，口疮样和坏死性溃疡，以及炎症性假息肉样病变。镜下为非特异性炎症改变，主要为固有层内淋巴浆细胞浸润，伴散在嗜酸性粒细胞（图 8-46）。出现嗜酸性核内包涵体和多核上皮细胞提示单纯疱疹病毒性肠炎。活组织检查标本进行微生物培养有助于证实单纯疱疹病毒肠炎的诊断。

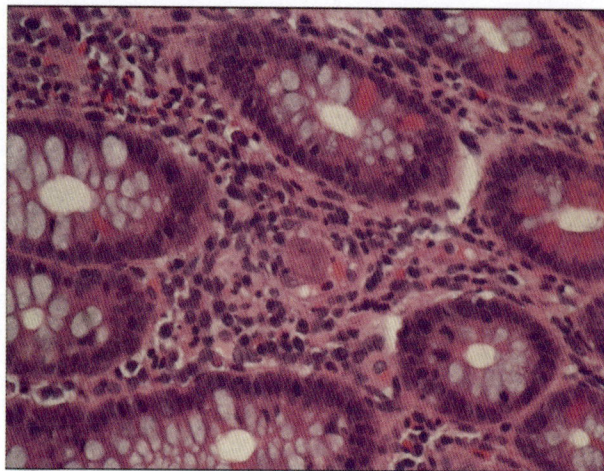

图 8-44　巨细胞病毒性肠炎：同种异体小肠移植物中的巨细胞病毒包涵体（HE 染色，原始尺寸放大 200 倍）

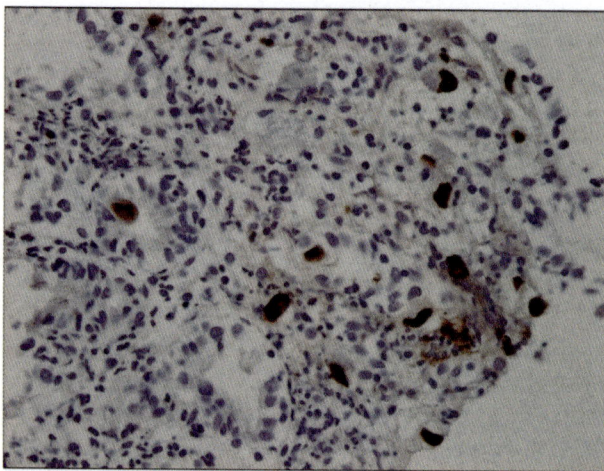

图 8-45　巨细胞病毒肠炎：免疫组织化学染色证实同种异体小肠移植物中有巨细胞病毒阳性细胞（免疫组织化学染色，原始尺寸放大 400 倍）

巨细胞病毒和包括移植后淋巴组织增殖性疾病（下文讨论）在内的 EB 病毒相关疾病通常是小肠移植后常见的并发症。相比之下，在笔者的患者人群中，巨细胞病毒和 EB 病毒急性感染的发生率较低，所导致的移植器官失功和发生移植后淋巴组织增殖性疾病的比率也较低。笔者认为这是由于针对这些病毒采取了积极的治疗，这种治疗方法包括预防用药和提前治疗。

有时同种异体小肠移植物内可能出现某些细菌的过度生长（与正常菌群相比），病理医师应当与临床交流这些信息。在小肠同种异体移植器官的潜在重要性感染中，非典型分枝杆菌可能导致显著的

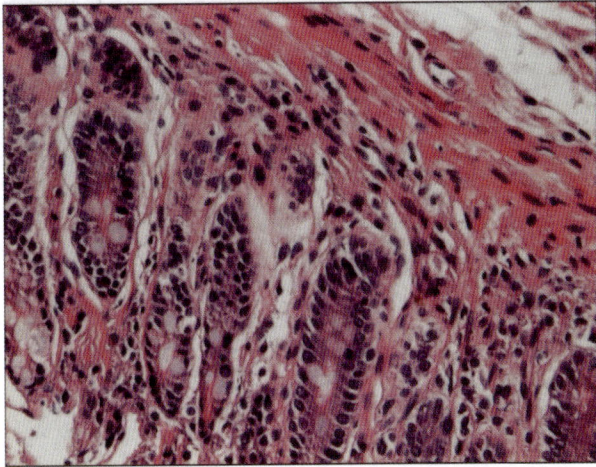

A

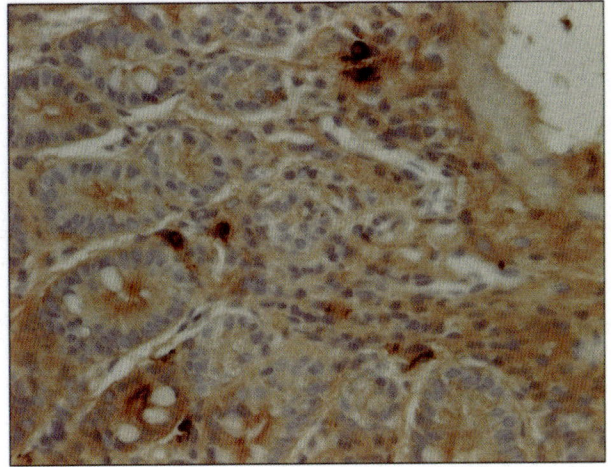

B

图 8-46 单纯疱疹病毒性肠炎（A）：小肠同种异体移植器官内的单纯疱疹病毒包涵体（HE 染色，原始尺寸放大 200 倍）。（B）：免疫组织化学染色证实小肠同种异体移植器官内的单纯疱疹病毒阳性细胞（免疫组织化学染色，原始尺寸放大 200 倍）

移植器官功能障碍。笔者也观察到数种真菌和寄生虫病原体，包括胃肠道内的念珠菌和隐孢子虫（图8-47 和图 8-48），它们可能累及同种异体移植器官。

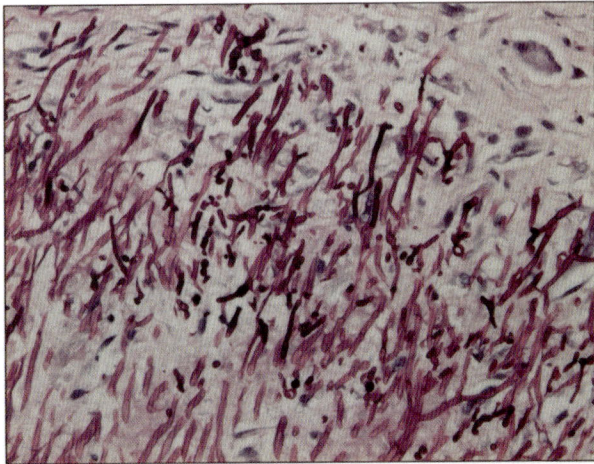

图 8-47 念珠菌：同种异体小肠移植物中的念珠菌酵母（HE 染色，原始尺寸放大 200 倍）

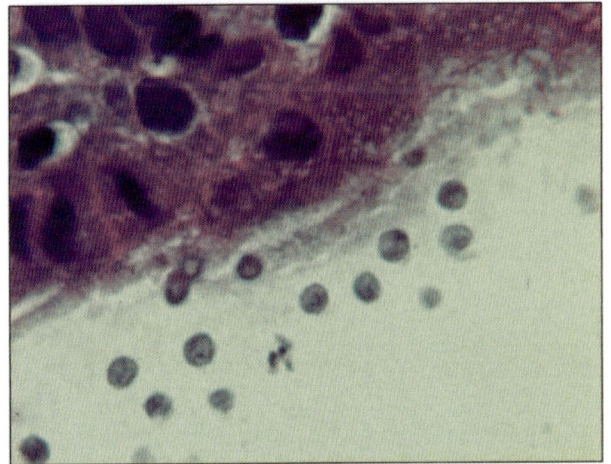

图 8-48 隐孢子虫：隐孢子虫沿同种异体小肠移植物黏膜分布（HE 染色，原始尺寸放大 400 倍）

七、复发性疾病和其他疾病实体

虽然罕见，但患者原有的系统性疾病或小肠疾病确实有可能在同种异体小肠移植物中复发。例如，炎症性肠病患者（如克罗恩病）可能再次累及肠道，并且可能在黏膜活组织检查中被发现。最近，对罹患腹腔内致死性肿瘤性疾病的患者进行小肠移植和多脏器移植，无论肿瘤的性质是良性还是恶性，手术切除这些肿瘤并进行移植手术之后，这些肿瘤可能复发。肿瘤复发通常位于腹腔内，但也可能复发于胃肠道之外或腹腔之外。在内镜活组织检查中极少发现这些肿瘤。

顽固性溃疡（persistent ulcers）（图 8-49）是一些小肠移植和多脏器移植患者移植后晚期常见的问题。笔者发现，它们可能累及移植器官、自身胃肠道组织，或二者均被累及。移植后淋巴组织增殖性疾病可能是这些溃疡最常见的原因，EB 病毒染色阳性和分子生物学检查 T/B 抗原受体基因重排，对于协助识别潜在病因显得非常重要。顽固性溃疡的其他病因包括隐匿性急性排斥反应和感染，一些病例的病因仍然未确定。

根据笔者的经验，引起同种异体小肠移植物炎症的最常见病因是受者与供者之间的同种导体免疫反应以及活动性/慢性感染性疾病，二者都具有特征性形态学和免疫组织化学改变。然而，多种杂类炎症性疾病都可能累及小肠同种异体移植器官，也可能累及自身小肠。在监测病情的活组织检查或有临床指征的活组织检查中，有时会观察到小肠黏膜的病因不明的活动性肠炎（active enteritis of undetermined etiology），其组织病理学特征性表现为，在慢性炎症背景下，黏膜固有层和（或）表面上皮有急性炎症表现（例如可见多形核中性粒细胞浸润），伴灶性溃疡和隐窝脓肿形成（图 8-50 和图 8-51）。由于缺乏一致性的定义，尚无关于小肠同种异体移植器官发生的这种活动性肠炎的组织病理学评估的详细资料。考虑到本病在自身小肠可能具有对应的疾病，如回肠代膀胱术的隐窝炎、溃疡性结肠炎中的"反流性回肠炎"和不确定性肠炎/结肠炎，推测这类疾病的发病机制可能有几种，包括淤滞、小肠黏膜菌群改变、黏膜缺血、黏膜脱垂、黏液溶解以及缺乏小肠或结肠营养而导致的黏膜病变。另外，NOD2 基因对维持小肠黏膜的先天免疫有重要作用，最近的研究显示，克罗恩病相关的 NOD2 基因多态性更常见于小肠移植受者，并且与小肠黏膜炎症细胞浸润增加以及移植物存活率降低有关。进一步研究与移植后小肠黏膜有关的先天性免疫的变化和重建，将会加深我们对小肠移植病理生理学的理解。

再生性改变（regenerative changes）：由于急性排斥反应或感染性肠炎的愈合，或缺血性损伤后恢复，同种异体小肠移植物活组织检查中通常可见明显的再生性改变，这些改变与自身肠道类似，包括腺体增生、分支，伴炎细胞减少（图 8-52）和化生性改变（图 8-53）。

与其他类型的器官移植一样，小肠移植后也可能发生移植器官抗宿主病（GVHD）。小肠移植或多脏器移植患者发生的移植器官抗宿主病可以显示与其他器官移植器官抗宿主病患者相同的特征性表现，包括皮肤、胃肠道和其他系统（见"第九章 造血干细胞移植病理学"）。一般而言，患者仍有一部分自身胃肠道，如自身结肠或直肠，移植后也可被移植器官抗宿主病累及。胃肠道移植物抗宿主病的组织病理学特征非常类似急性细胞排斥反应（图 8-54），与急性细胞排斥反应相比，移植物抗宿主病隐窝上皮细胞凋亡增多、炎症细胞浸润更明显，并有发展为较少的凋亡小体以及更致密炎症细胞浸润的趋势（详见其他章节）。诊断移植物抗宿主病时，病理医师需要知道临床病史和活组织检查标本的取样部位（取自同种异体移植器官还是自身肠道）。与临床医师和内镜医师交流以获取患者临床信息和内镜所见也非常重要。

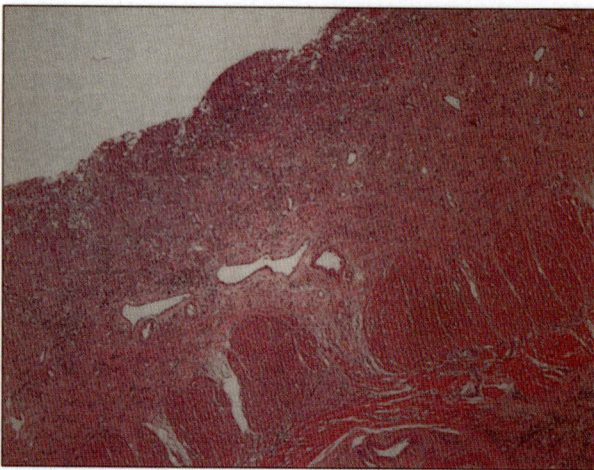

A

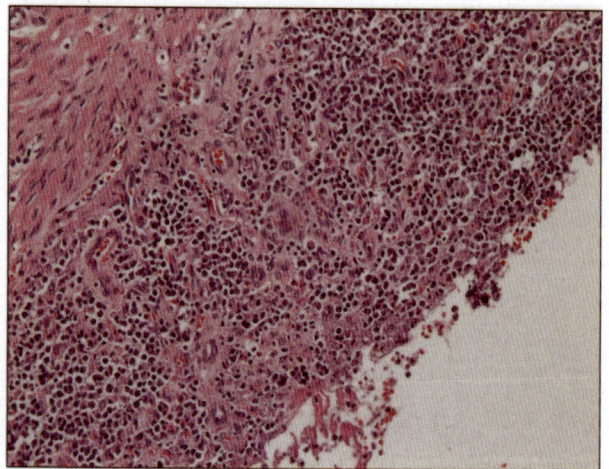

B

图 8-49　小肠溃疡：小肠同种异体移植器官中的顽固性溃疡（A：HE 染色，原始尺寸放大 40 倍，B：HE 染色，原始尺寸放大 200 倍）

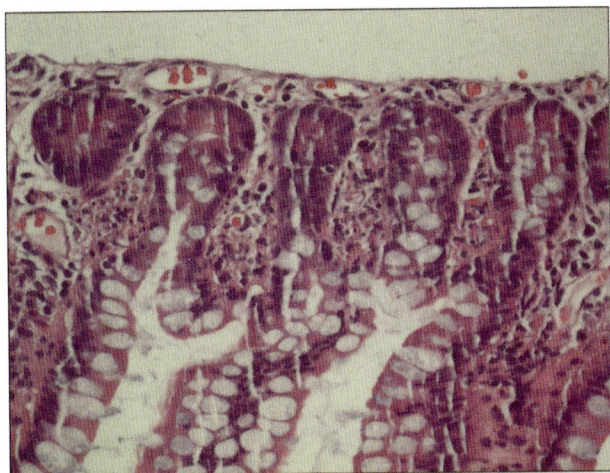

图 8-50　同种异体小肠移植物中的活动性肠炎（HE 染色，原始尺寸放大 100 倍）

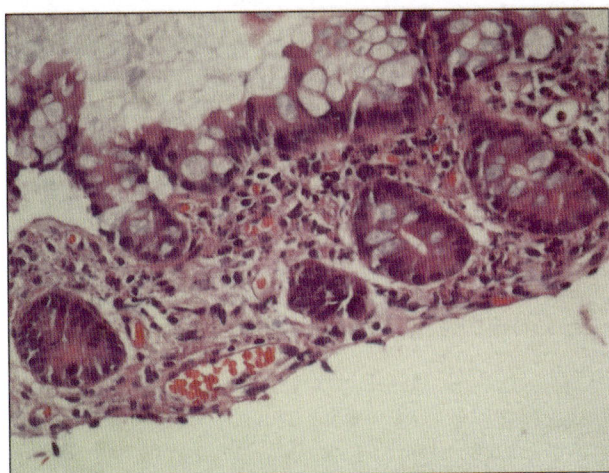

图 8-51　同种异体小肠移植物中的活动性肠炎（HE 染色，原始尺寸放大 100 倍）

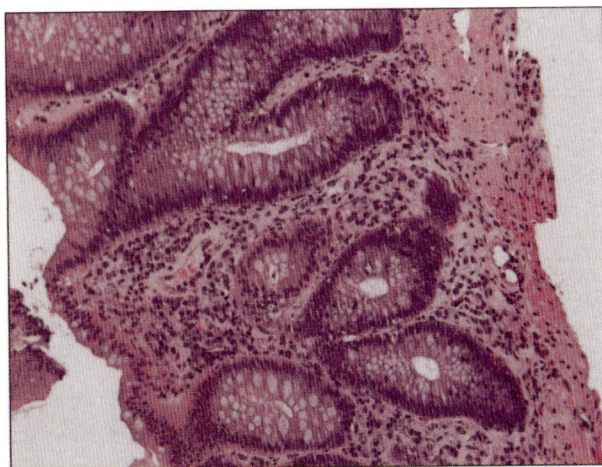

图 8-52　同种异体小肠移植物中的再生性改变：这些改变类似于自身肠道的再生性改变，包括腺体增生、分支，伴炎症细胞减少（HE 染色，原始尺寸放大 100 倍）

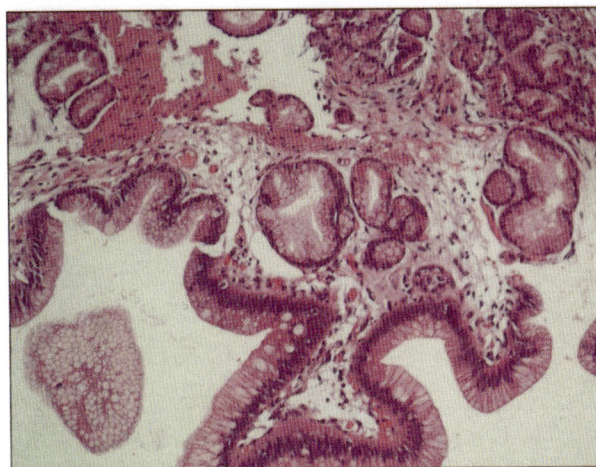

图 8-53　同种异体小肠移植物中的再生性改变：这些改变类似于自身肠道的再生性改变，包括腺体增生、分支，伴炎症细胞减少，还可见化生性改变（HE 染色，原始尺寸放大 200 倍）

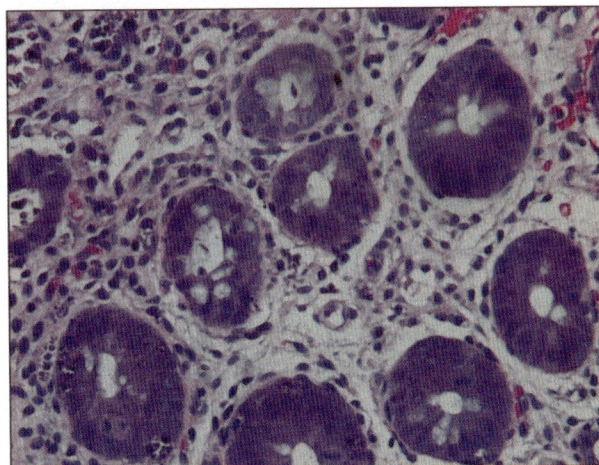

图 8-54　同种异体小肠移植物患者自身小肠的移植器官抗宿主病（HE 染色，原始尺寸放大 200 倍）

八、移植后淋巴组织增殖性疾病

小肠移植后需要使用强化免疫抑制治疗，它导致的另一后果是几种自发性肿瘤的发生率增加，这些抑制剂还对器官造成直接的毒性作用。后者一般表现为小肠以外的器官受累，已经得到广泛关注。移植后淋巴组织增殖性疾病（PTLD）是小肠移植和多脏器移植后常见的严重并发症，常累及同种异体移植器官，因此需要加强认识。移植后淋巴组织增殖性疾病可见于相当大比例的小肠移植受者，其患病风险在移植后随着时间推移而增加。大多数移植后淋巴组织增殖性疾病（80%）与 EB 病毒感染有关，可为多克隆性或单克隆性 B 细胞增殖，罕见情况下也可为 T 细胞增殖。EB 病毒阴性的移植后淋巴组织增殖性疾病病因不明，但倾向于比 EB 病毒阳性的移植后淋巴组织增殖性疾病发生晚。大多数同种异体移植患者的移植后淋巴组织增殖性疾病为宿主起源。在使用钙神经素抑制药为基础的免疫抑制治疗后（正如笔者移植所使用的），移植后淋巴组织增殖性疾病倾向于累及淋巴结和胃肠道，以及骨髓、肝和肺。

肠道移植后淋巴组织增殖性疾病具有多种可能的形态学改变，其变化范围从浆细胞增生（PH）（早期病变）到多型性移植后淋巴组织增殖性疾病（图 8-55 至图 8-58），直至（如果未被成功治疗）最终进展为单型性移植后淋巴组织增殖性疾病（图 8-59 和图 8-60，表 8-8）（见第十章"移植后淋巴组织增殖性疾病病理及发病机制"）。浆细胞增生（也称为淋巴浆细胞浸润）常见于肠道同种异体移植器官活组织检查，病理医师应当予以单独诊断。炎症细胞浸润以浆细胞和淋巴细胞为主，并扩散到全部组织，可使上皮结构扭曲和侵蚀。病理医师应当努力描述其特征，按严重程度分为轻度、中度或重度，

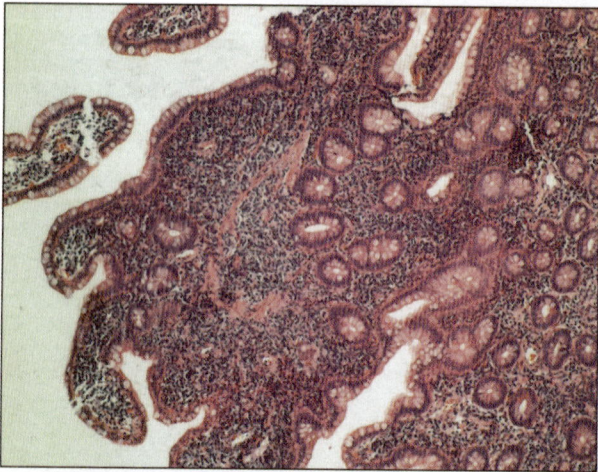

图 8-55 移植后淋巴组织增殖性疾病：本例可能为早期移植后淋巴组织增殖性疾病。可见中度淋巴浆细胞浸润伴不确定急性排斥反应（HE 染色，原始尺寸放大 40 倍）

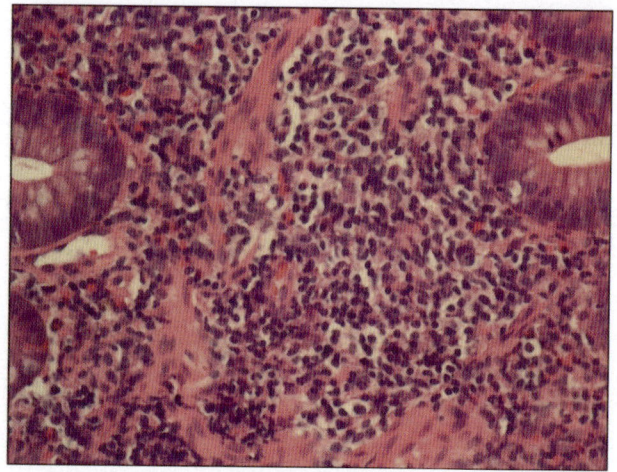

图 8-56 移植后淋巴组织增殖性疾病：本例可能为早期移植后淋巴组织增殖性疾病。可见中度淋巴浆细胞浸润伴不确定急性排斥反应，炎症细胞主要为淋巴浆细胞，伴有嗜酸性粒细胞。本例标本的 T 和 B 细胞抗原受体基因重排研究示无 B 细胞重排（HE 染色，原始尺寸放大 400 倍）

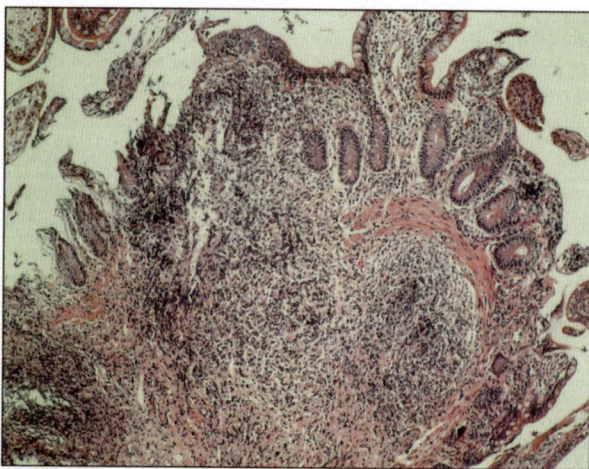

图 8-57 移植后淋巴组织增殖性疾病：轻度淋巴浆细胞浸润范围扩大，伴不确定急性排斥反应（HE 染色，原始尺寸放大 40 倍）

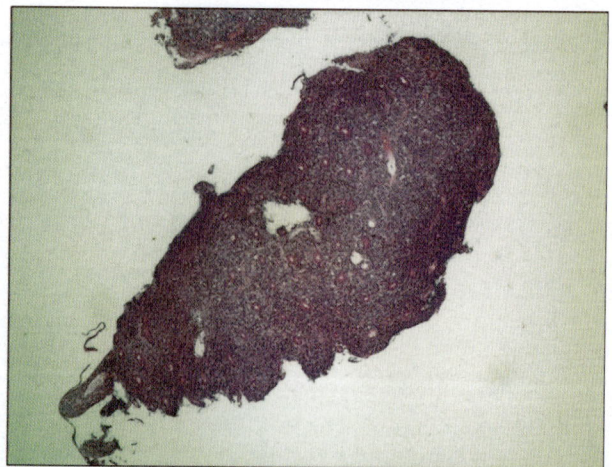

图 8-58 移植后淋巴组织增殖性疾病：表现为轻度淋巴浆细胞浸润范围扩大，伴不确定急性排斥反应。EB 病毒原位杂交检测结果为阴性。本例标本的 T 和 B 细胞抗原受体基因重排研究结果提示有单克隆性 B 细胞群（HE 染色，原始尺寸放大 400 倍）

并且应当与以前的活组织检查相比较。检测 EBER 表达以确定 EB 病毒的存在，以及免疫染色确定浸润病灶内 B、T 细胞的存在及相应构成，有助于确定移植后淋巴组织增殖性疾病的可能性（图 8-61）。笔者也常规使用石蜡标本进行基因重排研究，检测 T 和 B 细胞抗原受体是否存在基因重排，以协助评估单克隆性增生的可能性。随着移植后淋巴组织增殖性疾病进展，浸润性病变可取代正常组织，病变内细胞包括浆细胞、中等大小淋巴样细胞和免疫母细

胞（多型性移植后淋巴组织增殖性疾病，图 8-55 和图 8-56）。单型性移植后淋巴组织增殖性疾病可为 T 细胞起源或 B 细胞起源，其细胞异型性程度和单型性足以识别为肿瘤性（图 8-57 和图 8-58）。这些移植后淋巴组织增殖性疾病淋巴瘤根据其结构和细胞学特征进一步分类，其分类方法等同于自身组织发生的淋巴瘤。移植后淋巴组织增殖性疾病淋巴瘤的类型涵盖了大多数 T 细胞性和 B 细胞性肿瘤类型（图 8-59 和图 8-60）。

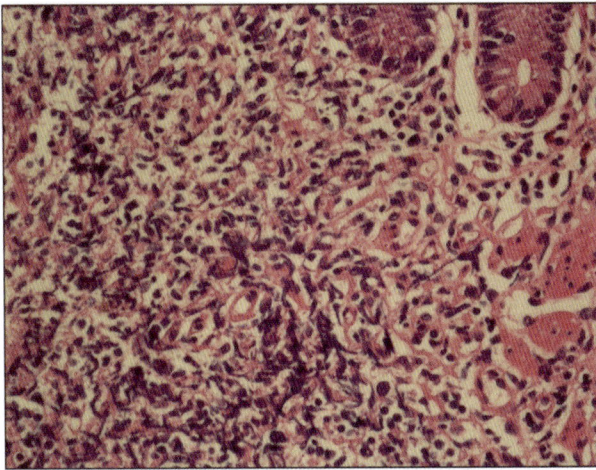

图 8-59 移植后淋巴组织增殖性疾病：恶性淋巴瘤（PTLD），大 B 细胞型（HE 染色，原始尺寸放大 40 倍）

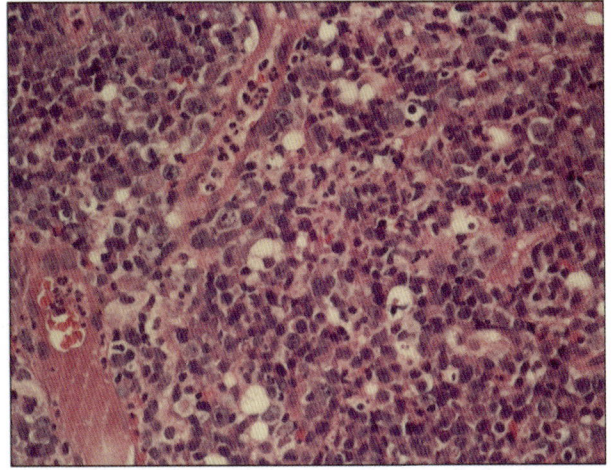

图 8-60 移植后淋巴组织增殖性疾病：恶性淋巴瘤（PTLD），大 B 细胞型。可见黏膜溃疡、显著的结构扭曲和致密淋巴浆细胞浸润。本例标本的 T 和 B 细胞抗原受体基因重排研究结果提示单克隆性 B 细胞群（HE 染色，原始尺寸放大 400 倍）

表 8-8 移植后淋巴组织增殖性疾病的形态学分类

"早期"病变：浆细胞增生和传染性单核细胞增多症样移植后淋巴组织增殖性疾病
　不同于典型的反应性增生的淋巴样增生，表现为浆细胞和免疫母细胞弥漫性增生，但未完全破坏并取代组织结构
多型性移植后淋巴组织增殖性疾病
　破坏性病变，由免疫母细胞、浆细胞和中等大小淋巴样细胞组成，破坏并取代淋巴结或形成破坏性结外肿块
单型性移植后淋巴组织增殖性疾病
　单型性 B 细胞移植后淋巴组织增殖性疾病
　　结构和细胞学异性足以诊断淋巴瘤，并表达 B 细胞抗原。淋巴结结构破坏和（或）结外肿瘤浸润性生长，伴融合成片的转化细胞
单型性 T 细胞移植后淋巴组织增殖性疾病
　异型性和单型性足以识别为肿瘤性，并且应当根据 T 细胞肿瘤的分类标准进行分类
霍奇金淋巴瘤和霍奇金淋巴瘤样移植后淋巴组织增殖性疾病
　由于里德 - 斯顿伯格（Reed-Sternberg）样细胞可见于多型性移植后淋巴组织增殖性疾病，霍奇金淋巴瘤的诊断必须兼有典型形态学和免疫组织化学特征

九、小结

对于胃肠道衰竭患者和因胃肠道外营养导致发生威胁生命的并发症的患者，小肠移植已经成为切实可行的治疗选择。在过去 10 年中，特别是在短期患者和移植器官存活方面，手术后患者的临床结局得以极大改善。上述成功部分原因是手术技术的进步、改进的免疫抑制药更加具有选择性，以及更深入地理解了移植后病理性损伤的内在本质。不幸的是，某些病理学类型，如急性排斥反应、慢性排斥反应、感染性肠炎和移植后淋巴组织增殖性疾病仍然是具有挑战性的障碍。由于这些疾病类型的诊断金标准是组织病理学评估，病理医师在小肠移植团队中被赋予重大使命。病理医师需要全面获取并将患者的临床信息（如年龄、原发性疾病、移植类型、移植时间、临床症状和病史）与组织标本（如自身器官或移植器官、空肠或回肠、内镜所见）的形态学改变相结合，才能及时向负责治疗的临床医师提供最特异性诊断。最后，病理医师还负有一项挑战性责任，在移植器官损伤的病理学表现与病理生理学机制之间建立联系，从而为可能的临床转归提供实用性评估。

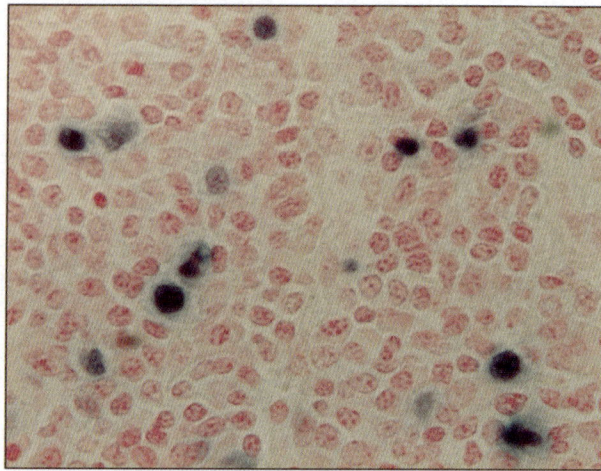

图 8-61 移植后淋巴组织增殖性疾病：EB 病毒原位杂交显示少量阳性细胞（HE 染色，原始尺寸放大 100 倍）

（译者 陈新国 吴凤东）

CHAPTER 9

第九章 造血干细胞移植病理学

Gary Kleiner, MD, PhD

Michael Kritzer-Cheren, B.S.

Phillip Ruiz, MD, PhD

一、前言

　　与最初的干细胞移植相比，这一领域发展迅速，成功率越来越高。但尽管如此，与造血干细胞移植（HSCT）相关的病变仍然经常发生，出现时间可早可晚。移植初期，预处理过程本身可造成损害和毒性损伤，之后，新的造血细胞系统形成，可出现以免疫反应为基础的病理改变，如移植排斥反应或移植物抗宿主病（GVHD）。此外，长期的免疫抑制治疗导致宿主对多种危及生命的感染的易感性增加。

　　笔者对人类造血干细胞移植的认识基于临床科学家和动物模型方面的开拓性工作。像预期的那样，1957 年的第一次临床试验没有成功，仅有 1 例表现为暂时移植成功。尽管他们失败了，但从这些试验中建立了一条重要原则：只要抗凝血适当并且以细胞悬液形式注入，骨髓移植可以大量注入而不产生不良影响。

　　1959 年，骨髓移植有 3 项重大发现：第一项发现，2 例急性淋巴母细胞白血病（ALL）患者接受了来自他们各自的同卵双胞胎的骨髓输注，这被叫作同基因移植（syngeneic graft）。输注之前，他们接受了全身放射治疗（TBI）。在 2 周内，每个患者临床表现和血液指标都得到了恢复。这表明放射治疗所引

起的通常为致命性的骨髓再生障碍可通过匹配的骨髓移植来逆转。不幸的是，造血系统重建后的数月内，这两个患者的白血病均复发，表明除了放疗，化疗也是必需的。Barnes 等在总结同源小鼠研究成果后认为，通过移植物抗白血病反应，有可能达到治愈的效果，这表明同种移植具有巨大潜力。第二项发现，研究表明，同种移植可以重建患者的骨髓系统。然而，它的先决条件是主要组织相容性抗原（MHC）匹配，通过患者自身重骨髓从而达成骨髓重建。第三项发现，同年报道了 1 例急性淋巴细胞白血病患者，先实施全身放射治疗，然后注入该患者先前缓解期所储存的骨髓（即自体移植）。最初患者病情缓解，但因注入的骨髓中存在白血病细胞，患者随后死亡。基于新获得的主要组织相容性复合物（人类主要组织相容性复合物称为人类白细胞抗原，HLA）知识进行了更有希望的研究，研究者们开始关注同胞作为骨髓供者的情况。造血干细胞移植治疗其他一些疾病（如再生障碍性贫血）获得了持续成功，证明这是一种非常有效的治疗方法，即使在现代，造血干细胞移植仍是治疗多种造血系统异常和造血系统恶性肿瘤的主要选择。

二、自体细胞移植

自体造血干细胞移植治疗于 20 世纪 80 年代再度出现，主要对象为对其他治疗反应很差的淋巴瘤。自体移植有 3 大好处：第一，不需要供者，这很重要，因为经常缺乏合适的异体移植供者；第二，与异体移植相比，自体移植移植物抗宿主病发生率低，恢复和重建更快，因此自体移植发生移植相关死亡的比率降低；第三，由于自体移植所需移植物的收集和准备容易，整个移植过程可在社区医院完成。实施生长因子如粒细胞和粒细胞 - 巨噬细胞集落刺激因子处理后，采用白细胞分离法处理外周血，可以获得大量可以注入患者体内并进行骨髓快速重建的造血祖细胞。

三、异体细胞移植

早在 1973 年，就有文献记载了利用无人类白细胞抗原匹配检测的供者移植物获得成功的案例。主要组织相容性复合物广泛的多态性限制了供者的范围，为此，许多国家和国际组织建立注册机制，以增加发现人类白细胞抗原匹配供者的机会。至 1996 年为止，数据库中可用于帮助需要移植患者的人类白细胞抗原型供者已超过 300 万个。"全世界骨髓捐赠者"是一个国际合作机构，成员来自全世界各个国家。目前最大的是"美国国家骨髓供者计划"，该机构目前已有超过 300 万捐赠者的注册信息。这些注册机构的问世满足了无亲属关系异体移植的需要，使异体移植的数量持续增加。1985 年，不到 10% 的移植是无亲属关系的异体供者，到 1995 年，这一比例已攀升至 25%。

最近的研究表明，脐带血（UCB）能够作为异体移植的供者干细胞来源。脐带血通常在出生的时候被丢弃，现已发现这是干细胞的重要来源，可以用于骨髓移植重建。脐带血的优势是血液已储备好，并且获取容易，不用筛选活的供者，不需要通过痛苦的过程获得骨髓。

四、移植物抗白血病

Barnes 等在白血病小鼠模型实验后，首次提出移植骨髓通过与白血病细胞的相互作用，可对宿主形成保护。这一现象后来被证实，研究发现，白血病移植后发生移植物抗宿主病的患者复发率低，此外，同基因骨髓移植受者的白血病复发率显著高于

人类白细胞抗原匹配的同胞受者，最后一点，加入 IL-2 可诱导移植物抗白血病（GVL）的发生。IL-2 可活化 T 细胞和 NK 细胞，后两者均在移植物抗白血病中发挥重要作用。体外试验表明，IL-2 可诱导移植后外周血中的淋巴细胞发生移植物抗白血病。Mackinnon 等进一步研究表明，供者白细胞中 T 细胞数低至 $1 \times 10^7/kg$，可能导致形成供者嵌合体并产生强烈的移植物抗白血病作用，甚至可以没有任何移植物抗宿主病的临床表现。当前的研究方向在于明确移植后低剂量供者淋巴细胞注入对于降低慢性髓系白血病（CML）患者复发率的效果。

五、移植前评估

造血干细胞移植是一个涉及多个方面的错综复杂的过程，要求医师对可能的并发症所产生的复杂的症状和体征症候群有清楚的认识。在移植前的准备阶段，要对患者原有骨髓进行系统性清楚，使患者达到适合移植的条件（表 9-1）。造血干细胞移植的适应证包括实体瘤、血液 - 骨髓恶性肿瘤、免疫缺陷病、代谢性及非恶性造血系统疾病（镰状细胞病、重型地中海贫血）。用化学治疗或放射治疗方法诱导清除骨髓，使患者处于免疫缺陷状态，但这种处理会造成一系列的并发症，如感染和新发恶性肿瘤。进行造血干细胞移植准备时，不同的疾病其前期处理的方案也不同。如骨髓增生异常综合征难治性贫血和伴过多母细胞的难治性贫血需要仔细分析准备方案，以避免致敏和移植排斥的发生。慢性粒细胞白血病患者、急性骨髓纤维化、骨髓增生异常综合征和转移性疾病患者必须行骨髓活检，以判断改变的基本情况，如骨髓纤维化。肝活检被用于评估肝完整性，评估移植后早期发生静脉闭塞疾病的风险。此外，移植前必须确定患者是否有活动性肝炎和肝硬化，因为预处理方案可能有严重的细胞毒性。

六、移植后改变

移植后早期，患者可有骨髓损害，表现为除浆细胞外的大多数骨髓成分破坏，脂肪和富含铁的巨噬细胞聚集。移植后早期（1 ~ 28d）骨髓形态表现包括细胞少或无，伴广泛坏死、细胞碎片、脂肪坏死、间质水肿和吞噬性巨噬细胞（图 9-1）。造血干细胞移植后第 7 ~ 10 天，出现骨髓再生，表现为由形态一致的未成熟细胞构成的远离骨小梁的小集落，

表 9-1　胚胎干细胞移植预处理方案

疾病	恶性	非恶性
急性淋巴母细胞白血病	√	
急性髓性白血病	√	
再生障碍性贫血		√
慢性髓性白血病	√	
霍奇金病	√	
多发性骨髓瘤	√	
骨髓增生异常		√ *
非霍奇金淋巴瘤	√	
阵发性睡眠性血红蛋白尿		√
放射治疗毒性		√
慢性淋巴细胞白血病	√	
AL 型淀粉样变性		√
特发性血小板增多症		√
真性红细胞增多症		√
肾上腺脑白质营养不良		√
无巨核细胞血小板减少症		√
镰状细胞病		√
Ⅱ型格里塞利综合征		√
赫尔利综合征		√
婴儿型遗传性粒细胞缺乏症		√
克拉伯病		√
异染性脑白质营养不良		√
珠蛋白生成障碍性贫血		√
嗜血细胞综合征		√
维 - 奥二氏综合征		√
神经母细胞瘤	√	
某些先天性代谢紊乱		√

＊易发生恶性肿瘤

红系和髓系细胞的再生先于巨核系细胞。到第 21 天，骨髓内的细胞数达到正常水平的 50%。到 28d，所有细胞谱系均可见到，细胞数也达到了正常水平。最初，淋巴样细胞数量少，弥漫散在分布于受者骨髓内。血小板浓度一般最后恢复正常。原发性疾病一般不会在移植后 100d 内复发，除非在移植后 7 ~ 21d，

受者骨髓内持续存在肿瘤细胞。

细胞遗传学分析、限制性片段长度多态性分析和 Y 染色体 DNA 检测有助于嵌合体形成与复发状态的预测。除移植后淋巴组织增殖性疾病（PTLD）外，继发性肿瘤通常出现在移植后晚期。如果移植 4 周后，观察不到再生的迹象，则意味着造血干细胞移植失败。

为了克服感染，造血干细胞移植患者的 T 细胞免疫必须完整。如果 T 细胞免疫在造血干细胞移植后没有恢复，就认为移植失败。在接受外周血干细胞（PBSC）和骨髓移植的患者体内观察到暂时的抗原特异性（注：周围血的 T 细胞比骨髓中多 1 ~ 1.5 个数量级）。移植后再注入外周血干细胞的并发症和感染很少发生。这些抗原特异性 T 细胞对受者有短暂的保护作用，但长期的免疫需要持续产生新的抗原特异性 T 细胞。

与 T 细胞免疫不同，在造血干细胞移植后早期就可检测到抗体的形成。无论是供者或受者，若在移植前已接种疫苗，则针对各种抗原的循环内抗体水平增加，若供者和受者在移植前均已接种疫苗，则抗体水平达到最高。未接种疫苗的个体在移植 1 年后无抗体持续产生。移植后还可出现供者源性的唾液免疫球蛋白（Ig）A 一过性转换。残留的 B 淋巴细胞和浆细胞是不分裂细胞，因此常见于行骨髓清除方案的患者。造血干细胞移植后可出现抗体滴度升高，这可能与供者具有免疫活性的 B 淋巴细胞、携带抗原的供者抗原呈递细胞（APC），以及供者 T 淋巴细胞免疫有关。移植后需要立即给患者静脉注射免疫球蛋白（IVIg），尤其是没有表现出这种抗体滴度增加的患者。造血干细胞移植治疗后，仅极少数患者完全不产生体液细胞应答。

造血干细胞移植治疗后，T 细胞可能来源于受者骨髓内的成熟 T 淋巴细胞，或是移植的造血干细胞分化而来。接受未处理（T 细胞未去除）的自体骨髓移植患者淋巴细胞数达到 500/μl 的时间，比接受未处理的组织不相容性骨髓的患者要早（分别为 15d 和 27 ~ 30d）。实施了移植物抗宿主病预防性药物治疗的自体移植患者，其淋巴细胞恢复时间延迟。自体造血干细胞移植患者的 T 细胞重建需要 6 ~ 8 周，而对于异体移植患者需要约 12 周时间。急性移植物抗宿主病的发生对 T 细胞的重建没有影响。T 细胞进一步分化为辅助 T 细胞和细胞毒性 T 细胞，

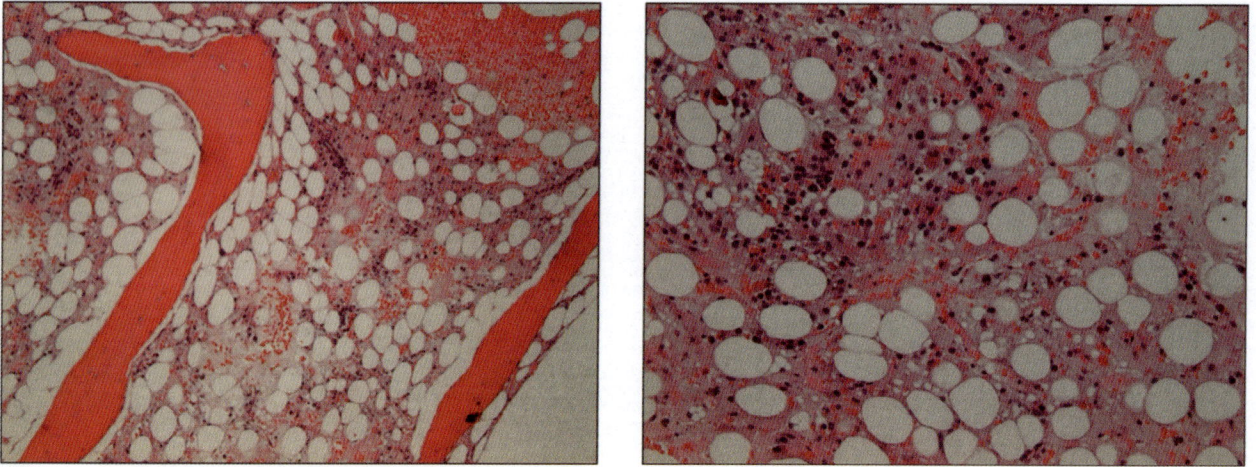

图 9-1　造血干细胞移植后 14d 骨髓重建 (苏木素 - 伊红 (HE) 染色, 左图原始尺寸放大 200 倍; 右图原始尺寸放大 400 倍)

分别表达 CD4 和 CD8。细胞毒性 T 细胞在移植后 4 个月恢复到正常数量, 而辅助 T 细胞在至少 6 个月内都维持一个较低的水平。T 细胞功能恢复表现为对抗原刺激 (毒素, 病毒性抗原) 或非特异性刺激 (PHA 或抗 -CD3 抗体) 做出增殖性应答反应。接受未清除 T 细胞的骨髓移植患者在移植后 2 个月内即可表现出 T 细胞功能。

骨髓移植后, 最早重现的细胞类型是 NK 细胞, 常在移植后第 1 个月内出现。NK 细胞的出现有效地改变了辅助性 T 细胞与细胞毒性 T 细胞的比率。由于胸腺组织减少, 辅助性 T 细胞的重建随着年龄增长而减少。这些 T 细胞的数量与移植患者的年龄成反比, 所以年龄较大的移植患者 T 细胞数量恢复到正常很困难的。研究已表明, 最初的 T 细胞数量增加来自于移植物内供者成熟 T 细胞的增殖。由于缺乏胸腺组织, 成年患者 CD4 阳性 T 细胞的产生受到严重抑制。

B 淋巴细胞在移植后 2 个月内到达正常水平, 这与移植前 T 细胞清除无关。B 细胞重建与个体 B 细胞发育成熟的过程一样, 移植后免疫球蛋白重链的变化类似于胎儿免疫球蛋白。移植后 CD5 阳性 B 细胞数增加, 提示发生自身免疫的可能性较大。造血干细胞移植治疗 6 个月后, 仍持续存在分泌型 IgA 合成缺陷, 患者需要接受 IVIg 治疗。IgG 水平达到正常需要 9 个月, IgM 需要 12 个月, IgA 需要 2 ~ 3 年。如果患者发生慢性移植物抗宿主病, 他们的 IgM 和 IgG 水平可能在移植后 6 ~ 9 个月开始升高。

幸存的慢性移植物抗宿主病患者 1 年后可重建部分免疫功能。患者应接种白喉、百日咳、破伤风和肺炎球菌疫苗以激发免疫应答。至少在移植后 2 年内应避免接种减毒活疫苗, 如麻疹、流行性腮腺炎、风疹和口服脊髓灰质炎病毒等。只有移植物抗宿主病消退后, 慢性移植物抗宿主病患者的免疫系统才能恢复。

七、移植与排斥

动物实验表明, 造血干细胞移植受者所发生的排斥反应由 NK 细胞和 T 细胞介导。NK 细胞与自身免疫系统相关, 能快速激发相应的排斥反应, 并且不像 T 细胞免疫那样需要免疫诱导。动物实验表明, NK 前体细胞对放射治疗敏感, 因此移植前, 利用环磷酰胺和分次剂量放射治疗以清除 NK 细胞。人排斥反应的确切机制目前尚不清楚, 但强烈提示与 T 淋巴细胞有关。有趣的是, 缺乏穿孔素、颗粒酶 B 和 (或) Fas 配体的实验移植宿主仍会发生排斥反应。在 T 细胞清除后人类白细胞抗原错配骨髓移植患者体内, 发现了具有抗供者人类白细胞抗原特异性细胞毒性的受者淋巴细胞。

人类移植物排斥在大部分情况下最终致命, 宿主造血细胞自发重建的机会渺茫, 化疗太困难, 宿主不能承受再次移植。移植排斥的诊断很复杂, 包括移植物最初植入失败和全血细胞减少 (后者可能和其他原因有关)。移植排斥反应的主要线索是宿主 T 细胞增多, 提示可能有细胞介导的免疫应答。

排斥反应的发生与多种因素有关，但主要是供者细胞与受者间的人类白细胞抗原相容性。人类白细胞抗原完全相同者移植重建的失败率约为2%，排斥反应发生率为1%。当供者人类白细胞抗原半相容时，移植失败的比率为3%～15%，依据人类白细胞抗原不相容的程度而有不同。不相容基因为人类白细胞抗原-A（HLA-A）、人类白细胞抗原-B（HLA-B）或人类白细胞抗原-DR（HLA-DR）时，危险性为5%，当有2个或3个不相容基因时，危险性升至15%。先前输血诱导产生的抗体所导致的同种异体免疫也可诱发排斥反应，此时可检测到针对供者T细胞或B细胞的细胞毒性抗体。

造血干细胞移植失败至少有3种不同途径：第一，移植后任意的连续3d内绝对中性粒细胞数达不到500/μl；第二，早期移植物植入发展为全血细胞减少症或骨髓发育不全；第三，无论有无受者自身骨髓重建，晚期发生移植失败。人类白细胞抗原相同供者、人类白细胞抗原不同供者，以及配型相合的非亲属供者（MUD）的受者中，已观察到这3种途径。

移植失败时，从人类白细胞抗原相同受者骨髓中取得的淋巴细胞对供者外周血不显示细胞毒性。移植失败可能的发生机制是，体外特异性抑制供者骨髓克隆形成，并在体外扩增之后，获得溶解供者来源的外周血细胞能力的结果。供者来源的外周血细胞的裂解被认为是次要组织相容性抗原的结果。

八、并发症

感染是造血干细胞移植相关的一种常见而又危险的并发症。快速而特异的诊断和治疗是保证移植后患者生存的关键。接受骨髓移植的患者需要定期采血、注射许多血液制品、静脉注射抗生素、营养支持等，这些都需要静脉针刺来完成，从而成为可能的感染途径。造血干细胞移植后数周或数月内强烈的免疫抑制使受者感染机会增加。与同基因移植或自体移植相比，异体移植所需免疫抑制持续时间更长，治疗移植物抗宿主病所需的免疫抑制更强。许多作为正常菌群一部分的非致病性微生物大量增生，侵袭性生长，带来破坏性后果。这些微生物大部分为细菌（如凝固酶阴性葡萄球菌），其他还包括多种病毒（特别是巨细胞病毒，CMV）和真菌，如白色念珠菌（图9-2）和曲霉菌，也可能为寄生虫，

如卡氏肺孢子虫。预处理程序去除了患者的病毒特异性免疫能力，移植物抗宿主病治疗和预防用药造成患者免疫抑制，导致潜伏病毒重新活化，感染重现并引起疼痛和相应疾病，特别是疱疹病毒和腺病毒。准确的诊断是正确的治疗的前提。如严重的腹部疼痛可能被认为是胃肠道（GI）移植物抗宿主病的并发症，很明显的是腺病毒肝炎或是疱疹病毒感染（图9-3和图9-4），血尿和肋脊角压痛是腺病毒肾炎的表现。抗病毒感染预防性用药大大地降低了巨细胞病毒和单纯疱疹病毒（HSV）感染的发病率。当呼吸道病毒感染流行时，移植后但骨髓还没有重建的患者发生致命性呼吸道病毒感染的风险非常高。

（一）胃肠道和肝并发症

胃肠道并发症的严重程度已经有了明显改善，但发病率仍旧很高。感染，主要是病毒感染，引发很多与造血干细胞移植相关的肠道和肝病变（图9-3和图9-4），抗病毒治疗的出现已经降低了单纯疱疹病毒和巨细胞病毒感染的发病率，但这些感染仍有发生。移植术前禁忌证种类很多，范围从病毒性肝炎到肿瘤。

细胞减少性移植前治疗使血小板数显著降低，这可增加胃肠道溃疡患者出血的概率。在移植前出现任何疼痛症状的患者，都应该行内镜检查以确定没有发生溃疡，或进行治疗。如果存在因幽门螺杆菌引起的十二指肠或胃溃疡，在行造血干细胞移植前应先清除幽门螺杆菌。所有溃疡在移植前均应被治愈，尤其是特发性溃疡性结肠炎或克罗恩病。

寄生虫感染对于造血干细胞移植后免疫功能低下的患者是致命的，特别是阿米巴和类圆线虫。此外，兰伯贾第虫、溶组织阿米巴虫和隐孢子虫能引起严重腹泻。应在粪便中检测贾地虫抗原，在血清中检测溶组织阿米巴虫抗体。

轻度肝大可能是由于真菌感染或肝内肿瘤所致，其他部位没有肿瘤的患者，应检查是否存在真菌感染，并进行相应的系统性治疗。最常见的真菌为白色念珠菌，但也可能为寻霉属、毛孢子菌、假霉样真菌、盾壳霉属、镰刀菌、毛霉菌、腐化米霉菌和指霉菌。肝的真菌感染表现为发热、轻度肝大和血清碱性磷酸酶水平升高。真菌感染很少能侵入脉管系统，因此这些感染几乎不会导致静脉闭塞，但有白色念珠菌导致胆道梗阻的病例报道。卡介苗接种

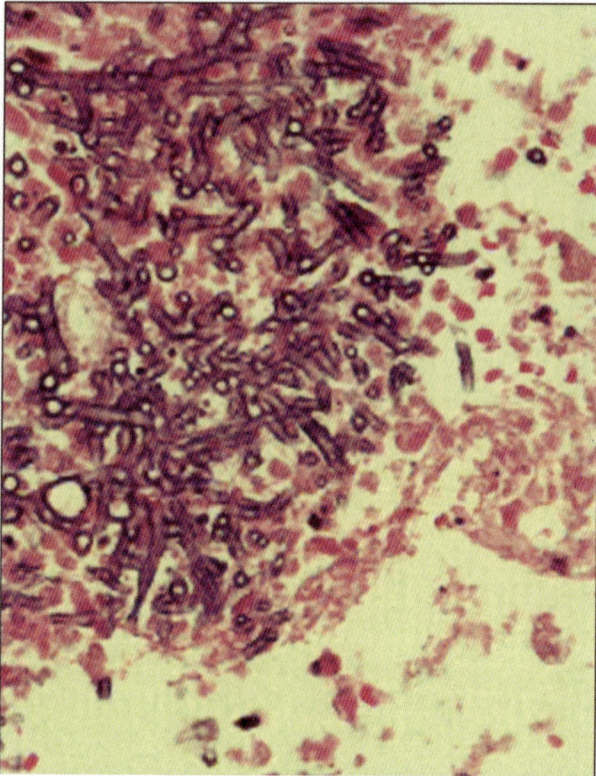

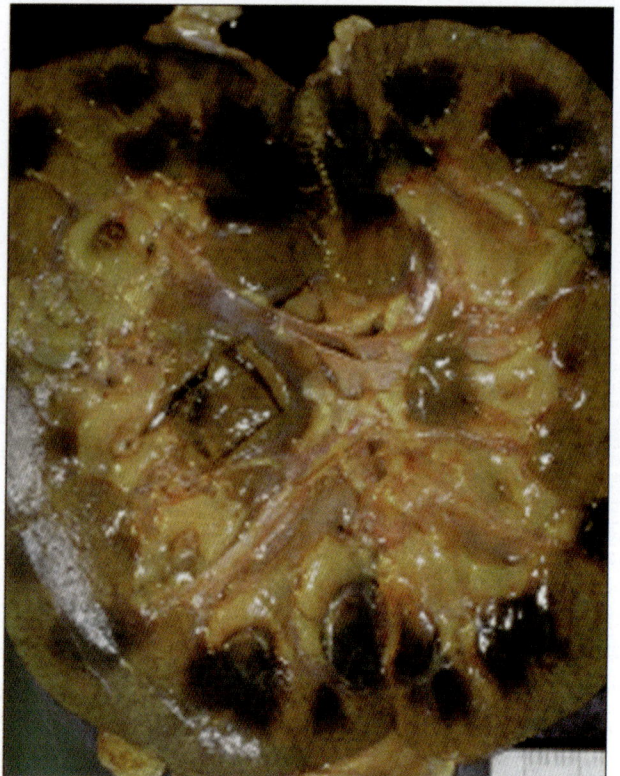

图 9-2　移植患者播散性念珠菌感染累及肾（右图），镜下可见菌丝（左图，PAS 染色，原始尺寸放大 400 倍）

可引起感染播散，累及骨髓、肝或脾。

造血干细胞移植后许多病毒可导致胃肠道和肝并发症。这些病毒包括单纯疱疹病毒（图 9-3）、巨细胞病毒（图 9-4）、水痘带状疱疹病毒（VZV）、腺病毒、艾柯病毒、乙型肝炎病毒和丙型肝炎病毒。造血干细胞移植后发生单纯疱疹病毒感染的患者必须行肝脏活检以确定是否有肝脏受累。单纯疱疹病毒累及肝时，活检标本中可见坏死灶，周围为肝细胞，核内充满淡嗜碱性包涵体（图 9-3）。其他的技术，如免疫组织化学或原位杂交，可以区分单纯疱疹病毒 -1 型或单纯疱疹病毒 -2 型。腹部 CT 扫描可能表现为类似脓肿的多发性坏死灶，但难以确定致病因素。应采用大量抗病毒药物阿昔洛韦治疗以避免发生急性肝炎，后者若不治疗可引起死亡。

水痘带状疱疹病毒感染很普遍，见于 50% 的造血干细胞移植患者。一般发生于移植后 18 个月内，主要出现于移植后 4 ～ 7 个月。感染通常会扩散，特别是移植物抗宿主病患者，这可能与免疫抑制状态持续时间长有关。肝活检表现为坏死、不同程度的小叶内炎细胞浸润，以及充满核内包涵体的多核巨细胞。

由于预防性抗病毒治疗，巨细胞病毒感染很罕见。但如果感染真的发生，它将会扩散并累及肝。即便巨细胞病毒感染肝，也罕见引起肝功能障碍。组织学检查可见散在微脓肿、核内和胞质内包涵体，以及胆管异常（图 9-4）。各种感染很难通过组织学检查进行区分。肝活检组织行多聚酶链反应（PCR）检测可确定巨细胞病毒感染，巨细胞病毒可引起肠炎，当累及 Vater 壶腹时还可引起胆道阻塞。

在免疫功能低下时腺病毒导致的并发症很多，包括出血性小肠结肠炎、间质性肺炎、心肌炎、出血性膀胱炎和肾炎、脑膜脑炎和暴发性肝炎。肝活检是最好的诊断肝腺病毒感染的方法。组织学切片中可以看到不连续的凝固性坏死灶，这些病灶被含有核内包涵体的肝细胞所包围。大便标本 PCR 检查可以确定诊断。

虽然造血干细胞移植后患者没有艾柯病毒感染的案例，但免疫低下的患者可能发展成慢性脑膜脑炎。此外，从骨髓增生低下的婴儿和成人肝炎肝中已经分离出艾柯病毒。这说明造血干细胞移植后患者可能发生艾柯病毒型肝炎。

免疫抑制患者乙型肝炎病毒（HBV）感染即使

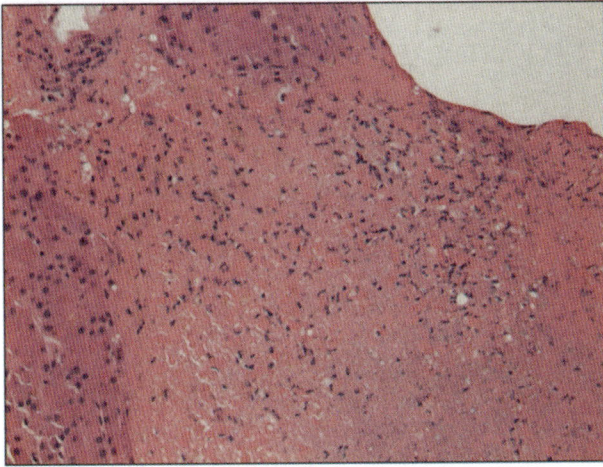

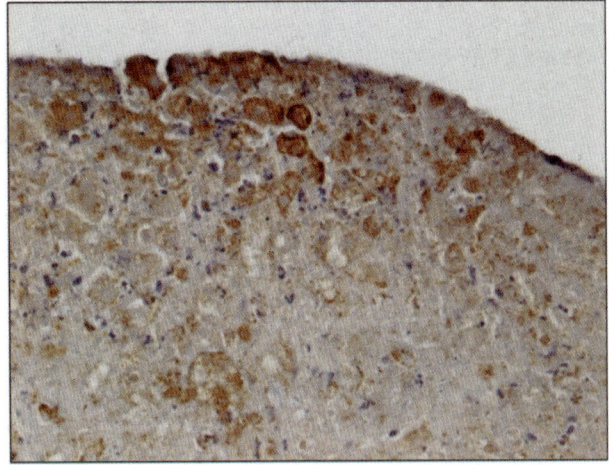

图 9-3　自身肝显示局灶性坏死，伴有病毒性细胞病理改变（左图，HE 染色，原始尺寸放大 200 倍），免疫染色单纯疱疹病毒阳性（右图，单纯疱疹病毒免疫组织化学检测，原始尺寸放大 200 倍）

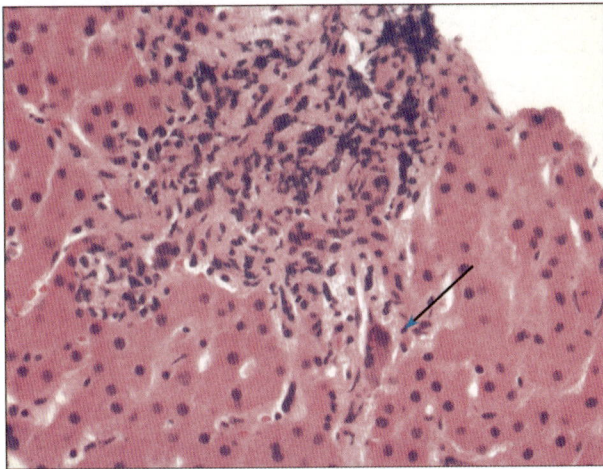

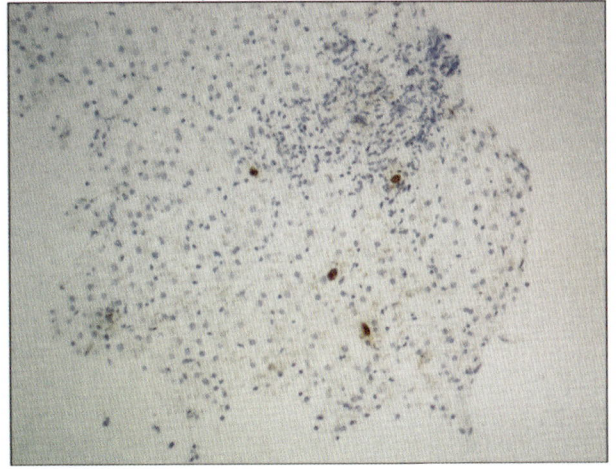

图 9-4　自身肝显示炎症表现伴巨细胞病毒样病毒性细胞病理改变（左图，HE 染色，原始尺寸放大 400 倍），巨细胞病毒免疫染色阳性（右图，免疫组织化学染色标记巨细胞病毒，原始尺寸放大 200 倍）

不致命，也是有害的。乙型肝炎病毒感染有 3 种途径：①潜伏感染的激活；②移植前的感染在移植后恢复过程中发展；③如果移植供者受到感染，受者不幸也会感染病毒。肝活检表现为纤维化胆汁淤积性肝炎，伴肝细胞乙型肝炎表面抗原和核心抗原水平升高（图 9-5）。乙型肝炎病毒感染能引起急性肝炎和肝衰竭，为避免这些致命性并发症的发生，必须监测患者血清中病毒 DNA 的水平。在检测到乙型肝炎病毒 DNA 后，必须进行贯穿整个恢复期的治疗。当患者病情稳定且不伴有免疫抑制后，轻度的肝疾病仍可能持续存在。

移植后，患者可通过 2 种途径感染丙型肝炎病毒（HCV）：可能是移植前感染发展而来或受者可能暴露于丙型肝炎病毒或丙型肝炎病毒感染的血液制品，包括移植物本身。丙型肝炎病毒主要导致慢性病毒性肝炎并可能引起肝硬化。

肝静脉闭塞病（VOD）或肝窦阻塞综合征（SOS）是造血干细胞移植最常见的并发症，见于 50% 的造血干细胞移植患者（表 9-2）。肝静脉闭塞病是指发生于肝小静脉以及肝小静脉与肝窦间连接血管的闭塞性病变，是预处理期的细胞毒性作用和后续与移植相关的治疗的后果。最初一般没有静脉受累，病变发生于肝窦。北美和西欧引起窦阻塞综合征最常见的原因是造血干细胞移植准备阶段的骨髓根除处理过程（图 9-2）。肝静脉闭塞病通常在移植后数周内发生，临床表现为黄疸、肝大伴疼痛、体液潴留，

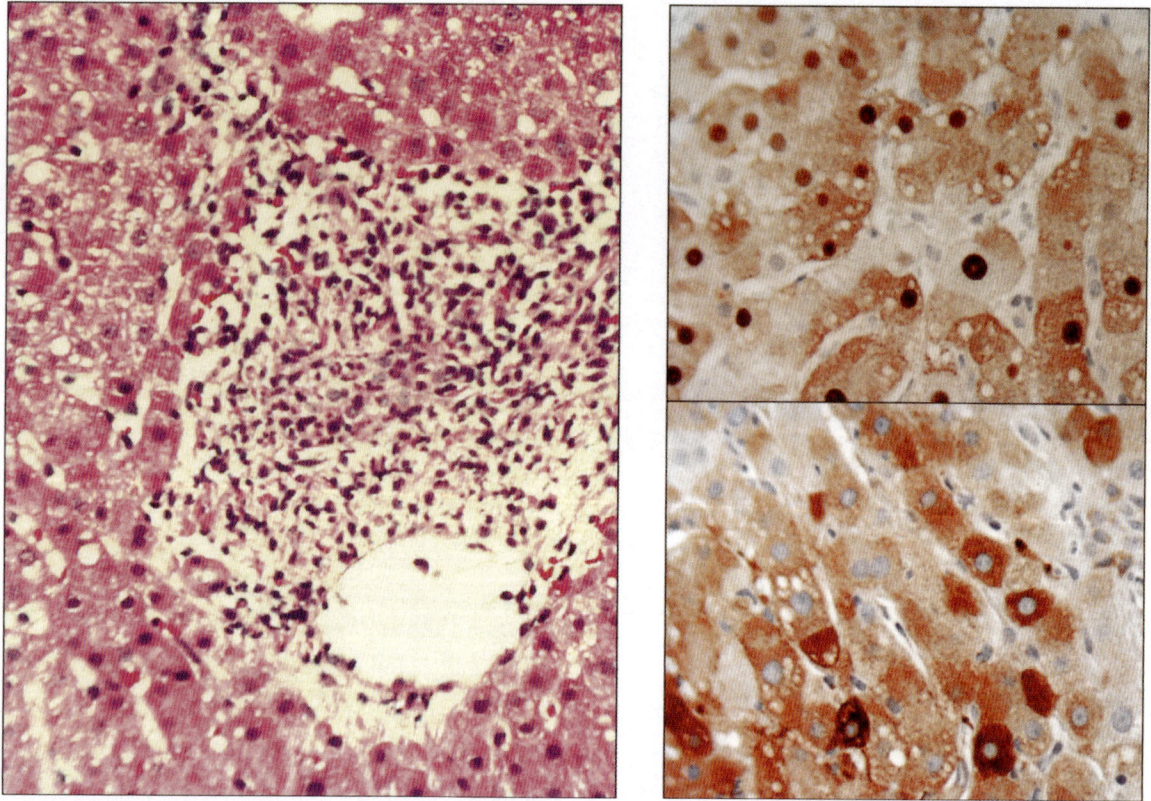

图 9-5　乙型肝炎。左图：光镜表现为慢性肝炎伴有实质损伤（HE 染色，原始尺寸放大 200 倍）；免疫组织化学染色证实感染乙型肝炎（右上：乙型肝炎核心抗原免疫组织化学染色标记，原始尺寸放大 400 倍；右下：乙型肝炎表面抗原免疫组织化学染色标记，原始尺寸放大 400 倍）

特别是形成腹水，这些症状均与肝衰竭有关。肝活检是最好的诊断手段，组织学切片采用 Masson 三色法染色，镜下表现为由于内皮下细胞外基质内有红细胞聚集，导致静脉管腔狭窄。还可出现肝细胞坏死、门静脉或肝内终末微静脉内可见肝细胞栓子、肝窦扩张充血（图 9-6）。之后，小静脉完全闭塞，管壁外层增厚，这种改变被称为静脉硬化，伴有邻近终末微静脉的肝窦纤维化，后者发生于肝腺泡的第三区。肝静脉闭塞病的最后改变是病变内Ⅷ因子积聚，然后是胶原和细胞外基质蛋白沉积。支持治疗是肝静脉闭塞病的唯一选择。

铁超负荷在两种情况下可以被观察到，当患者因地中海贫血或再生障碍性贫血而移植时，发生急性铁超负荷；患者患有含铁血黄素沉着症时，发生慢性铁超负荷。恶性血液病患者行造血干细胞移植后，铁负荷可增加 25%，为 3 级或 4 级铁沉着。移植前铁螯合剂治疗可显著增加地中海贫血患者的存活率。研究表明，肝内铁过量或循环内游离铁增多

与预处理期的细胞毒性相关，也与移植后早期病死率相关。因此，除非患者有肝损伤表现，应在铁定量检测患者恢复后再进行。

因恶性血液病而行造血干细胞移植的长期幸存者中，发生铁超负荷的比率为 90%，这可能与多次红细胞输注和异常红系造血有关。这些患者应检测铁蛋白水平，后者是无并发症患者组织内铁储存量最好的指标，伴有病毒感染或移植物抗宿主病的患者还应行肝活检。有观点认为，造血干细胞移植后患者持续性肝功能障碍的原因在于自由基和细胞内铁积聚对细胞膜脂质的过氧化作用。因地中海贫血或恶性血液病接受造血干细胞移植的患者可出现门静脉纤维化、肝硬化、肝细胞癌，并同时伴有含铁血黄素沉着症，但这些患者常同时伴有丙型肝炎病毒感染，这会加重铁超负荷所造成的病理改变。此外，许多条件致病菌感染的生长过程需要游离铁，特别是单核细胞增多性李斯特菌、毛霉菌、小肠结肠炎耶尔森菌和非霍乱菌，特别是免疫低下患者。因此，

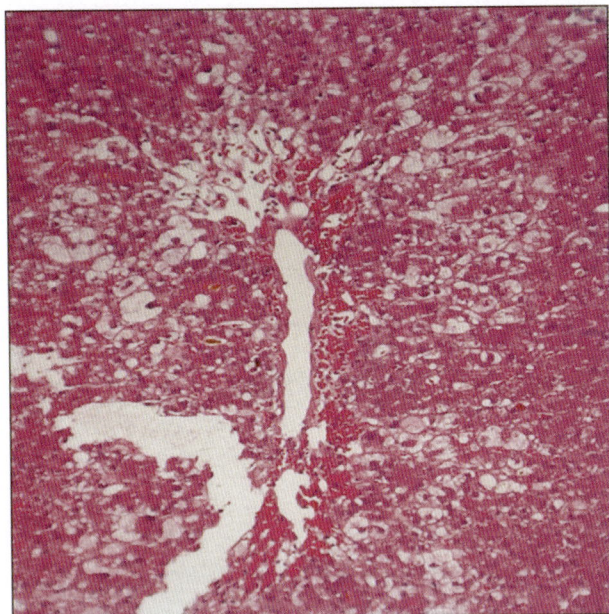

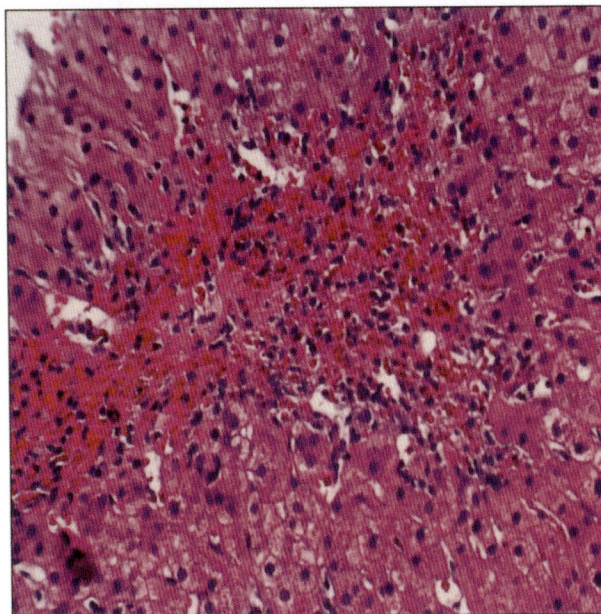

图 9-6　肝静脉闭塞病，小中央出血。左图：轻度（HE 染色，原始尺寸放大 200 倍）；右图：重度（HE 染色，原始尺寸放大 400 倍）

每个患者均应行铁超负荷评估，特别是肝功能检测异常者。

移植后的第 1 年内许多患者的恶性肿瘤会复发。患者可表现为肝酶水平升高、肝大，或影像学检查异常，若骨髓移植后患者出现这些表现，应考虑到肿瘤复发的可能。异体造血干细胞移植患者恢复后常发生爱泼斯坦 - 巴尔病毒（EB 病毒，EBV）相关淋巴组织增殖性疾病，人类白细胞抗原错配 T 细胞清除移植患者发生率高达 25%，而自体移植患者非常罕见。这些患者中约 50% 可有肝受累，表现为血清碱性磷酸酶升高和肝脾肿大。肝活检显示汇管区炎细胞浸润，包括浆细胞、淋巴细胞和免疫母细胞。免疫组织化学方法检测 EB 病毒相关标记物可确定诊断。

胃肠道大出血包括呕血、黑粪或直肠出血，在造血干细胞移植后第 1 个 100d 内的发生率不足 10%，但可出现因血小板计数低而导致的轻微出血。严重出血最常见的原因为急性移植物抗宿主病所导致的弥漫性小肠溃疡。由于呕吐所引起的胃黏膜损伤可导致呕吐物呈"咖啡样"。发生于胃食管交界处的马洛里 - 魏斯二氏撕裂所形成的食管壁内血肿，伴发血小板计数低下，是严重出血的主要来源之一。由移植物抗宿主病导致的食管炎，或由单纯疱疹病

毒性或巨细胞病毒性食管炎所引起的恶心和呕吐持续时间可超过 60d。当血小板计数超过 60 000/μl 后，这些出血可自发消退。

（二）胆囊及胆道并发症

造血干细胞移植后 1 ～ 4d 常出现胆汁淤积。全胃肠道外营养且长期使用头孢曲松或麻醉药的患者风险增加，这可能与预处理准备或移植物抗宿主病所导致的内皮损伤有关。多数患者可恢复，胆汁淤

表 9-2　肝静脉闭塞病或窦阻塞综合征的病因

为造血干细胞移植而行的脊髓根除方案

白消安 / 环磷酰胺 / 全身放射治疗，白消安 / 环磷酰胺，环磷酰胺 / 全身放射治疗，白消安 / 马法仑 / 噻替哌

吉姆单抗 - 奥佐米星

放线菌素 D

吡咯齐定生物碱

达卡巴嗪

来自于植物品种猪屎豆、天芥莱、千里光、黑草的生物碱

6- 硫鸟嘌呤

积消退，但有少数患者可发展为胆道阻塞。胆汁淤积被认为是急性非结石性胆囊炎、急性胰腺炎和急性细菌性胆管炎的诱因，放射性核素显像时，可使胆囊显影不清。胆汁淤积还可加重肝移植物抗宿主病的症状，随胆汁淤积消退，移植物抗宿主病症状逐渐改善。

急性胆囊炎罕见于造血干细胞移植患者，即使出现，也与胆囊结石的存在无关（即非结石性胆囊炎），其病因包括白血病复发并累及胆囊、胆汁淤积产物或感染（巨细胞病毒或真菌）。

（三）肺部并发症

造血干细胞移植相关疾病特别容易累及肺，这些并发症包括化学治疗毒性损伤、放射治疗损伤、肿瘤转移和感染，其中感染的易感性最高，这与肺的功能有关。许多病原体可感染患者并引发肺炎，最常见为呼吸道合胞病毒（RSV）、分枝杆菌、肺炎链球菌。造血干细胞移植患者恢复后常见的病原体为军团菌、支原体、衣原体、隐孢子虫、弯曲杆菌、弓形虫和人疱疹病毒（HHV-6、HHV-7和HHV-8）。估计行造血干细胞移植的白血病患者中有35%可发生非细菌性肺炎（图9-7），临床表现为间质性肺炎（IP）。发生于造血干细胞移植者的间质性肺炎病情急重，而非移植者所发生的间质性肺炎为慢性过程，两者差异明显。预防性用药，包括抗病毒、抗生素和抗真菌药物的使用，可显著降低间质性肺炎的总体发病率。约有1/3的间质性肺炎没有明确的病因，称为特发性间质性肺炎（IIP），这些病例的可能致病因素很多，包括预处理阶段的化学性和放射性损伤。急性移植物抗宿主病使特发性间质性肺炎风险性升高。特发性间质性肺炎并不是异体造血干细胞移植的后果，但实验发现，放疗后有移植物抗宿主病表现的小鼠发生了特发性间质性肺炎，人疱疹病毒-6感染也能与特发性间质性肺炎有关。

一些病例在化疗后出现肺静脉闭塞，后者可能与肝静脉闭塞病和间质性肺炎有关。临床对于这种并发症的识别非常重要，因为早期诊断和大剂量激素治疗可改善预后。

（四）神经系统并发症

神经系统并发症可出现于造血干细胞移植的任

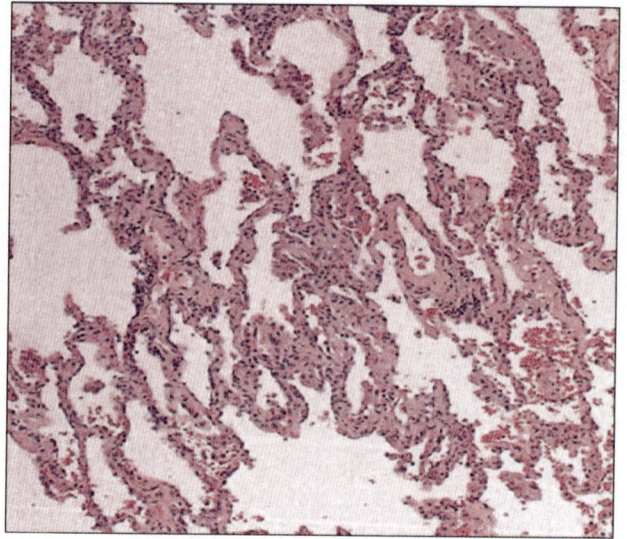

图9-7　间质性肺炎，开放肺活检标本中有轻度间质性炎症（HE染色，原始尺寸放大200倍）

何阶段，包括预处理阶段、移植后全血细胞减少期和免疫抑制期或移植物抗宿主病期。神经系统并发症可分为5类：感染、脑血管、代谢、毒性和免疫调节。这些并发症可出现于造血干细胞移植的不同阶段，严重程度也不同。毒性并发症可出现于所有3个阶段，继发于化疗的使用。感染、代谢和脑血管并发症主要出现于后2个阶段。感染，如细菌性脑膜炎，出现于白血病患者的全血细胞减少期。移植物抗宿主病患者可出现其他一些并发症，包括真菌性脓肿、脑膜脑炎和败血性或真菌性栓塞。在过去的10年里，神经系统并发症患者的总体生存率有了显著提高，这主要归因于更好的抗感染治疗。神经系统感染患者表现为精神状态改变、谵妄和感觉中枢受抑，多不伴有脑膜刺激征或明显的侧面神经病学体征。腰椎穿刺抽取脑脊液检测有助于确定病原体。脑膜感染可破坏血-脑脊液屏障，亲水药物如氯霉素、甲氧苄啶和磺胺类药物可穿过。异体移植患者中枢神经系统（CNS）感染的常见病原体为单核细胞增生利斯特菌，一般出现于移植后4个月内，长期生存者所发生的脑膜炎可由肺炎链球菌引起。自体移植患者仅有2例脑膜炎报道，病原菌分别为单核细胞增生利斯特菌和黏滑口腔球菌。此外，已有1例中枢神经系统结核感染致死病例报道，此种感染罕见，仅见于0.47%的异体移植和0.25%自体移植患者。移植后早期偶可能发生弓形虫感染。神经系统可发生多种病毒感染，预防性应用抗病毒药物可降低其发生率。

卒中常常是致死性的，如颅内出血和缺血。105例造血干细胞移植尸解研究发现，13%有蛛网膜下隙出血，10%有硬膜下血肿，5%有脑实质内血肿。诊断急性出血方面，CT检查优于MRI，因为MRI仅能显示有高铁血红蛋白形成的出血，而高铁血红蛋白的形成需要约12h。任何血肿都需要行神经外科手术处理。脑实质内血肿患者表现为偏瘫或其他大脑半球缺陷症状，之后可能出现感觉中枢受抑症状和脑干切迹疝症状。在出现轻瘫和昏迷前，小脑出血很难诊断。造血干细胞移植患者发生硬膜下血肿的风险升高44%，这一并发症更常见于自体移植患者，治疗方法为腰椎穿刺抽取脑脊液，同时可降低压力，减轻症状。

缺血性卒中可因心内膜炎或血栓栓塞而出现。异体移植患者已有发生血栓性血小板减少性紫癜（TTP）的报道，血栓性血小板减少性紫癜可导致缺血性卒中发作，或引发其他与局部血液中断有关的神经病学体征。许多患者处于高凝状态，这是预处理阶段化疗所导致的内皮损伤的后果，可导致非细菌性血栓性心内膜炎，这样的患者易于发生栓塞，并导致缺血性卒中。

发生于全血细胞减少阶段的代谢性并发症包括革兰阴性脓毒血症、镇静催眠药物反应和肝静脉闭塞病肝性脑病。发生于移植物抗宿主病阶段者包括间质性肺炎相关性缺氧性脑病、移植物抗宿主病肝性脑病和尿毒症性脑病。造血干细胞移植后发生的代谢性脑病与革兰阴性脓毒血症或镇静催眠药物反应的关系最为密切。缺氧性脑病可造成永久性神经系统损伤，可由间质性肺炎或随溶血性尿毒症所导致的低氧血症引起，溶血性尿毒症的典型特征为红细胞溶解。移植物抗宿主病引起肝性脑病的原因有2个，一是移植物抗宿主病累及肝，二是肝静脉闭塞病所导致的暴发性肝衰竭。

毒性并发症是移植治疗过程中化疗的结果。移植预处理阶段所采用的药物，如BCNU、白消安、氮芥和异环磷酰胺，均可导致脑病的发生。神经病则与VP-16、顺铂和紫杉醇的治疗有关。顺铂毒性并发症、激素毒性并发症和脑白质病可出现于全血细胞减少期或移植物抗宿主病期，而沙利度胺（一种镇静药物）神经病发生于移植物抗宿主病期。在移植物抗宿主病期间可发生免疫介导的并发症，最常见为多肌炎、重症肌无力和脱髓鞘性多神经病。

（五）溶血性并发症

主要ABO血型相容性并发症：溶血性贫血（HA）和血栓性微血管病综合征是造血干细胞移植后可能发生的免疫介导性并发症。多数溶血性贫血的原因是对抗不相容性ABO抗原的同种免疫，部分为自身免疫性溶血性贫血（AIHA）。无亲属关系供者的造血干细胞移植受者，或发生慢性广泛性移植物抗宿主病的患者，发生自身免疫性溶血性贫血的风险上升。所有造血干细胞移植患者中ABO不相容性的发生率为20%～30%，原因在于供者-受者ABO不相容性并不是造血干细胞移植的禁忌证。对同种异体移植而言，并没有证据表明ABO错配供者会增加移植相关移植物抗宿主病和移植物排斥反应的发生率，或是对总体生存率有影响，但一些免疫性并发症的风险仍较高。骨髓重建后红细胞生成可导致严重的速发性或迟发性溶血反应。为消除可能发生的免疫性不良反应，在移植前通过去除血沉棕黄色层的方法来去除红细胞。如果骨髓输注物内存在淋巴细胞产生的异血凝素，可导致速发性溶血反应，若异血凝素由供者淋巴结产生，所导致溶血反应发生时间要晚一些。移植前3～4d，可采用血浆置换法、血浆免疫吸附法或全血免疫吸附法去除血凝素，将血凝素的滴度降低至1：1.6或更低。采用供者鲜冻血浆来获得A型和B型抗原，在体外进行吸附并清除这些抗原，也可以达到目的。这些操作的不良反应出现概率约为10%，若患者移植前血凝素滴度高，且为预防移植物抗宿主病而使用了环孢素或泼尼松，则不良反应出现的概率更高。若红细胞清除不完全，可导致溶血性贫血。推荐行少量干细胞移植，而不是大量干细胞，因为后者被红细胞污染的概率更高。有证据表明，配型相合的非亲属供者骨髓移植患者移植失败的发生率增加。溶血反应可发生于移植完成数周之后，此时供者来源的红细胞出现于循环内，残留的宿主淋巴细胞产生针对供者红细胞的免疫反应。

人类白细胞抗原匹配供者-受者移植发生次要ABO错配的概率为15%～20%。与主要ABO不相容性一样，次要ABO错配也可因移植物内混有血凝素而发生速发性溶血，或因供者淋巴细胞产生的血凝素而发生迟发性溶血。速发性反应不会致命，但迟发性反应可带来几种可导致器官衰竭或患者死亡的并发症。行移植物抗宿主病预防性治疗的患者危险性升高。O 型血患者可因次要 ABO 不相容性而导致溶血，其中接受外周血移植的患者发生率最高。有 2 种方法可减少次要 ABO 不相容所导致的速发性和迟发性溶血反应：血浆清除以去除供者反应、造血干细胞移植术前用 O 型红细胞稀释受者红细胞。

虽然 Rh 错配还没有观察到对移植物、总体存活率或移植物抗宿主病有不利影响，但 Rh 错配能够导致抗球蛋白试验阳性，且已有发生迟发性重度同种异体免疫溶血反应的报道，一个患者三系血细胞均减少。次要 Rh 错配发生溶血的概率为 10% ~ 15%，有观点认为这是输入的供者淋巴细胞所介导的初级抗体应答的结果。笔者推荐输入 Rh 阴性血或抗 Rh 免疫球蛋白以降低 Rh 错配导致溶血的风险。当受者为 Rh 阴性而供者为 Rh 阳性时，应该使用 Rh 阴性血液制品，同样，当受者为 Rh 阳性而供者为 Rh 阴性时，也应使用 Rh 阴性血液制品。

自身免疫性溶血性贫血的机制还不完全清楚，可能涉及多个因素。异体移植和自体移植后仅发现有少数几例真正的自身免疫性溶血性贫血病例。自身免疫性溶血性贫血是新骨髓抗原呈递的结果，多在发生病毒感染后才开始能识别"自我"。T 细胞功能障碍，可能主要是调节 T 细胞的功能障碍，导致 B 细胞也出现功能障碍，从而产生自身抗体。移植物抗宿主病患者可发生自身免疫性血小板减少症的现象支持这一推论，一组 236 例行 T 细胞清除异体造血干细胞移植的病例中，7 例发生自身免疫性血小板减少症。此外，4 例 Evans 综合征患者也有这种表现。因此有观点认为，T 细胞清除所产生的导致 B 细胞功能障碍的免疫抑制效果是自身免疫性溶血性贫血的促成因素。

许多并发症可能是血栓性微血管病的结果，包括溶血综合征和内脏损伤（图 9-8）。移植前后的化疗导致血管内皮损伤，为血栓形成创造了有利条件。活化的血小板与增生的内皮细胞形成微血栓，部分或完全阻塞小动脉和毛细血管。中等大小的血管也可能发生阻塞（图 9-8）。可造成内皮损伤的因素包括化疗药物如环磷酰胺、亚硝基脲和铂化合物，也包括移植物抗宿主病预防性药物，急性移植物抗宿主病产生的细胞因子，巨细胞病毒和真菌感染。造

血干细胞移植伴血栓性微血管病的患者红细胞中可查见巴尔通体样包涵体。

伴血栓性血小板减少性紫癜或溶血性尿毒症综合征的患者中可观察到血栓调节蛋白、P 选择素（GMP-140）和组织纤溶酶原活化因子水平升高。化疗和放疗造成内皮损伤至临床症状出现，可有 3 ~ 6 个月的延迟，这可能与内皮细胞自身抗体或血小板糖蛋白Ⅳ（CD36）自身抗体或其他内皮抗原自身抗体的形成过程有关。血浆内 IL-1、IL-6、可溶性 IL-2 受体和肿瘤坏死因子（TNF）水平升高的现象支持这一假说。动物模型实验表明，von Willebrand 因子（vWF）积聚促进了微血栓的形成。动物模型中，血栓主要见于支持肝和脾的血管，而血栓性血小板减少性紫癜或溶血性尿毒症综合征患者血栓主要见于脑和肾相关血管（图 9-8）。与之相对应，人类血浆内出现大量 vWF 多聚体（"异常巨大的" vWF 多聚体，ULvWF），表明这种凝血因子与血小板有高度亲和性，特别是在高流量小动脉内，此外，这些患者血浆中 vWF 单体数量减少。

（六）口腔并发症

口腔及口腔黏膜容易受到多种感染，包括侵袭性的和机会性感染，移植前化疗也可对其造成损害。连续性评估对于口腔并发症的预防极为重要。口腔是进入血液的一个途径，因此对骨髓移植后患者的预后有相当大的影响。简单而常规的口腔卫生护理对患者存活有显著影响。移植前患者应最大限度地保持口腔健康。潜在未知的口腔疾病在化疗后可造成严重的后果。龋齿、牙周病和牙髓病常是感染和并发症的病因，应在移植前诊断和治疗。

口咽黏膜炎是造血干细胞移植治疗的口腔毒性中最常见和最麻烦的并发症，其表现变化很大，可为良性或无明显出血和疼痛，到明显的出血和疼痛。病变严重程度与预处理方案和患者接受的造血干细胞移植类型有关。移植所造成的损害因供者不匹配程度而异。骨髓根除后 5 ~ 10d 开始出现口腔症状。首先是非角化性口腔黏膜萎缩伴红斑形成，并逐步发展为溃疡，随时间发展，病情进一步加重，第 11 天损害达峰值。口腔并发症的出现是由于放疗或化疗损伤黏膜内的基底细胞，导致细胞损伤或凋亡。内皮细胞、纤维母细胞和上皮细胞内调节损伤反应的基因表达上调，而淋巴细胞和巨噬细胞分泌的促

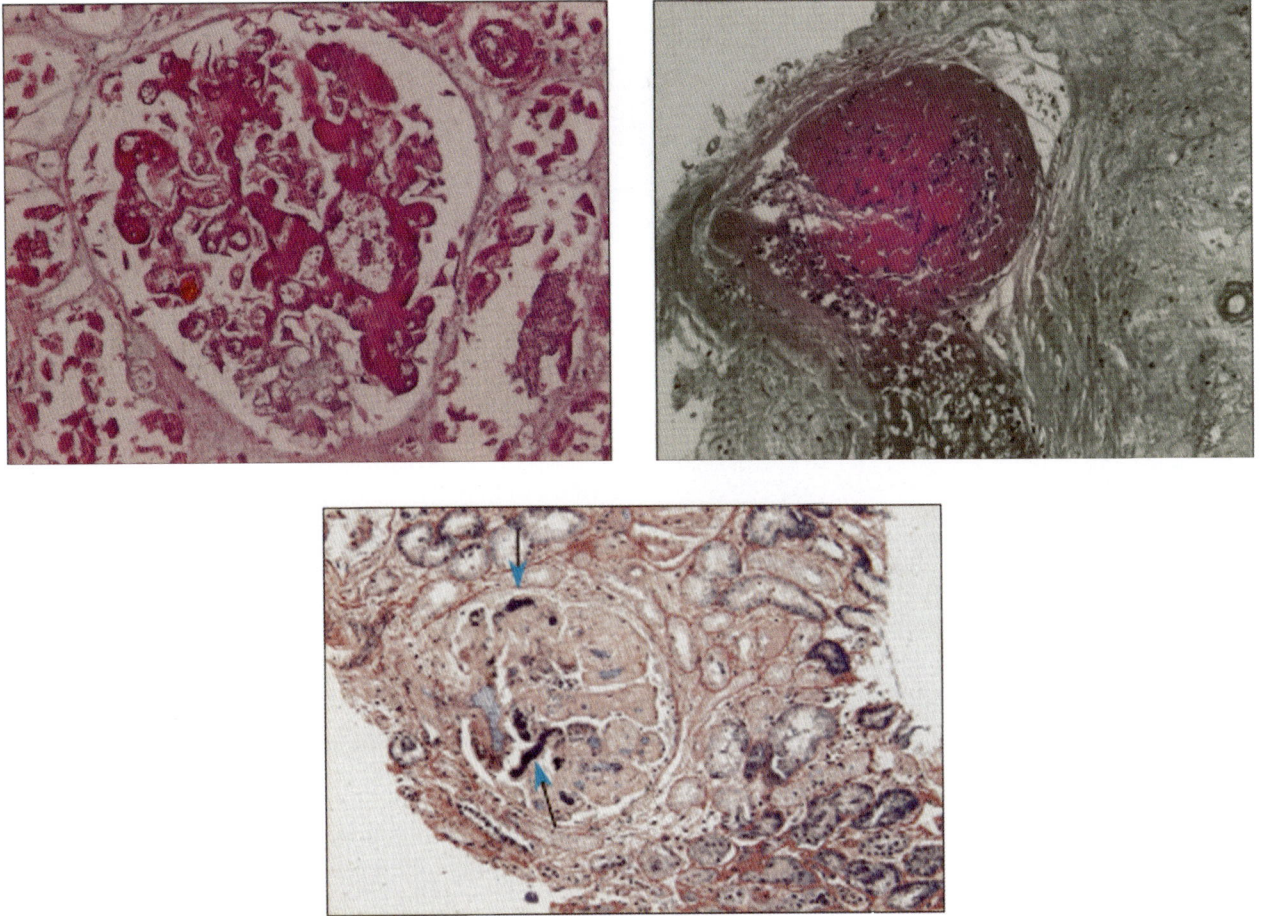

图 9-8　血栓性肾小球病和微血管病患者的肾活检标本。左上图：血栓性肾小球病，肾小球内可见血栓和坏死（HE 染色，原始尺寸放大 400 倍）；右上图：微血管病变，右侧可见动脉血栓（HE 染色，原始尺寸放大 200 倍）；下图：肾小球毛细血管襻内可见纤维素性血栓（箭头）（PTAH 染色，原始尺寸放大 400 倍）

炎细胞因子可加重组织损伤。炎症加速并伴有上皮干细胞损伤，最终导致上皮变薄，溃疡形成，口腔内细菌迁入溃疡的结缔组织内，诱导细胞因子释放。溃疡期的炎症病灶内可见巨噬细胞、淋巴细胞、浆细胞和肥大细胞。

口腔最容易感染的部位是舌侧面和舌腹部，以及唇黏膜和颊黏膜，通常在 2 周内恢复。化疗导致的涎腺功能障碍（口干燥症）导致涎腺的润滑作用和抗微生物作用丧失，并激活潜伏病毒如单纯疱疹病毒、VSV 和巨细胞病毒，形成溃疡，这些黏膜缺损又成为其他病原体感染的途径，最终加重病情。机会感染包括铜绿假单胞菌、奈瑟菌、大肠埃希菌、链球菌和葡萄球菌。口腔黏膜真菌感染最常见为念珠菌（图 9-9），以白色念珠菌主。

舌侧面和腹外侧部可能形成无痛性外生性软组织肿块，类似于息肉，长数毫米至数厘米，高度可达 1.5cm。典型者有黏膜被覆，但有时表面为纤维蛋白渗出物所形成的假膜，组织学检查可见肉芽组织形成。

九、移植物抗宿主病

移植物抗宿主病（GVHD）是移植细胞介导的免疫损伤，在遗传学上移植细胞将宿主视为异己成分。这一独特现象早在骨髓移植和实体器官移植之初已经描述过。在 1955 年，Barnes 和 Loutit 首先描述了小鼠的移植物抗宿主病。1966 年，Billingham（239）提出移植物抗宿主病的发生必须包括以下 3 个条件：①移植物必须含有免疫活性细胞；②宿主

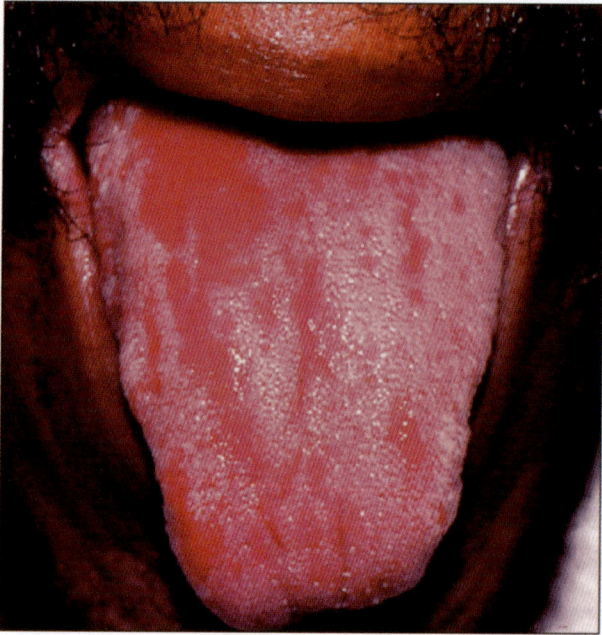

图 9-9　移植患者的口腔念珠菌病

必须含有重要的移植后抗原，而供者移植物内缺乏该抗原，从而，宿主对移植物表现为异质的；③宿主本身必须不具备增加对移植物免疫反应作用的能力。

当移植物将受者视为异己成分时，便发生移植物抗宿主病，继而发生排斥反应。这种排斥反应由供者 T 细胞触发，供者 T 细胞识别受者同种异体抗原并将其视为异己成分。这种排斥反应含有一系列事件触发，包括：供者 CD8⁺ 细胞毒性 T 细胞识别宿主细胞内不匹配的主要组织相容性复合物 I 型分子，细胞毒性 T 细胞被激活；当不匹配的主要组织相容性复合物 II 型分子存在时，供者 CD4⁺ 辅助 T 细胞被激活，主要组织相容性复合物 II 型分子呈递多态性肽作为次要组织相容性复合物（MiHC）（即直接提呈）。另外，移植治疗后仍存在的宿主抗原呈递细胞（抗原呈递细胞）使供者 T 细胞强烈激活（即间接呈递）。如果供者抗原呈递细胞间接表达同种异体抗原，则供者 T 细胞很容易被激活，进而攻击宿主。

移植物抗宿主病是正常细胞和体液免疫反应的超常反应，导致免疫损伤，形成有害的炎症反应，通常致死。对骨髓移植受者而言，由于化疗药物具有促炎症作用，移植进入受者体内的淋巴细胞对受者体内的异己抗原发生反应（图 9-10）。受者内皮细胞和上皮细胞分泌并过表达免疫调节因子，包括黏附分子、细胞因子和细胞表面识别分子。因此，

病理生理学包括 2 个方面：供者细胞对异己物质发生反应并增殖，仅在供者细胞被引入这种已接触抗原的环境中后才能发生。为了便于理解，可以将这种反应视为平行于或类似于个体对病毒感染的免疫应答，或对革兰阴性细菌的免疫应答。

某些器官容易受到移植物抗宿主病的影响，主要是因为他们高度暴露于促炎症反应内毒素和其他细菌产物中，这些物质会触发并放大细胞应答。这些器官包括皮肤、肠和肝。其他器官（如心脏和肾）移植进入受者体内时，可能通过细胞免疫反应而被排斥，但是这种情形非常罕见，如果发生则也移植物抗宿主病的攻击目标。肺一般不是移植物抗宿主病的攻击指标，然而，对于它们是否易受移植物抗宿主病影响还存在争论。肺总是摄入异物和致炎物质，因此肺内具有大量抗原提呈细胞，如巨噬细胞和树突状细胞，有证据表明它们可能促进移植物抗宿主病。

在实验室和临床条件下，急性移植物抗宿主病是指移植后前 100d 内发生的皮肤炎、肠炎和肝炎组成的综合征，但是通常发生于造血干细胞移植后 30 ～ 40d。慢性移植物抗宿主病通常在 100d 后发生，指多器官或多系统损伤的自身免疫综合征。

急性移植物抗宿主病有 3 个明显的阶段（图 9-10）。

第一个阶段：最初是对导致组织损伤的应激因子发生的反应，这些应激因子包括先前的感染、潜在的疾病和移植预处理方案。移植时，骨髓输注前给予毒性极强的预处理方案，导致炎症介质环境。各种组织，尤其是小肠黏膜和肝受到损害并表现出促炎症反应改变。在促炎症反应导致白细胞被吸引并保留在这些组织内。这些组织被激活，分泌性细胞因子，如 TNF-α 和 IL-1。它们也分泌生长因子，如粒细胞 - 巨噬细胞集落刺激因子、转化生长因子 α 以及其他许多因子。这些细胞因子可能上调细胞黏附分子和主要组织相容性复合物抗原，从而增加 T 细胞应答，并促进移植物抗宿主病。

第二阶段发生在抗原被呈递并且供者 T 细胞被激活以后。这个过程起始于抗原呈递细胞对主要组织相容性复合物分子的抗原呈递。T 细胞识别主要组织相容性复合物或次要组织相容性复合物，合成细胞因子如 IL-2、IL-12、γ - 干扰素及其相应受体（图 9-10）。IL-2 和 IFN-γ 都参与移植物抗宿主病的发病。

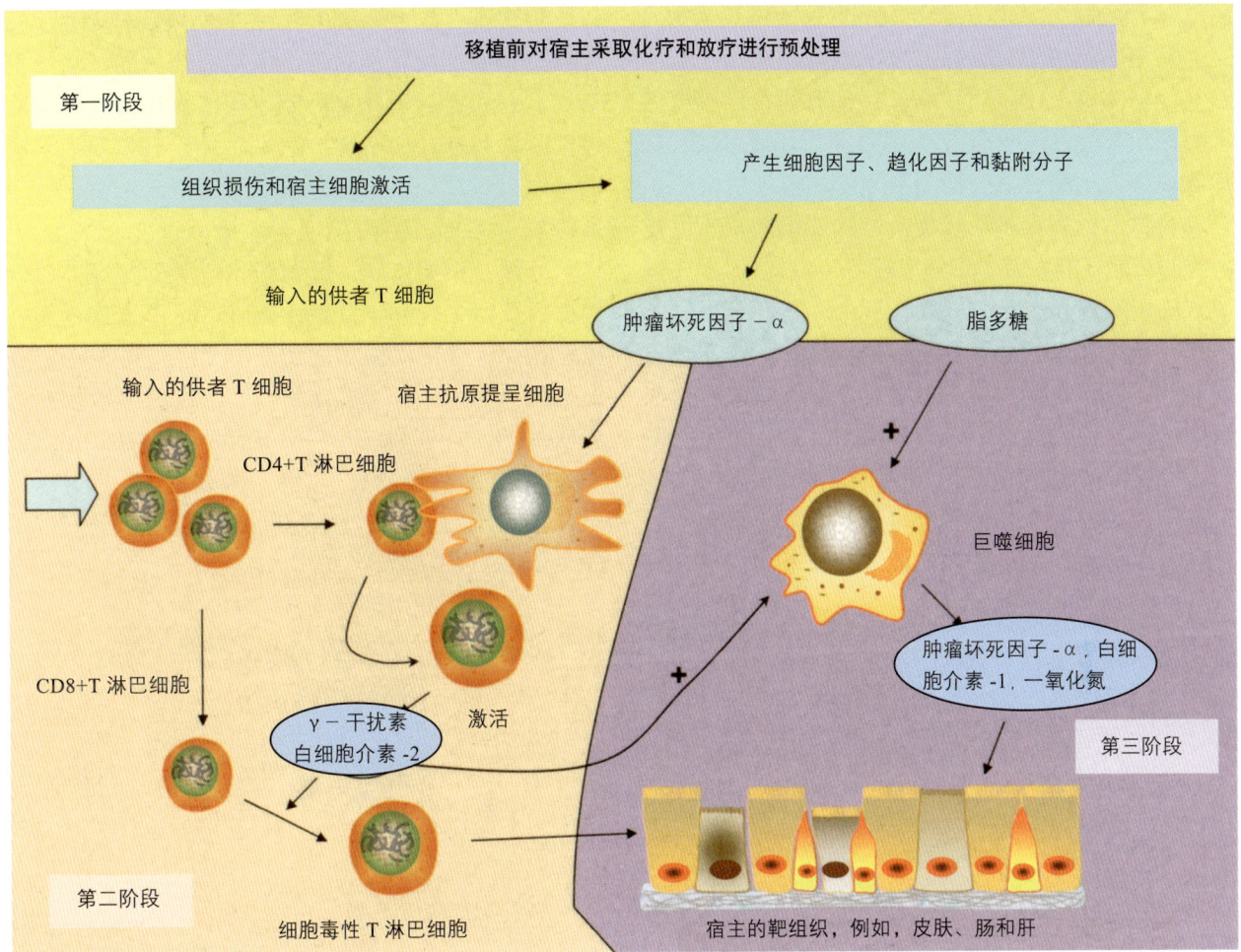

图 9-10 急性移植物抗宿主病的不同阶段

一般认为Th1细胞能够增加移植物抗宿主病的效应，而Th2细胞不能。除了T细胞之外，NK细胞和其他类型细胞被募集，并克隆扩增和分化。所有这些过程在短短24h内发生，并在5d内发挥功能。细胞表面分子的表达发生改变，以便于细胞迁移来执行这些功能。

第三阶段：通过Fas-FasL和穿孔素-颗粒酶B系统，对Th1细胞因子、细胞毒性T细胞和NK细胞特异性目标和损伤细胞发生反应（图9-10）；通过释放其他细胞因子，募集更多的巨噬细胞、粒细胞和NK细胞，使得这种反应持续不断。另外，肠道细菌的脂多糖（LPS）在交叉损伤肠上皮时也可能直接激活巨噬细胞，从而通过不同的途径激活这种反应，导致相同的病理学改变。NK细胞不能识别人类白细胞抗原，但可被T细胞释放的分泌因子募集。

在移植物抗宿主病的第二阶段，单核吞噬细胞已被Th1细胞预处理，现在接收到第二信号，增加炎症反应细胞因子TNF-α和IL-1的释放。这可能受细菌内毒素（脂多糖）的刺激，脂多糖可刺激肠道相关淋巴细胞和巨噬细胞。脂多糖分泌到皮肤可能通过角化细胞、真皮成纤维细胞和巨噬细胞刺激类似的反应。TNF-α通过促进靶组织的坏死或诱导凋亡造成组织损伤。在异体基因造血干细胞移植后，肠（图9-11和图9-12）、皮肤和内皮细胞内的凋亡很重要。激活的巨噬细胞能够释放大量的一氧化氮（NO），它可引起明显的免疫抑制。这些过程相互协同，相互放大，产生移植物抗宿主病通常所见的巨大的炎症反应。

已经明确，移植物抗宿主病通过3种途径产生影响：①穿孔素-颗粒酶B途径；②Fas-FasL途径；③细胞因子介导的直接损伤途径。这些途径之间肯定有重叠，了解它们对于预防和治疗移植物抗宿主病是很重要的。

移植物抗宿主病常常并发于病毒感染，并能够触发并加重移植物抗宿主病。巨细胞病毒、单纯疱疹病毒和可能人疱疹病毒 -6 都被列为怀疑对象。这种假说认为，细胞呈递的主要组织相容性复合物 I 型复合物上的病毒抗原可能具有次要组织相容性复合物的功能并能刺激 T 细胞应答。

临床表现通常是皮肤炎、肝炎和胃肠炎组成的三联征，尽管这些症状可能单独发生或形成不同组成，皮肤：斑丘疹可能在移植后 5 ～ 47d 发病。在斑丘疹出现前可能有手掌和脚底的瘙痒。早期，斑丘疹可能局限在颈背、肩、手掌或足底。然后汇合，最终遍及全身体表。在几个病例中，大疱病变类似于Ⅲ°烧伤。肝：肝是第二个最常见累及器官。随

着肝转氨酶水平的升高，移植物抗宿主病开始发生。普遍可见胆汁淤积性黄疸，但伴有脑病的肝衰竭不常见。肝和胃肠道受累可能伴随或在皮肤受累之后出现。胃肠道：移植物抗宿主病导致大量腹泻、肠道出血、痉挛、腹痛和麻痹性肠梗阻。上消化道受累的常见症状是厌食、恶心和呕吐。

分级：根据皮肤、肝和消化道受累情况，急性移植物抗宿主病可分为 5 级（0 ～ Ⅳ）。0 级：无临床症状。Ⅰ - Ⅳ根据功能划分。Ⅰ级指斑丘疹低于皮肤的 50%，无肠或肝受累。Ⅱ级斑丘疹覆盖超过皮肤的 50%，胆红素 2 ～ 3mg/dl，腹泻 10 ～ 15ml/（kg•d），或持续恶心。Ⅲ级或Ⅳ级指泛发性红皮病伴大疱形成，胆红素超过 3mg/dl，或腹泻大于 16ml/（kg•d）（表 9-3）。

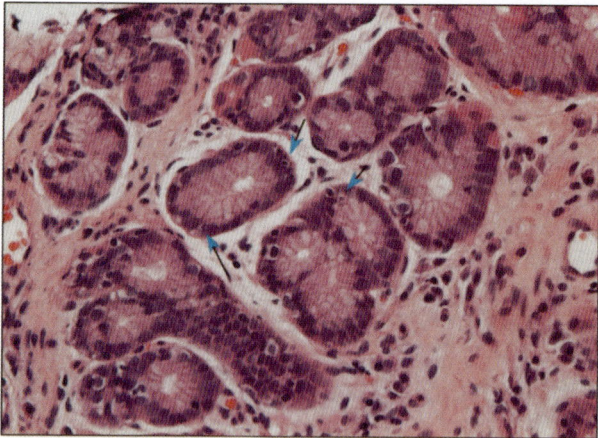

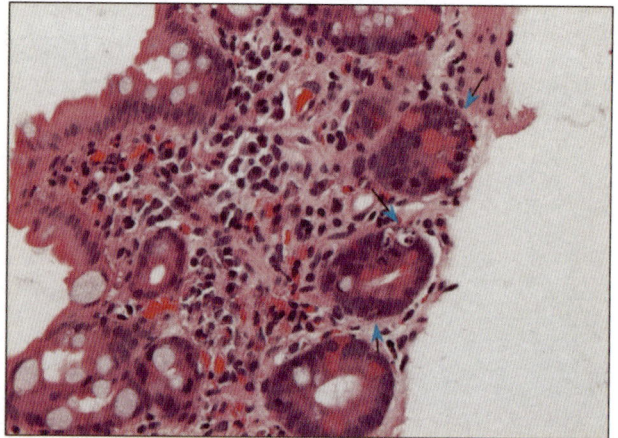

图 9-11　Ⅰ级急性移植物抗宿主病累及回肠（左，HE 染色，原始尺寸放大 400 倍）和胃（右，HE 染色，原始尺寸放大 400 倍）

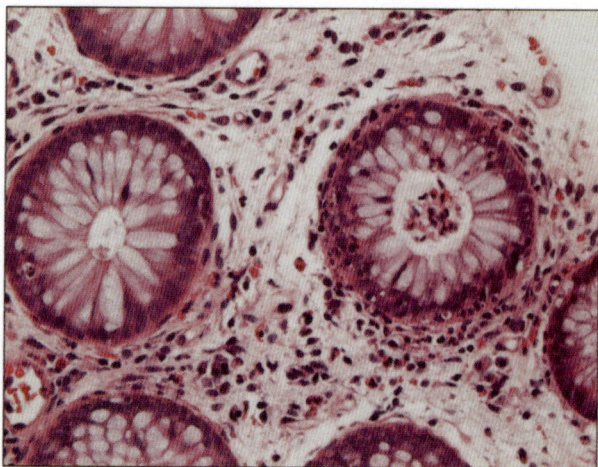

图 9-12　Ⅱ级移植物抗宿主病受累回肠（HE 染色，原始尺寸放大 400 倍）

组织学表现：皮肤（图 9-13）（参见"第二章移植患者皮肤并发症和复合组织异体移植病理学"）出现表皮基底层空泡变性，随后发生表皮基底细胞凋亡性坏死伴淋巴细胞浸润。随着疾病严重程度增加，可观察到嗜酸性小体。后期可看到大疱形成伴表皮分离坏死。T 细胞是主要的浸润细胞群（图 9-14）。Ⅱ型主要组织相容性复合物分子的表达明显增加（图 9-14）。发生急性移植物抗宿主病的肝组织显示 50% 以上胆管损伤，空泡状细胞质，胆管细胞核多型性，和单个细胞坏死（凋亡）。肝门汇管区的淋巴细胞浸润伴血管内皮炎，肝细胞气球样变性和（或）嗜酸性小体（图 9-15）。胃肠道活检样本显示弥漫性水肿与黏膜肿胀伴随不同程度的隐窝细胞凋亡，混合性慢性炎症细胞浸润并以淋巴浆细胞为主，

表 9-3 急性移植物抗宿主病的分级

器官	分级	定义
皮肤	+1	斑丘疹 < 25% 体表面积
	+2	斑丘疹 < 25% 体表面积
	+3	泛发性红皮病
	+4	泛发性红皮病伴有大疱形成并通常伴有脱屑
肝	+1	胆红素 2.0 ~ 3.0mg/dl；血清谷草转氨酶 150 ~ 750U
	+2	胆红素 3.1 ~ 6.0mg/dl
	+3	胆红素 6.1 ~ 15.0mg/dl
	+4	胆红素 > 15.0mg/dl
胃肠道	+1	腹泻 > 30ml/kg 或 > 500ml/d
	+2	腹泻 > 60ml/kg 或 > 1000ml/d
	+3	腹泻 > 90ml/kg 或 > 1500ml/d
	+4	腹泻 > 90ml/kg 或 > 2000ml/d；或者伴或不伴肠闭塞的腹痛

可能导致腺窝消失。需要系列的活检，有助于明确移植物抗宿主病的诊断。

移植物抗宿主病的准确诊断非常重要，以便临床及时处理；准确分级通常能预测临床过程和结局。当患者出现厌食和呕吐时，有很多可能的诊断，都与肠道受累有关，包括胃溃疡、移植物抗宿主病、真菌和病毒感染。活检和上消化道内镜检查可能无法正确诊断。肝活检不能揭示异常病理学，使诊断困难。最重要的是临床医师要识别这一连串的症状从而做出正确诊断。

慢性移植物抗宿主病具有不同于急性移植物抗宿主病的发病机制，被称为自身免疫性疾病。慢性移植物抗宿主病中，T 细胞因识别 II 型主要组织相容性复合物分子的决定簇，而不是识别多态性的主要组织相容性复合物和（或）次要组织相容性复合物。在急性移植物抗宿主病中，T 细胞反应是专门针对宿主的异体抗原。有证据表明，在慢性移植物抗宿主病中存在抗细胞骨架、抗细胞核、抗双链 DNA、抗核仁和抗平滑肌自身抗体，其发生率为 11% ~ 62%。慢性移植物抗宿主病的细胞因子表达谱是 IL-4 或 IFN-γ 水平升高，没有 IL-2，这种细胞因子组合可能促进成纤维母细胞产生胶原蛋白。自身反应性 T 细胞可能来自功能障碍的胸腺。胸腺功能受损可能是急性移植物抗宿主病发作、预处理方案甚至是与年龄相关的器官退化而造成。同种基因移植物抗宿主病也可能有 T 细胞自身反应的潜在病

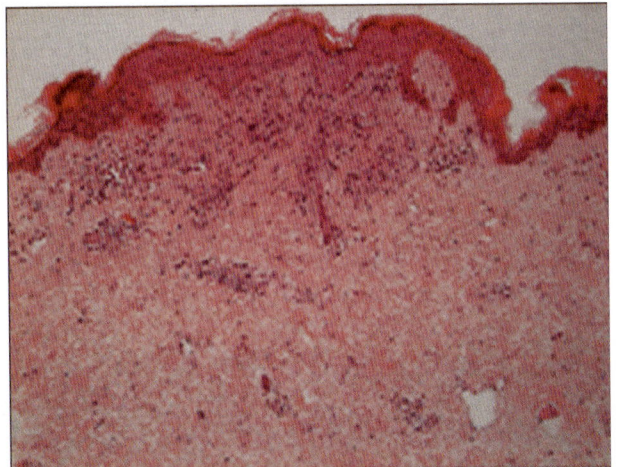

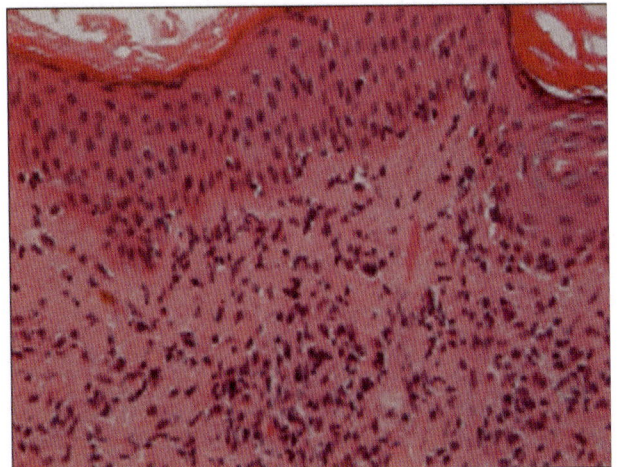

图 9-13 移植物抗宿主病的皮肤改变包括表皮下浸润和局灶性表皮损伤及炎症细胞浸润（上：HE 染色，原始尺寸放大 100 倍；下：HE 染色，原始尺寸放大 400 倍）

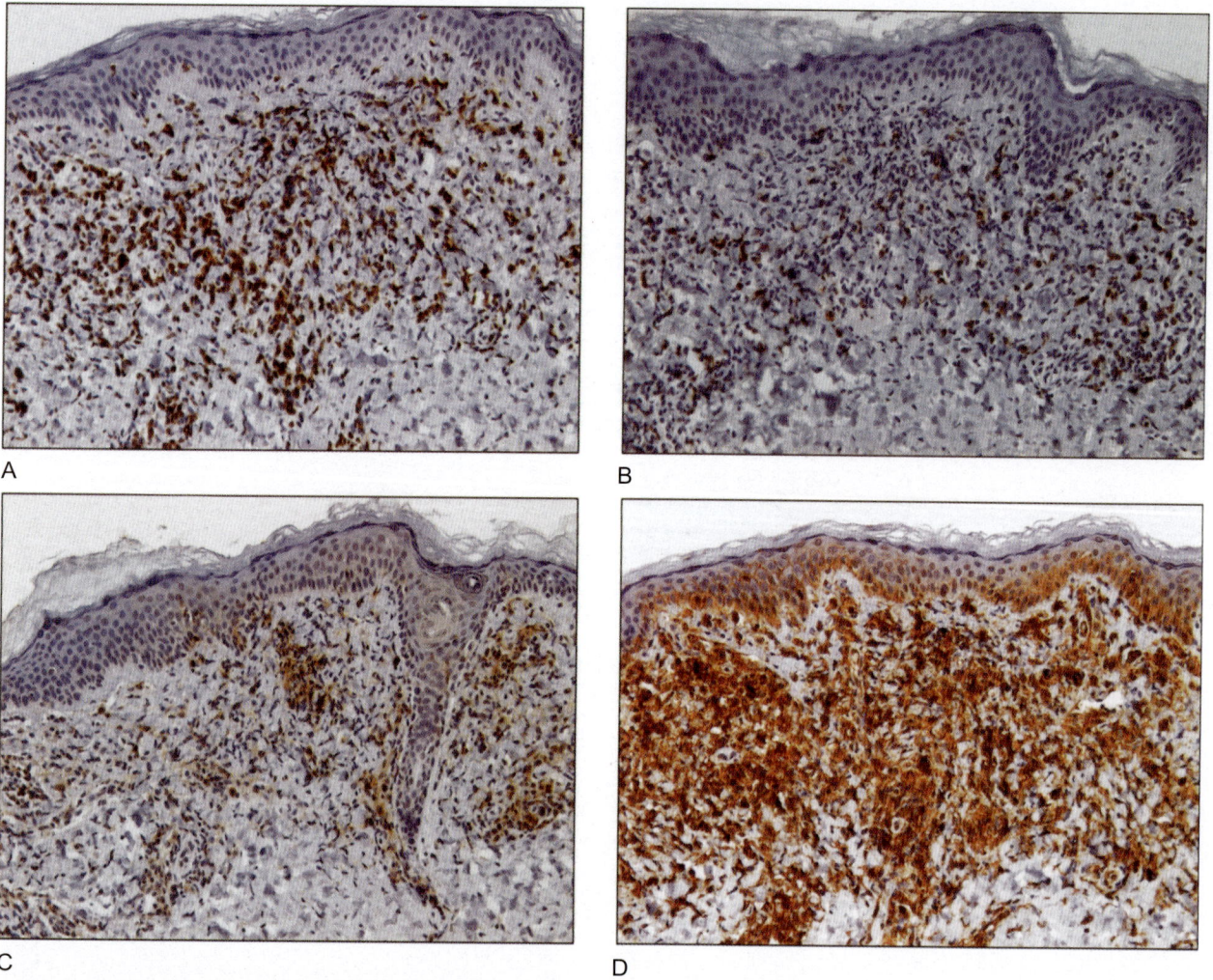

图 9-14　移植物抗宿主病的皮肤改变：免疫组织化学染色显示主要的 T 细胞浸润（左上：免疫组织化学染色显示 CD3），微小的 CD8 + T 细胞（右上：免疫组织化学染色显示 CD8）主要和 CD4$^+$ 细胞相比（左下：免疫组织化学染色显示 CD4）。侵袭性细胞和一些表皮结构上的人类白细胞抗原 -DR 表达明显上调（右下：免疫组织化学染色显示人类白细胞抗原 -DR），所有图片均是原始尺寸放大 200 倍

理学因素。

　　人类白细胞抗原相同的兄弟姐妹造血干细胞移植患者中，近 1/3 发生慢性移植物抗宿主病，人类白细胞抗原相同的有亲属关系的造血干细胞移植患者中，有 49% 发生慢性移植物抗宿主病，配型相合的非亲属供者移植并且移植后存活超过 150d 的患者中，有 64% 发生慢性移植物抗宿主病。据估计，无亲属关系的人类白细胞抗原不相同并且有一个抗原匹配的移植患者中，超过 80% 发生慢性移植物抗宿主病。

　　在慢性移植物抗宿主病中器官受累的模式不同于急性移植物抗宿主病。像在急性移植物抗宿主病中一样，慢性移植物抗宿主病能够损伤肝、肠和皮肤，然而，它也累及眼、肺、口腔和神经肌肉系统。肝功能试验和活检可用于确定与慢性移植物抗宿主病相关的病理程度。在慢性移植物抗宿主病中可以看到胆汁淤积性改变，而在急性移植物抗宿主病中通常没有。在极少数病例中，肝衰竭可发展成门静脉高压、肝硬化甚至死亡。鉴别诊断广泛而复杂，包括感染（病毒性或真菌性）、药物不良反应、结石和肿瘤。肝显示门静脉单个核细胞浸润伴胆管损伤，最后胆管缺失，这些改变可发生在没有临床表现的情况下。

　　与急性移植物抗宿主病不同，在慢性移植物抗宿主病中胃肠道受累可能比较少，如果有，可能是食管损伤。症状常令人误解，包括咽下困难、疼痛和体重减轻。可以看到酸清除率低下和蠕动异常（从

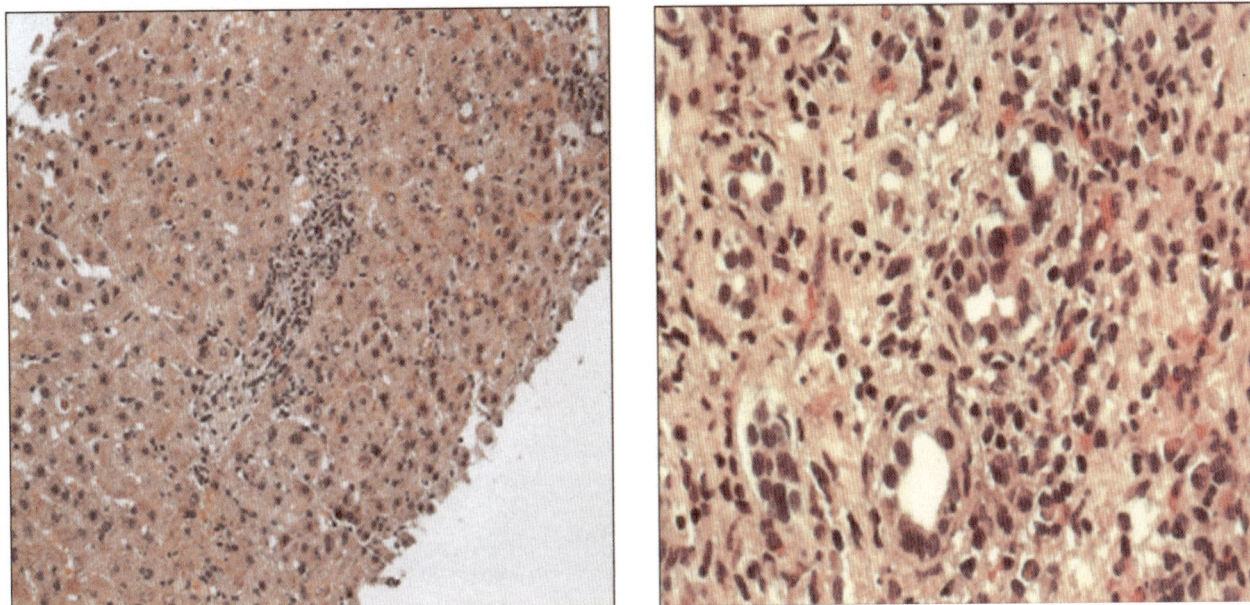

图 9-15　急性移植物抗宿主病的肝（左：原始尺寸放大 100 倍，HE 染色）（右：原始尺寸放大 200 倍，HE 染色）

蠕动静止到收缩明显增加）。幸运的是，有一个可以区分慢性移植物抗宿主病和全身性硬皮病相关病的方法，在慢性移植物抗宿主病患者神经纤维和肠肌丛的银染是正常的，这与患硬皮病患者不同。可以看到胃肠道隐窝破坏、淋巴浆细胞浸润伴单个细胞脱落和固有层纤维化。

皮肤：慢性移植物抗宿主病可能导致患者脱发和指甲脱落，这些表现恢复说明疾病改善。很少看到患者发生小疱、大疱或大疱性类天疱疮病变，但这些病变也有报道。很可能出现胸和腹部皮肤的点滴状改变，类似于光亮硬化区域，这些病变可能出现在创伤压力点区域、先前的放射治疗或现在的放射治疗、其他损伤或带状疱疹感染之后。皮肤异常的发展在患者之间变化很大，一个时间框架内不能表现出所有这些病症。日光暴晒可能会增加皮肤异常的发生。红斑、角化过度症和脱屑可能在日光暴晒后很快形成。红斑病变可能类似于红斑狼疮，但是可以通过仅见于日光暴晒区域从而区分。其他异常包括起病隐匿并可能伴随皮肤色素沉着过度和色素不足引起的斑、网状迹、毛囊周围丘疹和丘疹鳞屑病斑块出现。很少看到广泛的白癜风。临床医师必须注意，不要把这种病变当作甲氧苄啶 - 磺胺甲基异噁唑引起的结果。而且，因再生障碍性贫血而接受异体基因造血干细胞移植的患者可能会出现角化病，

这也应该加以区分。皮肤活检样本能够显示表皮棘层肥厚、角化不良、角化过度伴真皮表皮交界部和附属结构内单个核细胞浸润。这些炎症反应过程能够演化成真皮纤维化和表皮萎缩。

干燥性角膜结膜炎可能代表视觉问题，可表现为激惹、灼痛、疼痛和畏光等症状。施墨（Schirmer）试验有助于检测泪腺分泌功能。如果发生穿孔性角膜病变，它可能会从一点点大小到大面积溃疡。仔细评估有无眼球干燥表现是非常重要的，即使没有症状也要补充人工泪液，如果病情严重，需要进行泪点闭合结扎术。更常见的是造血干细胞移植后形成白内障。

肺病理通常表现为阻塞性疾病，支气管扩张药物治疗无效。肺活检显示闭塞性支气管炎的病变特征。据报道，用甲氨蝶呤预处理确实能够增加闭塞性支气管炎的发病率。慢性移植物抗宿主病患者或低丙种球蛋白血症（一种 IgG 亚类缺陷）患者，晚期气道阻塞性疾病的发病率明显增加。与没有肺病存在的慢性移植物抗宿主病患者相比，当肺病存在时患者通常表现为 3 年死亡率增加。可以进行双肺移植，也已经有成功的病例。这些肺部并发症是否直接由慢性移植物抗宿主病引起仍然存在争论。

移植 100d 后，当出现慢性移植物抗宿主病时，患者可能会口腔干燥同时对酸性和辛辣食物非常敏

感。造血干细胞移植患者具有与慢性移植物抗宿主病相关的口腔萎缩、红斑和口腔和唇黏膜的苔藓样病变。在唇活检的唾液腺中发现单个核细胞浸润。口腔念珠菌经常和慢性移植物抗宿主病的扁平苔藓样病变的特点相混淆。而且，单纯疱疹病毒在慢性移植物抗宿主病患者中能造成疼痛病变。因此，应当进行病毒培养，用于协助诊断和正确治疗。

没有证据证明慢性移植物抗宿主病与神经系统症状和疾病相关。移植后代谢性和感染性疾病通常能够造成神经系统疾病，有 1 例大脑受累的报道。患者接受免疫抑制方案可能会造成周围神经病。慢性移植物抗宿主病造成的自身免疫与重症肌无力有关，患者接受胆碱酯酶抑制药治疗后反应良好。另一种可能性是形成多肌炎，用皮质类固醇治疗可以减轻症状。

一些慢性移植物抗宿主病的女性表现阴道症状。开始被认为是预处理方案中放射治疗的结果，一项对异体基因造血干细胞移植女性患者的研究能够区分这些病理学改变。很难发现慢性移植物抗宿主病的肾影响的相关因素。已经观察到自身免疫病样血小板减少性紫癜和贫血、低丙种球蛋白血症和Ⅷ因子缺乏。

长期接受皮质类固醇治疗的患者患白内障、无血管性坏死和骨质疏松症的风险增加。当慢性移植物抗宿主病症状严重并接受类固醇治疗时，儿童患者会发生生长抑制，终止治疗后可以恢复生长。

与慢性移植物抗宿主病有关的其他临床表现包括进行性系统性硬化症、系统性红斑狼疮、扁平苔藓、Sjogren 综合征（干燥综合征）、嗜酸细胞性筋膜炎、类风湿关节炎和原发性胆汁性肝硬化。由慢性移植物抗宿主病引起的疾病和并发症的范围已经随着早期诊断和实施免疫抑制治疗而逐年发生改变。

慢性移植物抗宿主病有 2 个阶段。①局限性慢性移植物抗宿主病出现为局部皮肤受累、肝功障碍或两者兼有。②广泛的慢性移植物抗宿主病出现如下情况：广泛的皮肤受累，或局部皮肤受累，和（或）慢性移植物抗宿主病造成的肝功障碍加上肝组织学发现慢性侵袭性肝炎、桥接坏死或肝硬化。眼部受累要通过施墨试验（＜5mm 变湿），通过颊 / 唇黏膜活检观察口腔黏膜受累和其他靶器官受累。

移植物抗宿主病的诊断建立在临床判断、影像学检查、实验室检查和活检结果之上。

①在早期急性移植物抗宿主病或慢性移植物抗宿主病可发现贫血和血小板减少性紫癜。

②慢性移植物抗宿主病的外周血涂片可发现嗜酸性粒细胞增多和 Howell-Jolly 小体（染色质小体，又称"豪 - 若小体"）

③在肝受累中，早期可看到转氨酶升高，接着是胆红素升高，最后是伴碱性磷酸酶升高和葡萄糖耐受的胆汁淤积。

尽管活检不是常规检查项目，但它非常有助于区分移植物抗宿主病的改变或皮肤和肝的药物毒性反应。

（译者　徐光勋　关兆杰）

第十章　移植后淋巴组织增殖性疾病病理及发病机制

Lawrence Tsao, MD.

Eric D. His, MD

Izidore S. Lossos, MD

一、引言

移植后淋巴组织增殖性疾病（PTLD）是器官移植的一个主要并发症，是移植患者罹患的严重疾病和死亡的主要原因。近年来，移植后淋巴组织增殖性疾病发病率明显升高，多种因素与此有关，包括移植适应证的放宽、移植器官的多样性、移植数量的增加、使用更加有效的免疫抑制药，以及移植后生存期的延长。1968 年，Doak 等在 1 例肾移植病例中首次报道移植后淋巴组织增殖性疾病。移植后淋巴组织增殖性疾病包括一系列以淋巴组织增殖为特征的疾病，从爱泼斯坦 - 巴尔病毒（EB 病毒，人类疱疹病毒 -4）相关的多克隆良性淋巴组织增生，到高度侵袭性的单型性增生，后者很难与侵袭性淋巴瘤区分，如弥漫大 B 细胞淋巴瘤（DLBCL）。大部分移植后淋巴组织增殖性疾病被认为是医源性结果，移植后免疫抑制导致 EBV 特异性 T 细胞免疫监视功能降低，最终致 EB 病毒感染的 B 细胞增殖失控。但移植后淋巴组织增殖性疾病并不完全是 EB 病毒感染相关性疾病，也可见 EB 病毒阴性病例，尤其是使用免疫抑制药多年后发生的病例。移植后淋巴组织增殖性疾病与免疫正常个体所发生的淋巴组织异常增生在发病机制和临床特点上均不同。目前对于移植后淋巴组织增殖性疾病发病机制的理解更深入，诊断手段提高，疾病可以得到早期诊断，治疗的可选择性也增加，但尽管取得这些进步，PTLD 依然与移植器官失功能的高发生率有关，诊断后 1 年内病死率仍超过 50%。

二、发生率和易感因素

接受实质器官移植的患者发生非霍奇金淋巴瘤（NHL）的比率升高 20 ～ 120 倍。器官移植后移植后淋巴组织增殖性疾病发生率与移植器官的类型有关，还可能与免疫抑制治疗强度相关（表 10-1）。肾移植患者移植后淋巴组织增殖性疾病成年人的发病率为 0.4% ～ 2%，比普通人群高 40 倍。Caillard 等在接受肾移植的法国成年人群中调查移植后淋巴组织增殖性疾病的发病率和风险性，结果表明移植后第 1 年移植后淋巴组织增殖性疾病的发生率为 0.46%，5 年累积发生率在 1.2%左右。美国肾脏数据系统分析结果表明，肾移植后 3 年累积移植后淋巴组织增殖性疾病发生率为 1.4%，接受肾移植的儿童移植后淋巴组织增殖性疾病发生率为 1.2%。接受心脏移植患者移植后淋巴组织增殖性疾病的发生率为 3.4%～5%，肺移植者为 7.9%，肝移植者为 1%～3.5%，小肠移植者为 11%～20%（表 10-1）。在所有类型移植中，术后第 1 年移植后淋巴组织增殖性疾病发生率最高，6 个月左右达到峰值，然后逐渐降低，但即使移植后很多年，移植后淋巴组织增殖性疾病的风险依然高于正常人群。移植第 1 年后移植后淋巴组织增殖性疾病每年发生率在肾约为 0.04%，心脏移植约为 0.30%。这种终生高移植后淋巴组织增殖性疾病风险可以解释为什么较长生存期的移植患者发生移植后淋巴组织增殖性疾病的人数在增加。异体骨髓移植（BMT）后淋巴组织增殖性疾病发生率较低，10 年累积发生率为 1%，此结果基于 2010 年报告给国际骨髓移植登记机构（IBMTR）的 18014 例异体骨髓移植受者数据，这与来自单独研究机构的 0.5%～1.8%的发生率相差无几。在 IBMTR 数据组，移植后淋巴组织增殖性疾病发生率在移植后前 5 个月发生率最高，移植后 6～12 个月陡降。尽管长期异体骨髓移植存活者的移植后淋巴组织增殖性疾病风险明显升高，但仍显著低于实质器官移植患者。异体骨髓移植与实质器官移植生存者们的长期移植后淋巴组织增殖性疾病风险有差异，其原因可能在于异体骨髓移植 1 年后通常不再继续免疫抑制治疗，而多数接受实质器官移植者需要终生免疫抑制治疗。

表 10-1　不同器官移植移植后淋巴组织增殖性疾病发生率

器官	发生率 (%)
肾	0.4～2
肝	1～3.5
心	3.4～5
肺	7.9
多脏器	11～20
骨髓	1

发展为移植后淋巴组织增殖性疾病的风险受多种因素影响，包括移植器官的类型、免疫抑制的程度和种类、受者的 EB 病毒血清状态、移植后原发性 EB 病毒感染的发展、移植时受者的年龄（儿童年龄组）（表 10-2）。非肾移植患者移植后淋巴组织增殖性疾病的发生率高于肾移植患者，可能是因为非肾移植患者需要接受更强的免疫抑制治疗，如肝或心脏移植受者所需要维持的环孢素 A 水平高于肾移植受者。一些研究表明，高剂量的环孢素 A 是移植后淋巴组织增殖性疾病的潜在危险因素，但这一观点未被其他研究证实。此外，过去几十年里，随着新的免疫抑制药的使用，提高了移植器官存活率，同时许多研究部门也注意到移植后淋巴组织增殖性疾病病例的数量也随之增加。有报道肾移植、肝移植儿童患者使用他克莫司的移植后淋巴组织增殖性疾病发病率较使用环孢素 A 者明显升高。用于诱导治疗或排斥治疗的各种抗 T 细胞抗体也被认为是移植后淋巴组织增殖性疾病的危险因素。Swinnen 等报道，心脏移植者接受 OKT3 治疗累积剂量高于 75mg 者，其移植后淋巴组织增殖性疾病的发病可增加 4 倍以上。Walker 等多因素分析结果表明，使用 OKT3 可使移植后淋巴组织增殖性疾病的发病风险增加 5～6 倍。也有研究证实，实质器官移植后应用 OKT3 或抗胸腺细胞球蛋白治疗的患者移植后淋巴组织增殖性疾病风险增加。但不是所有的研究都能证实这些结果。Caillard 等报道，肾移植患者中，应用抗代谢药物（霉酚酸酯和硫唑嘌呤）者移植后淋巴组织增殖性疾病发病风险低。雷帕霉素作用于哺乳动物的蛋白靶点（mTOR）抑制药（西罗莫司，依维莫司）在移植后淋巴组织增殖性疾病发展中的作用尚不清楚，但是在理论上，这些药物可能与较低的风险有关，因为移植后淋巴组织增殖性疾病有 mTOR 信号途径持续不断的激活，此外，动物模型体内和体外实验均证实，这些抑制药对移植后淋巴组织增殖性疾病源细胞具有抑制作用。总之，目前已有的数据提示，免疫抑制药的总量（包括诱导治疗和排斥治疗）是实质器官移植后移植后淋巴组织增殖性疾病的一个重要的危险因素。特异性免疫抑制剂在移植后淋巴组织增殖性疾病发病中的确切作用还不清楚，因为许多目前得到的数据来自于独立研究所的报道，或者移植机构的回顾性分析。一种特定免疫抑制药与移植后淋巴组织增殖性疾病危险

表 10-2　移植后淋巴组织增殖性疾病风险因素

移植器官	风险因素
实质器官	移植器官类型 免疫抑制药种类和程度 移植时受体的 EB 病毒血清状态 移植后原发性 EB 病毒感染的发展 移植时受体的年龄（儿童年龄组）
骨髓移植	骨髓错配移植 供体 T 细胞损耗 抗 CD3 单克隆抗体的使用

间相关性的确切证据仅能从前瞻性随机分析中获得。

移植前血清 EB 病毒呈阴性是移植后淋巴组织增殖性疾病一个主要的危险因子。血清 EB 病毒阴性受者移植后淋巴组织增殖性疾病危险性比血清 EB 病毒阳性受者高 76 倍。儿童受者中移植后淋巴组织增殖性疾病发病风险高，可能与这一年龄组中血清 EB 病毒阴性者比例高有关。实际上，所有血清阴性受者在移植后短期内转变为阳性，并且 EB 病毒相关的移植后淋巴组织增殖性疾病在移植后第 1 年发病率最高。

另一个与移植后淋巴组织增殖性疾病相关的病毒是人疱疹病毒 8（HHV-8），该病毒在所有的移植后原发性渗出性淋巴瘤病例中均可以检测到。还在探讨是否巨细胞病毒（CMV）和肝炎病毒也与移植后淋巴组织增殖性疾病危险性有关。

三、病理特征和分类

目前移植后淋巴组织增殖性疾病的分类以世界卫生组织（WHO）造血系统肿瘤分类为基础，每一型移植后淋巴组织增殖性疾病关键的形态学、免疫表型、分子特征见表 10-3。世界卫生组织把移植后淋巴组织增殖性疾病分为 4 种主要类型：早期病变、多型性移植后淋巴组织增殖性疾病、单型性移植后淋巴组织增殖性疾病、霍奇金淋巴瘤（HL）和 HL 样移植后淋巴组织增殖性疾病。早期病变、多型性移植后淋巴组织增殖性疾病和单型性移植后淋巴组织增殖性疾病代表一个病理学变化谱系，可以在一个标本中，或同一患者多个标本中同时观察到。患者可以在不同时期有不同类型的病变，也可以由一种类型（如早期病变）进展为另一种类型（如单型

性移植后淋巴组织增殖性疾病）。

（一）早期病变

移植患者淋巴结可以见到旺炽性淋巴滤泡增生，一些人将其作为移植后淋巴组织增殖性疾病最早期的病变。目前世界卫生组织将早期病变分为 2 种亚型：浆细胞增生（PH）和传染性单核细胞增多症样（IM 样）移植后淋巴组织增殖性疾病。早期病变常见的形态学特点是受累组织一定程度上保持原有结构。浆细胞增生特点为病变内可见大量浆细胞，而免疫母细胞罕见，浆细胞成熟，缺乏细胞学非典型性。在反应性条件下可以出现双核浆细胞，但不认为是非典型性表现。可以出现细胞质内包涵体（Russell 小体），但一般无 Dutcher 小体，后者一旦出现，则应怀疑可能为单型性病变（图 10-1）。传染性单核细胞增多症样病变类似于典型的传染性单核细胞增多症，并伴有旺炽性滤泡增生和显著的副皮质区扩大，副皮质区 T 细胞和浆细胞浸润以及明显的免疫母细胞增生（图 10-2）。一些早期病变可出现浆细胞增生和传染性单核细胞增多症样病变重叠的表现。

免疫表型检测对于早期病变的诊断价值有限，主要用于证实形态学所观察到的混杂细胞增生的印象，这些细胞包括 B 细胞、T 细胞和表达多型轻链的浆细胞。原位杂交检测 EB 病毒编码 RNA（EBER）或免疫组织化学染色检测 EB 病毒潜伏膜蛋白 1（LMP-1），免疫母细胞多显示有 EB 病毒感染的证据。其他的 EB 病毒相关核抗原的表达结果不可靠。

免疫球蛋白重链（IGH）和非整合性 EB 病毒基因组分析，结果常为多克隆性。偶尔一小群克隆细胞，但没有临床意义。早期病变中罕见克隆性细胞遗传学改变，但已有报道，它们通常只出现在少数分裂间期细胞中。

（二）多型性病变

多型性（多种形态、多种类型的）移植后淋巴组织增殖性疾病的特点是免疫母细胞、浆细胞和中等大小的淋巴细胞混合性浸润（图 10-3）。与早期病变不同，多型性移植后淋巴组织增殖性疾病特征是受累组织由于淋巴细胞浸润而失去正常结构。与单型性移植后淋巴组织增殖性疾病不同，多型性移植后淋巴组织增殖性疾病具有全部谱系的 B 细胞，从小至中等大小的淋巴细胞，到免疫母细胞及成熟

表10-3 世界卫生组织移植后淋巴组织增殖性疾病分类

亚型	形态学	免疫表型	分子生物学	EB 病毒状态
早期病变	背景结构保存	B、T 淋巴细胞及浆细胞混合	IgH: 单克隆或多克隆 EB病毒: 单克隆或多克隆	几乎均为阳性
IM 样	免疫母细胞数量增多	可见 CD30$^+$ 免疫母细胞	同早期病变	阳性，几乎所有免疫母细胞 EBER 阳性
浆细胞增生	大量浆细胞聚集，片状分布	κ 和 λ 链分析，显示为多种类型浆细胞	同早期病变	大多数阳性，偶可阴性
多型性	背景结构有某种程度的破坏，多种类型淋巴细胞浸润包括小淋巴细胞、中等大小淋巴细胞和免疫母细胞	B 细胞标记可显示 B 细胞谱系，CD30 标记免疫母细胞阳性	IgH: 克隆性 EB病毒: 克隆性	大多数阳性，可见不同数量的 EBER 阳性细胞
单型性	背景结构破坏，有足以诊断淋巴瘤的细胞学非典型性	因谱系而不同	因谱系而不同	因谱系而不同
B 细胞	多数类似弥漫大 B 细胞淋巴瘤，部分类似伯基特淋巴瘤	B 细胞标记阳性，但可出现异常表型(抗原异常表达或丢失)，伯基特细胞免疫表型(CD20 阳性、CD10 阳性、CD43 阳性、bcl6 阳性、Ki-67: 约100%)	IgH: 克隆性 EB病毒: 克隆性	阳性，大量 EBER 阳性
T/NK 细胞	因亚型而不同	因亚型而不同(同世界卫生组织中 T 细胞淋巴瘤)，应标记广谱 T 细胞抗原，以评估异常丢失	T 细胞: TCR 呈克隆性 NK 细胞: TCR 呈胚系表现 EB病毒: 克隆性(如果阳性)	不定
浆细胞骨髓瘤/浆细胞瘤	大量浆细胞，必须与早期病变鉴别	浆细胞标记阳性，κ 和 λ 链检测为单克隆浆细胞	IgH: 克隆性 EB病毒: 克隆性(如果阳性)	不定
HL 和 HL 样	典型 HL 中所见的 RS 细胞	HL: 典型性 HL 表现(CD30 阳性、CD15 阳性、CD45 阴性、CD20 阴性/阳性、CD3 阴性、PAX-5 弱阳性) HL 样: 异常免疫表型(CD20 阳性)	IgH: 不定 EB病毒: 克隆性(如果阳性)	阳性，大多数 RS 细胞 EBER 阳性
MALT 型 PTLD	小而成熟表现的淋巴细胞浸润，导致黏膜层和黏膜下层增宽，细胞核轻微不规则，细胞质量中等，淡染	同免疫功能正常的 MALT 型淋巴瘤患者CD20阳性、CD5 阴性、CD10 阴性、CD43 阳性(阴性)	IgH: 克隆性	阴性，多数与幽门螺杆菌有关

缩写：Ig，免疫球蛋白；IM，传染性单核细胞增多症；HL，霍奇金淋巴瘤；MALT，黏膜相关淋巴组织；RS，Reed-Sternberg；EBER，EB 病毒编码的核 RNA；PTLD，移植后淋巴组织增殖性疾病

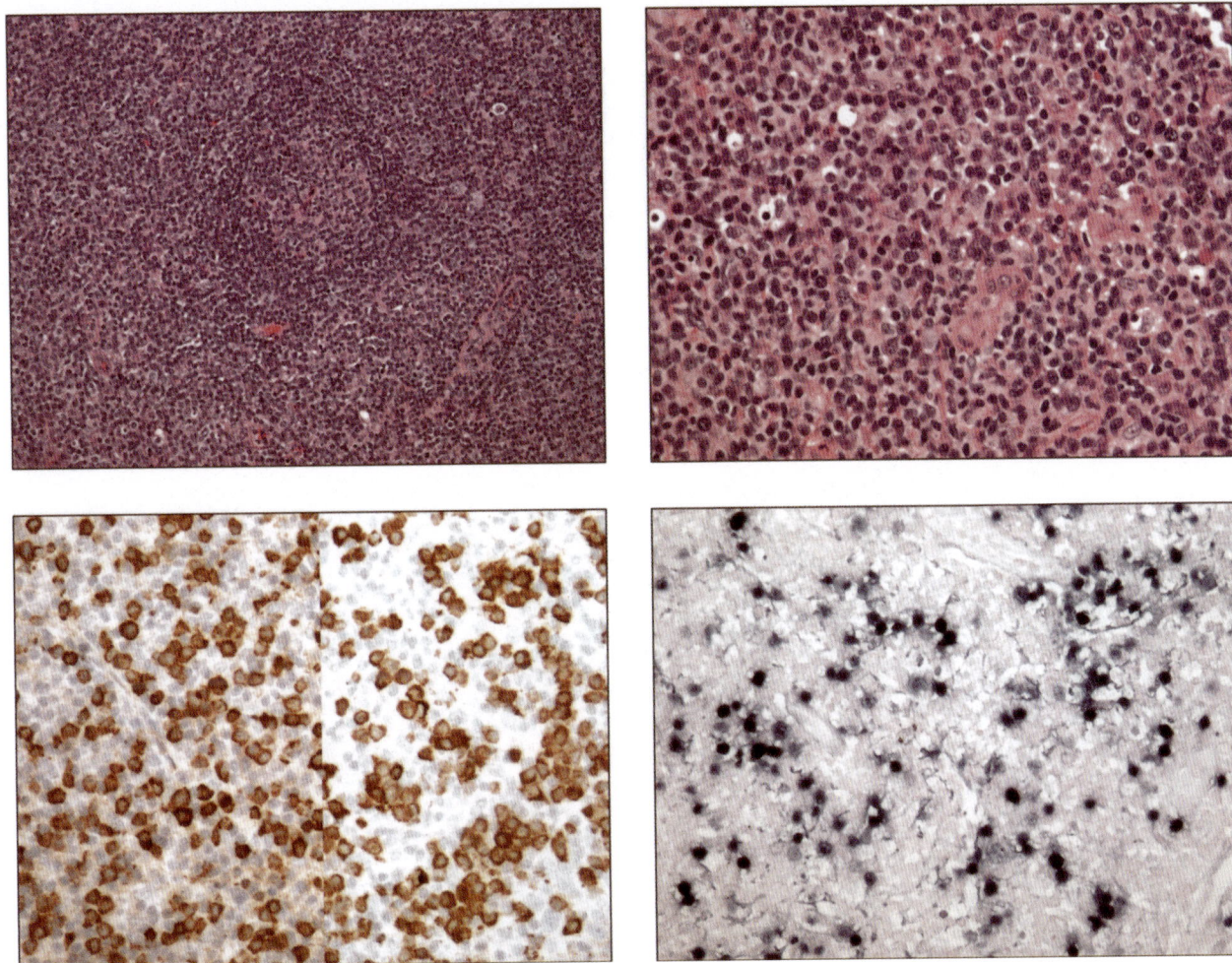

图 10-1 移植后淋巴组织增殖性疾病早期病变，实质器官移植后患者的扁桃体浆细胞增生。扁桃体组织整体结构保存，小的残存的滤泡周围副皮质区显著扩大 [左上图，苏木素 - 伊红（HE）染色，原始尺寸放大 200 倍]。增生的副皮质区内见多量浆细胞和浆细胞样细胞（右上图，HE 染色，原始尺寸放大 400 倍）。浆细胞多样性表达 κ 和 λ 轻链（左下图，免疫组织化学染色，原始尺寸放大 200 倍，右侧为 κ 链标记，左侧为 λ 链标记）。EBER 原位杂交显示有很多 EB 病毒感染细胞，大多数可能为 B 细胞（右下，EBER，原位杂交，原始尺寸放大 200 倍）

浆细胞。多型性移植后淋巴组织增殖性疾病可以见到细胞学非典型性、坏死区和大量核分裂。过去，这些"恶性"表现被用于鉴别"多型性淋巴瘤"和"多型性增生"。但对移植后淋巴组织增殖性疾病再按形态学细分为这些类型，并不能可靠地预测临床行为，世界卫生组织的分型也没有必要。

多型性移植后淋巴组织增殖性疾病免疫表型显示为 B 细胞和 T 细胞不同程度的混合。表面或细胞质免疫球蛋白的表达分析有助于识别单一性 B 细胞群体。但在多型性移植后淋巴组织增殖性疾病中的 B 细胞可能表达多种免疫球蛋白。大多数多型性移植后淋巴组织增殖性疾病表现为 II 型和 III 型 EB 病毒潜伏感染模式，表达 EBER 和 LMP-1，而 EBNA-2

和其他病毒抗原的表达不定。尽管免疫表型可能有多种类型，免疫球蛋白重链分析或非整合性 EB 病毒基因组分析几乎总是表现为单克隆性模式。可能存在克隆性细胞遗传学改变。

（三）单型性病变

单型性移植后淋巴组织增殖性疾病在形态学上表现出足以诊断淋巴瘤的结构和细胞的异型性，分为 B 细胞系和 T 细胞系，以 B 细胞系最常见，进一步分类按照非移植人群世界卫生组织淋巴瘤分类进行。一般来说，单型性移植后淋巴组织增殖性疾病中，成片的、融合的转化细胞侵袭性生长，破坏正常组织结构，这些转化细胞核大，有明显的核仁。

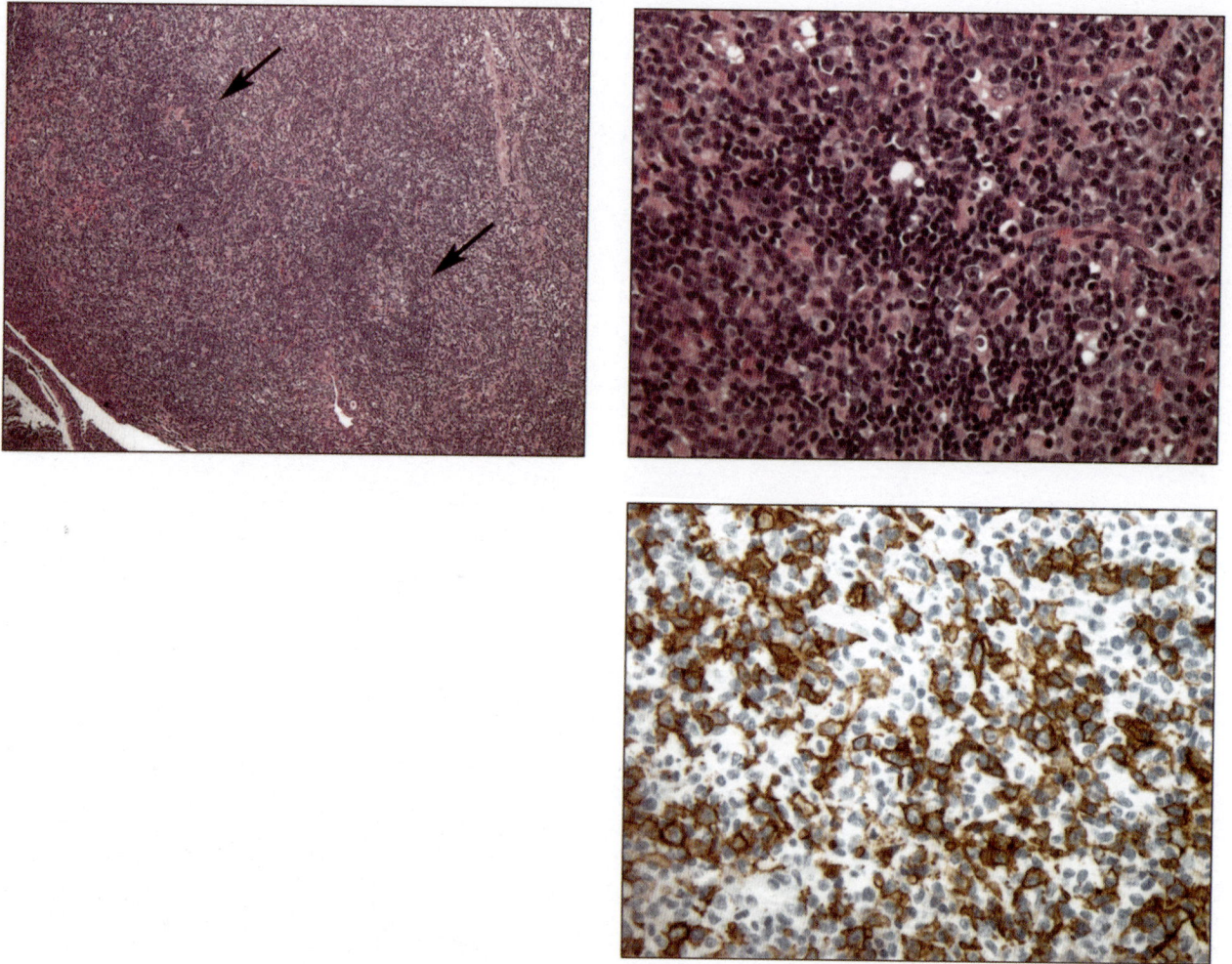

图 10-2　实质器官移植后移植后淋巴组织增殖性疾病早期病变，传染性单核细胞增多症样型。组织结构保存，副皮质区明显扩大（左上，HE 染色，原始尺寸放大 40 倍），围绕残存的 2 个小滤泡（箭头）。增生的副皮质区由小淋巴细胞、散在的大转化细胞和非常少的浆细胞混杂组成（右上，HE 染色，原始尺寸放大 400 倍）。CD20 染色仅散在的大转化细胞阳性（右下，免疫组织化学染色，原始尺寸放大 400 倍）。大多数小淋巴细胞实际为残存的副皮质区 T 细胞。EBER，原位杂交检测阳性（未显示）

肿瘤细胞有明显的多型性，或呈浆样 / 浆细胞分化。这种单型性移植后淋巴组织增殖性疾病诊断不困难。但罕见情况下，移植后淋巴组织增殖性疾病病例可呈现从多型性移植后淋巴组织增殖性疾病到单型性移植后淋巴组织增殖性疾病谱系的表现，这种情形难以划分到单一的某一亚型，但最好被认为是单型性病变。

1. 单型性 B 细胞移植后淋巴组织增殖性疾病　大部分 B 细胞移植后淋巴组织增殖性疾病类似于（非移植人群的）弥漫大 B 细胞淋巴瘤（图 10-4），可见成片的大的转化淋巴细胞。形态学亚型包括免疫母细胞型、中心母细胞型，以及少见的间变型。免疫母细胞大，有单一中位核仁和丰富的细胞质。中心母细胞染色质呈空泡状，可见多个小核仁。间变型 B 细胞移植后淋巴组织增殖性疾病有大量多型性和异型性明显的多叶核细胞或多核细胞。同弥漫大B 细胞淋巴瘤一样，这些形态学亚型没有临床意义。

类似伯基特淋巴瘤（BL）或非典型 Burkitt 淋巴瘤的病例已有报道，其形态学表现、免疫表型和分子遗传学特征与伯基特淋巴瘤相同。这些细胞中等大小（同组织细胞核大小），核分裂象多见，可见由于散在分布的可染体巨噬细胞而形成的星空现象。诊断为伯基特淋巴瘤应该有相应的免疫表型和细胞遗传学分析结果。

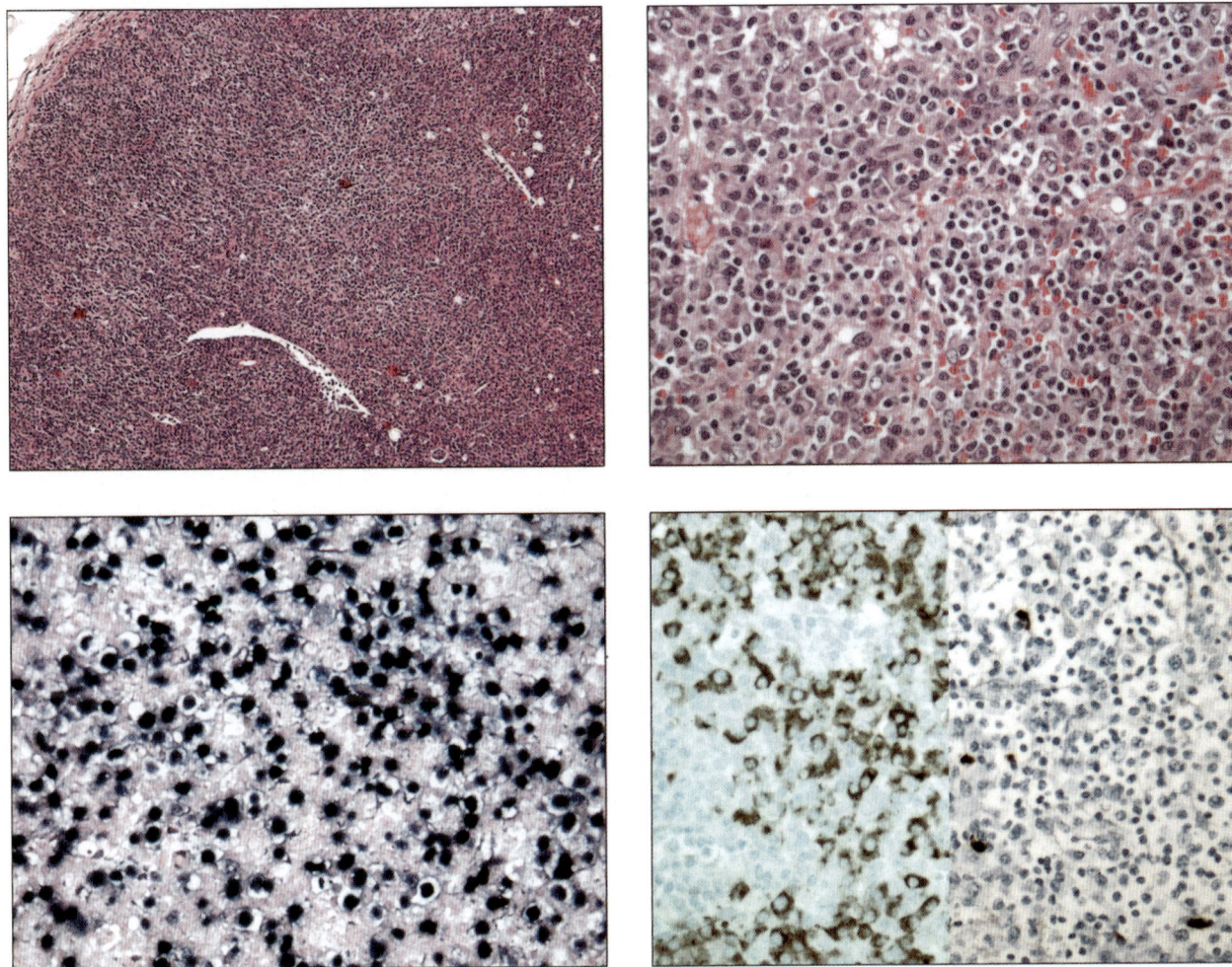

图 10-3 实质器官移植后患者淋巴结的多型性移植后淋巴组织增殖性疾病。正常淋巴结结构破坏，代之以弥漫增生的混合性浆细胞和淋巴细胞（左上，HE 染色，原始尺寸放大 40 倍）。淋巴细胞以小淋巴细胞为主，但仍表现为谱系变化，包括散在大的转化免疫母细胞（右上，HE 染色，原始尺寸放大 200 倍）。EBER 原位杂交显示多量 EB 病毒感染细胞（左下，EBER，原位杂交，原始尺寸放大 200 倍）。此外，浆细胞显示 κ 轻链限制性表达（左侧），只有少数浆细胞表达 λ 轻链（右侧）（右下，免疫组织化学染色，原始尺寸放大 200 倍）

免疫表型分析，单型性 B 细胞移植后淋巴组织增殖性疾病表达单一的表面免疫球蛋白。偶可能表达缺失，此时应继续从基因水平证实为单克隆性。大部分 B 细胞移植后淋巴组织增殖性疾病能够在转化细胞内找到不同潜伏模式的 EB 病毒感染。实际上，如果为 EB 病毒相关病例，所有病例均有克隆性免疫球蛋白重链重排和非整合性 EB 病毒基因组。细胞遗传学分析显示克隆性核型异常，包括 9 号和（或）11 号染色体三体，以及 8q24.1、3q27、14q32 异常。

一些少见的 B 细胞移植后淋巴组织增殖性疾病无论从形态上还是从免疫表型上，均与浆细胞肿瘤相似（图 10-5）。文献报道的浆细胞骨髓瘤和浆细胞瘤样移植后淋巴组织增殖性疾病病例中，50% 与 EB 病毒相关。这些罕见的髓外浆细胞肿瘤的临床表现类似于浆细胞瘤或浆细胞骨髓瘤。浆细胞型移植后淋巴组织增殖性疾病需要与浆细胞增生相鉴别，后者为一种非破坏性早期病变；也要与有明显浆细胞分化的弥漫大 B 细胞淋巴瘤相鉴别，后者为一种单型性移植后淋巴组织增殖性疾病。由于浆细胞型移植后淋巴组织增殖性疾病病例稀少，目前还不清楚以浆细胞，或 B 细胞，或两者共同为靶细胞，何者为最有效的治疗方式。尽管并非总是有效，但评估尿或血清中 M 成分、血清免疫球蛋白水平和溶骨性病变对于诊断浆细胞骨髓瘤移植后淋巴组织增殖

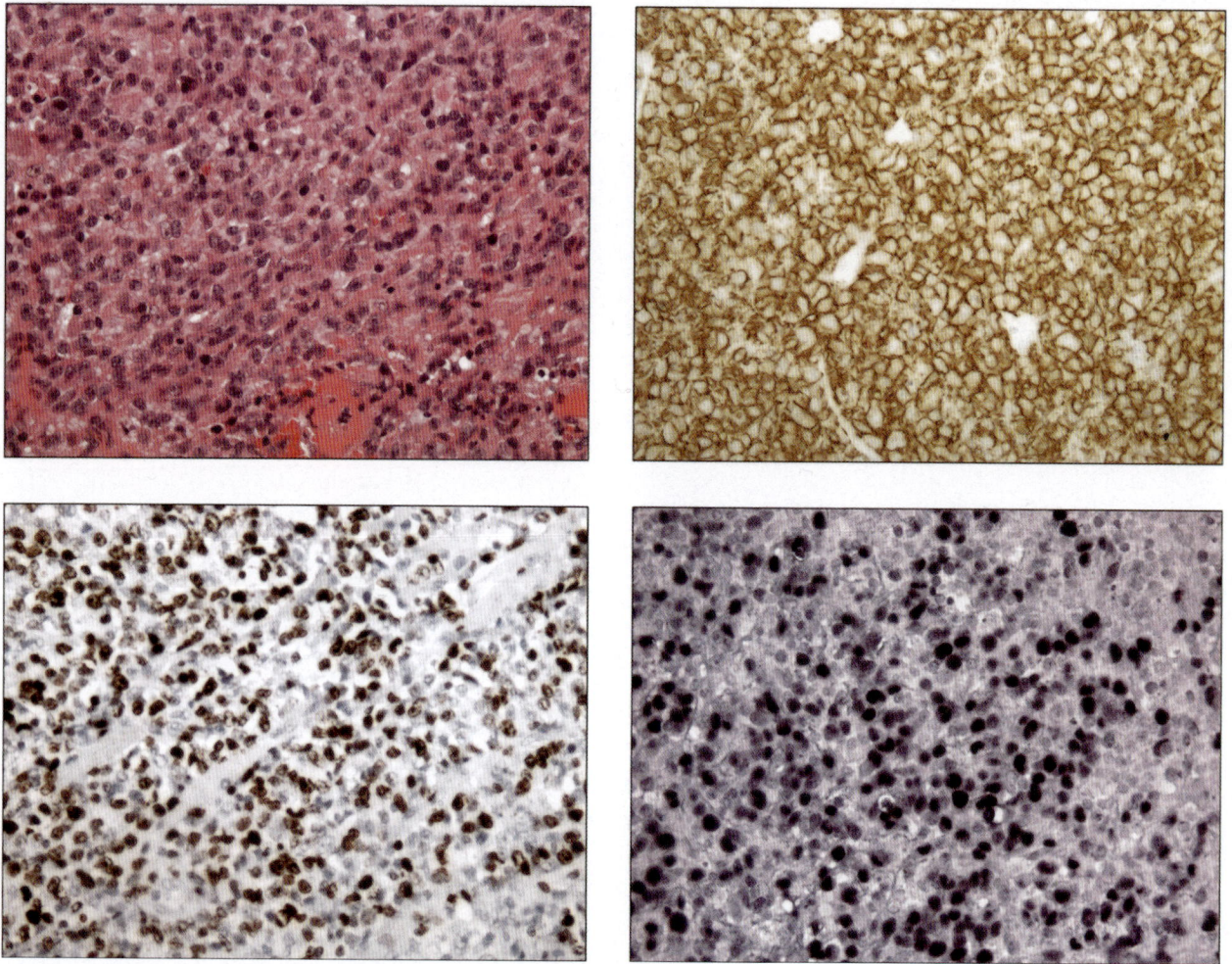

图 10-4 实质器官移植后患者单型性移植后淋巴组织增殖性疾病，弥漫大 B 细胞淋巴瘤型。大的转化淋巴细胞弥漫性增生，细胞核不规则，染色质空泡状，多个明显的核仁，细胞质稀少（左上，HE 染色，原始尺寸放大 400 倍）。这些大转化细胞一致性表达 CD10，证实为 B 细胞源性（右上，免疫组织化学染色，原始尺寸放大 400 倍）。Ki-67 增殖指数明显升高，但尚未接近 100%（左下，免疫组织化学染色，原始尺寸放大 400 倍）。EBER 原位杂交在多数转化的肿瘤细胞中检测到 EB 病毒（右下，原位杂交，原始尺寸放大 400 倍）

性疾病有帮助。B 细胞移植后淋巴组织增殖性疾病免疫表型检测应该包括 B 细胞和浆细胞相关抗原。

2. 单型性 T 细胞移植后淋巴组织增殖性疾病
单型性 T 细胞移植后淋巴组织增殖性疾病（T-PTLD）少见，其分类依据世界卫生组织标准。多种类型 T 细胞淋巴瘤可发生于移植后患者，包括外周 T 细胞淋巴瘤（非特指）、皮肤 T 细胞淋巴瘤、皮下脂膜炎样 T 细胞淋巴瘤、间变大细胞淋巴瘤（ALK 阴性和 ALK 阳性）、肝脾 T 细胞淋巴瘤、成年人 T 细胞白血病和血管免疫母细胞性 T 细胞淋巴瘤。这些移植后淋巴组织增殖性疾病通常在移植后晚期发生，且多为 EB 病毒阴性，因此有人认为这是发生在免疫

抑制个体的偶然事件。但由于一些病例对降低免疫抑制有反应，所以多数观点认为它们在移植后淋巴组织增殖性疾病谱系内。T- 移植后淋巴组织增殖性疾病病例见图 10-6 和图 10-7。

免疫表型分析对于 T- 移植后淋巴组织增殖性疾病的诊断和分型很重要，不同的亚型其免疫表型不同。全 T 细胞抗原检测虽然并不总是能明确诊断，但对于证实任何异常的表达丢失有帮助。CD4 或 CD8 表达不定，与非移植患者的 T 细胞淋巴瘤相似。检测 αβ 和 γδ T 细胞受体（TCR）可显示不同的受体类型。不成熟标记物（CD1a、TdT、CD34）可见于前 T 淋巴母细胞淋巴瘤。表达 CD30 是间变大

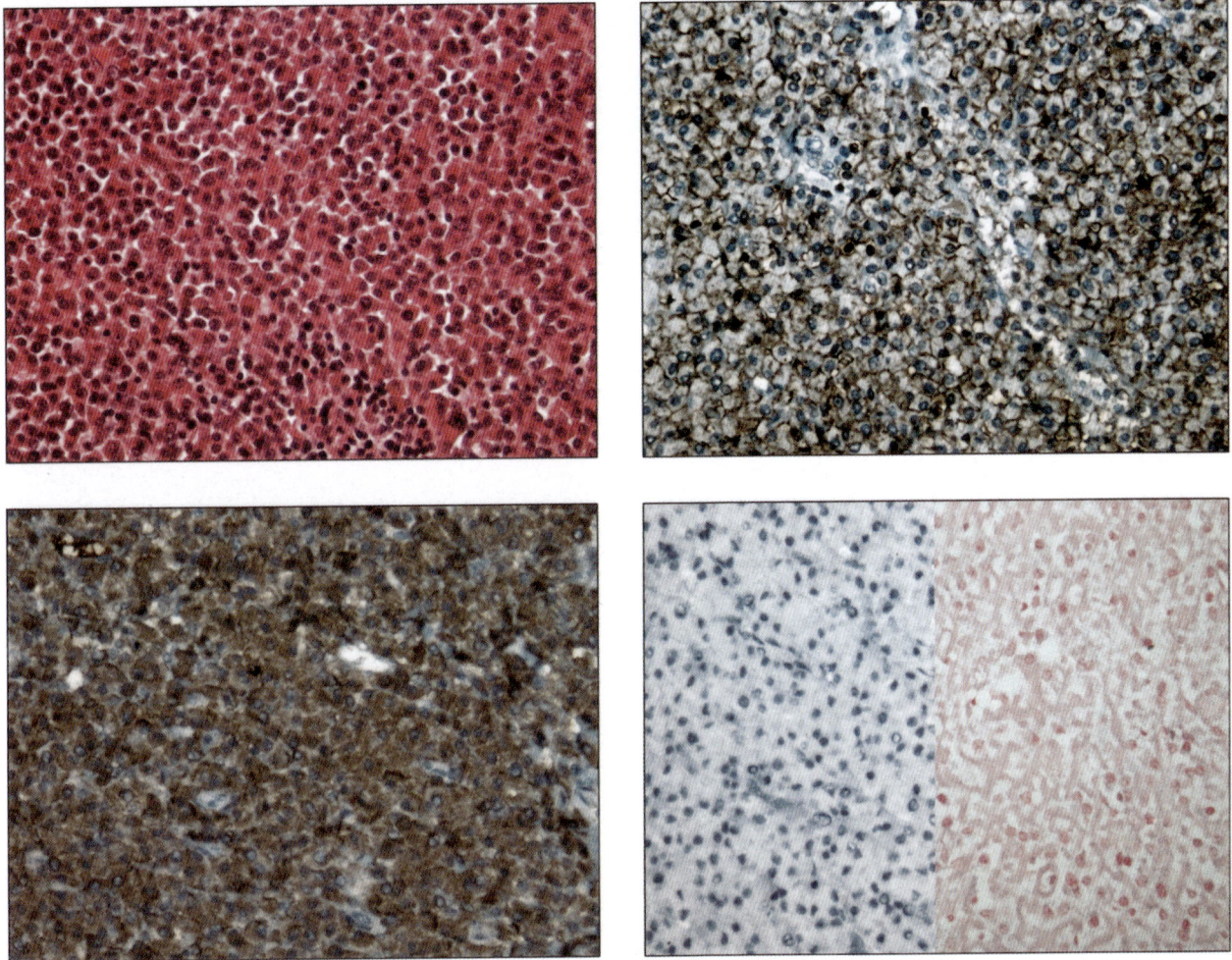

图 10-5　实质器官移植后单型性移植后淋巴组织增殖性疾病，浆细胞肿瘤。浆细胞弥漫片状分布，其间散在核增大、核仁明显的浆细胞（左上，HE 染色，原始尺寸放大 400 倍）。浆细胞膜表达 CD１３８（右上，免疫组织化学染色，原始尺寸放大 400 倍）。几乎所有浆细胞均限制性表达 κ 轻链（左下，免疫组织化学染色，原始尺寸放大 400 倍）。所有浆细胞均不表达 λ 轻链（右下，图左，免疫组织化学染色，原始尺寸放大 400 倍）。EBER 原位杂交检测无 EB 病毒感染证据（右下，图右，EBER，原位杂交，原始尺寸放大 400 倍）

细胞淋巴瘤的特征之一，但 CD30 并不是一个特异性标记。T- 移植后淋巴组织增殖性疾病有不同程度的 CD56 和细胞毒性标记物表达。大多数（60%～80%）T- 移植后淋巴组织增殖性疾病不伴有 EB 病毒感染，但少部分病例可能 EB 病毒阳性。TCR 基因检测结果呈克隆性。一般不需要检非整合性 EB 病毒基因，但如果 EB 病毒存在，则结果为克隆性。

3. 单型性 NK 细胞 移植后淋巴组织增殖性疾病 NK 细胞移植后淋巴组织增殖性疾病罕见，包括侵袭性 NK 细胞白血病 / 淋巴瘤和鼻型移植后淋巴组织增殖性疾病。它们有相应淋巴瘤特征性的形态学特点。

真正的 NK 细胞移植后淋巴组织增殖性疾病表达 CD56 和细胞毒性标记物，不表达 CD3。不同程度表达全 T 细胞抗原如 CD2 和 CD7。不同于 T- 移植后淋巴组织增殖性疾病，绝大多数（80%～90%）真正 NK 细胞移植后淋巴组织增殖性疾病有 EB 病毒感染和非整合性 EB 病毒基因的克隆性表达。除了免疫表型分析外，TCR 分析结果为胚系模式（germline pattern），才可以诊断为真正的 NK 细胞移植后淋巴组织增殖性疾病。

4. 霍奇金淋巴瘤（HL）和 HL 样病变 HL 和 HL 样移植后淋巴组织增殖性疾病是独立于其他单型性移植后淋巴组织增殖性疾病的罕见类型，占全

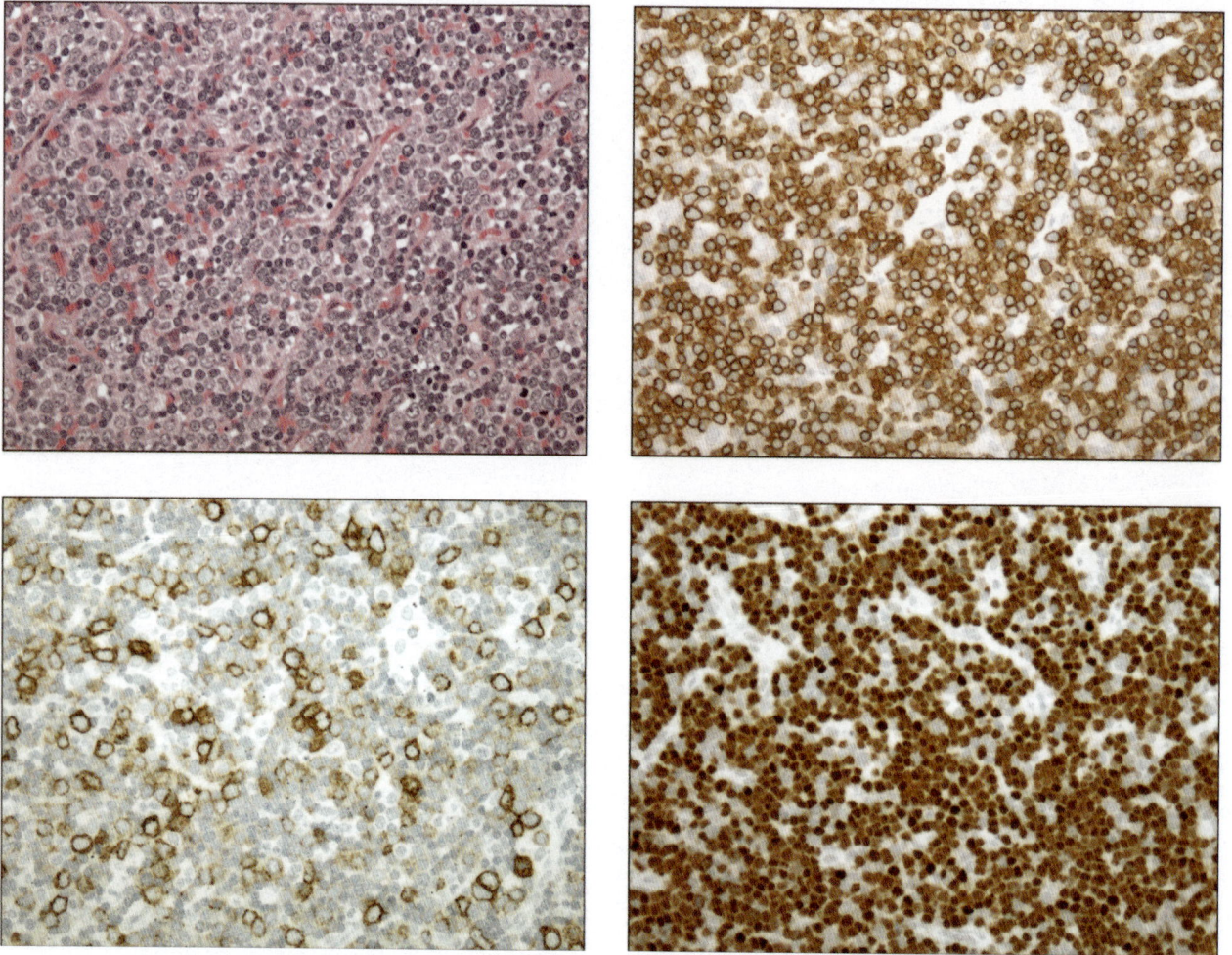

图 10-6　心脏移植患者发生的单型性移植后淋巴组织增殖性疾病，前 T 细胞急性淋巴母细胞淋巴瘤。受累淋巴结内弥漫增生的中等大小的淋巴细胞，不规则裂核，染色质细而分布均匀，核仁小而不明显，细胞质稀少（左上，HE 染色，原始尺寸放大 200 倍）。这些淋巴细胞表达 CD3（右上，免疫组织化学染色，原始尺寸放大 200 倍）。流式细胞分析显示表面表达 CD3，证实为 T 细胞源性。大部分淋巴细胞不表达全 T 细胞抗原 CD7（左下，免疫组织化学染色，原始尺寸放大 200 倍）。TdT 为未成熟标记物，表达于急性淋巴母细胞淋巴瘤／白血病，本例大部分瘤细胞阳性（右下，免疫组织化学染色，原始尺寸放大 200 倍）

部移植后淋巴组织增殖性疾病的 1%～2%（图 10-8）。这些病例通常发生在移植后晚期，常伴有 EB 病毒感染。尽管目前划分在一起，但有证据表明这两种疾病存在区别。HL- 样移植后淋巴组织增殖性疾病有混杂的、多种类型的淋巴细胞背景，RS 样细胞散在分布，形态表现类似混合细胞性或淋巴细胞消减性 HL。与 HL 样移植后淋巴组织增殖性疾病相比，HL 有更加一致的小淋巴细胞背景，并可见嗜酸性粒细胞，RS 细胞异型性更显著。

两者免疫表型不同。HL 样移植后淋巴组织增殖性疾病的 RS- 样细胞强表达 CD20 和 CD45RB（不同于 HL 中真正的 RS 细胞），一致性表达 CD30，

不表达 CD15。HL- 移植后淋巴组织增殖性疾病有更典型的表型（CD20 弱阳性／阴性、CD15 阳性、CD30 阳性、CD45RB 阴性）。两者原位杂交检测 EBER 的结果也不同，HL 样移植后淋巴组织增殖性疾病中 RS 样细胞和小淋巴细胞均阳性，而 HL- 移植后淋巴组织增殖性疾病中仅 RS 细胞阳性。因此，HL 样移植后淋巴组织增殖性疾病最好归入 B 细胞移植后淋巴组织增殖性疾病，并按相同的方案处理，一些病例在减低免疫抑制后消退，而另一些病例继续进展。在分子水平，许多 HL 样移植后淋巴组织增殖性疾病病例全组织切片（而非单个或 RS 细胞群）提取的 DNA 中检测到免疫球蛋白重链重排。

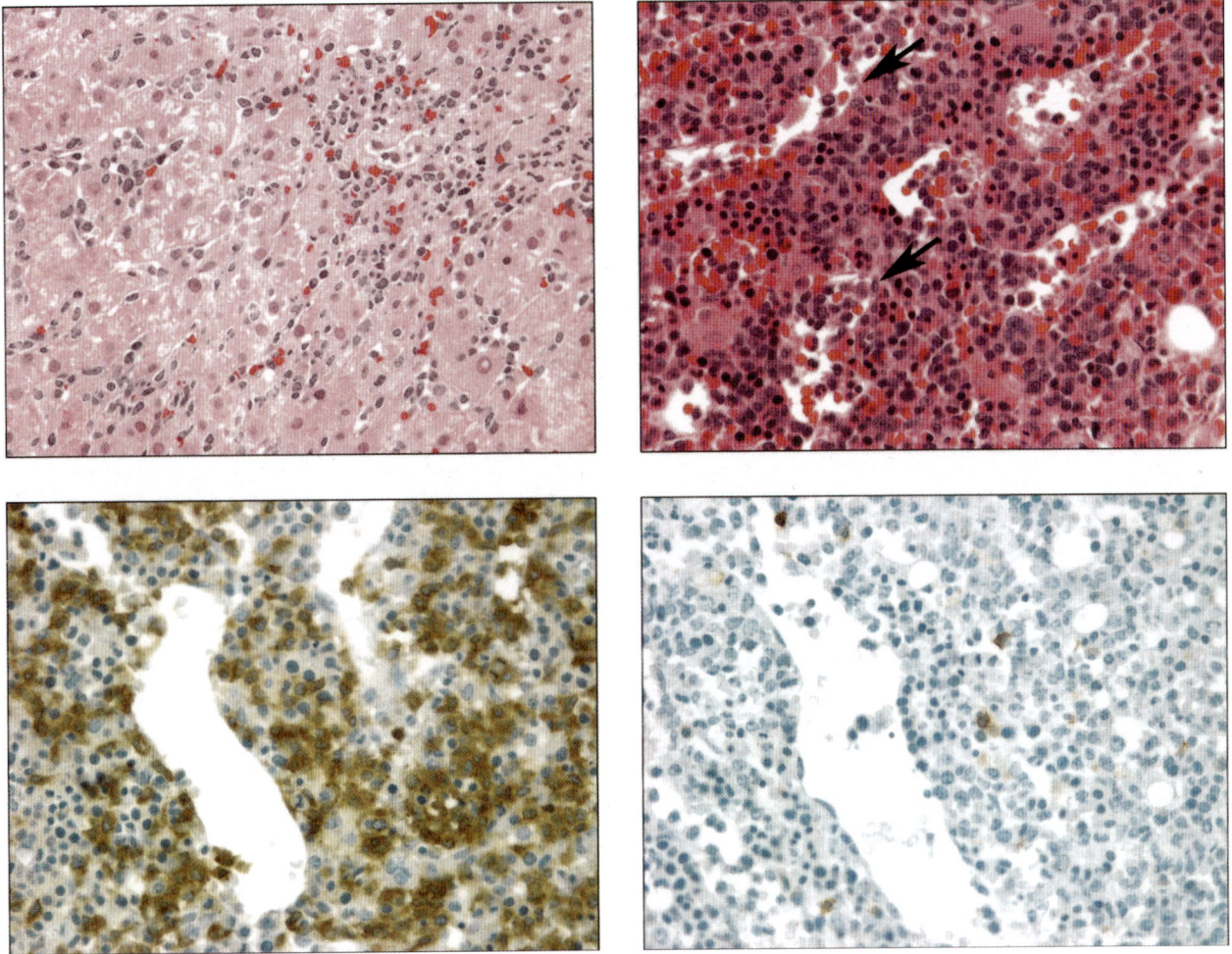

图 10-7　单型性移植后淋巴组织增殖性疾病，肝脾 T 细胞淋巴瘤，实质器官移植后患者。肝窦内淋巴细胞浸润，淋巴细胞中等大小，核圆形至不规则，核仁小而清晰，细胞质稀少（左上，HE 染色，原始尺寸放大 400 倍）。脾窦内（箭头）可见相同的淋巴样细胞浸润（右上，HE 染色，原始尺寸放大 400 倍）。这些淋巴细胞表达全 T 细胞抗原 CD2、CD3（左下，免疫组织化学染色，原始尺寸放大 400 倍）和 CD7，主要为 CD8 阳性 T 细胞（未显示）。全 T 细胞抗原异常丢失，CD5（右下，免疫组织化学染色，原始尺寸放大 400 倍）。EBER 原位杂交未检测到 EB 病毒（未显示）

区分 HL 样移植后淋巴组织增殖性疾病与多型性 B 细胞移植后淋巴组织增殖性疾病有困难。多型性移植后淋巴组织增殖性疾病可以见到 RS 样细胞，但是他们通常数量稀少，散在分布于多型性移植后淋巴组织增殖性疾病的异质性 B 淋巴细胞间，而 HL 样移植后淋巴组织增殖性疾病中，RS 样细胞数量更多。

5. 低级别 B 细胞淋巴组织增殖异常　目前世界卫生组织分类中没有把低级别 B 细胞淋巴组织增殖异常划分为移植后淋巴组织增殖性疾病，但这种疾病的确存在。移植后淋巴组织增殖性疾病中的 MALT（黏膜相关淋巴组织）型结外边缘区 B 细胞淋巴瘤的形态学和免疫表型类似于非移植患者所发生的相应肿瘤（图 10-9）。致密的淋巴样细胞浸润并破坏原有的结外正常组织，瘤细胞小，核圆形或稍不规则，细胞质淡嗜酸性，量中等，可见一定程度的浆样成熟表现，一些病例可有显著的单型性浆细胞成分。免疫表型同非免疫抑制患者所发生的 MALT 淋巴瘤（CD20 阳性、CD5 阴性、CD10 阴性、sIG 阴性）。这些 MALT 淋巴瘤不伴 EB 病毒感染，但常有幽门螺杆菌感染，尤其发生于胃的病例。分子生物学检测免疫球蛋白重链呈克隆性改变。其他移植后的低级别 B 细胞淋巴组织增殖异常还包括毛细胞白血病，非常罕见，其临床、形态学表现和免疫表型与非移植患者相同。

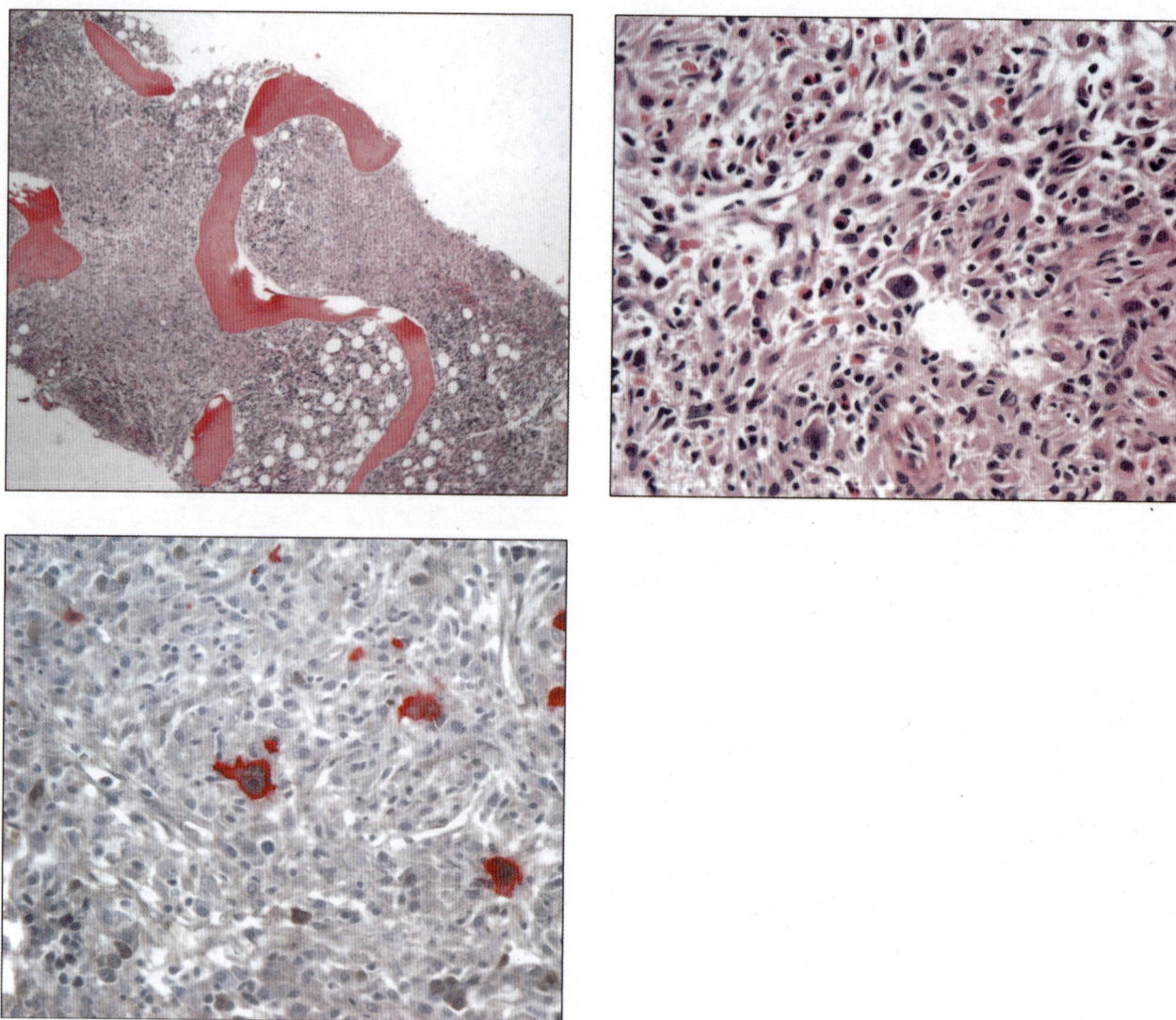

图 10-8　发生于肾移植后血细胞减少症患者的 HL- 移植后淋巴组织增殖性疾病。骨髓活组织检查示正常结构被弥漫性纤维化所取代，仅残留斑片状造血组织（左上，HE 染色，原始尺寸放大 40 倍）。病变内混合性炎症细胞浸润，包括淋巴细胞、中性粒细胞、嗜酸性粒细胞、散在分布的组织细胞，以及偶见的非典型性大细胞，后者表现为多叶核、强嗜酸性大核仁、细胞质量中等。RS 细胞少（右上，HE 染色，原始尺寸放大 200 倍）。这些典型和不典型的 RS 细胞表达 CD30（细胞质红色），PAX-5 弱表达（细胞核棕色）（左下，免疫组织化学染色，原始尺寸放大 200 倍）。这些 RS 细胞具有经典霍奇金淋巴瘤的免疫表型：CD45 阴性，CD20 阴性，CD30 阳性和 CD15 阳性（未显示）

四、分子发病机制

移植后淋巴组织增殖性疾病是一组异质性疾病，它们的临床、病理和生物学特性均不相同。同其他类型的癌症一样，移植后淋巴组织增殖性疾病的发生是一个多步骤过程，多基因和多分子事件的累及作用最终导致恶性克隆的形成。但与免疫正常个体所发生的淋巴瘤不同，病毒诱导的细胞增殖和免疫抑制与移植后淋巴组织增殖性疾病的发生关系密切。移植后淋巴组织增殖性疾病的发生机制非常复杂，包括移植后淋巴组织增殖性疾病细胞的不同起源、EB 病毒感染及与其他恶性肿瘤相似的畸变（如基因扩增、缺失和突变）。尽管我们对移植后淋巴组织增殖性疾病病理生物学的研究取得了较大进步，但是仍有许多发病机制和分子生物学特征尚未明确。

（一）移植后淋巴组织增殖性疾病细胞起源

大部分移植后淋巴组织增殖性疾病来源于 B 细胞。B 细胞淋巴瘤起源于不同分化阶段的 B 淋巴细

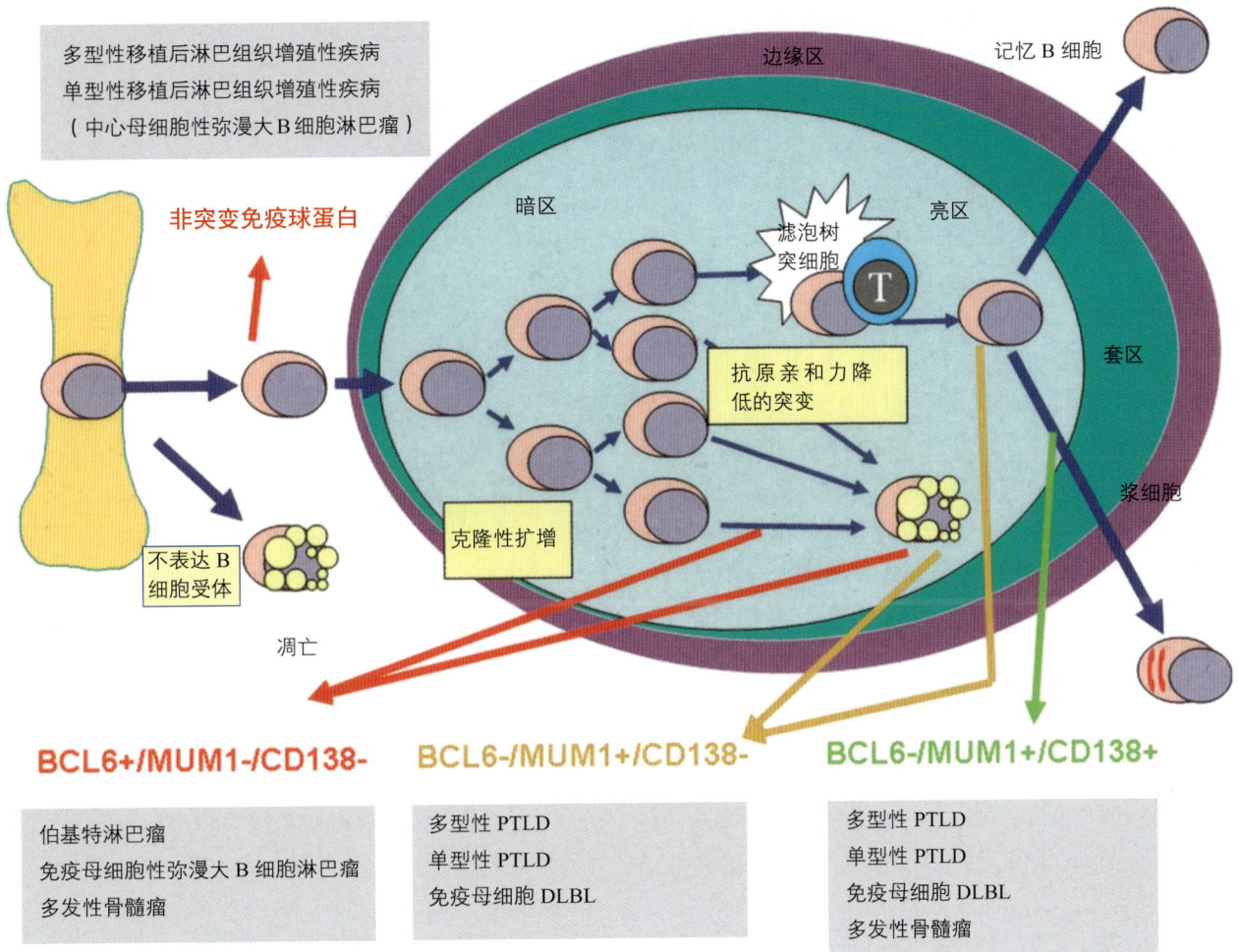

多型性移植后淋巴组织增殖性疾病
单型性移植后淋巴组织增殖性疾病
（中心母细胞性弥漫大B细胞淋巴瘤）

非突变免疫球蛋白

边缘区

记忆B细胞

暗区

滤泡树突细胞

亮区

套区

抗原亲和力降低的突变

克隆性扩增

不表达B细胞受体

浆细胞

凋亡

BCL6+/MUM1-/CD138-

BCL6-/MUM1+/CD138-

BCL6-/MUM1+/CD138+

伯基特淋巴瘤
免疫母细胞性弥漫大B细胞淋巴瘤
多发性骨髓瘤

多型性PTLD
单型性PTLD
免疫母细胞DLBL

多型性PTLD
单型性PTLD
免疫母细胞DLBL
多发性骨髓瘤

图10-9　移植后淋巴组织增殖性疾病亚型细胞来源示意图

胞。将一种淋巴瘤的生物学特点和表面标记物与不同分化阶段的正常淋巴细胞相比较，能够证实恶性转化发生在B细胞分化的某一阶段。免疫球蛋白V区突变分析有助于了解不同B细胞群所处发育阶段。B细胞淋巴瘤的V基因突变分析有助于追踪恶性转化和克隆选择发生在哪一个阶段，并找到它们相对应的正常细胞发育阶段。由于正常的生发中心前淋巴细胞含有未突变的Ig基因，因此免疫球蛋白可变区（V区）体细胞突变被视作生发中心（GC）转化的标志。此外，存在于Ig基因突变的克隆内异质性是体细胞突变的标志，几乎仅发生于GC，因此可作为GC起源的标记。Ig可变重链（V_H）基因的应用，以及对互补决定区（CDR）和框架区（FR）所发生的静默突变和移码突变比率和分布的分析，表明抗原选择过程与淋巴瘤的发生有关。

　　Ig重链和轻链重排分析结果发现，大部分移植

后淋巴组织增殖性疾病肿瘤有Ig基因突变，表明它们起源于有GC经历的细胞。Ig基因突变的克隆内异质性分析证实，48%的单型性中心母细胞性弥漫大B细胞淋巴瘤和Burkitt淋巴瘤亚型中存在突变。余下的62%移植后淋巴组织增殖性疾病病例，包括所有多型性移植后淋巴组织增殖性疾病、免疫母细胞性弥漫大B细胞淋巴瘤和一些中心母细胞性弥漫大B细胞淋巴瘤没有克隆内异质性。这些Ig基因分析结果表明，多数移植后淋巴组织增殖性疾病肿瘤，包括全部的多型性移植后淋巴组织增殖性疾病和免疫母细胞性弥漫大B细胞淋巴瘤，均是GC后细胞起源的，而大部分中心母细胞性弥漫大B细胞淋巴瘤型移植后淋巴组织增殖性疾病是GC细胞起源的。

　　移植后淋巴组织增殖性疾病IgV_H家系分布分析可反映出成熟B细胞IgV_H重排复杂的全貌，VH_3家系使用最普遍。分子生物学研究表明80%的PTLD

有功能性重排，而 20% 肿瘤有严重的可妨碍功能性 B 细胞受体（B-cell receptor，BCR）Ig 表达的突变。免疫组织化学研究显示，仅约 50% 病例中可以检测出 Ig 轻链的表达，提示 50% 移植后淋巴组织增殖性疾病来源于不表达功能性 BCR 的 B 细胞。由于功能性 BCR 表达是 B 细胞存活所必需的，所以人们推测，不表达 BCR 的移植后淋巴组织增殖性疾病在缺乏抗原刺激的情况下获得了逃避凋亡的能力，这种情形也见于霍奇金淋巴瘤。EB 病毒感染可能是逃避由于缺乏抗原刺激而导致的凋亡的一个原因。

在表达功能性 BCR 的移植后淋巴组织增殖性疾病肿瘤中，60% 发生选择性突变，FR 结构保持完整，只有 30% 选择突变的结果是增加抗原结合亲和性。总之，这些观察结果表明，BCR 刺激在许多移植后淋巴组织增殖性疾病肿瘤发生中的作用并不重要。

结合 Ig 突变状态和 BCL6（GC 标记）、MUM1（GC 晚期和 GC 后）、CD138（GC 后，终末分化）免疫组织化学表型分析，进一步把移植后淋巴组织增殖性疾病分为 4 种亚型：① 25% 多型性移植后淋巴组织增殖性疾病和 10% 弥漫大 B 细胞淋巴瘤无 IgV 基因突变，为 GC 前起源；② 25% 弥漫大 B 细胞淋巴瘤，大多数中心母细胞性和 100% 的 Burkitt 淋巴瘤，有 IgV 突变，免疫表型为 BCL6 阳性 /MUM1 阴性 /CD138 阴性，为 GC 中心母细胞起源；③ 65% 的多型性移植后淋巴组织增殖性疾病和 30% 的弥漫大 B 细胞淋巴瘤，有免疫母细胞特点，无 Ig 克隆内异质性，BCL6 阴性 /MUM1 阳性 /CD138 阴性，表明起源于 B 细胞，有 GC 反应但尚未终末分化；④ 35% 的多型性移植后淋巴组织增殖性疾病和一些免疫母细胞性弥漫大 B 细胞淋巴瘤，常常有浆细胞分化，也没有 Ig 克隆内异质性，BCL6 阴性 /MUM1 阳性 /CD138 阳性，为 GC 后终末分化前的 B 细胞。后三种都是 EB 病毒阳性，表达 LMP-1。

（二）移植后淋巴组织增殖性疾病病毒感染

移植后淋巴组织增殖性疾病相关的致瘤病毒包括 EB 病毒和人疱疹病毒 8（HHV-8）。60%～80% 移植后淋巴组织增殖性疾病有 EB 病毒感染，包括几乎 100% 的移植术后第 1 年内发生的早期移植后淋巴组织增殖性疾病，以及 80%～100% 的移植后霍奇金淋巴瘤。单型性移植后淋巴组织增殖性疾病所发生的 EB 病毒感染通常为单克隆性，表明病毒存在

于克隆选择和扩增早期的肿瘤前体细胞中。而多克隆性 B 细胞增殖有多个 EB 病毒克隆。大多数病例的感染细胞为Ⅲ型潜伏模式，部分为Ⅱ型潜伏模式（如霍奇金淋巴瘤）和Ⅰ型潜伏模式（如 Burkitt 淋巴瘤）。据报道，一些病例具有溶解活性。据推测，免疫抑制使 EB 病毒特异性细胞毒性 T 细胞减少，导致病毒增殖失控，EB 病毒载量增加常出现于移植后淋巴组织增殖性疾病发生之前的现象证实了这一点，EB 病毒潜伏基因有转化活性，可以挽救不表达表面球蛋白 BCR 的 B 细胞。尽管转化活性的确切机制尚不清楚，但研究显示 LMP-1 和 LMP-2A 蛋白可活化细胞内信号途径，模拟 CD40 和 BCR 信号，活化 NFκB，后者是一种重要的细胞存活信号。用于治疗 EB 病毒阳性移植后淋巴组织增殖性疾病的自体 EB 病毒特异性细胞毒性 T 细胞能够降低病毒载量，缩小肿瘤体积。

尽管大多数移植后淋巴组织增殖性疾病病例中可以检测到 EB 病毒感染，但移植后淋巴组织增殖性疾病的组织学诊断并不需要证实有 EB 病毒的存在，而且，15%～30% 的移植后淋巴组织增殖性疾病没有 EB 病毒感染的证据。与 EB 病毒阳性病例相比，EB 病毒阴性者更倾向于为单型性移植后淋巴组织增殖性疾病，移植后发生时间更晚。Leblond 等的报道中包括有 11 例 EB 病毒阴性移植后淋巴组织增殖性疾病病例。EB 病毒阴性组中，诊断移植后淋巴组织增殖性疾病的中位时间为移植后 60 个月，最早的肿瘤发生于移植后 6 个月，而 EB 病毒阳性组诊断移植后淋巴组织增殖性疾病的中位时间为移植后 6 个月，肿瘤最早发生于移植后 1 个月。EB 病毒阴性更常于成年人移植后淋巴组织增殖性疾病，是一个预后不良因素。一些特殊类型的移植后淋巴组织增殖性疾病更可能为 EB 病毒阴性，如多发性黏液瘤型。只有 1/3 的 T- 移植后淋巴组织增殖性疾病是 EB 病毒阳性。EB 病毒阴性肿瘤转化的机制和使严重 Ig 突变 B 细胞免于自发凋亡的机制尚不清楚。

（三）基因改变

在移植后淋巴组织增殖性疾病中发现了一些癌基因和抑癌基因的变化，如 MYC、BCL6、NRAS 和 TP53，这些改变包括 MYC 染色体易位，以及 MFC、BCL6、NRAS 和 TP53 突变。MFC、NRAS 和 TP53 改变不常见，仅出现在单型性病变（免疫母

细胞性淋巴瘤）或多发性骨髓瘤型移植后淋巴组织增殖性疾病，从不出现于多型性病变。BcL6重排（易位）在移植后淋巴组织增殖性疾病很少见，而在免疫正常患者的弥漫大B细胞淋巴瘤常见，但BCL6突变常见（约50%），并与生存期短以及对降低免疫抑制无反应相关。MYC重排与更具侵袭性和预后差相关。微卫星不稳定性在移植后淋巴组织增殖性疾病的比率比免疫正常个体的NHL高，这与移植后淋巴组织增殖性疾病基因不稳定性高相一致。

近来对移植后淋巴组织增殖性疾病进行了表遗传学研究。6-氧-甲基鸟嘌呤DNA甲基转移酶（MGMT）为DNA修复基因，在60%单型性移植后淋巴组织增殖性疾病中存在MGMT超甲基化。基因敲除小鼠MGMT失活具有致淋巴瘤性，可促进基因不稳定性，获得TP53和RAS突变。其他的异常甲基化基因还包括死亡相关蛋白激酶（DAPK1，一种凋亡前分子）和TP73（可能是与TP53相关的肿瘤抑制基因）。新的研究方法，如基于微阵列的比较基因组杂交研究，已发现一些其他的异常，但我们对这些异常在移植后淋巴组织增殖性疾病发展中确切作用的了解非常有限，还有很多问题需要进一步研究。

（四）病理评估——需要做什么？

实际工作中，移植后淋巴组织增殖性疾病的诊断需要行肿物或增大淋巴结切除活组织检查，因为早期病变与多型性或单型性移植后淋巴组织增殖性疾病区别在于正常组织结构是否保存。结外移植后淋巴组织增殖性疾病常见，尤其在同种异体移植器官、消化道、肝、肺和中枢神经系统。如果使用内镜或针吸活组织检查，建议多点活组织检查或多针抽吸，以获得足够用于辅助研究的组织。

如果有多部位受累，建议多部位取材，因为早期的、多型性或单型性病变可能在不同部位同时发生。此外，这些同时性病变可能表现为不同的克隆性增生，从有利于随访的角度出发，应分别进行基因水平分析（免疫球蛋白重链基因分析）。移植后淋巴组织增殖性疾病累及移植器官时，需要与排斥反应鉴别，行移植器官活组织检查对诊断有帮助。EB病毒检测很有帮助，因为移植后淋巴组织增殖性疾病通常EB病毒阳性，而排斥反应常阴性。总之，对器官失功能或肿块性病变的评估，需要获取足够的标本用于诊断。血和骨髓组织筛查对于可疑移植后淋巴组织增殖性疾病患者的诊断价值很小。

免疫表型分析对于移植后淋巴组织增殖性疾病的诊断很有必要，因为B细胞淋巴瘤与NK/T细胞淋巴瘤的预后和治疗存在显著差异。免疫组织化学或分子生物学检测EB病毒也很重要，因为EB病毒阳性和阴性病例的预后不同。首选EBER原位杂交，因为它存在于所有潜伏状态的病变中。

尽管不是所有的病例都需要，但克隆性分析（通常采用抗原受体重排研究）对于分析疾病的完整特征有帮助，并且可用于与同时发生的或将来发生的移植后淋巴组织增殖性疾病进行比较。如果日后出现一个完全不同的克隆，则提示出现了一个新的、独立的移植后淋巴组织增殖性疾病病变，而不是原有移植后淋巴组织增殖性疾病的复发。细胞遗传学研究也不是必须进行的，但很有帮助。目前还没有常规应用细胞遗传学或分子生物学检测癌基因的突变或易位。病理诊断报告中应明确移植后淋巴组织增殖性疾病类型、移植后淋巴组织增殖性疾病谱系（如果是单型性病变）、克隆性和EB病毒状态。

（译者　李　戚　徐光勋）

第十一章 移植的实验室医学

Phillip Ruiz, M.D., Ph.D.

Manuel Carreno, M.D.

Robert Cirocco, M.D.

Rolando Garcia-Morales, M.D.

一、引言

　　临床实验室除了为所有潜在移植候选人进行常规检测，同时提供高度专业化服务，对于临床移植程序的支持也是必不可少的。移植过程中对尸体供者、活体亲属供者以及未来受者的精确基因型筛查，早已应用于组织相容性实验室。此外，供者也需要检测那些有可能传染受者的多种病原体。特异性供者组织相容性抗原可能导致受者免疫致敏时，需要不断监测受者的免疫状态，包括以抗体（体液致敏）或免疫效应细胞（细胞致敏）为形式的免疫致敏。最后，在移植后实施各种标准组织相容性检测和基于分子的检测，为长期成功移植所需的临床监测和维护提供协助。

二、组织相容性实验室

　　供者和受者的组织相容性检测对于人类白细胞抗原（HLA）导致抗受者致敏情况有很好评估和监测作用，也是组织相容性实验室的一项基本和关键的工作。主要组织相容性复合物（MHC）属于人类白细胞抗原复合物家族，具有 4 个巨碱基，位于 6 号染色体（6p21.3），这个区域密布着多种具表达能力的基因（图 11-1）。人类白细胞抗原 I 类和 II 类抗原的基因是人类白细胞抗原复合物中被认识和定义最清楚的，这些基因在宿主免疫应答和多种自身免疫性疾病的潜在敏感性中发挥着重要的作用。此外，人类白细胞抗原 III 类抗原基因发挥着多种基本功能作用，是一些免疫功能的来源其他的一些人类白细胞抗原类基因对于固有的抗原特异性免疫（如获得性免疫）也具有重要的作用。与其他哺乳动物的主要组织相容性复合物分子一样，人类的白细胞抗原基因组单元的位置、基因序列及蛋白结构是高度保守的。

　　有趣的是，最终通过那些人类白细胞抗原相关基因翻译的蛋白（图 11-2）也无意地成为同种异体移植排斥反应中重要抗原决定簇；这就导致主要组织相容性复合物分子成为同种异性移植中最重要的障碍。这些蛋白具有抗原性并且（或）可以限制于不同选择细胞中有不同水平的表达，所以在一对特殊的供者 - 受者，中一个免疫器官（如肝）的免疫性可能低于另一个器官（如肾）。一个高水平的人类白细胞抗原相容性或是供者和受者匹配可以有效增加受者的移植接受成功率并有效降低其对于供者的免疫反应，这看上去像自体移植。相反的，一个显著的高水平组织不相容或误配就会出现截然不同的

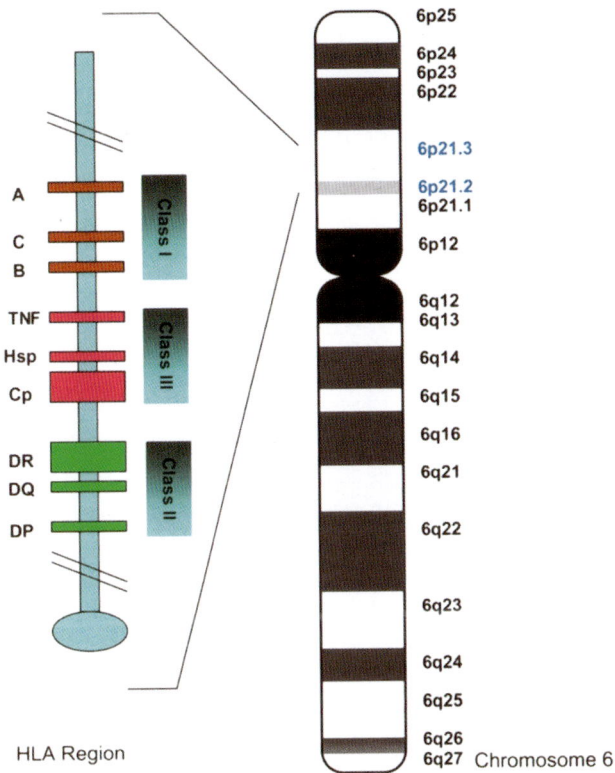

图 11-1　人类 6 号染色体人类白细胞抗原区域的基因图谱

结果。人类白细胞抗原等位基因具有巨大的多态性，这是由进化决定，可能是对于各种感染抗争并给种群提供异质性和免疫活性。这种遗传等位基因组合被个体遗传，这个过程是自然选择过程的结果，并且最终在不同人群中人类白细胞抗原Ⅰ类和Ⅱ类抗原的表型频率发生改变。不幸的是这样也会增加人类白细胞抗原基因位点的遗传变异性，绝大多数人移植供者和受者之间均会有一定程度的主要组织相容性复合物不相容性。通常情况下，人类白细胞抗原-A、B、C、DR 和 DQ 的累积错配导致较低的移植存活率。因此，移植程序的职责就在于可以鉴定出那些重要的和大部分病例中的最小错配差异，并努力达到对潜在移植受者的最好和最适配型的可能。

　　确定人类白细胞抗原相容性的方法最早在 1960 年开始应用，并在之后得到了显著的发展。最初的技术只能识别和鉴定人类白细胞抗原在个体间的完全错配；但是，随着人的 T 细胞克隆和分子遗传学技术的发展，现在已经可以细致的鉴定和识别人类白细胞抗原的表型多态性和多样性。现在仍然在一些机构中对血清学和细胞学的人类白细胞抗原分型

进行检测。自 20 世纪 80 年代中期，一些更具敏感性和特异性的技术如流式细胞检测，已经开始被应用于移植前人类白细胞抗原分型和配型鉴定。另外，20 年后，又发展出了多种基于分子生物学并具高敏感性和特异性的人类白细胞抗原分型检测方法，这些方法中包括 Southern 印迹杂交和多聚酶链式反应（PCR）、PCR 产物的限制性片段长度多态性检测（RFLP）和最终的 DNA 金标准鉴定（核苷酸测序）。

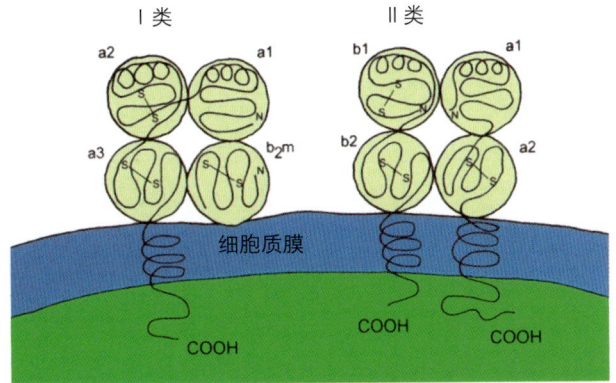

图 11-2　人类白细胞抗原 Ⅰ类和Ⅱ类蛋白的结构。本图显示了Ⅰ类和Ⅱ类分子在结构上的相似性和不同点。图中的组分绘图未使用比例尺

（一）人类白细胞抗原分型

　　人类白细胞抗原基因多态性的分型被用来确定潜在供者和受者的抗原相关基因的相似（相容）或不同（不相容）的数目。检测样本有 2 个来源：一个是 DNA 样本，另一个是对白细胞表面抗原的基因表达或分子产物进行研究和检测。淋巴细胞可以通过血液、淋巴结和脾脏获取。共有 2 种类型的人类白细胞抗原进行分型检测，分别为人类白细胞抗原Ⅰ类和Ⅱ类抗原。人类白细胞抗原Ⅰ类抗原广泛的表达于大多数的有核细胞，但是人类白细胞抗原Ⅱ类分子主要表达于如 B 细胞、巨噬细胞和树突细胞等的抗原呈递细胞（APC）。

　　最常见的需要鉴定和分型的人类白细胞抗原一类抗原包括，人类白细胞抗原-A、人类白细胞抗原-B 和人类白细胞抗原-C；同时二类抗原包括人类白细胞抗原-DR、人类白细胞抗原-DRB1、人类白细胞抗原-DP 和人类白细胞抗原-DQ。

白细胞分型试验是一种基于人类白细胞抗原表达的细胞毒性定性鉴定方法。微量淋巴细胞毒性试验主要是利用淋巴细胞作为检测靶标。有活力的细胞很容易从外周血、淋巴结以及脾脏等组织获取。血清学检测细胞凋亡是通过对特异性人类白细胞抗原抗体复合物相关的补体激活情况鉴定的。抗原 - 抗体结合的补体反应是通过光学相差显微镜观察进行检测的，样本需预先通过伊红 Y、台盼蓝（Trypan Blue）或碘化丙啶染色。从全血获得并准备的淋巴细胞悬液需达到 90% 的活力及纯度，同时将细胞浓度调整到 $2 \sim 3 \times 10^6$/ml。高于 90% 的细胞纯度和存活白细胞分型试验良好进行的基本条件。淋巴细胞必须按照标准操作流程准备，可以参考 ASHI 试验室操作指南。存活细胞（无抗原）不着色，与凋亡细胞相比，存活细胞稍微亮一些，体积较小。溶解的细胞与总体细胞的比例需要在每个试验皿中计算并获得相应分值。

人类白细胞抗原和抗血清的交叉反应原因在于个体人类白细胞抗原表型中有"过多"类型抗原表达（如一个基因位点表达 2 种以上的抗原）。还有，交叉反应还可能是因为一个基因位点表达抗原的错误鉴定，通常这个位点并不表达或还未被鉴定出。这些病例可以通过一些不敏感的细胞毒技术和血清吸收试验帮助检测。

在抗血清可以作为清楚鉴定特异性人类白细胞抗原并被利用之前，家庭成员需要进行多种未知或部分已知抗血清拮抗检测，这样的检测是多特异性的。分离分析是通过观察家庭成员提供血清的反应性模式进行的。对于较早家庭成员的回顾性分析表明这样的基因分型发法是非常精确的。这仍然是一种有用的方法，比如家庭成员并未清楚鉴定其抗原类型、分型板没有最好的抗血清试剂以及在未知或多特异性的血清中发现非人类白细胞抗原或新人类白细胞抗原特异性。因此，这样的一种或多种抗血清反应模式被发现，表现为父母中一个反应阳性、与父母中另一个反应阴性以及与孩子的遗传信息相反。当抗血清与父母双方的单倍体同种抗原发生抵抗反应，或抗血清出现双重特异性并与两种分离的单倍体出现两种特异性拮抗反应，这种情况被称为"总和模式"。当一种抗血清或特异的多组血清并不能够符合预想的模式，有 4 个可能性：选择了错误的模式；私生子、收养或异父母子女；遗传基因

重组发生；和（或）抗血清中有非人类白细胞抗原因子或反应错误。

人类白细胞抗原分型的分子生物学方法　人类白细胞抗原的分子分型可以在不同等位基因间进行多水平的低、中和高分辨率的分类鉴别。低分辨率分型是指在一个较广的家庭范围内，这可能会包括很多家庭成员。高分辨率分型是旨在明确的鉴定受者的基因座等位基因。中分辨率分型介于高和低分辨率之间，与低分辨率分型比较可以得到的较少的亚型从而缩小选择范围。全器官移植一般以很好利用低分辨率分型进行；骨髓移植需要高分辨率分型的支持以提高长期的移植存活和最小的移植器官抗宿主疾病的发生。较早的分子生物学方法是通过 RFLP 进行检测；但是这样的检测经常不能提供对于不同人类白细胞抗原基因座的高水平多态性表现的敏感性需求。随着 PCR 技术的出现，扩增成为可能，并成为人类白细胞抗原的 DNA 分型检测的革命。最后，相关 DNA 序列编码的 RNA，以及后者进一步翻译出的人类白细胞抗原蛋白，成为人类白细胞抗原分子分型的最为可靠的模板。

人类白细胞抗原分子分型检测有 4 个主要步骤：① 从有核细胞中提取基因组 DNA；② 分型需要的目标片段的 PCR 扩增（6 号染色体短臂）；③ PCR 产物的分析，包括凝胶、杂交条带或基于液基的 Luminex 磁珠检测；④结果的判读。

基因组 DNA 是通过离液盐、去垢剂和蛋白水解酶分离的。这些试剂同时破坏细胞的质膜和核膜并释放出超螺旋的 DNA。这些试剂还可以裂解和破坏 DNA 超螺旋中的组蛋白。乙醇加入后可以使 DNA 黏连。这样的溶液可以放入到分离柱中，DNA 可以粘附在分离柱中，同时细胞碎片可以通过离心或抽真空的方式去除。之后通过高盐 / 乙醇混合液以及低盐 / 乙醇混合液冲洗，洗脱下来的便是纯化的 DNA 水溶液。溶液必须是碱性的，因为酸性溶液或水可以导致 DNA 水解。另一种沉淀粘合 DNA 沉淀物的方法是通过盐醇溶液冲洗，这个方法更难还可以导致 DNA 沉淀物漂浮在废液表面从而导致 DNA 损失。

（1）PCR 序列特异性寡核苷酸探针：通常使用的人类白细胞抗原分子分型技术是一个通过序列特异性寡核苷酸探针标记并扩增 DNA 的过程。这个方法是通过探针识别不同的等位基因并进一步与扩增的人类白细胞抗原片段进行碱基互补结合，从而

鉴定某个基因座上的不同等位基因。检测一般会将固相化 DNA 链作为操作的一部分；这样可以在这些检测中进行多种变化，从而可以固相化探针和靶标。斑点印迹（在滤膜上的斑点）检测是将扩增产物用探针标记后固相化，而槽印迹技术是把标记探针加入到一个含有混合产物的线槽中。这些检测是通过固相化和扩增靶标基因的探针标记完成的；这些检测是作为一种翻转斑点杂交或翻转探针杂交技术。后者的检测，探针可以结合到条带或是磁珠上，其中方法如以上所述。综上所述，被选片段通过标记引物的 PCR 扩增从而获得全部片段。如果父母的 DNA 序列与信息探针吻合，两者间将有永久性的结合。如果一个碱基错配，将在低盐条件下一定温度时出现解离。通过模板指南和计算机算法对条带评分结果分析从而分辨和判定各自的分型。另一种情况是，把磁珠放入到 Luminex 细胞仪中，阳性磁珠被记录并用来分辨和判定各自人类白细胞抗原分子分型。这些检测可以是高通量的，从而可以评价大量的样本。

（2）PCR 序列特异性引物：序列特异性引物（SSP）或放大受阻突变体系（ARMS）检测分型是利用等位基因特异性引物对基因座的等位基因进行扩增的方法。在引物对中，第一个引物对于很多等位基因保守区域具有特异性，第二个引物对单个碱基对不同具特异性（第二个引物的 3′ 端与靶标特异性碱基互补——如果引物 3′ 端与靶标结合从而多聚酶将链延长并完成扩增）（图 11-3）。一般是通过琼脂糖凝胶对扩增的产物进行分离。因此，这样方法的优点在于可以利用多种不同引物对一个基因座或几个基因座的多种不同等位基因进行分型，商品化的试剂盒并提供引物最适的解离曲线，并在一个设备中同时进行所有反应的循环。利用这样的方法，一些引物可以用于高分辨分型。利用 SSP 和 ARMS 可以得到低、中和高分辨率的检测结果，这依赖于所利用引物组合。比如说，这个方法可以使用 96 种不同引物组合鉴定人类白细胞抗原 -A、B 和 DRB1 的过度分辨率（图 11-4）。

这个技术的过程已经快到 2 ~ 3h 便可以得到分型的结果。由于冷缺血时间越短其移植成活率越高，这个方法也为尸体的分型检测提供了解决办法。该技术过程需要大量的高浓度的 DNA 样本收集，同时也需要大量 DNA 合成酶，因此费用也十分昂贵。这

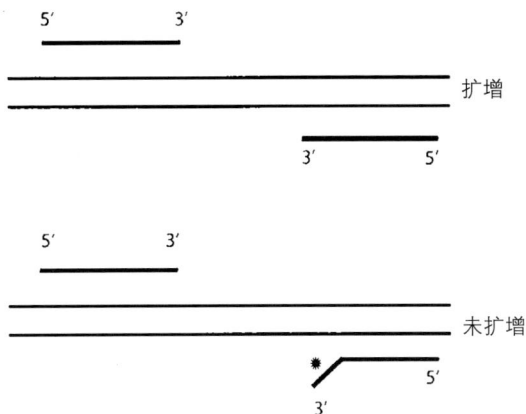

图 11-3　等位基因特异性 PCR 的原理示意图。一个完全配对的引物在 PCR 反应中比有多种错配的引物更具效率，容许辨别等位基因的一个碱基对的不同。一个碱基对错配，图中标记为位于引物的 3′末端，当 Taq 多聚酶缺乏 3′-5′ 的外切酶活性

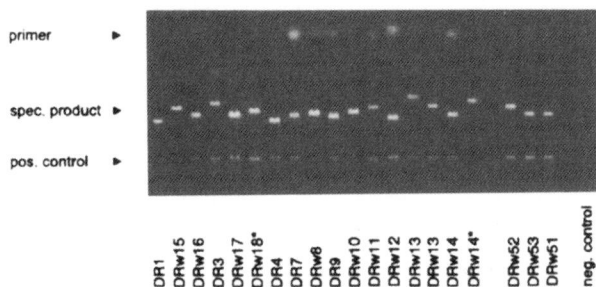

图 11-4　DR 低分辨率 PCR-SSP 分型的 PCR 产物的相对大小图。等位基因和群组特异性 PCR 产物的长度从 130 ~ 260 个碱基对。每个 PCR 反应包括阳性对照引物对 C3 和 C5，达到了 796 个碱基片段。PCR 反应中包括等位基因 DRB1 和 DR1-DRw18 的鉴定，在左侧第 17 道。一个空道是 3 个阳性对照后面的，分别是 DRB*0101 到 DRB*0301（DRw52）、DRB4*0101（DRw53） 和 DRB5*0101 到 DRB5*0202（DRw51）的等位基因组，最后，阴性扩增对照是从阳性对照泳道分开的空白泳道。* 是引物混合将扩增等位基因属于多于一个血清学定义的特异性

个方法很强，还可以被用于高分辨率等位基因水平的分型。最后，该法的缺点在于需要冷藏区域去储存所有用于解离的等位基因和所需的大量 DNA 样本的试剂盒。SSP 还可以用于检测感染性病毒物质，如丙型肝炎病毒、乙型肝炎病毒和人类免疫缺陷病毒。

主要组织相容性复合物等位基因的序列分型（SBT）最近已经通过高分辨率技术所鉴定，这对于

非亲缘性的骨髓配对非常必要。现阶段有很多方法可以进行 SBT 检测。SBT 检测的第一步需要分离高质量的 DNA 样本，用以高效的第一次 PCR 扩增，这个扩增属于基因座特异性 PCR 扩增，这个过程依赖于对于人类白细胞抗原等位基因分型所需的多种大小不同的第一次扩增。人类白细胞抗原 II 类分子 2 号外显子以及 I 类分子的 1～5 号外显子的部分片段是通常需要扩增的区域。通过严格的纯化，第一次扩增的产物被作为模板继续进行前导和逆转序列反应，这个反应专门为 I 类和 II 类分子外显子所设计的。值得强调的是，在对反应产物测序前的样本纯化是必要的。与普通平板凝胶装置相比，毛细管装置一般会被更多地应用，后者具备更高的实验室操作的自动化率和效率。因此，SBT 可以作为高通量和高分辨率检测的方法。

（3）嵌合体分析：单个串联重复（STR）或可变核苷酸串联重复（VNTR）是一种鉴定嵌合体的分子生物学方法，也就是检测受者血中所用白细胞中的供者细胞数目。原先用这样的检测是来评价骨髓移植是否成功。移植后的最初时间，受者拥有 100% 的供者细胞。需要观察受者是否再次出现癌细胞或受者细胞出现的比率。供者和受者经常会具有同样的人类白细胞抗原等位基因。大约 12 种引物组合可以检测这些个体非编码 DNA 的不同。这个方法包括抽提 DNA 样本并利用 12 种不同组合引物，进一步区分人类白细胞抗原相同的同胞人类白细胞抗原。PCR 标记的扩增样本是通过毛细管电泳分离的，分离后通过激光读取并计算出曲线下面积，作为供者和受者 DNA 的数目。无论在供者或受者中，这个方法具有 1%～5% 的较低的敏感性。

表达分析是一种检测个体血或组织样本中 mRNA 含量的分子生物学方法。全细胞 mRNA 从标本中分离后被反转录酶转化为互补 DNA（cDNA）。cDNA 被用作实时 PCR（RT-PCT）检测，并设立阴性对照和 4 个重组标准样本对照。mRNA 含量是通过标准曲线计算出来的。特定的基因排异已被发现包括端粒 -B 和（或）穿孔素。这些分子物质被发现对白细胞裂解和排斥有反应。FOX P-3 被发现是一种调节性 T 细胞的标记物，可以介导对排斥反应的抑制作用。当这样的分型分析建立后，对于看家基因应当检测其感兴趣的标准化基因的拷贝数。

（二）人类白细胞抗原抗体检测

人类白细胞抗原的相关抗体作为重要免疫屏障之一对于移植成功与否至关重要，人类白细胞抗原抗体可以产生于移植后的最早时间或移植之前（如来源于上一次移植、妊娠或输血）。人类白细胞抗原的同种异体抗原可以引发超急性排斥反应、急性排斥反应以及大多数参与的慢性排斥反应。进行含有供者细胞的患者血清检测或交叉配对检测被认为是最重要的组织相容性实验室检测，因为一个阴性检测可以在移植前进行是需要的。这个试验对以供者评估的潜在受者中的大部分抗人类白细胞抗原抗体进行检测。

1. 补体依赖细胞毒性（CDC）交叉配对 细胞毒性交叉配对，又称为淋巴细胞毒性交叉配对，被用于对潜在供者的同种异体淋巴细胞毒性抗体或自体淋巴细胞抗体形成情况的检测。在很多组织相容性实验室，这个技术是一种常规的实验方法。这个实验可以通过外周血（室温）、淋巴结或脾脏（4℃）取得的淋巴细胞进行检测。经典的方法是一种微量滴定试验，利用含有供者淋巴细胞的患者血清经过补体的孵育，进一步观察其相互作用和反应。补体将与结带有抗体的细胞的结合并导致细胞裂解，这可以通过很多的方法进行探测。

实验所需的靶细胞可以是未分离的淋巴细胞或富于 T 细胞的淋巴细胞群（因为它们表达人类白细胞抗原 I 类抗原）或 B 细胞（因为它们同时表达 I 类和 II 类抗原）。

抗体一般对于特定的免疫抗原具有特异性，尽管抗体可以是首次接触的抗原的交叉反应形成，通常情况下，抗体的细胞毒性检测时间是在移植后 7～14d。在大部分的病例中，受者血液循环血中免疫球蛋白（Ig）M 类型的抗体可能会改变浓度，这可能在受者接受不同免疫接种后发生改变。

过去，当细胞毒性抗体没有被检测到时，将判定为交叉配对实验阴性。但是，在一些阴性结果的病例中还有一定量移植器官失功能的案例。因此，更具敏感性间接的补体依赖的检测被发展出来，有时一个二次的冲洗或试剂加入会增加检测到这些有害抗体的敏感性。

Amos 实验是一种 CDC 检测方法，能够清除导致 CDC 配对的假阴性率增高的抗补体因子；这种方法在加入补体之前清除了淋巴细胞悬液中结合血清补体的成分,这个方法被用于检测 T 和 B 细胞靶标。另一个实验被称为扩展 CDC 法,本法通过延长孵育时间来增加实验的敏感性。抗人球蛋白(AHG)-CDC 检测法是一个在体外将抗人球蛋白抗体加入到鉴定抗体并不混合补体并得到低抗体低度,鉴定抗体包括细胞毒性阴性和吸收阳性抗体。在 AHG-CDC 检测中,一个带有补体固定的 AHG(如山羊抗人轻链抗体)在加入血清封闭之后,并在加入补体之前。对于 B 和 T 细胞的 AHG-CD 用于 B 和 T 细胞作为靶标的检测。

2. 流式细胞交叉配对　现已证实,流式细胞法交叉配对是比 CDC 试验更具敏感性的移植相容性检测方法。这个方法可以检测反应性抗体而并不加入补体,尽管也有关于补体加入并利用流式细胞技术的检测方法。流式细胞仪交叉配对检测是将患者血清与供者的来自外周血、淋巴结和脾的淋巴细胞混合后孵育。孵育后,细胞给予荧光素标记的免疫球蛋白二抗处理,单核细胞孵育 CD3 和 CD19 单克隆抗体用以鉴定 T 和 B 细胞反应(分别抗 I 类和 II 类抗原反应性)。与一些技术人员通过显微镜判定阳性和阴性反应的主观方法比较,流式细胞仪提供更为客观的数据读取。

很多的实验室采用流式细胞法交叉配对,这与 AHG-CDC 试验的效果一样好。有一些不同的研究着力证实交叉配对各种实验的流程;但是,还没有关于那种方法最好还是没有一个清晰共识形成,这是因为实验方法中存在着显著性的变异,如试剂、血清条件、细胞分离和靶标的数目。IgG 和 IgM 这类自身抗体的阳性结果仍然不能构成移植的绝对禁忌证,因为这里有一个反应的组分,如自身血清中的淋巴细胞或血小板的分析。

应用这些技术,一般情况下一个阴性结果意味着移植可以进行。一个阳性的交叉配对结果表明发展为抗体介导性移植排斥反应的高风险性,作为移植的禁忌证除非是患者受到了脱敏治疗和供者受者特异性抗体减低。但是,不是所用的基于 CDC 的交叉配对阳性都提示移植排斥反应,同时不是所有交叉配对阴性的患者预示着其移植的成功。

群体反应性抗体(PRA)是一种利用等候移植患者血清的常规检测方法。PRA 可以利用上述的基于补体或基于流式细胞技术或基于 Luminex 磁珠的检测。PRA 经常需要检测所有的抗人类白细胞抗原

抗体及其特异性,同时包括所用的预期供者。因此,一个人的 PRA 可以是 0 ~ 99%,这个数值表现了抗人类白细胞抗原抗体在患者血清中与人群的反应率。比如,如果一个患者的 PRA 是 50%,那么患者的抗体将于 50% 人群的组织结合。患者的抗体与人群有一个较大的分数表明找到一个供者将很困难,因为这需要任何的预期供者不能够有对应于那些抗体的人类白细胞抗原抗体。这样导致的严重问题是与很多等待器官移植的人比较,这个人群出现供者数目的不足,一些移植中心现在通过实施脱敏治疗来降低或减少 PRA 水平,因此这些个体成为更有可能的候选者。

通过酶联免疫吸附试验(ELISA)对 PRA 的筛查检测被认为是有益的,医师通过纯化人类白细胞抗原抗体,并作为患者抗体的结合靶标。这个检测将有助于排除非人类白细胞抗原阳性反应并给予一个真阳性患者的抗体比例。这对于那些有时被漏检的非补体结合的人类白细胞抗原特异性抗体的检测成为可能。其他的方法只是一类 IgG 抗体作为特异性发反应靶标。

另一个有用的鉴定人类白细胞抗原抗体特异性的方法是 Luminex 技术。这个技术是利用了颜色编码的不同磁珠结合人类白细胞抗原并通过基于激光技术的分析,对人类白细胞抗原的特异性反应和反应率进行检测。在这个方法中,血清和带有标记的磁珠孵育,抗原与标记有 R- 枣红蛋白的山羊抗人 IgG 结合,通过流式细胞检测分析并得到 PRA 的百分数和抗体的特异性反应性的程度。

通过流式细胞的人类白细胞抗原抗体的光谱检测在评价百分比和特异性反应时也变得非常有帮助。这个实验有着高的敏感性并能够区分 IgG 和 IgM 抗体,与非补体结合抗体也有一样好的效果。这个检测也可以去除非人类白细胞抗原抗体,通过其他的方法可能会读取为假阳性结果;同时,它也可以鉴定 I 类和 II 类抗体。为了检测人类白细胞抗原抗体的效价和特异性,磁珠首先与血清共同孵育,然后标记荧光素,最后在流式细胞仪中检测,这样可以通过荧光通道的改变作为阴性对照的比对。最后,通过 PRA 和抗原频率对人类白细胞抗原抗体特异性进行鉴定,其结果将被评估 PRA 的器官共享联合网络所使用,这将对可能供者是否有潜在致敏感性的判断有所帮助。这提供了交叉配对和 PRA 数据间的

相互关系，并作为一种虚拟的交叉配对方法而被使用，从而将会进一步用于接受或排斥那些特定的潜在供者 - 受者组合。

三、临床免疫学和普通实验室

（一）器官移植的药物测定

免疫抑制药物水平的测定是临床移植实验室的另一项需要进行的工作。一些在移植中应用的标准化免疫抑制试药，特别是环孢素 A（CsA）和他克莫司，这些药物只有一个很窄的有效药物浓度范围，而且在低浓度时无效，在高浓度时有毒性作用。连续测定免疫抑制药物的剂量及其在移植器官中的水平，在同种异体移植的受者免疫反应方面非常重要。免疫抑制药物的反向不良反应主要包括毒性、致癌性和感染，并且经常与受者急性并发症的发生率增高有关。同样地，这些药物在最适浓度以下与宿主的免疫排斥反应的发生有关。尽管移植后的免疫抑制药物检测对防止免疫排斥反应发生是有效用的，但这还不是最终的定论。

免疫抑制药物检测的最佳方案选择经历了一个辩论分析的长期过程。这些药物化合物在肝中经历了广泛的代谢，同时一些代谢产物的蓄积可以导致其产生毒性；因此，在临床上不仅要检测药物本身还需要检测药物的代谢产物，这十分重要。高效液相色谱法被认为是检测这些药物的金标准方法；但是这个技术需要非常昂贵的仪器设备。利用单克隆抗体的免疫检测也已被证实是一种药物检测的很好的供选方案。至关重要的是这些技术需要具有准确性、精确性、敏感性和特异性，因为这些药物剂量

是在一个当天特定的时间检测，同时样本需要在下一个剂量检测前收集。这些免疫抑制药物一般是针对细胞活化的信号途径从而产生对免疫细胞群的抑制作用，在一定范围内，这些药物之间可能具有协同作用。下面是一些需要实验室检测的药物（图 11-5）。

他克莫司（FK506，普乐可复）：他克莫司抑制 T 细胞的活性，表现为其激活状态的化合物与亲免素和 FKBP-12 结合。一个他克莫司 -FKBP-12、钙、钙调节蛋白、神经钙蛋白复合物随后被合成从而抑制了神经钙蛋白的磷酸化激活。之后，出现了核录因子 -AT（NF-AT）的去磷酸化和转位，NF-AT 是细胞核一种诱导基因转录的因子并影响白细胞介素 2（IL-2）和 IFN-γ 产生（图 11-6）。通过以上的作用从而抑制 T 细胞的激活（如免疫抑制）。他克莫司有很多且高发生率的不良反应，可以影响很多器官系统，如胃肠道、神经系统和肾脏，其不良反应是典型的剂量依赖性的。其主要的不良反应是震颤、头痛、腹泻、高血压、恶心和异常的肾功能。在一些病例中，利用高剂量的他克莫司去干预和治疗急性抑制排斥反应的出现。一般情况下是在早上给药，并在稍后的时间检测早上给药水平。最适的区间是 5 ~ 15μg/L。

环孢素 A（Neoral，CsA，Gengraf）：它是另一类有效的免疫抑制药，也同样是一个钙神经蛋白的抑制药，可以阻断 IL-2 的产生，从而抑制 T 细胞的产生和活化。环孢素 A 结合与亲免素和环孢素（CpN）结合并组成环孢霉素 -A-CpN 复合体（图 11-6）。环孢霉素 -A-CpN 复合体与钙神经蛋白结合并抑制其磷酸化活性。如上所述，钙神经蛋白不能

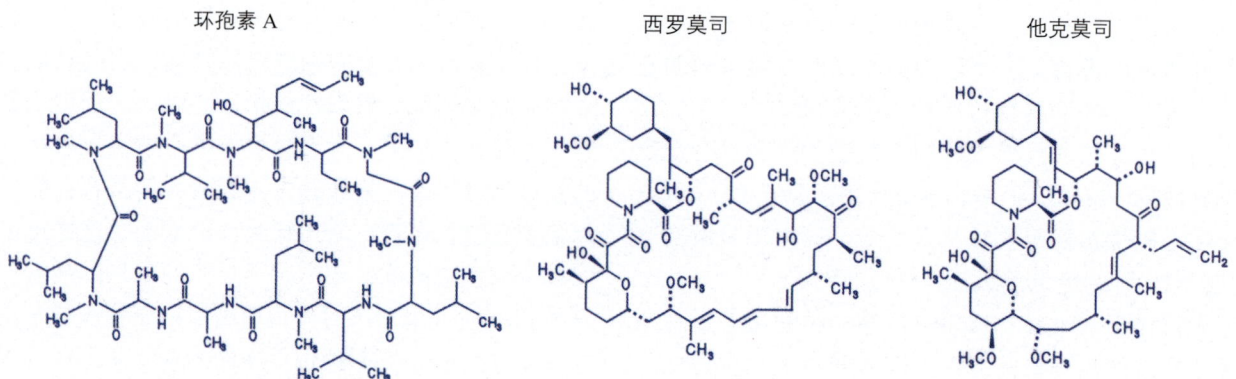

图 11-5　普通免疫抑制药的化学结构

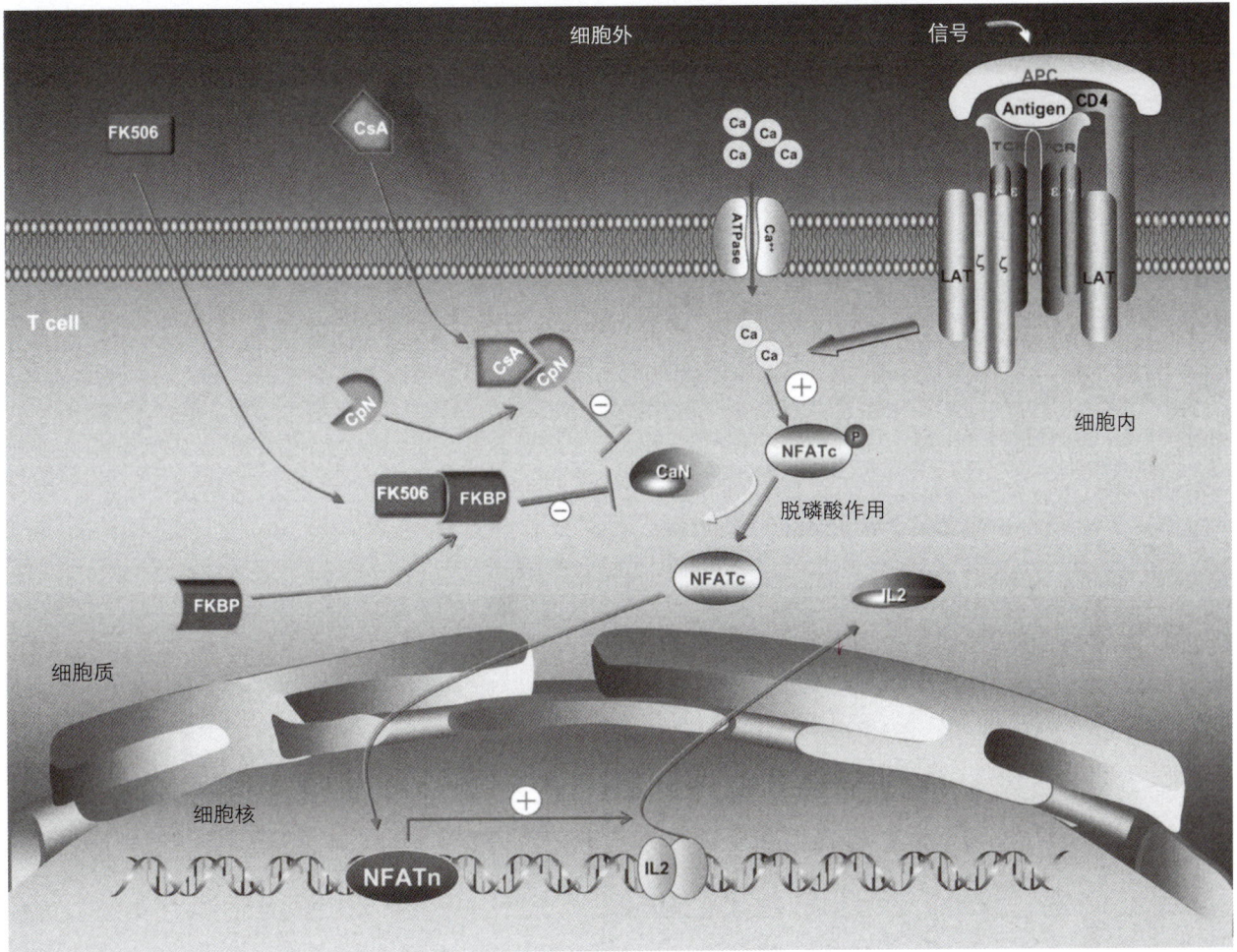

图 11-6 他克莫司和环孢霉素 -A 对淋巴细胞影响的信号通路

将细胞质内的去磷酸化状态的 NF-AT 转入到细胞核。这样的结果是 IL-2 基因缺乏启动子，导致了 IL-2 产生的缺乏和 T 细胞的无活性。尽管前体药环孢霉素 -A 和 FK506 结合不同的靶标分子，但是药物抑制 T 细胞活化的方式是相同的（图 11-6）。该药的不良反应与他克莫司的很相似，主要包括肾功能异常、震颤、多毛症、高血压和牙龈增生。环孢霉素 -A 的肾毒性可以是急性的（肾小球毛细血管血栓形成）（图 11-7）或是慢性的。环孢霉素 -A 的目标给药水平是 $100 \sim 400 \mu g/L$。和他克莫司一样，有口服和静脉滴注等多种给药方式。

西罗莫司（Rapamune）：西罗莫司是一类由吸水链霉菌产生的大环内酯类药物，它可以与亲免素及 FKBP-12 结合形成复合物，复合物可以结合雷帕霉素哺乳动物靶点（mTOR）并抑制其活性（图 11-8）。西罗莫司 -FKBP-12 复合物对于钙神经蛋白没

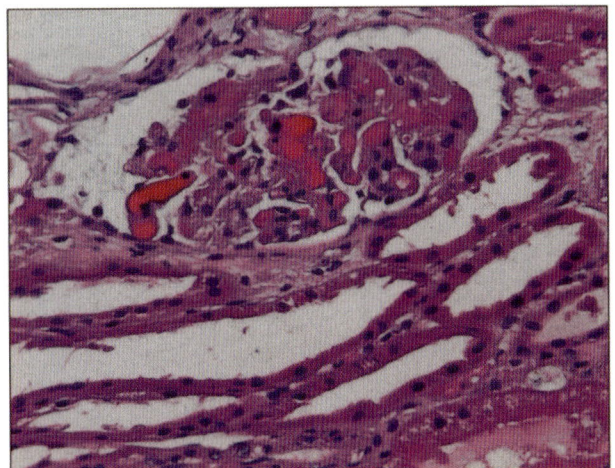

图 11-7 肾活组织检查显示继发于环孢霉素 -A 毒性作用的肾小球血栓形成和大小均匀的胞质空泡形成（毒性肾小管病）[苏木素 - 伊红（HE）染色，400 倍

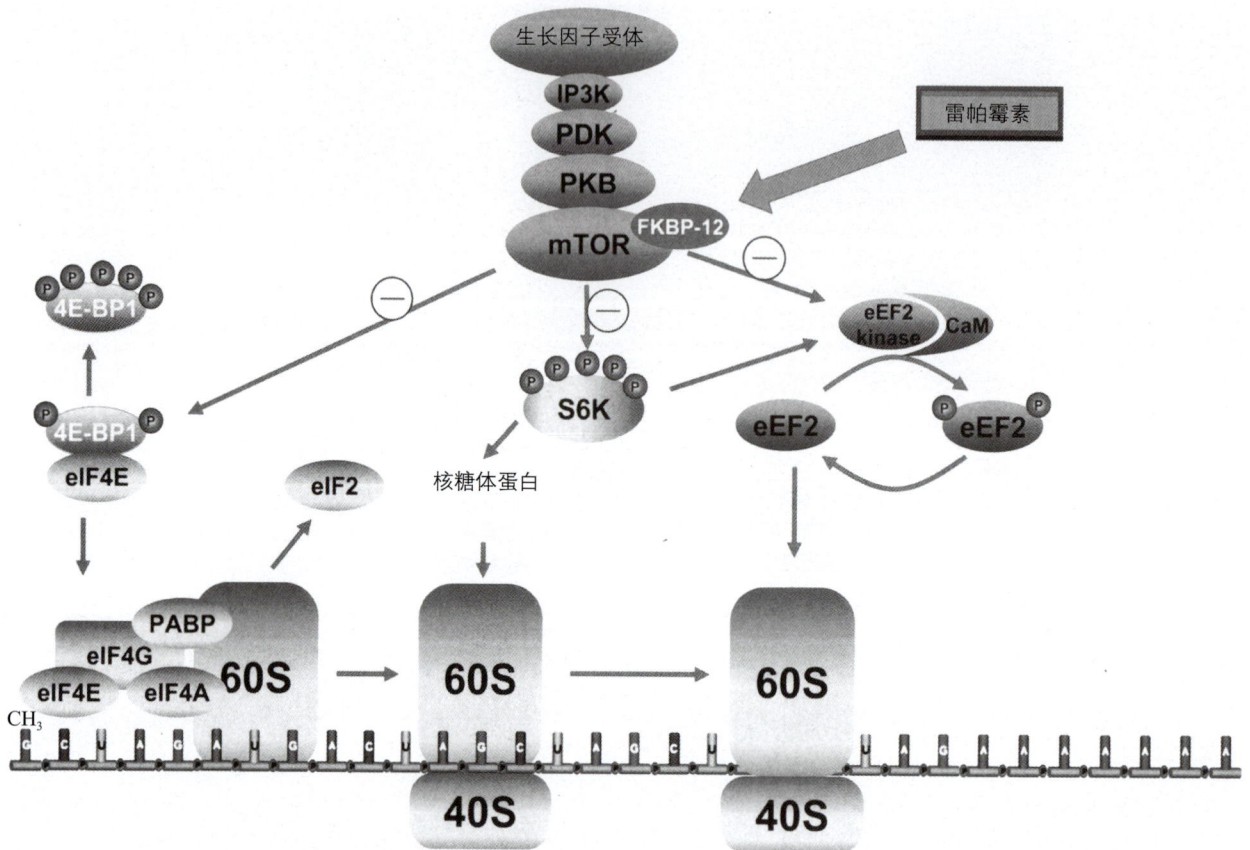

图 11-8　雷帕霉素对细胞影响的信号通路

有作用。mTOR 抑制细胞因子激活 T 细胞的增殖，抑制细胞从 Gi 到 S 的细胞周期的进行。它可以与钙神经蛋白抑制药类药物同时连续给药。其不良反应主要有高胆固醇血症、高脂血症、高血压病、皮疹、贫血、关节痛、腹泻、低钾血症和血小板减少。

麦考酚酸酯（MMF，cellcept）：麦考酚（MPA）是一种一磷酸脱氧嘌呤核苷酸的抑制药，影响鸟嘌呤核苷酸的从头合成，并不与 DNA 作用（图 11-9）。T 细胞和 B 细胞增殖需要嘌呤的从头合成并且没有其他补救途径；因此，MMF 对于淋巴细胞具有有力的细胞抑制作用。MPA 同时可以抑制 B 淋巴细胞的抗体合成。MPA 可以防止淋巴细胞糖基化和单核细胞糖基化蛋白参与的与内皮细胞的黏着作用，因而影响免疫细胞向抑制物排斥区域的聚集。

（二）移植器官状态和受者免疫功能

移植死亡率与风险有时与获取移植器官的活组织检查标本和正常组织标本有关，可以通过多种分子和细胞功能表型检测尝试进行移植器官功能检查和评估一般的免疫状态。通常，还没有一种能够像移植组织的组织学检查那样特异并能够细致反应移植无状态的方法。但是，现在很多标记物可以提供临床以额外的和有用的信息，并增强移植器官功能异常的治疗学决策过程。此外，现在有很多方法可以帮助评估宿主的免疫状态，这些方法可以直观地反映宿主的免疫攻击反应。多种的移植患者血清中的可溶性物质的检测，反映出最终与宿主器官功能相关的一些信号通路的静态测量（如肾肌酐，肝的 GGT、ALT 和 AST；胰腺淀粉酶；肠瓜氨酸）或一些炎症因子（如细胞因子，趋化因子）。一些确定的物质，如 IL-2 受体、新蝶呤、CD30、细胞因子和细胞黏附分子变得缺乏特异性，同时也可能在除了移植排斥反应之外的感染和移植器官损伤时增加。

在移植中找寻可溶性标记物绝大多数是通过对移植患者的基因组和蛋白组图谱的鉴定发现的。未来这方面的工作可能是需要一个或多个分子检测的

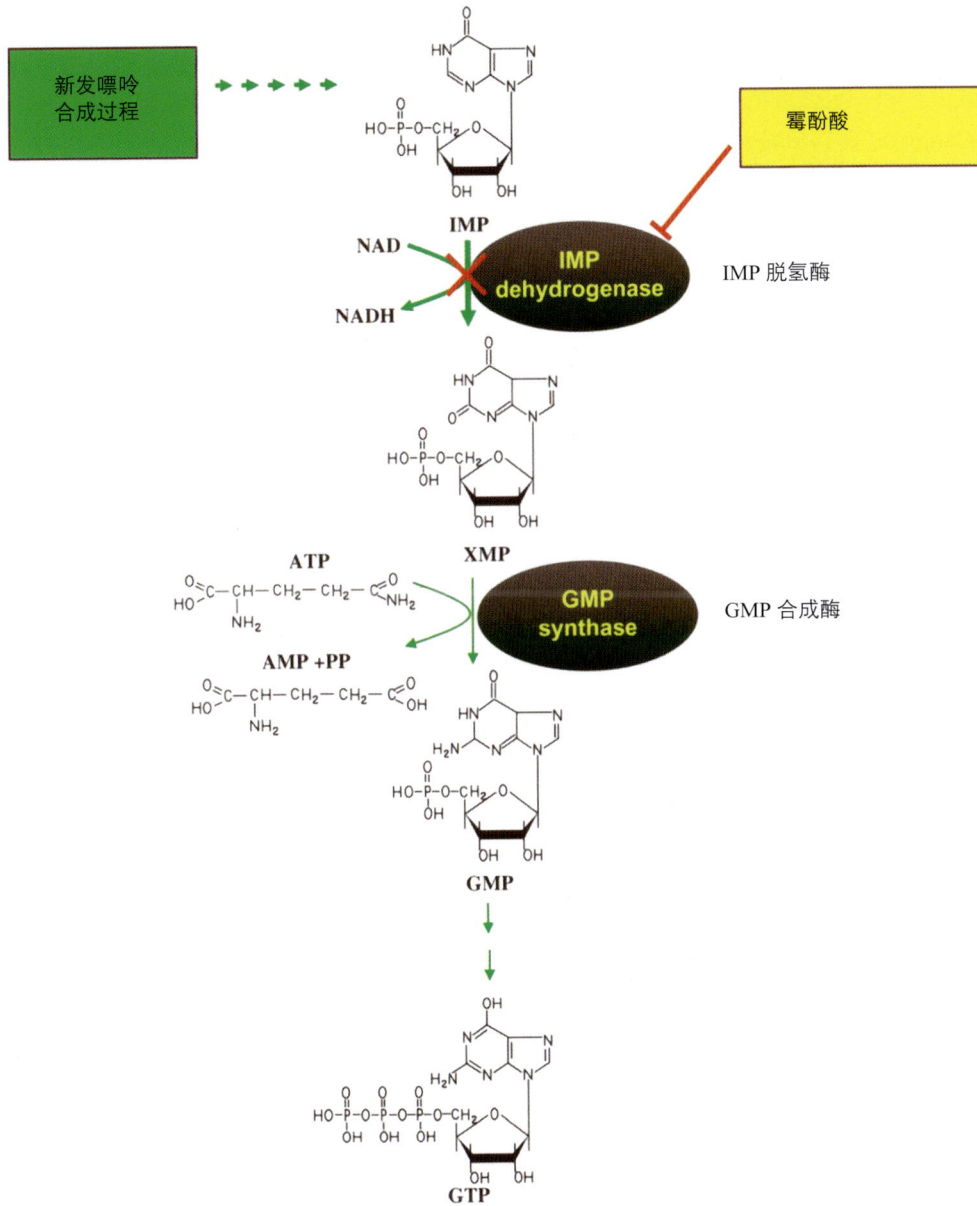

图 11-9　麦考酚酯对细胞影响的信号通路

效率并尽可能地置其于一个算法规则中，这样对于评估移植器官状态或宿主发生的并发症将会更具效率和精确度。这些生物性标记物需要有好的敏感性和特异性，同时能够快速检测并不是很昂贵。早期，这些标记物可以帮助预测移植排斥反应或免疫耐受，但是最终这些标记将在提供个体化免疫抑制治疗和新药潜在靶点鉴定方面具有重要意义。

1. **器官移植的流式细胞检测**　通过流式细胞技术的器官移植免疫状态检测已经成为一种有用的工具，用以鉴定和监测外周淋巴细胞亚群改变，这与移植后主要并发症发生期间（如感染和移植排斥反应）的器官受者的免疫状态密切相关。多色谱流式细胞技术是对外周血中不同细胞群计数的方法，同时检测其余激活状态、成熟分化及克隆化相关并共表达的众多分子。T 细胞对于同种异体移植排斥反应的初期和维持非常重要，在移植排斥反应发生期间外周血的细胞荧光成像分析发现表达 IL-2 受体和（或）人类白细胞抗原 -DRw 的 CD4 阳性和 CD8 阳性淋巴细胞的数量增加，提示淋巴细胞活化。免疫表型分析也可以评估出调节细胞的存在可能与免疫沉默及可能导致免疫耐受（如 FoxP3 阳性细胞），这些结果是由免疫抑制药物、单克隆、多克隆抗体（减少或不减少）和一定强度的细胞消耗（如 CD52 阳性亚群在 Campath/ 阿仑单抗治疗后）引起的。感染、恶性过程（如移植后淋巴组织增殖性疾病中的 B 细胞克隆化检测）和抗体依赖性损伤（如血小板抗体检测）也可以通过流式细胞技术检测。最常见的单抗被用来鉴定 T 细胞的磷酸化位点及其分子亚型（CD2、CD3、CD4、CD8、TcR α / β、CD7）、B 细胞（CD19、CD20、CD22、κ 链、λ 链）和自然杀伤细胞（NK）（CD16/56），并同时与多种共表达的细胞表面分子（CD25，CD34，CD45，CD52，人类白细胞抗原 -DRw 和 CD138）（图 11-10）同时检测，同时细胞质内分子（FoxP3、IFN-γ、IL-2、IL-4 和 IL10）也可以检测。

2. 传染病筛查　传染源的存在始终是影响移植相关疾病的发病率和病死率重要因素之一，被认为是患者需要面对的继免疫抑制后的主要问题。传染病的血清学筛查属于微生物实验室检测项目，因为它是通过检测宿主对于细菌、真菌或病毒的抗体反应是否存在进行的。在临床实验室有很多的方法去检测抗体，包括固相 ELISA、比浊测定法和免疫固定技术。微生物抗原也可以被这些方法检测。血清学检测的局限性在于，有一些个体对于抗体反应性弱或检测可能是在最初感染和血清转化之间时。除了筛查移植后的患者，这些方法还可以用作为潜在供者的传染源筛查。

分子生物学方法对感染源的鉴定是通过检测病原体 DNA 物质或 RNA 序列来实现的，这些方法已经成为微生物实验室的重要组成之一。PCR 法是通过扩增很少的核苷酸分子到一个可以检测的水平，被用于检测和定量。这也是一些免疫缺陷移植患者的选择。SSP 是可以被用来定量分析和（或）利用寡核苷酸探针进行定性分析。PCR 除了检测一些分子外，这个方法对于诊断的快速报告时间也是有作用的（2 ～ 4h）。几种潜伏病毒如巨细胞病毒（CMV）和爱泼斯坦 - 巴尔病毒（EB 病毒，EBV）可以使用 PCR 进行定性检测。人免疫缺陷病毒（HIV）、乙型肝炎病毒（HBV）、丙型肝炎病毒（HCV）和多瘤病毒都可以使用这种方法，避免了烦琐、费时的培养检查。

临床实验室也协助探查和监测同种异体移植器官的疾病复发。慢性丙型肝炎病毒感染是需要肝脏移植的终末期肝病的主要原因。尽管几乎所有的患者在接受了一个携带有丙型肝炎病毒的同种异体肝后，在移植后均会发现检测水平的丙型肝炎病毒的 RNA，但是在临床经过和组织学反应方面的严重程度却也表现的多有不同。在这个方面，研究者聚焦在丙型肝炎病毒血症和丙型肝炎病毒的不同基因型方面。一些实验室提供了检测和鉴定丙型肝炎病毒的 RNA 和丙型肝炎病毒基因型的基于 PCR 的高级技术方法。移植后每个月对丙型肝炎病毒的 RNA 水平的检测被用作外科活组织检查评估抗病毒治疗的有效联合。

3. 免疫功能评估　移植的免疫状态评估和一些其他患者基于免疫的病症是一个临床实验室正在发展的内容。3 种常规类型的方法已成为可能：患者的体外免疫活性检测；来自患者离体细胞的直接活性检测；通常来自患者外周血单个核细胞（PBMC）的体外培养后活性检测。细胞一般情况下是来自外周血单核细胞。下面描述的检测是利用离体或体外检测的方法。在免疫功能检测研究中的最基本问题是标准化实验的建立、交流通道和所有事件的评估，并预测移植不同时期的可能反应。因为很多免疫反应区域可以被检测，所以那些被检测时是否被正确鉴定就显得非常重要了（如首次实验、影响因素或记忆型 T 细胞功能；抗原呈递细胞的吞噬和抗原呈递功能；T 细胞的识别和活化）。这些试验是典型的多步骤和复杂阅读的检测方法。这样的复杂性可以缓和免疫检测试验中不同位点和标准化缺乏之间的数据比较。不同实验室出现相关试验缺乏标准化，这反映出的事实是，只有很少的一些来自 FDA 的商业化试验检测是可以用于相关临床检测的。尽管对于标准化有很多原因的困难，但是在这些困难中有个事实是整个细胞的使用，检测中经常有标准化数目与开始时间点使用的表型鉴定总体的比例问题。此外，细胞经常会被培养而导致这样很难获得不同实验室间的相同条件而影响。最后，连续步骤的有意义的数字可能是需要的，因为这可能会影响试验结果的读出，而可能很难去标准化。

抗原特异性（或非特异性）T 细胞或 B 细胞反应可以被多种技术所检测，这些技术有各自的局限性和优点。淋巴增殖和细胞毒检测基于患者体液或组织样本的幼稚和（或）记忆细胞的出现，这是体

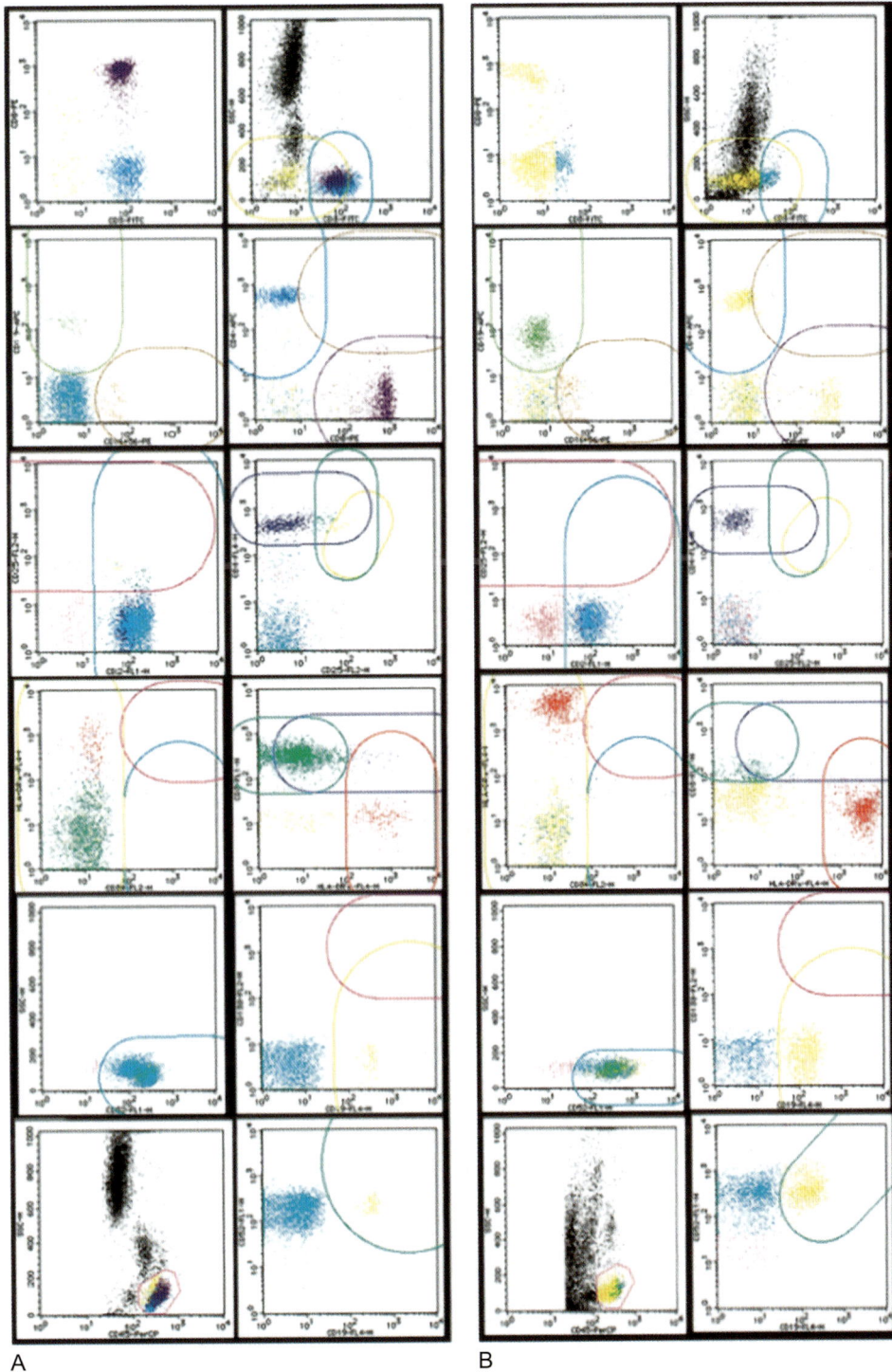

图 11-10 （A）7 岁女童患者 7 个月前接受一个肾从活体供者，其外周血的流式细胞术检测。直方图描绘 CD45/SSC 分界，所有的样本管不变，其次是 CD3/CD8，CD3 阳性集群和 CD3 阴性 CD3/SSC（蓝色）淋巴细胞。CD3 阳性（底部直方图）细分成 CD8/CD4 集群。淋巴细胞聚成红色 CD2 阳性，CD25/CD4 细分为 3 个种群的 CD4 阳性，CD45/CD2/CD4（变暗）/CD25（亮蓝）"自然的"调节性 T 细胞，CD45/CD2/CD4/CD25，激活的 T 细胞，并（CD45/CD2/CD4/CD25 负黄色）"幼稚"的 T 细胞。Campath 1-H 结合表位 CD52 淋巴细胞也评估包括 B 细胞的存在，CD138 标识浆细胞。（B）流式细胞检测对移植患者 OKT3 效果的评估。患者接受了多脏器移植，6 个月前，她发生了一种类固醇抗排斥。经过数天的 OKT3 疗法，有（流通）的 T 细胞和 NK 细胞的量的增加。丰富的（20%～30%）CD4 阳性和 CD8 阳性细胞的存在，但缺乏 CD3，分别为 0.47% 和 1.36%，CD3 屏蔽 OKT3，大部分循环细胞 CD52 阳性

外抗原暴露后的第一次或第二次的增生性反应。抗原可能是非特异性的（如丝裂原，抗体交联受体）或是来源于受者免疫刺激后出现的特异性的（如供者的同种异体抗原）。增殖或细胞毒性的水平是抗原暴露后的刺激水平的反映，这推断了宿主体内发生的免疫细胞活化的最小水平。

混合淋巴细胞培养（MLC）是一种已经在器官移植中使用了多年的试验检测方法。这个试验的基本原理是来自 2 个具有人类白细胞抗原错配抗原的不同个体的淋巴细胞，当把它们放到一起培养 3～7d，将会出现相互间的增殖抑制。典型的是，从双向反应中挑选出一个细胞群应答，一个细胞群（供者细胞群）表现出辐照或丝裂霉素 C 处理后的增殖（这被称为刺激细胞群），反之那些没有处理的（受者来源的）被称为应答细胞群。应答和刺激细胞群的遗传差异度，与记忆细胞对于刺激细胞群的特异性水平一致，这常常与随后的增殖水平是成比例的。MLC 在活体供者的组织相容性和（或）敏感性的移植前检测中十分有用。但是这个检测的缺陷在于多个检测机构间缺乏标准化、较长的读取数据时间（可以是 7d）和很高的操作上的复杂性。增殖检测可以利用放射性氚或增殖相关的染料（如 CFSE），后者是没有放射性并且可以同时利用流式细胞技术检测应答细胞的属性，在增殖范围检测方面也同样好。然而，多年后，MLC 已经被很多的在本章前面内容中介绍的人类白细胞抗原分型检测技术所取代。

混合淋巴细胞反应（MLR）是一种经常与混合淋巴细胞培养平行的并提供混合淋巴细胞培养试验中细胞的反应潜能的检测方法。其基本原理是用丝裂原（PHA，CoA，LPS 等）刺激一个来自于供者或受者的细胞群，这些刺激与它们遗传比较是非常独立的因素。相关反应的检测也可以在混合淋巴细胞培养中进行（有着相同的优点和缺点）。有一个试验是被 FDA 认证的，它是通过检测外周 CD4 阳性 T 细胞的增殖对于丝裂原 PHA 刺激的反应，被称为 Cylex Immuknow 试验。这个试验是基于之前介绍的 MLR，但是试验还是有很大的改变。该试验的进行不需要细胞的分离（使用全血），在丝裂原刺激处理 17h 后，CD4 阳性细胞被分选出并进一步用光度计评估和检测与免疫细胞活性相关的 ATP 的生成量。这个检测与很多的关于宿主免疫抑制水平的研究有着清楚的相关性；同时，很多的研究结果显示连续检测移植患者的 Immuknow 水平可以预测急性免疫排斥反应的发生或过强的免疫抑制作用。

细胞毒性 T 细胞（CTL）测定法是一个古老的铬释放检测。检测的基本原理的开始部分来源于前述的混合淋巴细胞培养。混合淋巴细胞培养试验的 7d 后，激活的应答细胞（预处理的应答细胞）与新鲜的准备好的供者细胞（与使用的刺激细胞相同）混合，现在检测将不是细胞增殖情况而是细胞杀伤靶标的能力。靶标细胞在其表面表达抗原（如同种异体抗原）被放射性核素铬（51Cr）所标记。患者的预处理过的细胞与靶细胞混合，并孵育几个小时。抗原表达细胞裂解释放出 51Cr 到培养基中。特异性的裂解情况的计算是通过比较患者相关因子预处理细胞是否存在裂解物而确定的。细胞毒性 T 细胞反应也可以通过 ELSPOT（酶联免疫成像）检测抗原特异性效应细胞的细胞因子（IFN-α）的产生来进行评估。在 ELSPOT 检测中，抗原呈递细胞被固定于塑料滴定孔表面，效应细胞被给予不同效应物处理。抗原呈递细胞被抗原特异性效应细胞所结合，这触发了效应细胞的细胞因子产生。这些细胞可以被染色被显示需要的分子（如端粒），同时利用显微镜对阳性斑点进行计数（图 11-11）。循环的特异性 CD8 阳性 T 细胞（现在更多的是 CD4 阳性 T 细胞）也可以被四聚体检测试验所鉴定。在四聚体检测中，一个特异性的抗原表位和荧光素标记的主要组织相容性复合物 I 类或 II 类分子合成的四聚体结合。CD8 阳性 T 细胞识别与 I 类分子结合的以短肽为形式的抗原，同时 CD4 阳性细胞与 II 类分子上的短肽；因此，那些具有 T 细胞受体的细胞将与标记的四聚体结合并可以通过流式细胞仪检测。与细胞毒性 T 细胞或是 ELISPOT 检测比较，四聚体检测只是鉴定了结合的 T 细胞受体，而不是细胞的功能状态。这仍然是四聚体检测的重要局限性之一，因为所有的细胞结合特定的抗原并不一定会活化。四聚体检测的另外一个局限性是四聚体的所有 I 类或 II 类分子分子亚基并不总是可用的，导致的结果是一些结合体可能不能够被检测。ELISPOT、四聚体检测和细胞毒检测三者之间的关系现在还被完全阐述清晰。最近，有实验通过细胞介导性杀伤参与和相关分子的分泌或表达情况的检测，评估细胞毒性淋巴细胞的功能活化情况。细胞介导性细胞毒作用的机外抗原暴露后的第一次或第二次的增生性反应。抗原可能是非特异性的（如丝裂原，抗体交联受体）或是来源于受者免疫刺激后出现的特异性的（如供者的同种异体抗原）。增殖或细胞毒性的水平是抗原暴露后的刺激水平的反映，这推断了宿主体内发生的免疫细胞活化的最小水平。

混合淋巴细胞培养（MLC）是一种已经在器官移植中使用了多年的试验检测方法。这个试验的基本原理是来自 2 个具有人类白细胞抗原错配抗原的不同个体的淋巴细胞，当把它们放到一起培养 3 ~ 7d，将会出现相互间的增殖抑制。典型的是，从双向反应中挑选出一个细胞群应答，一个细胞群（供者细胞群）表现出辐照或丝裂霉素 C 处理后的增殖（这被称为刺激细胞群），反之那些没有处理的（受者来源的）被称为应答细胞群。应答和刺激细胞群的遗传差异度，与记忆细胞对于刺激细胞群的特异性水平一致，这常常与随后的增殖水平是成比例的。MLC 在活体供者的组织相容性和（或）敏感性的移植前检测中十分有用。但是这个检测的缺陷在于多个检测机构间缺乏标准化、较长的读取数据时间（可以是 7d）和很高的操作上的复杂性。增殖检测可以利用放射性氚或增殖相关的染料（如 CFSE），后者是没有放射性并且可以同时利用流式细胞技术检测应答细胞的属性，在增殖范围检测方面也同样好。然而，多年后，MLC 已经被很多的在本章前面内容中介绍的人类白细胞抗原分型检测技术所取代。

混合淋巴细胞反应（MLR）是一种经常与混合淋巴细胞培养平行的并提供混合淋巴细胞培养试验中细胞的反应潜能的检测方法。其基本原理是用丝裂原（PHA，CoA，LPS 等）刺激一个来自于供者或受者的细胞群，这些刺激与它们遗传比较是非常独立的因素。相关反应的检测也可以在混合淋巴细胞培养中进行（有着相同的优点和缺点）。有一个试验是被 FDA 认证的，它是通过检测外周 CD4 阳性 T 细胞的增殖对于丝裂原 PHA 刺激的反应，被称为 Cylex Immuknow 试验。这个试验是基于之前介绍的 MLR，但是试验还是有很大的改变。该试验的进行不需要细胞的分离（使用全血），在丝裂原刺激处理 17h 后，CD4 阳性细胞被分选出并进一步用光度计评估和检测与免疫细胞活性相关的 ATP 的生成量。这个检测与很多的关于宿主免疫抑制水平的

研究有着清楚的相关性；同时，很多的研究结果显示连续检测移植患者的 Immuknow 水平可以预测急性免疫排斥反应的发生或过强的免疫抑制作用。

细胞毒性 T 细胞（CTL）测定法是一个古老的铬释放检测。检测的基本原理的开始部分来源于前述的混合淋巴细胞培养。混合淋巴细胞培养试验的 7d 后，激活的应答细胞（预处理的应答细胞）与新鲜的准备好的供者细胞（与使用的刺激细胞相同）混合，现在检测将不是细胞增殖情况而是细胞杀伤靶标的能力。靶标细胞在其表面表达抗原（如同种异体抗原）被放射性核素铬（51Cr）所标记。患者的预处理过的细胞与靶细胞混合，并孵育几个小时。抗原表达细胞裂解释放出 51Cr 到培养基中。特异性的裂解情况的计算是通过比较患者相关因子预处理细胞是否存在裂解物而确定的。细胞毒性 T 细胞反应也可以通过 ELSPOT（酶联免疫成像）检测抗原特异性效应细胞的细胞因子（IFN-α）的产生来进行评估。在 ELSPOT 检测中，抗原呈递细胞被固定于塑料滴定孔表面，效应细胞被给予不同效应物处理。抗原呈递细胞被抗原特异性效应细胞所结合，这触发了效应细胞的细胞因子产生。这些细胞可以被染色被显示需要的分子（如端粒），同时利用显微镜对阳性斑点进行计数（图 11-11）。循环的特异性 CD8 阳性 T 细胞（现在更多的是 CD4 阳性 T 细胞）也可以被四聚体检测试验所鉴定。在四聚体检测中，一个特异性的抗原表位和荧光素标记的主要组织相容性复合物 I 类或 II 类分子合成的四聚体结合。CD8 阳性 T 细胞识别与 I 类分子结合的以短肽为形式的抗原，同时 CD4 阳性细胞与 II 类分子上的短肽；因此，那些具有 T 细胞受体的细胞将与标记的四聚体结合并可以通过流式细胞仪检测。与细胞毒性 T 细胞或是 ELISPOT 检测比较，四聚体检测只是鉴定了结合的 T 细胞受体，而不是细胞的功能状态。这仍然是四聚体检测的重要局限性之一，因为所有的细胞结合特定的抗原并不一定会活化。四聚体检测的另外一个局限性是四聚体的所有 I 类或 II 类分子分子亚基并不总是可用的，导致的结果是一些结合体可能不能够被检测。ELISPOT、四聚体检测和细胞毒检测三者之间的关系现在还被完全阐述清晰。最近，有实验通过细胞介导性杀伤参与和相关分子的分泌或表达情况的检测，评估细胞毒性淋巴细胞的功能活化情况。细胞介导性细胞毒作用的机

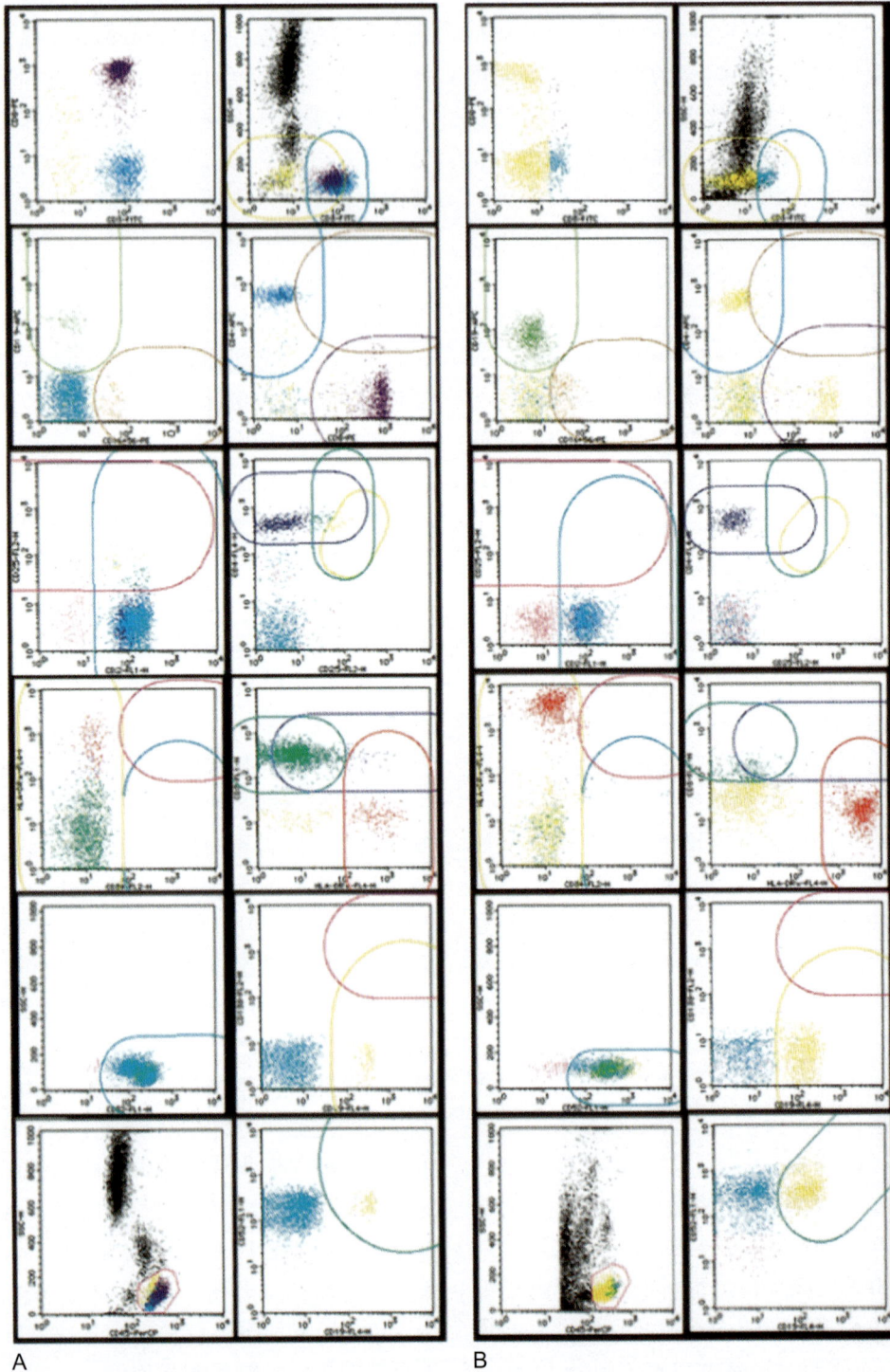

图 11-10 （A）7 岁女童患者 7 个月前接受一个肾从活体供者，其外周血的流式细胞术检测。直方图描绘 CD45/SSC 分界，所有的样本管不变，其次是 CD3/CD8，CD3 阳性集群和 CD3 阴性 CD3/SSC（蓝色）淋巴细胞。CD3 阳性（底部直方图）细分成 CD8/CD4 集群。淋巴细胞聚成红色 CD2 阳性，CD25/CD4 细分为 3 个种群的 CD4 阳性，CD45/CD2/CD4（变暗）/CD25（亮蓝）"自然的"调节性 T 细胞，CD45/CD2/CD4/CD25，激活的 T 细胞，并（CD45/CD2/CD4/CD25 负黄色）"幼稚"的 T 细胞。Campath 1-H 结合表位 CD52 淋巴细胞也评估包括 B 细胞的存在，CD138 标识浆细胞。（B）流式细胞检测对移植患者 OKT3 效果的评估。患者接受了多脏器移植，6 个月前，她发生了一种类固醇抗排斥。经过数天的 OKT3 疗法，有（流通）的 T 细胞和 NK 细胞的量的增加。丰富的（20%～30%）CD4 阳性和 CD8 阳性细胞的存在，但缺乏 CD3，分别为 0.47% 和 1.36%，CD3 屏蔽 OKT3，大部分循环细胞 CD52 阳性

制是通过效应细胞到靶细胞的细胞质颗粒的胞吐作用完成的。脂质双分子层周围包含有一类溶酶体相关质膜糖蛋白（LAMP），包括 LAMP-1（CD107a）。在脱颗粒过程中的部分质膜融合，CD107a 属于颗粒膜结构，现在表达于效应细胞表面。在诱导凋亡过程中，磷脂酰丝氨酸被定位于细胞表面。这个磷脂类物质可以结合锚定蛋白 V。因此 CD107a 的特异性抗体和锚定蛋白 V 可以被用于流氏细胞法对效应细

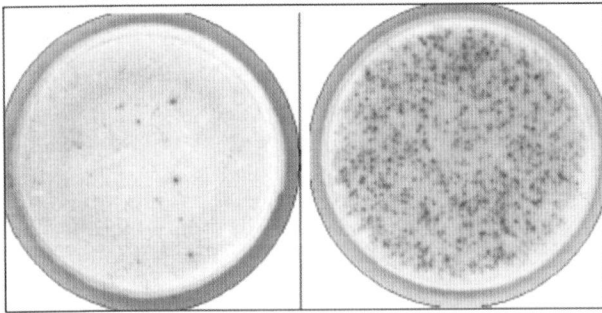

图 11-11　端粒 B 的 ELISPOT 检测。细胞介导性细胞毒作用包括从效应细胞到靶细胞的细胞质脱颗粒。颗粒中含有蛋白，包括穿孔素和端粒 B。端粒 B 主要在 CD8 阳性细胞毒性 T 细胞和自然杀伤细胞的颗粒中，并可以介导抗病毒感染和杀肿瘤细胞作用。对于对于靶标反应的端粒 B 释放检测是一种可用的非放射性并与检测抗原特异性细胞毒性 T 细胞毒作用的 51Cr 释放试验不同的检测方法。左侧的培养皿显示人外周血细胞未受到同种异体反应性细胞刺激激活，但右侧的培养皿显示具有相应靶标并激活的端粒 B 释放细胞

胞和凋亡相关细胞的鉴定。这个检测可能最终会取代更为经典的 51CR 检测法。

有限稀释法（LDA）：这个方法是通过一种特异性抗原（如同种异型抗原）处理的对不同效应细胞群（比如辅助性 T 细胞和细胞毒性 T 细胞）的前体出现频率的检测，其结果反映了其增殖性或细胞毒性。这类检测经常受限于长时间的工作和时间的消耗，以及供者和受者可用细胞的数目等方面的因素。这里有很多方法被用于 LDA 分析，其中很多是基于单次击中泊松模型或双次击中模型。LDA 是一种在评估效应细胞群水平的非常有用的检测方法，但是在标准的临床移植方案中却很少被应用。

通过流式细胞仪或荧光显微镜对细胞内的细胞因子及其共表达的其他谱系标记物的检测，现在已经成为一种非常有用的方法去鉴定 T 细胞亚群，如 Th1 和 Th2 细胞。这些细胞具有细胞因子基因的表达和分泌（如 Th1-IFN-γ；Th2-IL-4、IL-5、IL-9 和 IL-13）的功能。的确，无论 Th1 或是 Th2 细胞的活化增强和很多种的疾病状态都有着密切的相关性（如 Th1-结节病，移植器官排斥反应，一些自身免疫状态；Th2 细胞外病原体，抗体的生成，哮喘）。因此，检测它们的水平经常会对评估这些特定疾病的状态具有一定的实用性。Th1 细胞水平改变影响移植患者的抑制排斥反应或传染性疾病的发生情况，同时 Th1 和 Th2 细胞的检测一般是通过其表达的细胞因子的基本类型来确定的。最近，其他的一些 Th 亚群细胞的鉴定标记物已经出现，包括诸如 GATA3 和 T bet。将来的检测可能会是利用评估这些核因子的不同表达情况作为检测这些不同类型效应 T 细胞群的方法。

（译者　王　颖　岳　扬）